생생 의학용어

한재희 · 국지연 · 김하정 · 김형동 · 박성희 · 이건철 · 이병준 · 이은숙 · 이혜영 외 공저

Medical Terminology

생생 의학용어

Medical Terminology

2026년 1월 5일 1판 1쇄 인쇄
2026년 1월 15일 1판 1쇄 발행

지은이 | 한재희 · 국지연 · 김하정 · 김형동 · 박성희 · 이건철 · 이병준 · 이은숙 · 이혜영 외 공저
펴낸이 | 김진환
펴낸곳 | 학지사메디컬 · (주)학지사
04031 서울특별시 마포구 양화로 15길 20 마인드월드빌딩
대표전화_ 02-330-5188 팩스_ 02-326-0338
등 록 | 2010년 2월 8일 제313-2010-36호
메 일 | hakjisamd@hakjisamd.co.kr
홈페이지 | http://www.hakjisamd.co.kr

ISBN 979-11-7531-022-3 93510

가 격 | 40,000원

생생 의학용어

한재희 · 국지연 · 김하정 · 김형동 · 박성희 · 이건철 · 이병준 · 이은숙 · 이혜영 외 공저

Medical Terminology

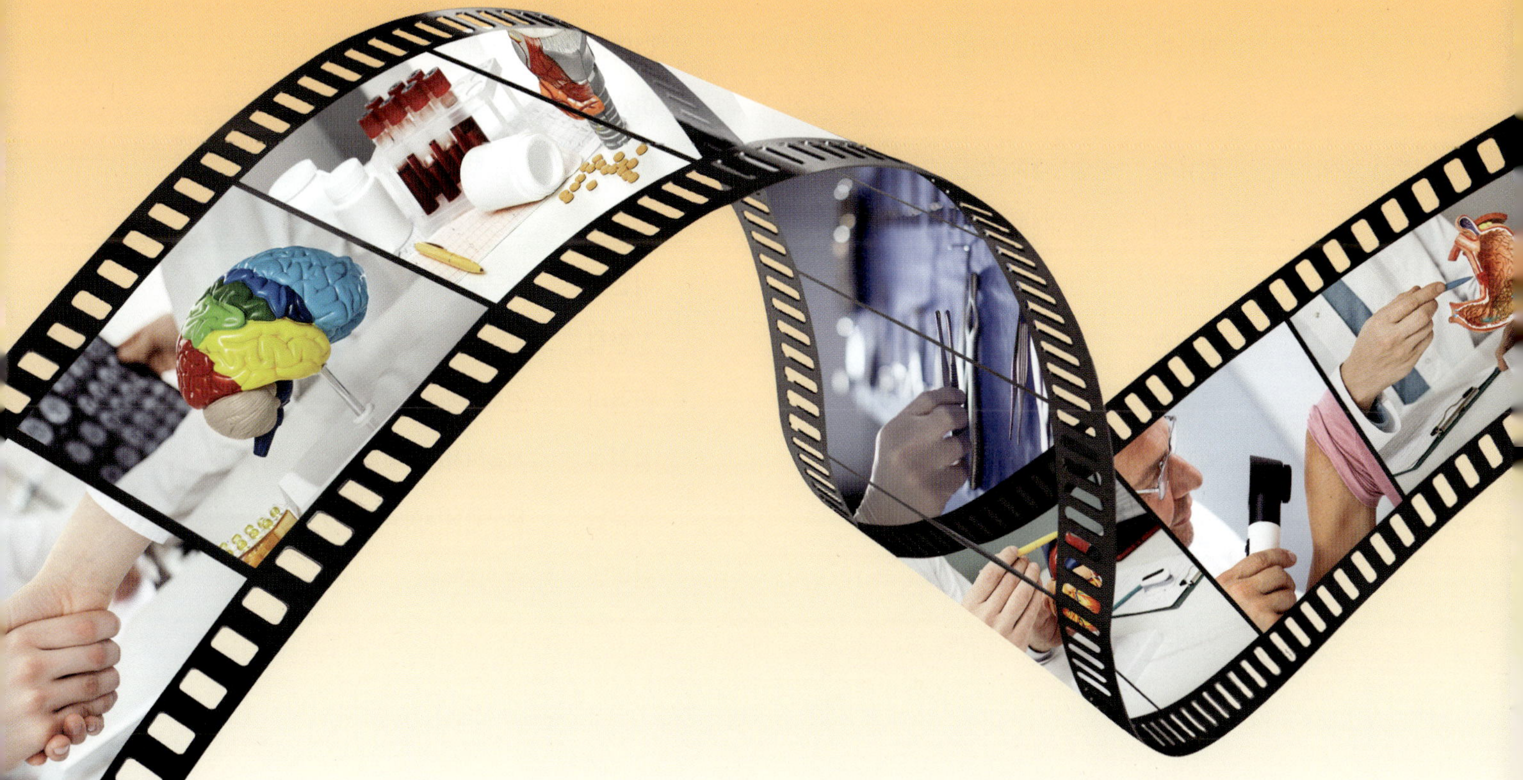

학지사메디컬
HAKJISA MEDICAL

저자소개

대표 저자

한재희 前) 경상국립대학교
국지연 전남과학대학교
김하정 기독간호대학교
김형동 고려대학교
박성희 순천향대학교
이건철 경남정보대학교
이병준 경복대학교
이은숙 동의대학교
이혜영 前) 두원공과대학교

저자

권상민 영남이공대학교
김소희 영산대학교
김유정 경동대학교
김현성 상지대학교
김혜정 전남과학대학교
남지란 구미대학교
류은진 송원대학교
박재효 대구한의대학교
박현정 경운대학교
신형수 경운대학교
이미화 동의과학대학교
이연희 서영대학교
이재홍 대구보건대학교
이지은 대구보건대학교
이진숙 경운대학교
이진환 대구보건대학교
장현철 수성대학교
전경미 경북과학대학교
정현선 서울여자간호대학교
최유림 대구과학대학교
함미영 경민대학교

머리말

의학은 인간의 생명을 다루는 과학이며, 치료는 그 지식이 손과 마음을 통해 실천되는 기술이다. 이 모든 과정은 환자의 상태를 정확하게 이해하고 전달하기 위한 공통의 언어, 의학용어(medical terminology)에 기반한다.

의학용어는 단순한 암기 교과목이 아니다. 인체의 구조와 기능, 질병의 기전, 진단과 중재, 영상과 약물 등 임상에서의 모든 판단 과정이 의학용어를 통해 정교하게 연결되며, 정확한 용어 사용은 임상적 의사소통의 중심이며, 근거 중심 치료(evidence-based practice)의 시작점이다.

오늘날 보건의료 환경은 빠르게 변화하고 있으며, 고령사회의 심화, AI 기반 디지털 헬스 기술의 확산, 통합 · 융합의학의 발전은 의료인에게 더욱 높은 전문성과 국제 표준에 부합한 의사소통 능력을 요구하고 있다. 이에 본 교재는 대한의사협회 의학용어위원회 제6판 용어에 근거하여 최신 의료현장에 정확히 부합하도록 구성하였다.

본 교재는 대한의사협회 의학용어 위원회에서 제시하는 6판 용어를 기준으로 집필하였고 본 교재의 특징을 다음과 같이 구성하였다.

① 해부생리학 기반 용어 학습

각 장은 인체 계통별 해부학 · 생리학 그림을 활용하여 다음 두 가지 요소와 연계해 시각적으로 이해할 수 있도록 구성하였다.

- 구조(Structural term)
- 기능(Functional term)

② 용어 분석 능력 강화 구조

모든 용어를 어근(root), 접두사(prefix), 접미사(suffix)로 분석하여 의미를 스스로 해석할 수 있는 능력을 키운다.

- 예: cardiomyopathy = cardio(heart) + myo(muscle) + pathy(disease)

이를 통해 새 용어도 논리적으로 이해하고 적용할 수 있도록 돕는다.

③ 질환·검사·치료 용어의 임상 적용 중심 구성

각 장에는 해당 계통에서 대표 질환 용어, 검사와 치료 용어, 영상의학, 평가 용어, 실제 임상 문서에 쓰이는 표현을 실제 사례를 기반으로 설명하였다.

④ 보건의료 임상현장에서 사용하는 약어 정리

국제적 · 임상적으로 사용되는 필수 약어(abbreviation)를 정확한 표기 및 의미, 해석과 함께 정리하였다.

⑤ 학습자 참여형 문제 구성

각 장마다 다음 요소를 포함하여 실전 역량을 강화하였다.

머리말

구성 요소	목적
의학용어 복습리스트	필수 개념 정리
사례 기반 문제(case-based MCQ)	증상-진단-용어 연계 사고력 향상
용어 구성 분석 문제	분석적 학습 능력 강화
실무 문서용 표현 연습	임상 기록 능력 훈련

각 장을 학습한 학생은 단순한 지식 습득이 아니라 실제 환자 상황에서 정확하게 의학적 의사소통을 수행할 수 있는 역량을 갖추게 될 것이다.

첫째, 해부학적 구조와 기능을 용어와 함께 이해하는 능력

둘째, 임상적 상황을 용어로 정확히 표현하는 능력

셋째, 국가시험 및 임상 현장에서 요구되는 핵심 용어 활용 능력

넷째, 국제적 표준용어 체계에 기반한 전문적 의사소통 능력

인체는 끊임없이 변화하고 회복하는 역동적 존재이며, 의학용어는 그러한 생명의 신호를 해독하는 언어이다. 학습자가 이 교과서를 통해 인체에 대한 깊은 이해와 전문적 사고를 기르는 데 도움을 얻기를 기대하고, 작은 용어 하나가 환자의 삶을 지키는 중요한 판단으로 이어질 수 있음을 항상 기억하길 바란다.

배움의 과정 속에서 의료 전문직으로 성장해가는 모든 이들에게 응원을 보내고 본 교재가 그 길 위에서 든든한 나침반이 되기를 기대한다.

아울러 본 교재가 앞으로도 더 완성도 높은 교재로 발전할 수 있도록 꾸준히 보완과 수정을 이어갈 것이다. 여러 가지로 바쁜 가운데에서도 학문적 열의를 다하여 본 교재의 집필에 참여한 모든 저자들에게 깊은 감사를 전하며, 교재 출간을 위해 아낌없는 지원을 해주신 김진환 사장님과 학지사메디컬 편집부 및 영업부의 노고에도 깊은 감사의 마음을 전한다.

2026년 1월

의학용어 대표저자 의학박사 **이건철**

목차

목차

6 피부계통과 관련 기관들

7 근육뼈대계통

7.1 뼈대계통

7.2 근육계통

8 심장혈관계통

9 혈액·면역·림프계통

10 호흡계통

11 소화계통

목차

16 눈과 귀

17 특별한 주제들

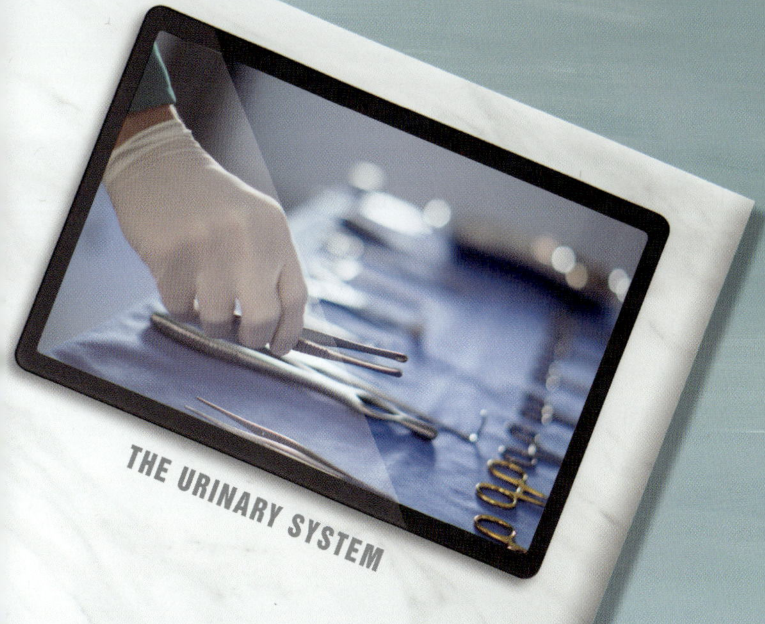

1 의학용어 규칙

학습목표

- 의학용어를 구성하는 3가지 기본 성뷴을 설명할 수 있다.
- 어근에 접두사와 접미사를 연결할 때 적용하는 규칙들을 바르게 설명할 수 있다.
- 어근과 접미사, 접두사, 결합형의 의미를 정확히 설명할 수 있다.
- 여러 개의 어근을 이용해 복잡한 용어를 생성하는 원리를 바르게 설명할 수 있다.
- 연습문제를 풀어봄으로써 의학용어 생성 규칙을 실제로 적용할 수 있다는 것을 증명할 수 있다.

의학용어(medical terminology) 공부는 새로운 외국어를 공부하는 것과 매우 유사하다. 누구나 이해할 수 있는 의학용어를 만들기 위해서는 의학용어 규칙을 바르게 적용할 수 있어야 한다. 의학이나 간호학, 보건학 등을 공부하려는 학생뿐 아니라 의학 관련 분야를 공부하려는 학생은 반드시 의미를 살펴서 적절한 의학용어를 사용할 수 있어야 한다. 또한 새로운 의약품이나 의료기구, 수술법 등의 명칭과 건강 관련 상품의 명칭을 만들 때도 의학용어 규칙을 적용한 작명을 자주 이용한다. 따라서 의학용어는 의학 관련 분야뿐 아니라 매우 다양한 분야에서 활용되고 있다. 이를 위해 여러분은 의학용어 생성 규칙을 알고 있어야 한다. 의학용어 규칙을 학습하고 나면 여러분은 의학용어의 의미를 이해할 수 있게 될 뿐만 아니라 의학용어와 관련해 이전에 미처 상상하지 못했던 새로운 능력이 생겼다는 것을 깨닫게 될 것이다.

1 용어 성분과 결합형, 용어 규칙

용어(의학용어를 포함한 모든 용어)는 어근과 접미사, 접두사로 이뤄져 있으며, 용어 생성 규칙을 제대로 이해하고 나면 하나의 어근으로부터 다양한 파생어를 생성할 수 있다(그림 1.1). 의학용어를 제대로 공부하기 위해서는 먼저 의학용어 성분과 이러한 용어 성분을 조합하는 규칙을 알아야 한다. 수천 개가 넘는 의학용어를 단시간에 모두 암기하는 것은 거의 불가능하다. 그러나 용어 성분과 용어 규칙을 이해하게 되면 이 많은 의학용어를 모두 외우지 않더라도 실제로 의학용어를 활용하는 데 아무런 어려움이 없게 될 것이다. 이 장에서 설명하는 용어 규칙을 여러분들이 모두 기억하고 활용할 수 있으면 좋겠지만, 일부 규칙을 기억하지 못하더라도 이 장으로 돌아와 그때그때 다시 확인하면 되므로 큰 문제는 없다.

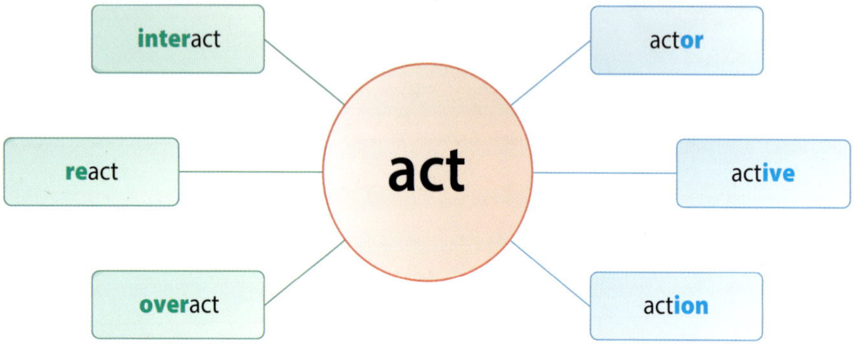

그림 1.1 용어 생성.
어근(act)에 접미사(사람[-or] · 명사형[-ion] · 형용사형[-ive])나 접두사(inter-, re-, under-)를 추가하면 다양한 용어가 만들어진다.

의학용어는 어근(word root)과 접미사(suffix), 접두사(prefix)로 이뤄져 있다. 이러한 용어 성분을 어떻게 조합하느냐에 따라 용어의 의미가 달라진다. 예를 들어, 한 가지 용어 성분이 달라지면 용어 전체의 의미도 달라진다. 질병을 의미하는 어근 path나 접미사 pathy에 용어 성분을 추가하면 다른 의미를 갖는 여러 가지 의학용어가 만들어진다.

pathy(접미사) 질병

- acropathy [uh-**KROP**-uh-thee] 말단병증
- adenopathy [ad-n-**OP**-uh-thee] 샘병증
- bronchopathy [brong-**KOP**-uh-thee] 기관지병증
- neuropathy [noo-**ROP**-uh-thee] 신경병증

path(어근) 질병

- pathology [puh-**THOL**-uh-jee] 병리학
- pathic [**PATH**-ik] 질병의, 병변의, 병증의

어근

어근(word root)은 의학용어의 핵심 성분이다. 어근에 또 다른 어근이나 접미사(suffix), 접두사(prefix)가 추가됨으로써 다양한 의학용어가 생성된다. 어근은 용어의 기본 의미를 제공하며, 대개 그리스어나 라틴어에서 기원한 것이다. 모든 의학용어는 적어도 하나 이상의 어근을 포함한다. 일부 용어는 여러 개의 어근이 결합모음(combining vowel; 대개 -o-)에 의해 연결돼 있다(그림 1.2).

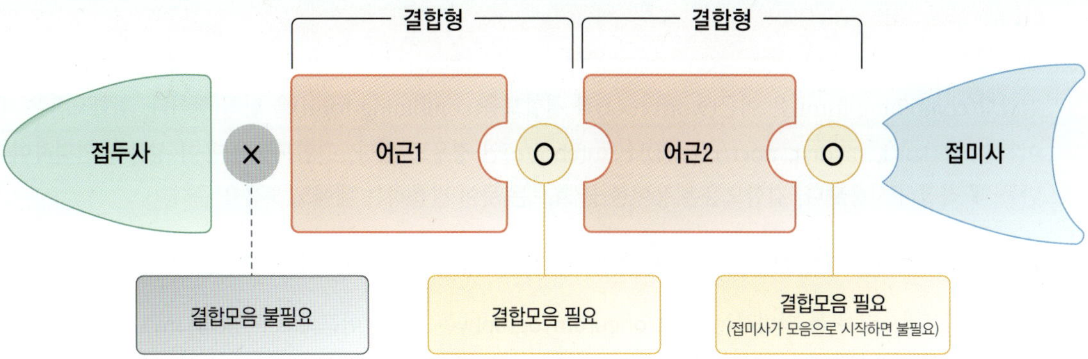

그림 1.2 의학용어 구조.

모든 의학용어는 어근(하나 이상)과 접미사를 포함하고 있으며, 접두사는 포함할 수도, 포함하지 않을 수도 있다. 어근과 어근 사이에는 항상 결합모음을 추가한다(예외 있음). 어근과 접미사 사이에는 접미사가 자음으로 시작하면 결합모음을 추가하고, 모음으로 시작하면 추가하지 않는다(예외 있음). 접두사와 다른 용어 성분 사이에는 결합모음을 추가하지 않는다. 어근과 결합모음을 합쳐 결합형이라 한다.

예: **Neu**rologist(신경과의사, 신경과학자)의 어근은 '신경'을 의미하는 '*neur*'이다. 따라서 용어 성분에 '*neur*'가 포함돼 있으면 '신경'과 연관된 용어임을 알 수 있다. 다른 예를 들어 보면, **ophthalm**ologist(안과의사)의 어근은 '눈'을 의미하는 '*ophthalm*'이다. 따라서 용어 성분에 '*ophthalm*'가 포함돼 있으면 '눈'과 연관된 용어임을 쉽게 알 수 있다.

어근은 항상 같은 의미를 나타낸다. 그러나 어근에 접미사나 접두사가 추가되면 용어의 의미가 달라진다. 아래의 용어(어근인 '*neur*' 또는 '*ophthalm*'를 포함하고 있음)를 보면 어근에 용어 성분이 추가됨에 따라 의미가 달라지는 것을 볼 수 있다.

용어	의미
neur는 신경(nerve)을 의미하는 어근이다.	
neurologist 신경과의사 [noo-**ROL**-uh-jist] [nyoo-**ROL**-uh-jist]	신경과 관련된 이상이나 질병을 다루는 의사 혹은 신경을 전공하는 학자 -logist = 전문가를 의미하는 접미사; -o- = 결합모음
neurology 신경학 [noo-**ROL**-uh-jee] [nyoo-**ROL**-uh-jee]	신경계 질병과 이상을 진단하고 치료하는 의학 분야 -logy = 학문을 의미하는 접미사
neuritis 신경염 [noo-**RAHY**-tis] [nyoo-**RAHY**-tis]	신경의 염증 -itis = 염증을 의미하는 접미사
neural 신경의 [**NOOR**-uhl] [**NYOOR**-uhl]	신경과 연관된 -al = 형용사형 접미사
ophthalm은 눈(eye)을 의미하는 어근이다.	
ophthamologist 안과의사 [of-thuhl-**MOL**-uh-jist]	눈과 관련된 이상이나 질병을 다루는 의사 -logist = 전문가를 의미하는 접미사; -o- = 결합모음
ophthalmology 안과학 [of-thuhl-**MOL**-uh-jee]	눈과 그 주변 구조물의 이상과 질병을 진단하고 치료하는 의학 분야 -logy = 학문을 의미하는 접미사
ophthalmitis 눈염증 [of-thal-**MAHY**-tis]	안구 속 염증 -itis = 염증을 의미하는 접미사
ophthalmic 눈의 [of-**THAL**-mik]	눈과 연관된 -ic = 형용사형 접미사

결합형

결합형(combining form)은 어근(word root)과 결합모음(combining form)을 합친 것이다. 결합모음은 대개 **-o-**이지만, **-i-**(kal/i, mydr/i, noct/i, ox/i)나 **-e-**(chol/e)인 경우도 있다. 결합모음은 용어 성분을 연결하여 용어를 만들 때 적절히 사용된다. 결합모음은 용어를 물 흐르는 듯이 발음하는 데에도 도움을 준다.

규칙1: 어근과 어근 사이에는 결합모음을 추가해야 한다. 이 규칙에는 예외가 존재한다.

예1: 「신경근전도검사」를 의미하는 electroneuromyography는 3개의 어근(electr, neur, my)을 가진 용어이다. 여기서 electr는 전기를, neur는 신경을, my는 근육을 의미한다. -graphy는 기록법을 의미하는 접미사이다. 「근육전기~」를 의미하는 myoelectric은 2개의 어근(my, electr)으로 이뤄진 용어이다. 여기서 −ic은「~와 연관된」을 의미하는 접미사이다. 이때 뒤에 오는 어근이 자음으로 시작(electro**n**euro**m**yography는 뒤에 오는 어근이 모두 자음으로 시작함)하든 모음으로 시작(myo**e**lectric은 뒤에 오는 어근이 모음으로 시작함)하든 간에 어근과 어근 사이에는 반드시 결합모음(−o−)이 필요하다.

electr	o	neur	o	my	o	graphy
어근	결합모음	어근	결합모음	어근	결합모음	접미사
전기		신경		근육		기록법

my	o	elctr	ic			
어근	결합모음	어근	접미사			
근육		전기	-와 연관된			

예2: **「림프절병증」**을 의미하는 lymphadenopathy는 두 개의 어근(lymph, aden)을 가진 용어이다. 여기서 lymph는 림프를, aden은 분비샘을 의미한다. -pathy는 질병을 의미하는 접미사이다. 규칙1에 따르면 어근과 어근 사이에는 연결모음이 들어가야 하지만, 이 경우에는 연결모음을 넣지 않고 사용한다. 연결모음을 넣지 않고 사용하는 이러한 예는 일종의 예외로서 그 이유는 명확히 설명할 수 없다. 다만 연결모음이 없는 lymphadenopathy가 연결모음이 있는 lymphoadenopathy보다 발음하기에 더 편하다는 것이 그 이유 중 하나로 여겨진다.

규칙2: 용어는 결합형(어근 + 결합모음; 용어를 분석할 때 어근 대신 결합형으로 표시하는 경우가 많음)으로 끝낼 수 없으며, 용어 끝에는 항상 접미사를 추가해야 한다. 이때 접미사가 자음으로 시작하면 접미사 앞에 연결모음을 추가하고, 접미사가 모음으로 시작하면 접미사 앞에 연결모음을 추가하지 않는다. 이 규칙에도 예외가 존재한다.

예: **「수신증」**을 의미하는 hydronephrosis는 2개의 어근(hydr, nephr)과 하나의 접미사(-osis)로 이뤄져 있다. 어근 hydr는「물」을 의미하고, nephr는「신장」을 의미하며, 접미사 -osis는「비정상 상태」를 의미한다. 이때 **hydro**나 **hydronephro** 등의 결합형만으로는 완전한 용어를 만들 수 없고, 용어 끝에 접미사를 추가해 hydronephrosis 등으로 사용해야 한다.

hydr	o	nephr	o	-osis
물		신장	접미사가 모음으로 시작하므로 생략	비정상 상태
어근	결합모음	어근	결합모음	접미사
결합형 = hydr/o		결합형 = nephr/o		

접미사

접미사(suffix)는 어근 끝에 붙이는 용어 성분이다. 용어에 접미사를 추가함으로써 용어의 의미를 바꿀 수 있다. 어근에 다양한 접미사를 붙일 수 있으면 매우 다양한 용어를 만들 수 있다.

규칙3: 접미사가 자음으로 시작하면 어근과 접미사 사이에는 결합모음(대개 -o-, 드물게 -a-, -e-, -i-, -u-, -y-)을 추가해야 한다. 그러나 접미사가 모음으로 시작하면 어근과 접미사 사이에는 결합모음을 추가하지 않는다.

예: 「**위염**」을 의미하는 gastritis는 위(어근 = gastr, 결합형 = gastr/o)에 염증을 나타내는 -itis가 결합한 용어이다. 용어에 -itis라는 접미사가 있다면 어느 구조물 또는 기관에 염증이 있다는 것을 나타낸다.

주의점: 접미사와 결합형으로 사용되는 용어 성분도 다수 존재한다. 그 예로는 path/o(「**질병**」을 의미하는 **결합형**)와 pathy(「**질병**」을 의미하는 **접미사**), 그리고 megal/o(「커짐」을 의미하는 결합형)와 megaly(「**커짐**」을 의미하는 **접미사**)를 들 수 있다. 의학용어를 공부하다 보면 같은 의미를 갖는 접두사와 결합형을 더 많이 발견할 수 있을 것이다.

다음 용어는 어근 gastr에 여러 접미사를 붙여 다른 의미의 의학용어를 생성한 것이다.

용어	의미
gastritis 위염 [ga-**STRAHY**-tis]	위胃 염증 접미사 -itis(염증)가 모음으로 시작하므로 결합모음은 필요하지 않다.
gastrology 위학, 위병학 [ga-**STROL**-uh-jee]	위胃 질병을 진단하고 치료하는 의학 분야 접미사 -logy(학문)가 자음으로 시작하므로 결합모음이 필요하다.
gastralgia 위통증, 복통 [ga-**STRAL**-jee-uh]	위胃 통증 접미사 -algia(통증)가 모음으로 시작하므로 결합모음은 필요하지 않다

예: 「위병학」을 의미하는 *gastrology* (gastr/o/logy)는 어근 gastr(위)와 접미사 -logy(학문)를 결합하면서 결합모음(-o-)을 넣었는데, 그 이유는 접미사가 자음으로 시작하기 때문이다. 다른 예를 들면, 「위통증」을 의미하는 *gastralgia* (gastr/algia)는 어근 gastr(위)와 접미사 -algia(통증)를 결합하면서 결합모음을 넣지 않았는데, 그 이유는 접미사가 모음으로 시작하기 때문이다. 예외처럼 보이는 예도 있는데, 그 예로는 「혈관염」을 의미하는 *angiitis* (angi/itis)는 접미사가 모음으로 시작하므로 어근과 접미사를 붙여 쓴 경우지만, 어근이 모음으로 끝나면서 모음이 겹치는 듯한 느낌을 주기도 한다. 이런 이유로 모음을 하나 빼고 *angitis*로 사용하기도 한다.

접두사

접두사(prefix)는 의학용어 시작부에 추가하는 용어 성분이다. 어근에 접두사를 추가하면 용어의 의미가 바뀐다. 모든 의학용어가 접두사를 포함하는 것은 아니다.

규칙4: 접두사는 용어 시작부에 바로 추가한다.

예: 「**명치부위, 상복부**」를 의미하는 *epigastrium* (epi/gastr/ium)에서 *epi*-(상부에)는 접두사이다. 어근에 **위**上라는 의미를 추가하고 싶을 때 epi-를 사용하는 것을 쉽게 볼 수 있다. 아래 용어들은 어근 arthr(관절)와 gastr(위)에 여러 접두사를 결합함으로써 하나의 어근으로부터 다양한 의미의 용어를 생성하는 것을 보여준다.

용어	의미
dysarthrosis 관절기형 [dis-ahr-**THROH**-sis]	관절의 기형 dys-(비정상, 아픈)는 접두사이며, -osis(비정상 상태)는 접미사이다.
polyarthric 여러관절~, 다관절~ [pol-ee-**AHR**-thr-ik]	여러 부위의 관절 poly-(다수~)는 접두사이며, -ic(~와 연관된)은 형용사형 접미사이다.
synarthrosis 부동관절 [sin-ahr-**THROH**-sis]	관절이 하나로 유합되어 움직이지 못하는 비정상 상태 syn-(합쳐진, 함께)은 접두사이며, -osis(비정상 상태)는 접미사이다.
epigastrium 명치부위, 상복부 [ep-i-**GAS**-tree-uhm]	위[胃] 상부의 명치부위를 가리킴 epi-(위[上]~)는 접두사이며, -ium(구조물, 조직, 사물)은 명사형 접미사이다.
hypogastric 아랫배~, 하복부~ [hahy-puh-**GAS**-trik]	위[胃] 하부(하복부)와 연관된 hypo-(아래~)는 접두사이며, -ic(~와 연관된)은 형용사형 접미사이다.
perigastritis 위주위염 [peer-ee-ga-**STRAHY**-tis]	위[胃] 주위의 염증 peri-(주위~)는 접두사이며, -itis(염증)는 접미사이다.

의학용어 규칙

- 어근과 어근 사이에는 결합모음을 추가한다.
- 용어는 결합형으로 끝낼 수 없고, 용어 끝에는 항상 접미사를 추가한다.
- 접미사가 자음으로 시작하면 어근과 접미사 사이에는 결합모음을 추가하고, 접미사가 모음으로 시작하면 어근과 접미사 사이에는 결합모음을 추가하지 않는다.
- 접두사는 용어 시작부에 바로 추가한다.

2 용어 구조 분석

의학용어는 일반적으로 어근과 접미사로 이뤄진 예가 많고, 그렇지 않으면 접두사와 어근, 접미사로 이뤄져 있다. 앞에서 설명한 대로, 규칙에는 예외가 존재한다. 일부 의학용어는 접두사와 접미사만으로 구성된 예도 있다. 「**무호흡**」을 의미하는 *apnea*는 접두사 a-(없는)와 접미사 -pnea(호흡)로 이뤄진 예이다. 또 다른 예는 「**충혈**」을 의미하는 *hyperemia*는 접두사 hyper-(과도한)와 접미사 -emia(혈액 상태)로 이뤄진 예이다.

앞에서, 용어 성분(어근, 결합형, 접두사, 접미사)에 관해 설명하였다. 이제 이러한 용어 성분을 활용하여 어떻게 의학용어를 생성하는지 살펴보자. 의학용어를 생성하는 논리적 구조는 다음과 같다.

용어 생성 규칙

1. 접두사는 항상 용어 시작부에 위치한다. 접두사와 어근 사이에는 결합모음을 추가하지 않는다.
2. 접미사는 항상 용어 말단부에 위치한다. 어근과 접미사가 연결될 때 모음으로 시작하는 접미사 앞에는 결합모음을 추가하지 않고, 자음으로 시작하는 접미사 앞에는 결합모음을 추가한다.
3. 하나 이상의 어근을 이용해 용어를 생성할 때 어근과 어근 사이에는 결합모음을 추가한다. 어근과 결합모음이 합쳐진 형태의 용어 성분을 결합형이라 하며, 몇 개의 결합형을 조합하여 복잡한 용어를 만들 수 있다.
4. 복잡한 용어는 대개 「결합형 + 어근 + 접미사」 순으로 조합되어 있다.

oste/o 뼈	myel 골수	-itis 염증	= osteomyelitis 골수염
어근 + 결합모음	어근	접미사	
결합형			

oste/o 뼈	chondr/o 연골	sarc 살	oma 종양	= osteochondrosarcoma 골연골육종
어근 + 결합모음	어근 + 결합모음	어근	접미사	
결합형	결합형			

용어 해석 규칙

용어의 의미를 해석할 때 용어 생성 규칙을 이해하고 있으면 쉽게 용어의 의미를 파악할 수 있으므로 특별한 규칙은 필요하지 않다. 다만 처음 용어를 접하거나 용어 연습 과정에는 아래의 순서를 따르는 것이 도움이 된다.

1. 용어가 어근(결합형)과 접미사로 이뤄져 있는 경우, 「접미사 → 어근」 순으로 의미를 파악한다. 예를 들어, *angiospasm*은 「-spasm 연축 → angi/o 혈관」 순으로 파악하여 **「혈관연축」**으로 해석한다.
2. 용어가 접두사와 어근(결합형), 접미사로 이뤄져 있는 경우, 「접미사 → 접두사 → 어근」 순으로 의미를 파악한다. 예를 들어, *hyperglycemia*의 해석은 「-emia 혈액 상태 → hyper- 높은 → glyc 포도당」 순으로 파악하여 「고혈당」으로 해석한다.
3. 용어가 계통이나 구조물을 설명하는 경우, 「접미사 → 1구조물(계통) → 2구조물(계통)…」 순으로 의미를 파악한다. 예를 들어, *gastroenteritis*의 해석은 「-itis 염증 → gastr/o 위 → enter/o 소장」 순으로 파악하여 「위상염」으로 해석한다. *Hysterosalpingectomy*의 해석은 「-ectomy 외과적 절제 → hyster/o 자궁 → salping/o 자궁관, 난관」 순으로 파악하여 **「자궁자궁관절제, 자궁난관절제」**로 해석한다.

용어 해석 규칙

- 용어가 어근(결합형)과 접미사로 이뤄져 있는 경우, 「접미사 → 어근」 순으로 의미를 파악한다.
- 용어가 접두사와 어근(결합형), 접미사로 이뤄져 있는 경우, 「접미사 → 접두사 → 어근」 순으로 의미를 파악한다.
- 용어가 계통이나 구조물을 설명하는 경우, 「접미사 → 1구조물(계통) → 2구조물(계통)…」 순으로 의미를 파악한다.

3 단수형 어미와 복수형 어미

많은 의학용어는 그리스어나 라틴어에서 기원한 용어 성분을 사용하고 있다. 단수형과 복수형을 나타낼 때 일부 용어는 그리스어와 라틴어 규칙을 따른다. 예를 들어, 좌우 심방을 각각 나타낼 때는 atrium(심방, 단수형)이라 하지만, 양쪽 심방을 나타낼 때는 atria(심방, 복수형; atriums라 하지 않음)라 한다. 또 다른 예로, 바이러스를 단수로 나타낼 때는 virus(바이러스, 단수형)라 하지만, 복수로 나타낼 때는 영어 규칙을 따라 viruses(바이러스 복수형; viri라 하지 않음)라 한다. 따라서 각 의학용어를 단수형에서 복수형으로 바꿀 때는 용어별로 적용하는 규칙을 알고 있어야 한다. 아래의 예는 복수형을 만드는 규칙을 설명한 것이다.

단수형 어미	예	복수형 어미	예
-a	sclera [**SKLEHR**-uh] 공막 vertebra [**VUR**-tuh-bruh] 척추 vena cava [**VEE**-nuh-**KEY**-vuh] 대정맥	-ae	sclerae [**SKLEHR**-ee] vertebrae [**VUR**-tuh-bree] [**VER**-teh-brey] venae cavae [**VEE**-nee-**KEY**-vee]
-ax	thorax [**THAWR**-aks]	-aces	thoraces [**THAWR**-uh-seez]
-ex 또는 -ix	appendix [uh-**PEN**-diks] 충수, 막창자꼬리 cervix [**SUR**-viks] 자궁경부, 목 varix [**VAIR**-iks] 정맥류	-ices	appendices [uh-**PEN**-duh-seez] cervices [**sur**-vuh-seez] [ser-**VAHY**-seez] varices [**VAIR**-uh-seez]
-is	diagnosis [dahy-uhg-**NOH**-sis] 진단 metastasis [muh-**TAS**-tuh-sis] 전이 pelvis [**PEL**-vis] 골반	-es	diagnoses [dahy-uhg-**NOH**-seez] metastases [muh-**TAS**-tuh-seez] pelves 혹은 pelvises [**PEL**-veez]
-ma	adenoma [ad-n-**OH**-muh] 샘종 carcinoma [kahr-suh-**NOH**-muh] 암종 sarcoma [sahr-**KOH**-muh] 육종	-mata -mas	adenomata [ad-n-**OH**-muh-tuh] 혹은 adenomas carcinomata [kahr-suh-**NOH**-muh-tuh] 혹은 carcinomas sarcomata [sahr-**KOH**-muh-tuh] 혹은 sarcomas
-nx	larynx [**LAR**-ingks] 후두 pharynx [**FAR**-ingks] 인두	-nges -es	larynges [luh-**RIN**-jeez] 혹은 larynxes pharynges [fuh-**RIN**-jeez] 혹은 pharynxes
-on	ganglion [**GANG**-glee-uhn] 신경절	-a	ganglia [**GANG**-glee-uh]
-us	bronchus [**BRONG**-kuhs] 기관지 embolus [**EM**-buh-luhs] 색전 nucleus [**NOO**-klee-uhs] [**NYOO**-klee-uhs] 핵	-i	bronchi [**BRONG**-kee] [**BRONG**-kahy] emboli [**EM**-buh-lahy] nuclei [**NOO**-klee-ahy] [**NYOO**-klee-ahy]
-um	septum [**SEP**-tuhm] 중격, 사이벽 ovum [**OH**-vuhm] 난자, 난	-a	septa [**SEP**-tuh] ova [**OH**-vuh]
-y	biopsy [**BAHY**-op-see] 생검	-ies	biopsies [**BAHY**-op-seez]

4 약어

보건의료종사자(healthcare professional)는 신속하고 효율적인 의사전달을 위해 자주 약어(abbreviation)를 사용한다. 모든 사람이 동의하는 약어나 의료기관이 공인한 약어는 의사전달의 신속성과 효율성 측면에서 이바지하는 바가 크다. 그러나 개인이나 소집단이 약어를 만들어 사용하면 오히려 의사전달을 왜곡하고 잘못된 정보를 제공할 수 있는 위험성이 있다.

의무기록에 약어를 사용하면 의료진의 의사소통 효율성과 신속성 측면에서는 장점이 있을 것이다. 의무기록은 일종의 공문서로서 다른 의료기관이나 국민건강보험공단, 보험회사, 수사기관 등 다양한 기관에 제공될 가능성이 있다. 또한 진단서나 증명서를 발급하기 위해 이전 의무기록을 열람할 수도 있다. 이때 공인되지 않은 약어가 있다면 어떻게 될까? 의사소통이 어려워지는 것은 당연하고, 때에 따라서는 보험 삭감이 일어나 경제적 손실을 떠안거나, 의료소송 등에서 책임을 피할 수 없는 경우도 발생할 수 있다. 따라서 약어는 임의로 만들어 사용하는 것은 엄격히 제한되어야 하며, 약어를 사용할 때는 승인된 약어를 사용해야 한다.

5 의무기록

의무기록(medical record, chart)은 환자가 입원할 때부터 퇴원할 때까지 일어난 모든 일을 자세히 기록한 문서이다. 모든 보건의료종사자는 의무기록에 환자와 접촉한 내용과 자신이 행한 의료행위를 기록해야 한다. 이를 통해 매일의 환자 상태와 투약 · 처치 · 치료의 종류와 그에 따른 환자의 반응 등이 영구적 기록으로 남겨진다. 의무기록은 공문서로 간주하므로 각 의무기록에는 환자의 식별정보(이름, 나이, 성별, 담당 의사, 입원일, 식별번호)가 표시되어 있어야 하며, 완전하게 작성돼야 하고, 작성자는 문서에 서명해야 한다. 또한 의무기록은 안전하게 보관돼야 한다. 디지털혁명에 따라 최근에는 전자의무기록(electronic medical record, EMR)을 도입한 의료기관이 증가하고 있으며, 이에 따라 컴퓨터나 태블릿으로 의무기록을 작성하는 경우가 많아지고 있다(그림 1.3).

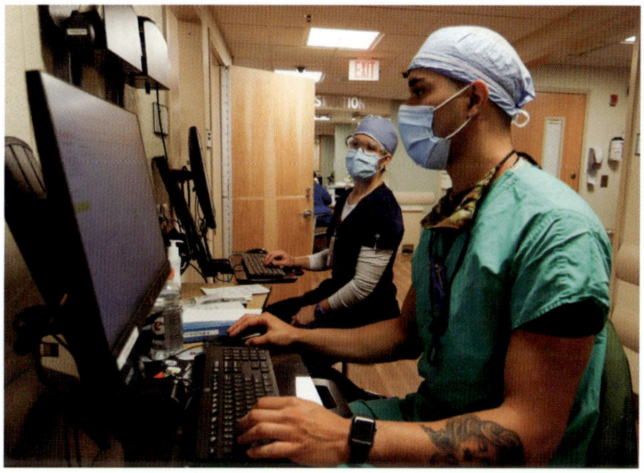

그림 1.3 의무기록을 작성 중인 보건의료인들.
의료인들이 전자의무기록을 작성하고 있다(Wikimedia Commons: medical records).

다음은 일반적으로 의무기록에 포함되는 요소들과 그에 관한 대략적 설명이다.

■ 병력과 진찰 History and Physical Examination

외래진료를 담당했거나 입원을 결정한 의사가 작성한 것으로서 환자의 자세한 병력과 진찰 소견, 진단명, 치료 계획 등을 포함하고 있다.

■ 의사 지시 Physician's Order

의사 지시로서 환자에게 투여할 약물과 시행할 검사 · 치료 · 간호 등에 관한 내용을 포함하고 있다.

■ 간호 기록 Nurse's Notes

간호사가 매일 작성한 기록으로서 간호 내용과 활력징후, 치료에 대한 환자의 반응, 환자의 상태 등을 포함하고 있다.

■ 의사경과기록 Physician's Progress Notes

의사가 매일 작성한 기록으로서 환자의 상태와 검사 결과, 진단 갱신, 추가 치료 계획 등을 포함하고 있다.

- **타과 자문보고서** Consultation Reports

  환자 상태에 대한 평가를 의뢰받은 다른 진료과 전문의가 작성한 보고서이다.

- **기타 보고서** Ancillary Reports

  환자에게 행한 재활 · 사회복지서비스와 호흡 치료 같은 다양한 치료 및 처치에 관한 보고서이다.

- **진단검사 결과지** Diagnostic Reports

  환자에게 행한 진단검사의 결과로서 주로 진단검사의학 결과(예: 혈액검사)와 영상의학(예: 방사선검사) 결과에 관한 보고서 및 영상자료이다.

- **환자 동의서** Informed consent

  환자나 그 보호자가 진단이나 치료의 목적 · 방법 · 절차 · 이익 · 위험에 관한 명확한 설명을 들은 후 자발적으로 서명한 서류이다.

- **수술 기록지** Operative Report

  수술 의사가 작성한 기록으로서 수술 전 · 후의 진단명과 자세한 수술 방법, 수술과 관련한 환자의 상태 등을 포함하고 있다.

- **마취 기록지** Anesthesiologist's Report

  마취과 의사가 작성한 기록으로서 환자에게 투여한 약물의 상세 내역과 마취에 대한 환자의 반응, 수술 중 활력징후를 포함하고 있다.

- **병리 보고서** Pathologist's Report

  병리과 의사가 작성한 기록으로서 환자로부터 절제한 조직을 검사한 후 작성한 진단보고서이다.

- **퇴원 요약지** Discharge Summary

  환자가 입원하는 동안 일어난 사실을 포괄적으로 간추린 문서로서 입원 당시 환자의 상태와 입원 시 진단명, 검사 결과, 치료 및 치료에 대한 환자의 반응, 추적관찰 계획 등을 포함하고 있다.

6 연습문제

A. 짝짓기

- 왼쪽 용어 또는 설명과 오른쪽 용어 또는 설명을 연결하시오.

1. 어근	a. 접두사
2. 접두사	b. 대개 -o-를 사용하지만, -i- 등도 사용함
3. 접미사	c. 용어 시작부에 직접 연결함
4. 결합모음	d. 용어의 핵심 성분
5. 결합형	e. 어근 + 결합모음
6. 어근과 연결할 때 결합모음이 필요하지 않음	f. 접미사
7. 자음으로 시작될 때는 결합모음이 필요함	g. 결합형
8. 용어 끝에 사용할 수 없는 용어 성분	h. 용어의 끝

B. 빈칸 채우기

- 빈칸에 알맞은 단어를 작성하시오.

1. 의학용어의 3가지 성분은 (　　　　　)과 (　　　　　), (　　　　　)이다.
2. 의학용어 분석 시 먼저 (　　　　　)의 의미를 파악한 후, 이어서 (　　　　　)의 의미를 파악한다.
3. periarteritis의 어근은 (　　　　　)이며, 그 의미는 (　　　　　)이다.
4. 결합형과 결합모음의 차이는 (　　　　　)이다.
5. 복잡한 의학용어는 대개 (　　　　　)과 (　　　　　), (　　　　　)가 연결돼 있다.

C. 참 혹은 거짓

- 참이면 T, 거짓이면 F를 선택하시오.

1. 용어 carditis에는 접두사가 포함되어 있지 않다. T F
2. 용어 gastrology에는 어근이 포함되어 있지 않다. T F
3. 용어 hepatopathy는 접미사가 자음으로 시작하므로 결합모음이 포함되어 있다. T F
4. 결합모음은 어근과 어근을 연결할 때 사용하지 않는다. T F

D. 단수형과 복수형

- 단수형은 복수형으로, 복수형은 단수형으로 변경하시오.

1. bronchi	(　　　　　)	6. fibroma	(　　　　　)
2. calices	(　　　　　)	7. larynges	(　　　　　)
3. diagnoses	(　　　　　)	8. septa	(　　　　　)
4. diverticulum	(　　　　　)	9. thorax	(　　　　　)
5. embolus	(　　　　　)	10. varix	(　　　　　)

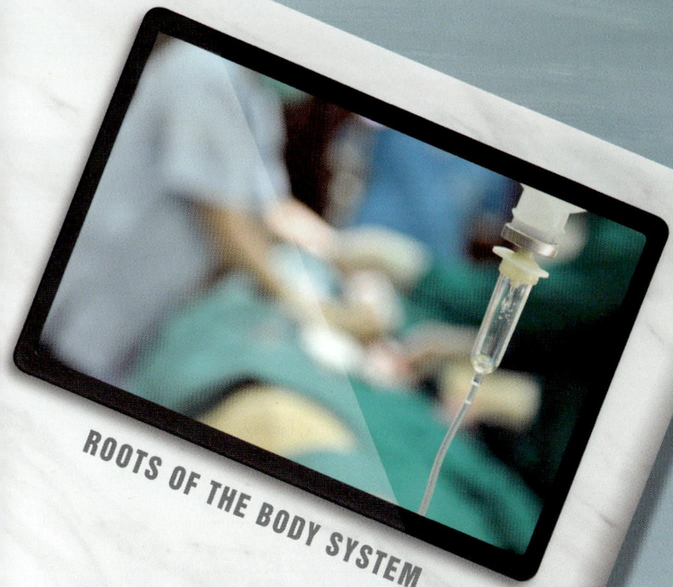

ROOTS OF THE BODY SYSTEM

2 어근

학습목표

- 해부학과 생리학의 개념을 정의할 수 있다.
- 인체의 단계적 구조를 설명할 수 있다.
- 인체 구조물의 어근을 적고 말할 수 있다.
- 인체 구조물의 명칭을 적고 말할 수 있다.

1 한눈에 보는 어근

기능

어근(word root)은 의학용어의 핵심 성분으로서 용어의 전반적 의미를 나타낸다. 어근은 대개 신체 부위나 신체 계통을 나타내지만 어떤 행위나 동작을 나타내기도 한다. 예를 들어, **cardi**는 심장(heart)을 나타내고, **cis**는 자르는 행위(incision)를 나타낸다. 일부 의학용어는 하나 이상의 어근으로 이뤄진 것도 있다. 어근에 접미사나 접두사가 더해져 다양한 의미를 나타내게 된다.

어근과 결합형

긴 의학용어를 쉽게 발음하고 여러 용어 성분을 결합하기 위해 어근과 어근 사이, 그리고 어근과 접미사 사이에는 결합모음(combining vowel; 대개 **-o-**)을 추가한다. 어근(word root)은 결합모음과 함께 사용되는 경우가 흔하므로 어근을 적을 때는 대개 결합형(combining form)으로 적는다.

신체 부위나 계통을 나타내는 어근

어근/결합형	의미	어근/결합형	의미
abdomin/o	배, 복부 abdomen	gloss/o; lingu/o	혀 tongue
aden/o	분비샘 gland	gynec/o	여성 female
adenoid/o	1. 샘모양 adenoid 2. 아데노이드 adenoid	hem/o; hemat/o	혈액 blood
adip/o; lip/o; steat/o	지방 fat	hepat/o	간 liver
adren/o	부신 adrenal gland	laryng/o	후두 voice box, larynx
alveol/o	1. 폐포 pulmonary alveolus 2. 이틀 dental alveolus	lymph/o	림프 lymph
angi/o; vascul/o; vas/o	혈관 blood vessel	lymphaden/o	림프절 lymph node
arteri/o	동맥 artery	lymphangi/o	림프관 lymph vessel
arthr/o	관절 joint	mast/o; mamm/o	유방 breast
axill/o	겨드랑 armpit	myel/o	1. 골수 bone marrow 2. 척수 spinal cord
bi/o	생명, 생물 life	my/o; muscul/o	근육 muscle
blephar/o	눈꺼풀, 안검 eyelid	nas/o; rhin/o	코 nose
bronch/o; bronchi/o	기관지 bronchus	neur/o	신경 nerve
bronchiol/o	세기관지 samll bronchus	onych/o; ungu/o	손발톱 nail
cardi/o	심장 heart	ophthalm/o; ocul/o	눈 eye
cephal/o	머리 head	ot/o	귀 ear
cerebr/o; encephal/o	뇌 brain	oste/o	뼈 bone
cervic/o	목 neck	oophor/o; ovari/o	난소 ovary
cheil/o	입술 lip	orchid/o; test/o; testicul/o	고환 testis
chondr/o	연골 cartiliage	parathyroid/o	부갑상샘 parathyroid gland
cili/o; pil/o	털 hair	path/o	질병 disease
col/o	대장 colon	pelv/o	골반 pelvis
colp/o; vagin/o	질 vagina	phall/o	음경 penis
cost/o	갈비뼈, 늑골 rib	pharyng/o	인두 pharynx, throat
crani/o	머리뼈, 두개골 skull	phren/o	가로막, 횡격막 diaphragm
cyst/o	방광 bladder	pituitari/o	뇌하수체 pituitary gland
cyt/o	세포 cell	pneum/o; pneumon/o; pulmon/o	폐 lung
derm/o; dermat/o; cutane/o	피부 skin	prostat/o	전립샘 prostate
enter/o	소장 small intestine	rect/o	직장 rectum
epididym/o	부고환 epididymis	ren/o; nephr/o	신장 kidney
esophag/o	식도 esophagus	salping/o	자궁관 uterine tube
gastr/o	위 stomach	spin/o	척추, 가시 spine

splen/o	비장 spleen	urethr/o	요도 urethra
tend/o; tendin/o	힘줄 tendon	uter/o; hyster/o; metr/o	자궁 uterus
thorac/o	가슴, 흉부 chest	vas/o	관, 혈관 vessel
thyroid/o	갑상샘 thyroid gland	ven/o; phleb/o	정맥 vein
tonsil/o	편도 tonsil	vertebr/o; spondyl/o	척추뼈 vertebra
trache/o	기관 tracea, windpipe	viscer/o	내장 internal organ
ureter/o	요관 ureter	vulv/o	음문 vulva 여성 외부생식기 external genitalia

행위나 동작을 나타내는 어근

어근/결합형	의미	어근/결합형	의미
aspir/o	빨아들임 to breathe in	klept/o	잠복, 잠행 to steal
cauteri/o	태움 to burn	laps/o	뒤로 미끄러짐 to slide back
cis/o; sect/o; tom/o	절단함 to cut	lord/o	뒤로 굽힘 bent backward
clon/o	빠르게 수축하고 이완함 rapid contracting and relaxing	miss/o	돌려보냄 to send back
concuss/o	격렬히 흔듦 to shake violently	mutat/o	변함 to change
crin/o	분비함 to secrete	recumb/o	뒤로 누움 to lie back
depress/o	아래로 누름 to depress down	rotat/o	회전함 to revolve
dilat/o	확장함 to widen	sect/o; cis/o; tom/o	절단함 to cut
duct/o	가지고 옴 to bring	specul/o	관찰함 to look at
extens/o	뻗음 to stretch out	spir/o	숨쉼 to breath
flex/o	굽힘 to bend	tenacul/o	붙잡음 to hold
hal/o	숨쉼 to breathe	tom/o; cis/o; sect/o	절단함 to cut
isch/o	멈춤 to hold back	vers/o	회전함 to turn

2 들어가기

이 장에서는 기관계 구조물을 나타내는 어근을 공부한다. 정상 구조물에 관한 어근을 공부하면 이를 이용해 의학용어를 만들 수 있다. 1장에서 배운 의학용어 생성 규칙에 따라 접두사와 어근, 접미사를 적절히 연결하면 매우 다양한 의학용어를 만들 수 있게 된다.

이 장에서 공부하는 기관계 구조물에 관한 어근은 3장과 4장에서 접미사와 접두사를 공부할 때 활용된다. 이어서 어근은 접두사 및 접미사와 함께 5~14장의 계통별 의학용어를 공부할 때도 계속해서 활용된다. 앞서 설명한 대로, 어근을 단독으로 나타낼 때는 결합형(어근 + 결합모음)으로 나타낸다.

3 해부생리학

해부생리학은 해부학과 생리학을 합친 학문 영역이다. 의학용어를 설명할 때 해부학과 생리학은 자주 등장한다. 해부학(anatomy)은 신체 구조물을 다루는 학문 영역으로서 피부와 골격, 근육, 신경 등의 여러 기관계 구조물을 다룬다. 각 구조물을 공부하기 위해서는 맨 먼저 각 구조물을 나타내는 용어를 공부해야 한다. 생리학(physiology)은 각 기관계의 작동 기전과 몸의 기능을 다루는 학문 영역이다. 생리학이 관심을 두는 분야의 예로는 어떻게 숨을 쉬고, 어떻게 심장 박동이 일어나며, 어떻게 혈압이 일정한 수준으로 조절되는가 등을 들 수 있다.

핵심 내용

- 해부학은 신체 구조물 자체를 다룬다.
- 생리학은 신체 구조물의 기능을 다룬다.

4 인체의 조직화

우리 몸은 맨 먼저 화학적 수준에서, 그리고 이어서 세포 수준에서 조직화한다. 세포(cell)는 신체를 이루는 기본 구조물로서 세포들이 합쳐져 조직(tissue)을 이루고, 조직들이 합쳐져 기관(organ)을 이루며, 기관들이 합쳐져 기관계(system)를 이룬다. 이러한 기관계들이 연합하여 인체(organism)를 구성한다(그림 2.1).

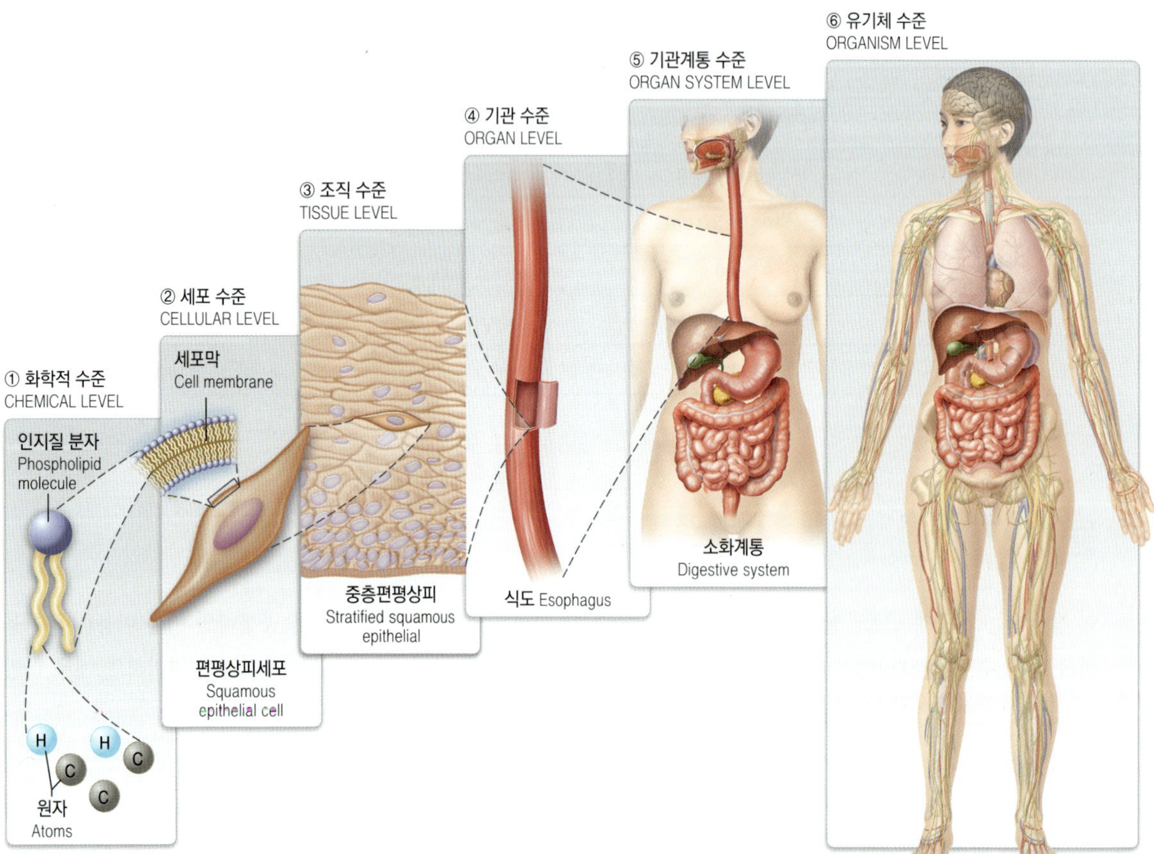

그림 2.1 인체구조의 6가지 구조적 수준

핵심 내용

- 우리 몸을 구성하는 기본 단위는 세포이다.
- 세포가 합쳐져 조직을 이루고, 조직이 합쳐져 기관을 이루며, 기관이 합쳐져 기관계를 이루고, 기관계가 합쳐져 인체를 구성한다.

세포

세포(cell)는 인체를 구성하는 가장 작은 구조물 단위이다(그림 2.2). 모든 세포는 세포막(cell membrane)으로 둘러싸여 있다. 세포막은 반투막(semipermeable membrane)이므로 어떤 물질은 통과시키고 어떤 물질은 통과시키지 않는다. 세포막은 형질막(plasma membrane)이라고도 한다. 살아있는 세포를 통제하는 핵심 구조물은 핵(nucleus)이며, 핵은 핵막(nuclear membrane)으로 둘러싸여 있다. 핵은 DNA 분자 덩어리인 염색체(chromosome)로 이뤄져 있다. 염색체는 유전자(gene)라 불리는 DNA 조각으로 구성돼 있다. 염색체는 세포의 성장 · 복구 · 생식 기능을 통제한다. 정자(sperm)와 난자(ovum)를 제외한 모든 세포는 23쌍의 염색체로 이뤄져 있다. 정자와 난자는 다른 세포의 절반에 해당하는 23개의 염색체를 포함하고 있다. 정자와 난자는 수정을 통해 서로 만나 23쌍의 염색체를 가진 태아로 발달한다.

핵 주위에는 세포질(cytoplasm)이 분포한다. 세포질은 세포가 생존하는 데 필요한 소기관(organelle)들을 포함하고 있다. 대표적인 소기관으로는 미토콘드리아(mitochondria; 에너시 생산)와 용해소체(lysosome; 세포 내 소화에 필요한 효소 포함)를 들 수 있다. 세포 속으로 세균이 침입하면 용해소체 효소는 세균을 소화해 파괴한다. 다른 소기관인 리보소체(ribosome)는 단백질을 합성하므로 단백질 공장이라 불린다.

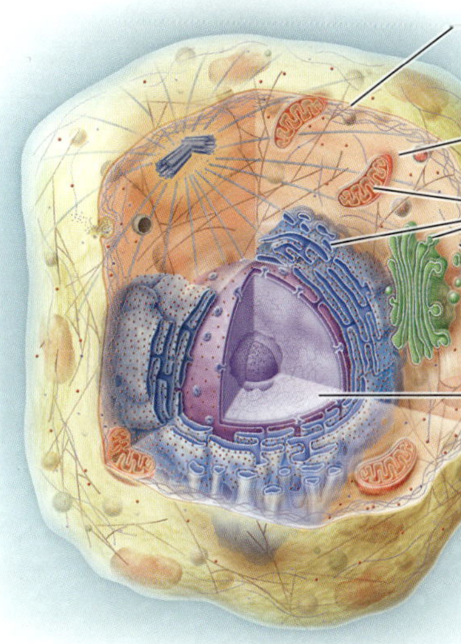

그림 2.2 세포의 일반적 구조. 각 구조물은 세포에 따라 다소 차이를 보인다.

조직

조직(tissue)은 특수한 기능을 수행하는 유사한 세포들로 이뤄져 있다. 주요 조직으로는 결합조직과 상피조직, 근육조직, 신경조직을 들 수 있다(그림 2.3).

- 결합조직(connective tissue)은 다른 신체 조직이나 부위를 지지하고 결합하는 역할을 한다. 결합조직은 액체(혈액)나 지방(충격흡수재), 섬유(힘줄, 인대), 연골(기관 연골), 고형물(뼈) 등의 형태로 존재한다.
- 상피조직(epithelial tissue)은 신체 내 · 외부 기관의 표면을 덮고 있는 조직이다. 이 조직은 관 구조물(vessel; 혈관과 림프관 등)과 체강(body cavity), 분비샘(gland), 기관(body organ) 표면에도 분포한다.

- 근(육)조직(muscular tissue)은 수축 · 이완함으로써 신체 부위나 기관의 움직임을 유발한다. 근조직은 뼈대근육(skeletal muscle)과 민무늬근육(smooth muscle), 심장근육(cardiac muscle)으로 나뉜다.
- 신경조직(nervous tissue)은 신경 흥분파를 전달함으로써 다양한 신체 기능을 통제하는 역할을 한다.

막(membrane)은 얇은 판형 조직을 의미하며, 신체 표면이나 체강을 덮거나 공간을 분리하는 역할을 한다. 세포를 다루는 학문 분야를 세포학(cytology)이라 하고, 조직을 다루는 학문 분야를 조직학(histology)이라 한다.

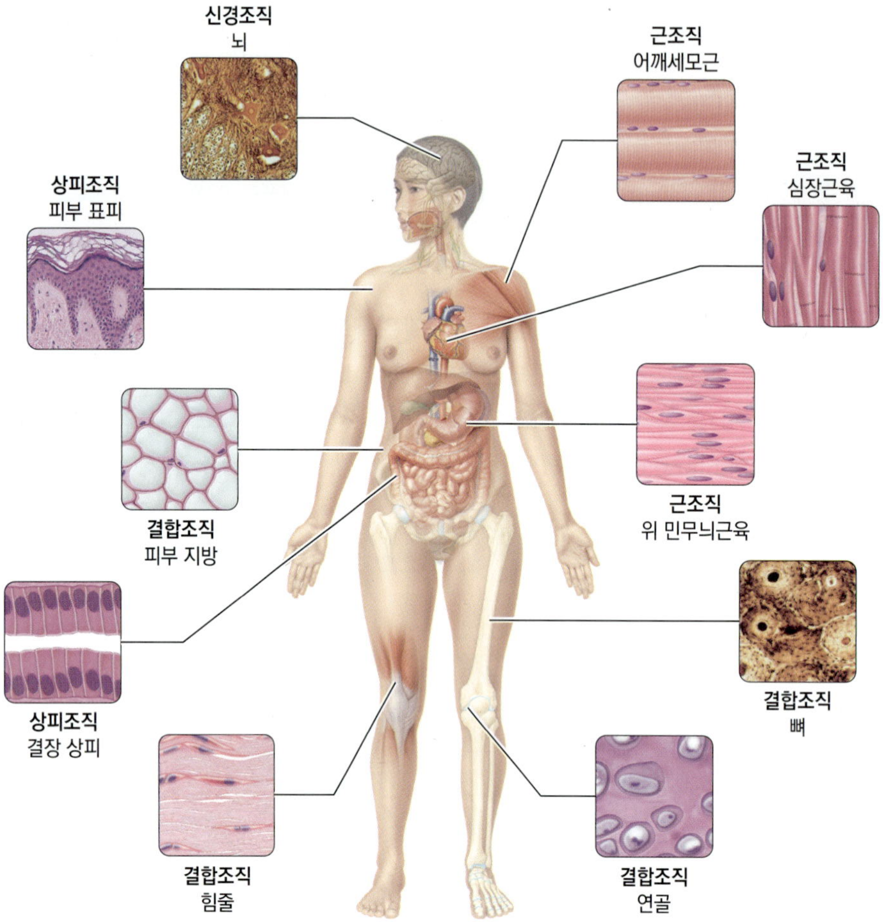

그림 2.3 인체를 구성하는 조직의 예. 우리 몸은 다양한 조직으로 이뤄져 있다.

기관

기관(장기, organ)은 특정 기능을 수행하는 조직으로 이뤄져 있다. 기관의 예로는 간과 비장, 위, 심장, 폐 등을 들 수 있다. Viscera는 내장(internal organ)을 의미하는 용어이다. 각 기관의 기능에 관해서는 특정 기관계를 다룰 때 설명한다.

기관계

기관계(장기계통, system)는 특정 기능을 수행하는 여러 기관이 모여 형성된다. 대표적인 기관계로는 피부계와 근육뼈대통, 심장혈관계통, 호흡계통, 소화계통, 내분비계통, 신경계통, 비뇨계통, 생식계통, 면역체계 등을 들 수 있다.

5 신체 구조물을 나타내는 어근

신체 구조물을 나타내는 어근은 다음과 같다(그림 2.4~2.14).

몸 전체와 연관된 어근

어근/결합형	의미
adio/o; lip/o; steat/o	지방 fat
axill/o	겨드랑 artpit
bi/o	생명, 생물 life
cephal/o	머리 head
cervic/o	목 neck
cyt/o	세포 cell
hist/o; histi/o	조직 tissue
path/o	병 disease
viscer/o	내장 internal organ

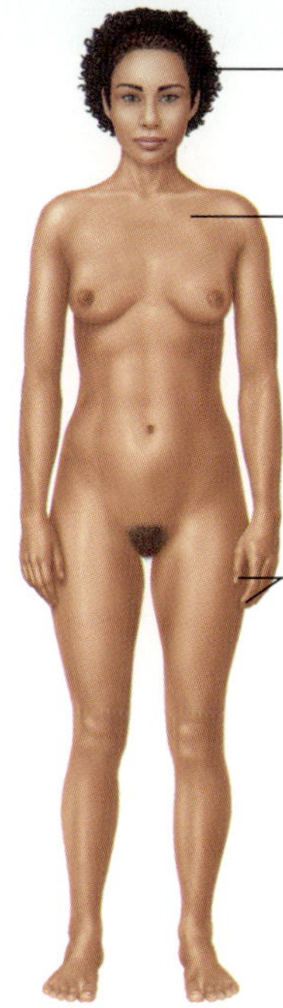

그림 2.4 피부계통.
피부계통은 피부와 털, 손발톱, 그리고 부속기관인 땀샘과 피지샘으로 이뤄져 있다.

피부계통 어근

어근/결합형	의미
cili/o; pil/o	털 hair
derm/o; dermat/o; cutane/o	피부 skin
onych/o; ung/o	손발톱 nail

뼈대계통 어근

어근/결합형	의미
arthr/o	관절 joint
chondr/o	연골 cartilage
crani/o	머리뼈 skull
cost/o	갈비뼈 rib
myel/o	1. 골수 bone marrow 2. 척수 spinal cord
oste/o	뼈 bone
pelv/o	골반 pelvis
spin/o	1. 가시 spine 2. 척추 backbone
vertebr/o; spondyl/o	척수뼈 vertebra

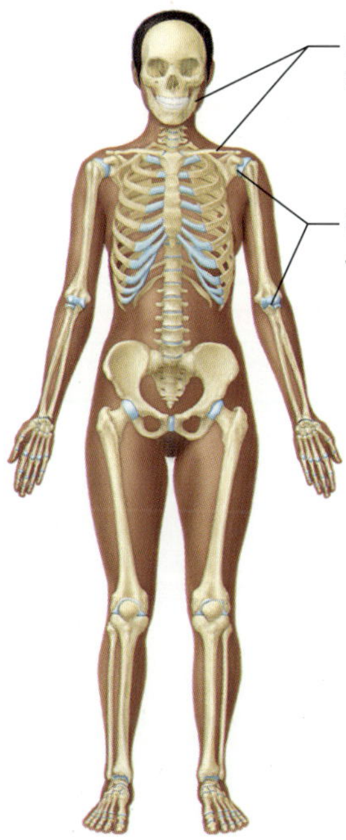

그림 2.5 뼈대계통.
뼈대계통은 뼈와 관절, 연골로 이뤄져 있다.

근육계통 어근

어근/결합형	의미
my/o; muscul/o	근육 muscle
tend/o; tendin/o	힘줄 tendon

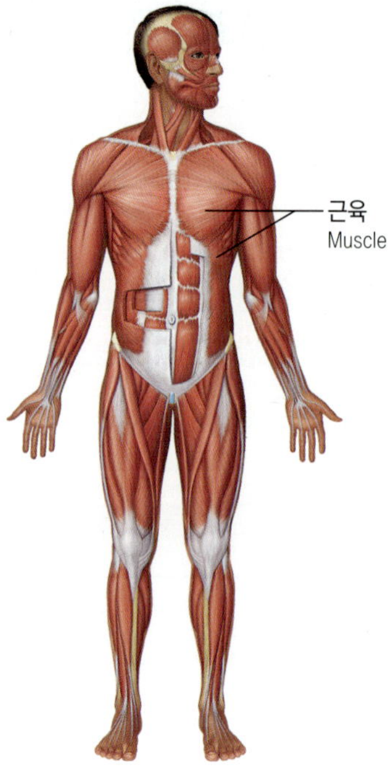

그림 2.6 근육계통.
근육계통은 근육과 힘줄로 이뤄져 있다.

신경계통 어근

어근/결합형	의미
blephar/o	눈꺼풀, 안검 eyelid
cerebr/o; encephal/o	뇌 brain
myel/o	1. 골수 bone marrow 2. 척수 spinal cord
neur/o	신경 nerve
ophthalm/o; ocul/o	눈 eye
ot/o	귀 ear

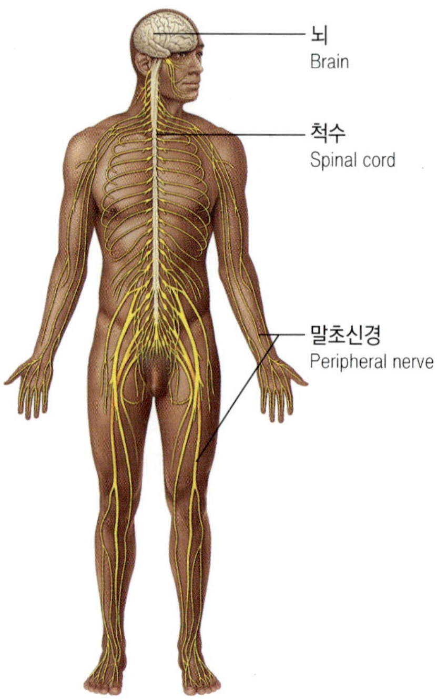

그림 2.7 신경계통.
신경계통은 뇌와 척수, 말초신경 등으로 이뤄져 있다.

내분비계통 어근

어근/결합형	의미
aden/o	분비샘 gland
adren/o	부신 adrenal gland
parathyroid/o	부갑상샘 parathyroid gland
pituitar/o	뇌하수체 pituitary gland
thyroid/o	갑상샘 thyroid gland

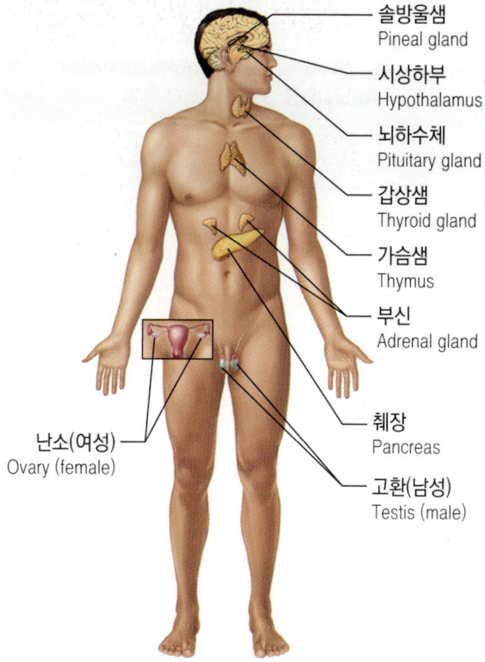

그림 2.8 내분비계통.
내분비계통은 시상하부와 뇌하수체, 솔방울샘, 갑상샘, 부갑상샘, 가슴샘, 부신, 췌장, 생식샘 등으로 이뤄져 있다.

순환계통 어근

어근/결합형	의미
angi/o; vascul/o; vas/o	관 vessel
arteri/o	동맥 artery
cardi/o	심장 heart
hem/o; hemat/o	혈액 blood
ven/o; phleb/o	정맥 vein

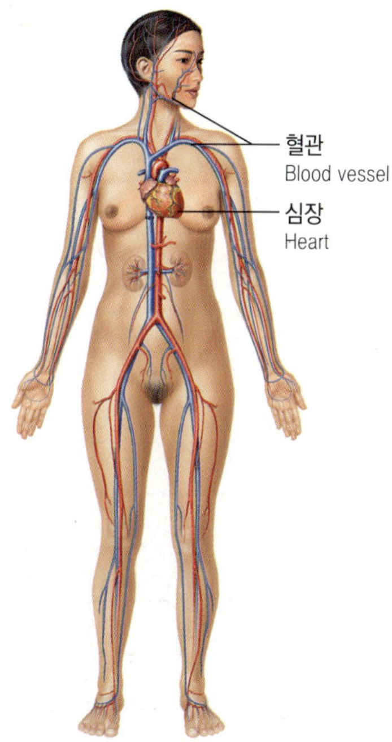

그림 2.9 순환계통.
순환계통은 심장과 혈관으로 이뤄져 있다.

림프·면역체계 어근

어근/결합형	의미
adenoid/o	1. 샘모양 adenoid 2. 아데노이드 adenoid
lymph/o	림프 lymph
lymphadeno/o	림프절 lymph node
lymphangi/o	림프관 lymphatic vessel
splen/o	비장 spleen
tonsil/o	편도 tonsil

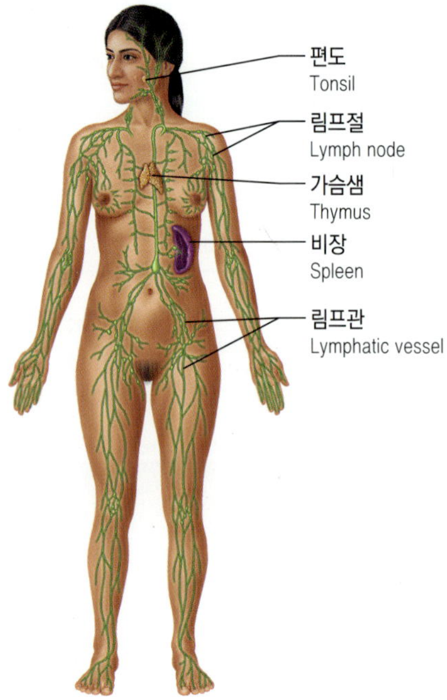

그림 2.10 림프 · 면역체계.
림프 · 면역체계는 가슴샘과 골수, 비장, 림프관, 림프절 등으로 이뤄져 있다.

호흡계통 어근

어근/결합형	의미
alvel/o	폐포 alveolus
bronch/o; bronchi/o	기관지 bronchus
bronchiol/o	세기관지 small bronchus
laryng/o	후두 larynx
nas/o; rhin/o	코 nose
pharyng/o	인두 pharynx
phren/o	가로막 diaphragm
pneum/o; pneumon/o; pulmon/o	폐 lung
thorac/o	가슴 chest
trach/o	기관 trachea, windpipe

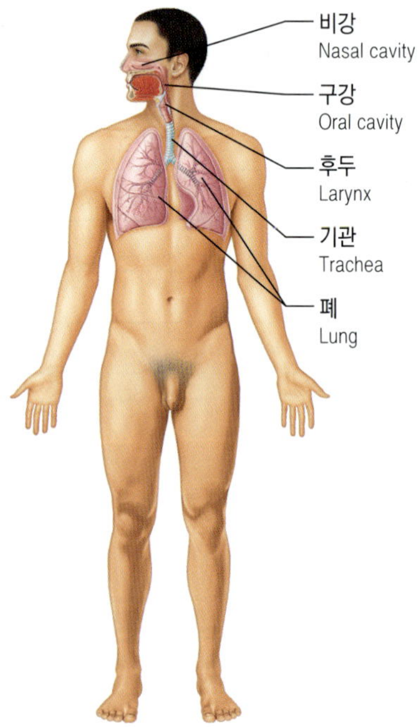

그림 2.11 호흡계통.
호흡계통은 비강과 인두, 후두, 기관지, 폐 등으로 이뤄져 있다.

소화계통 어근

어근/결합형	의미
abdomin/o	배, 복부 abdomen
cheil/o	입술 lip
col/o	결장 colon
enter/o	소장 small intestine
esophag/o	식도 esophagus
gastr/o	위 stomach
gloss/o; lingu/o	혀 tongue
hepat/o	간 liver
or/o; stomat/o	입 mouth
pharyng/o	인두 pharynx, throat
rect/o	직장 rectum

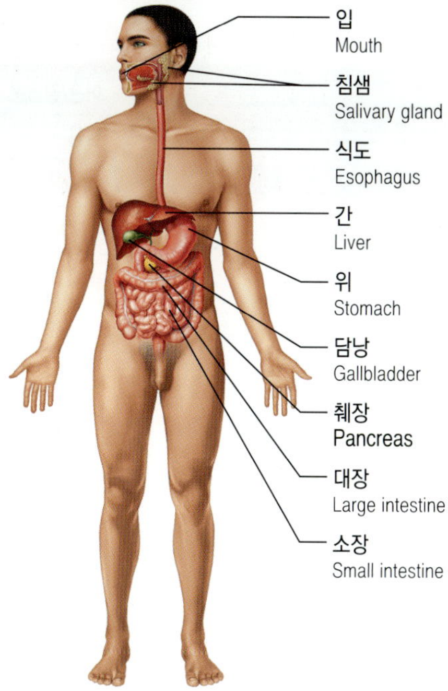

그림 2.12 소화계통.
소화계통은 입과 인두, 식도, 위, 소장, 대장, 침샘, 췌장, 담낭, 간 등으로 이뤄져 있다.

비뇨계통 어근

어근/결합형	의미
cyst/o	방광 bladder
ren/o; nephr/o	신장 kidney
ureter/o	요관 ureter
urethr/o	요도 urethra

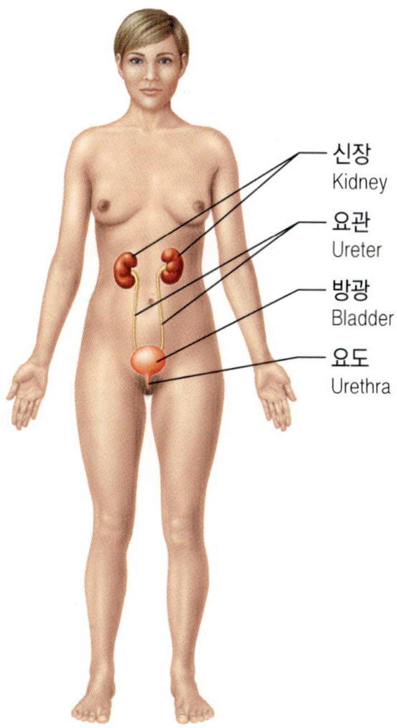

그림 2.13 비뇨계통.
비뇨계통은 신장과 요관, 방광, 요도로 이뤄져 있다.

생식계통 어근

어근/결합형	의미
남성	
epididym/o	부고환 epididymis
orchid/o; test/o; testicul/o	고환 testis
phall/o	음경 penis
prostat/o	전립샘 prostate
vas/o	정관 vas deferens
여성	
colp/o; vagin/o	질 vagina
mast/o; mamm/o	유방 breast
oophr/o; ovari/o	난소 ovary
salping/o	난관 · 자궁관 uterine tube
uter/o; hyster/o; metr/o	자궁 uterus
vulv/o	음문 vulva, 여성 외부생식기 external genitalia

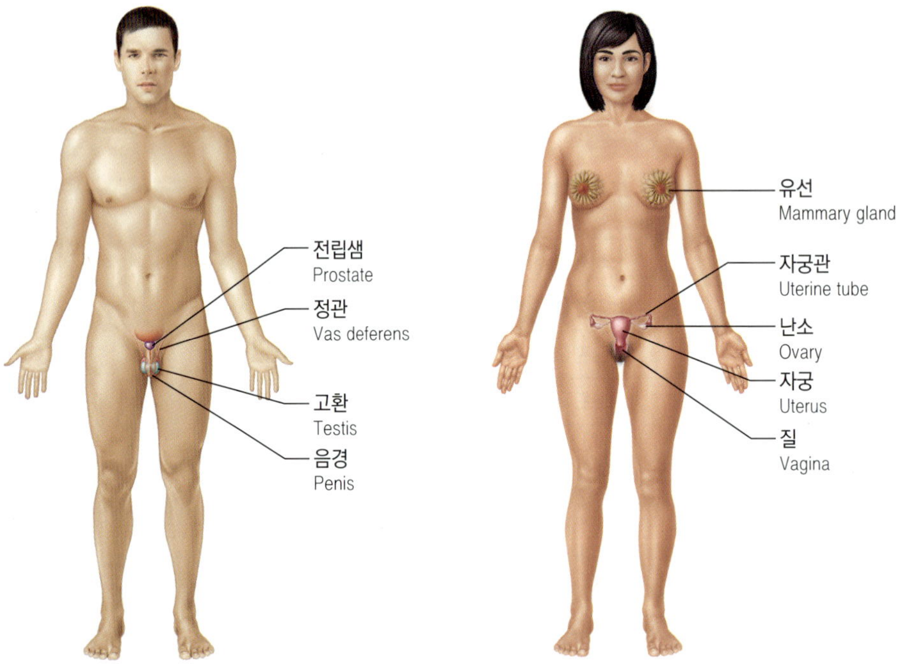

그림 2.14 생식계통.
남성 생식계통은 고환과 부고환, 정관, 전립샘, 음경 등으로 이뤄져 있다.
여성 생식계통은 난소와 자궁, 자궁관, 질, 유선 등으로 이뤄져 있다.

6 연습문제

A. 의미 적기

▪ 결합형의 의미를 작성하시오.

1. arthr/o
2. ot/o
3. cyst/o
4. rect/o
5. encephal/o
6. gastr/o
7. bronchi/o
8. angi/o
9. hemat/o
10. steat/o
11. oste/o
12. cardi/o
13. cyt/o
14. nephr/o
15. blephar/o
16. cili/o
17. rhin/o
18. splen/o
19. arteri/o
20. path/o
21. neur/o
22. abdomin/o
23. tonsill/o
24. myel/o
25. bi/o
26. trache/o
27. ophthalm/o
28. hepat/o
29. viscer/o
30. cephal/o

B. 어근 적기

■ 다음 의미를 갖는 어근을 결합형으로 작성하시오.

1. 겨드랑
2. 머리
3. 손발톱
4. 연골
5. 머리뼈
6. 힘줄
7. 눈
8. 소장
9. 결장
10. 혀
11. 정관
12. 갑상샘
13. 정맥
14. 폐
15. 가슴
16. 림프관
17. 여성 외부생식기
18. 고환
19. 부고환
20. 난소

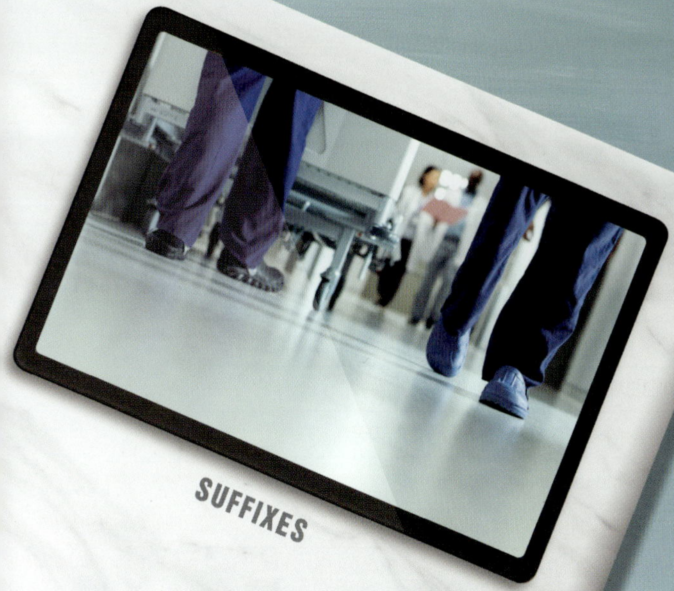

SUFFIXES

3 접미사

학습목표

- 접미사의 의미와 의학용어에서 접미사를 사용할 때 적용하는 규칙을 설명할 수 있다.
- 명사형 의학용어를 만드는 데 사용하는 접미사를 적을 수 있다.
- 형용사형 의학용어를 만드는 데 사용하는 접미사를 적을 수 있다.
- 질병 상태를 나타내는 접미사를 적을 수 있다.
- 기구와 진단법, 수술법을 나타내는 접미사를 적을 수 있다.
- 전문분야 및 전문가를 나타내는 접미사를 적을 수 있다.

접미사(suffix)는 의학용어 끝에 위치하는 용어 성분이다(그림 3.1). 접미사는 어근이나 접두사와 연결되어 다양한 의미를 나타내므로 의학용어에서 매우 중요한 역할을 한다. 따라서 용어 해석 시 맨 먼저 접미사의 의미를 파악하는 것이 도움이 된다. 이 장에서는 흔히 사용하는 접미사에 관해 설명한다.

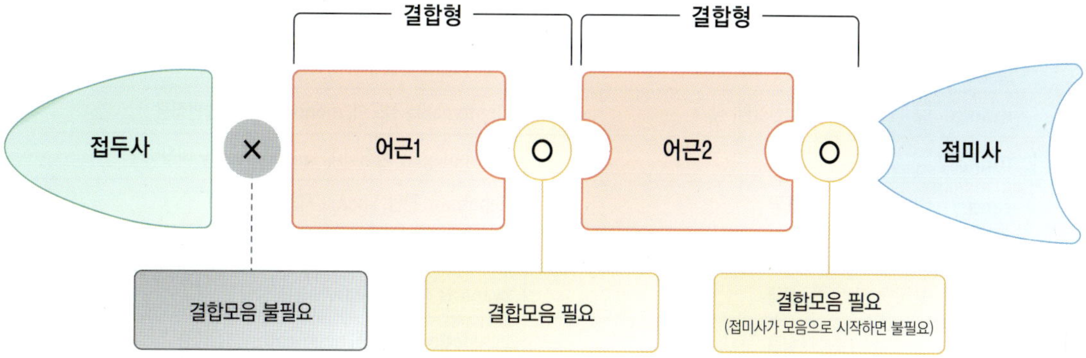

그림 3.1 의학용어 구조. 접미사는 용어의 끝에 위치하며, 어근의 의미에 다양한 의미를 추가한다.

1 한눈에 보는 접미사

질병이나 상태를 나타내는 접미사

이 접미사는 질병명이나 환자 상태, 구조물을 나타낼 때 사용된다.

접미사	의미	예시
-algesia	통증에 대한 민감성	analgesia 진통; hyperalgesia 통각과민
-algia	통증	arthralgia 관절통; gastralgia 위통증, 복통; menorrhalgia 월경통
-blast	배아 발달 단계	astroblast 별아교모세포; endoblast 내배엽
-cele	부풀어 오름, 탈출	cystocele 방광탈출, 방광류; hysterocele 자궁탈출, 자궁류
-cide	죽임, 파괴함	bactericide 살균제; menticide 세뇌
-clasis	으스러뜨림, 파괴	erythroclasis 적혈구파괴; osteoclasis 외과골절술
-cyte	세포	erythrocyte 적혈구, leukocyte 백혈구
-dynia	통증	allodynia 무해자극통증, 이질통; osteodynia 뼈통증, 골통증
-ectasia, -ectasis	늘어남, 팽창	atelectasis 무기폐; bronchiectasis 기관지확장증; gastrectasia 위확장
-emia	혈액 상태	acidemia 산혈증; hypoxemia 저산소혈증
-gen	생성하는 것	allergen 알레르기항원(알레르기를 생성하는 것); glycogen 당원(포도당을 생성하는 것)
-gravida	임신	nulligravida 미임신부; multigravida 다임신부, 경임부
-iasis	비정상 상태	cholelithiasis 담석증; mydriasis 동공확대
-iatric(s)	의학이나 의사, 치료와 연관된	geriatric 노인의학; pediatric 소아청소년과학
-iatrician	치료자, 의사	geriatrician 노인의학의사; pediatrician 소아청소년과의사
-iatry	의학 치료, 의학 전문분야	podiatry 족학, 발학; psyciatry 정신의학
-ician	특정 분야의 전문가	obstetrician 산과의사; technician 기사, 기술자
-ism	상태	adrenalism 부신증; prostatism 전립샘증
-ist	전문가	anesthetist 마취사, 마취간호사; pharmacist 약사
-itis	염증	dermatitis 피부염; enteritis 장염
-lepsy	발작	epilepsy 뇌전증; narcolepsy 기면병
-lith	결석, 돌	arthrolith 관절결석; cystolith 방광결석
-lithiasis	결석 생성 또는 결석 존재	arthrolithiasis 관절결석증; cystolithiasis 방광결석증
-logy	학문	cardiology 심장학; physiology 생리학
-logist	특정 학문을 연구하는 전문가	cardiologist 심장내과의사; physiologist 생리학자
-lysis	파괴 또는 분리	arthrolysis 관절박리; cytolysis 세포용해
-mania	정신질환; 광기	kleptomania 절도벽; monomania 단일편집광
-megaly	비대	cardiomegaly 심장비대; splenomegaly 비장비대
-oma	종양	hepatoma 간암; lipoma 지방종
-opia, -opsia	눈 상태	diplopia 복시; hemianopia, hemianopsia 반맹; myopia 근시
-osis	상태	cyanosis 청색증; nephrosis 신장증
-pathy	질병	acropathy 말단병증; neuropathy 신경병증
-penia	감소, 결핍	erythropenia 적혈구감소; glycopenia 저당증
-philia	~을 좋아함	acidophilia 호산구증가증; hemophilia 혈우병

-phobia	비정상적 공포	aquaphobia 물공포증; scotophobia 어둠공포증
-plasia	생성 또는 발달	chondroplasia 연골형성; hyperplasia 증식
-plegia	마비	cardioplegia 심장마비; hemiplegia 반신마비
-pnea	호흡	apnea 무호흡; orthopnea 앉아숨쉬기
-ptosis	처짐 또는 탈출	blepharoptosis 눈꺼풀처짐; hysteroptosis 자궁처짐
-rrhagia	분비물이 과도하게 분비됨	enterorrhagia 장출혈; gastrorrhagia 위출혈
-rrhea	분비물, 흐름	colostrorrhea 초유흐름; lactorrhea 젖흐름증, 젖분비과다
-rrhexis	파열	arteriorrhexis 동맥파열; hysterorrhexis 자궁파열
-stasis	멈춤 또는 제어함	hemostasis 지혈; homeostasis 항상성
-uria	소변 상태	albuminuria 알부민뇨; glycosuria 당뇨

명사형 접미사

접미사	의미	예시
-a	의미 없음. 명사형 어미	erythroderma 홍색피부증; tachycardia 빈맥
-ate	무언가	aspirate 흡인물; dialysate 투석액
-e	의미 없음. 문법적 어미	dermatome 1. 피부분절 2. 피부절편기
-emia	혈액 상태	acidemia 산혈증; hyperkalemia 고칼륨혈증
-er	~하는 사람, ~하는 것	practitioner 전문직 종사자(의사, 변호사); absorber 흡수재
-esis	~상태	agenesis 무발생; enuresis 유뇨증
-ia	상태	hemiplegia 반신마비; paronychia 손발톱주위염
-iatry	의학 치료, 의학 전문분야	podiatry 족학; psychiatry 정신의학
-ism	상태	albinism 백색증; hirsutism 남성형털다모증
-ist	전문가	anesthetist 마취사, 마취간호사; pharmacist 약사
-ium	의미 없음. 명사형 어미	delirium 섬망; natrium 소듐
-ole	작은	arteriole 세동맥; bronchiole 세기관지
-osis	상태	acidosis 산증; cyanosis 청색증
-ula	작은 것	macula 1. 황반 2. 반(점); venula 세정맥
-ule	작은 것	nodule 1. 결절 2. 소절; saccule 소낭
-um	의미 없음. 단수 명사 어미	bacterium 세균; duodenum 십이지장
-us	의미 없음. 단수 명사 어미	bronchus 기관지; embolus 색전
-y	상태, 과정	myopathy 근육병증; radiography (방사선)영상촬영

형용사형 접미사

접미사	의미	예시
-ac	~에 관한	cardiac 심장~; iliac 엉덩뼈~
-al	~에 관한	duodenal 십이지장~; cranial 머리뼈~

-ar	~에 관한	patellar 무릎뼈~; ventricular 심실~
-ary	~에 관한, ~와 연관된	pulmonary 폐~; urinary 요~, 소변~
-eal	~에 관한	esophageal 식도~; meningeal 수막~
-ic	~에 관한	gastric 위~; thoracic 가슴~, 흉~
-ical	~에 관한; ic + al	electrical 전기~; neurological 신경학~
-ile	~에 관한, ~의 능력이 있는	febrile 열~; penile 음경~
-oid	~와 닮은	adenoid 샘모양~; mucoid 점액모양~
-ory	~에 관한, ~이 특징인	auditory 청각~; excitatory 흥분~
-ous	~에 관한	exogenous 외인~; venous 정맥~
-tic	~에 관한	anhidrotic 1. 땀없는, 2 땀약; cyanotic 청색증~

기구 · 수술 · 검사 접미사

접미사	의미	예시
-centesis	외과적으로 구멍을 냄, 천자	amniocentesis 양막천자; thoracentesis 가슴막천자, 흉강천자
-clasis	분쇄 또는 파괴	cytoclasis 세포 파괴; thromboclasis 혈전용해
-desis	결합 또는 외과적 융합	arthrodesis 관절유합술; fasciodesis 근막고정
-ectomy	외과적으로 제거함	angiectomy 혈관절제; hepatectomy 간절제
-gram	기록물 또는 기록한 그림	electrogastrogram 위전도; electrocardiophonogram 전기심음도
-graph	기록하는 기구	gastrograph 위운동도검사기; phonocardiograph 심음기록기
-graphy	기록법	gastrography 위운동도검사; phonocardiography 심음기록술
-lysis	파괴, 분리	arthrolysis 관절박리, 관절해리; hysterolysis 자궁박리
-meter	기록, 기구	algometer 통증계; oximeter 산소측정기
-metry	기록법	audiometry 청력검사; tonometry 안압측정
-opsy	관찰법	autopsy 부검; biopsy 생검
-pexy	외과적으로 고정함	colopexy 결장고정; hysteropexy 자궁고정
-plasty	외과적으로 복구함	dermatoplasty 피부성형; rhinoplasty 코성형
-rrhaphy	봉합함	angiorrhaphy 혈관봉합; neurorrhaphy 신경봉합
-scope	시각적 관찰 기구	gastroscope 위내시경; ophthalmoscope 검안경
-scopy	시각적 관찰법	gastroscopy 위내시경술; ophthalmoscopy 검안경검사
-stomy	외과적으로 새로운 구멍을 만듦	cholecystostomy 담낭창냄술; esophagostomy 식도창냄술
-tomy	절개함	aortotomy 대동맥절개; bronchotomy 기관지절개
-tripsy	의도적 분쇄	lithotripsy 쇄석; shock wave lithotripsy 충격파쇄석

행위 · 동작 접미사

접미사	의미	예시
-ion, -sion, -tion	행위, 과정	flexion 굽힘, 굴곡; extension 폄, 신전

2 연습문제

A. 의미 적기

■ 질병 접미사의 의미를 작성하시오.

1. −algia
2. −dynia
3. −emesis
4. −osis
5. −cele
6. −malacia
7. −oma
8. −penia
9. −emia
10. −ptosis
11. −rrhage
12. −rrhexis
13. −stenosis

■ 기구 · 수술 · 검사 접미사의 의미를 작성하시오.

14. −ectomy
15. −gram
16. −graph
17. −opsy
18. −plasty
19. −scope
20. −tome

■ 접미사의 의미를 작성하시오.

21. −cyte
22. −ist
23. −ion
24. −logy
25. −poiesis

B. 접미사 적기

■ 다음 의미를 갖는 접미사를 작성하시오.

1. 탈출, 헤르니아
2. 측정 기구
3. 혈액 상태
4. 염증
5. 파괴
6. 커짐
7. 비정상 상태
8. 비정상적 두려움
9. 처짐
10. 피를 토함
11. 분비물 또는 흐름
12. 딱딱해짐
13. 과정
14. 외과적 융합
15. 기록법 또는 기록 과정
16. 측정함
17. 외과적 고정
18. 봉합
19. 시각적 검사법
20. 멈춤
21. 자르는 기구
22. 세포
23. ~에 관한 학문
24. 형성
25. ~와 유사한

C. 형용사형 접미사

■ 형용사형 접미사를 선택하시오.

1. -al	2. -ous	3. -eal	4. -oma	5. -ary
6. -ule	7. -ic	8. -ole	9. -ac	10. -oid

D. 기구 · 수술 · 검사 접미사

■ 기구 · 수술 · 검사 접미사를 골라 의미를 작성하시오.

1. −sclerosis
2. −ectomy
3. −plasia
4. −stomy
5. −cyte
6. −pexy
7. −rrhaphy
8. −rrhexis
9. −rrhagia
10. −penia

E. 형용사형 접미사 붙이기

■ 예시를 참조하여 어근을 형용사형으로 변경하시오(예시: cardi/ → cardiac).

1. ren/ →
2. mamm/ →
3. pharyng/ →
4. gastr/ →
5. ven/ →

F. 철자 연습

■ 다음 중 철자가 틀린 단어를 찾아 올바르게 수정하시오.

1. ophorectomy
2. inflamation
3. cephalgia
4. pelvmetry
5. hemolysis
6. spleenorrhexis
7. physiology
8. orchidoplaste
9. hemostasis
10. practitionor

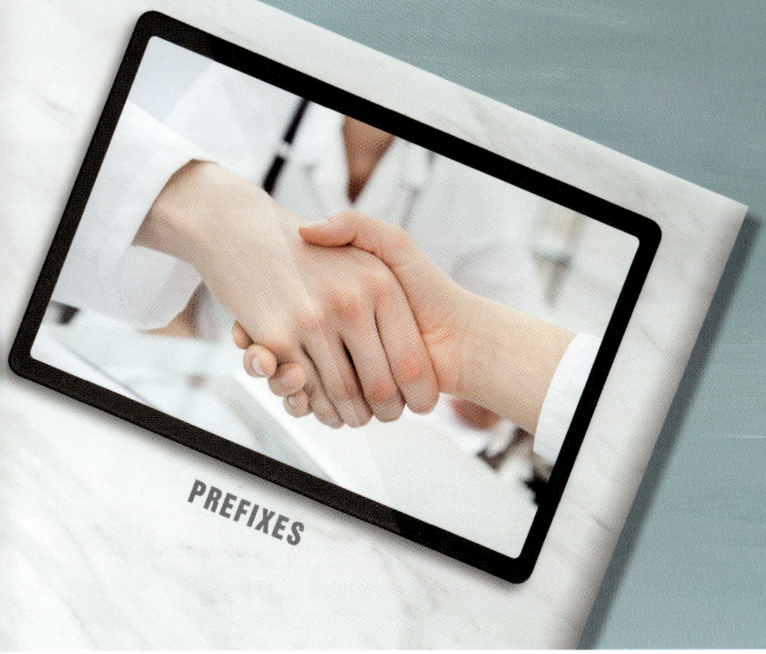

4 접두사

학습목표

- 접두사의 의미와 의학용어에서 접두사를 사용할 때 적용하는 규칙을 설명할 수 있다.
- 수량 · 색깔 · 부정형 접두사를 적을 수 있다.
- 위치 · 방향 접두사를 적을 수 있다.

접두사(prefix)는 의학용어 맨 앞에 위치하는 용어 성분이다. 접두사는 어근이나 접미사와 연결되어 다양한 의미를 나타낸다(그림 4.1). 특히 접두사는 수량과 위치 · 방향, 부정형, 색깔 등을 나타낸다.

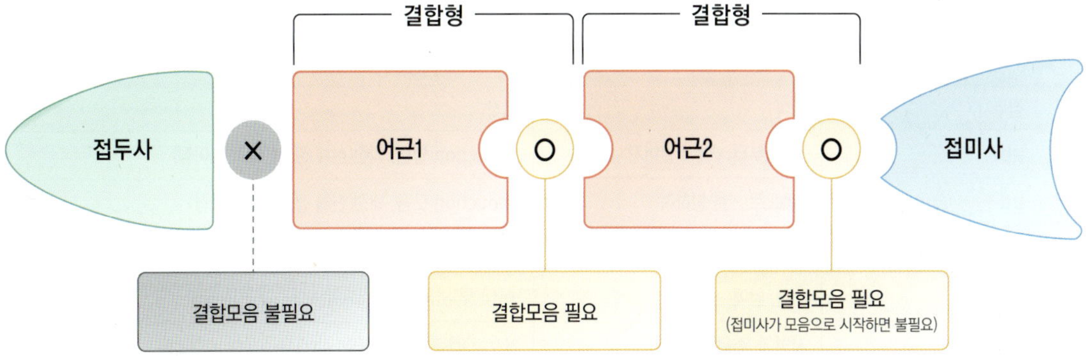

그림 4.1 의학용어 구조. 접두사는 용어의 맨 앞에 위치하며, 어근의 의미에 다양한 의미를 추가한다.

1 한눈에 보는 접두사

수를 나타내는 접두사

접두사	의미	예시
bi-, di-	2, 두 배, 두 개	bicuspid 이첨판~; bilateral 양쪽~; disection 해부, 절개(둘로 자름)
hemi-	절반	hemianopia 반맹; hemiplegia 반신마비
milli-	1/1000	milliliter 1/1000L; millimeter 1/1000m
mono-	1, 단일	monochrome 단색; monocyte 단핵구
multi-	다수	multigravida 다임신부, 경임부; multipara 다출산부, 다분만부
nulli-	없는	nulligravida 미임신부; nullipara 미출산부, 미분만부
poly-	다수	polyadenitis 여러샘염, 다샘염; polygraph 다원기록, 생체기록
primi-	첫째	primigravida 첫임신부, 초임부; primipara 첫출산부, 초산부
quadri-	4	quadriceps 네갈래근~, 사두근~; quadriplegia 팔다리마비, 사지마비
semi-	절반	semilunar 반달; semicircular canal 반고리뼈관
tetra-	4	tetralogy 네증후; tetraplegia 사지마비
tri-	3	triceps 세갈래근, 삼두근; trigeminy 삼단맥
uni-	1	uniocular 단안~, 한눈~; uninuclear 단핵~

양을 나타내는 접두사

접두사	의미	예시
hyper-	과량의, 과도한	hyperalgesia 통각과민; hyperglycemia 고혈당
hyp-	정상 이하의	hypacusis 청각저하, 난청; hypalgesia 통각저하; hypoxia 저산소증
hypo-	정상 이하의	hypoglycemia 저혈당(증); hypohidrosis 땀감소증
poly-	다량의	polydipsia 다음증; polyuria 다뇨

위치·방향을 나타내는 접두사

접두사	의미	예시
ab-	~에서부터, ~에서 떨어져	abduction 벌림, 외전(신체 정중선에서 멀어짐)
ad-	~쪽으로, ~을 향하여	adduction 모음, 내전(신체 정중선으로 향함)
ambi-	둘 다, 양쪽	ambidexter 양손잡이; ambisexuality 양성
ante-	이전, 앞에	ante cibum 식전; anteflexion 앞굽이, 전굴
circum-	사방에, 주위에	circumcision 포경수술; circumduction 휘돌림
dia-	통해서 지나감; 완전히; 떨어져	diarrhea 설사(관통해서 흐름); diagnosis 진단(완전한 지식); dialysis 투석
ecto-	바깥에	ectoderm 외배엽; ectoplasm 외형질
endo-	안에	endoderm 내배엽; endoscope 내시경
epi-	위에, 너머	epicardium 심외막; epigastric 명치~, 상복부~

e-, ex-, exo-, extra	바깥에, 밖으로 향하는, ~에서 멀어지는	eversion 뒤집힘, 외번; excision 절제; exocrine 외분비 extraocular 눈바깥-, 안구외-
in-	안에, 안쪽에, ~아닌	incision 절개; incubation 배양, 보육; inattention 무관심, 무시
infra-	아래에, 밑에	infraclavicular 빗장아래-, 쇄골아래-; infraorbital 안와아래-
inter-	사이에	interatrial 심방사이-; interneuron 사이신경세포, 개재신경세포
intra-	안에	intracorporeal 체내-; intravenous 정맥내-
juxta-	근처에, 옆에	juxtaglomerular 사구체옆-; juxtamedullary 수질옆-
meso-	중간	mesoderm 중배엽; mesothelium 중피
para-	근처에, 곁에, 둘로 이뤄진 부위	paracentral 중심곁-; paraplegia 하반신마비
peri-	주위에	pericarditis 심장막염; perineuritis 신경다발막염
post-	이후에, 뒤에	postganglionic 신경절후-; postpartum 분만후-
pre-	이전에, 앞에	preeclampsia 자간전증; prehypertension 고혈압전단계
pro-	이전에, 앞에	prognosis 예후(앞서 결과를 예측함); proinsulin 전구인슐린
re-	뒤로, 다시	reactivation 재활성; recirculation 재순환
retro-	뒤쪽으로, 뒤에	retroperitoneum 복막뒤공간; retroversion 뒤굽음, 후굴
sub-	아래에	subcostal 갈비밑-, 늑골하; sublingual 혀밑-
supra-	위에, 너머에	supracerebellar 소뇌위-; suprachoroidea 맥락막위
trans-	~을 통해서	transcutaneous 피부경유-, 경피-; transesophageal 식도경유-

색깔을 나타내는 접두사와 결합형

접두사/결합형	의미	예시
alb-, albin/o	백색 white	albinism 백색증; albinuria 백색뇨
chlor/o	녹색 green	chlorophyll 엽록소; chloroma 녹색종
cirrh/o	황색 yellow, 황갈색 tawny	cirrhosis 경화증
cyan/o	청색 blue	cyanoderma 청색증; cyanosis 청색증
eosin/o	적색 red, 장미색 rosy	eosinophil 호산구
erythr/o	적색 red	erythralgia 홍색팔다리통증; erythrocyte 적혈구
glauc/o	회색 gray, 은색 silver	glaucoma 녹내장
jaund/o	황색 yellow	jaundice 황달
lute/o	황색 yellow	corpus luteum 황체
leuk/o	백색 white	leukocyte 백혈구
melan/o	흑색 black	melanocyte 멜라닌세포
poli/o	회색 gray	poliomyelitis 회색질척수염
purpur/o	자색 purple	purpura 자반(병)
rube-	적색 red	rubella 풍진
xanth/o	황색 yellow	xanthoderma 피부황색증

부정형 접두사

접두사	의미	예시
a-, an-	없는, 아닌	apnea 무호흡; anemia 빈혈; asepsis 1. 무균, 2. 무균법
anti-	대항하는	antibiotic 항생제; antidiuretic 항이뇨호르몬
contra-	대항하는, 반대의	contralateral 반대쪽, 대측; contraception 피임
dis-	~을 떠나서, 원상태로 돌림	discharge 1. 유리, 2. 분비물, 3. 퇴원, 4. 방출, 5. 유출량
im-	아닌	immature 미(성)숙-; impotence 발기부전
in-	아닌	incompatibility 부적합; insufficiency 부전
non-	아닌	noninvasive 비침습-; nonself 비자기

기타 접두사

접두사	의미	예시
auto-	자기, 자가	autocrine 자가분비; autograft 자가이식, 자가이식편
brady-	느린	bradycardia 서맥, 느린맥; bradykinesia 운동완만
con-	함께,	congenital 선천- (출생과 함께); conglutinin 교착소
dys-	나쁜, 어려운, 아픈, 장애가 있는	dysphagia 삼킴곤란; dysphasia 언어장애; dyspnea 호흡곤란
eu-	잘, 좋은, 쉬운, 정상 상태	eupepsia 정상소화; eupnea 정상호흡; euthyroid 정상갑상샘-
hemi-	절반	hemiplegia 반신마비; hemisphere 반구
hetero-	다른	heteronymous 반대쪽-; heterotopia 이소증, 딴곳증
homeo-	유사한, 같은	homeostasis 항상성(내환경이 상대적으로 일정하게 유지되는 것) homeothermia 항온성
homo-	같은	homologous 1. 상동-, 2. 동종-; homonymous 같은쪽-, 동측-
hydro-	물	hydrocephalus 수두증; hydromassage 물마사지, 수중안마
idio-	개인의, 독특한	idiopathic 1. 특발-, 원인불명- 2. 자발-, 고유-; idioventricular 심실고유-, 심실특유-
meta-	…저편에, 지나, … 이상, …후에	metacarpal 손허리뼈, 중수골; metacyst 후포낭
pan-	전부	panangiitis 범혈관염; pancytopenia 범혈구감소증
per-	…을 통해, … 사이로	per os 경구-, 입-; percutaneous 피부경유-, 경피-
pseudo-	틀린, 사실이 아닌	pseudoarthrosis 거짓관절증; pseudohypertension 거짓고혈압
semi-	절반	semicoma 반혼수; semilunar 반달-
sym-	연결된, 함께	sympathy 동정; symphalangism 가락마디유합증
syn-	연결된, 함께	syndrome 증후군(같은 원인에 의해 초래되는 여러 증상의 집합); synthorax 가슴붙은쌍둥이
tachy-	빠른	tachycardia 빈맥, 빠른맥; tachypnea 빠른호흡, 빈호흡
ultra-	…저편에, 지나, 과도, 과잉	ultrasonogram 초음파영상; ultrasound 초음파

2 연습문제

A. 의미 적기

■ 접두사에 밑줄을 긋고 그 의미를 작성하시오.

1. circumduction ______________________
2. epigastric ______________________
3. hyperplasia ______________________
4. infracostal ______________________
5. metastasis ______________________
6. postmortum ______________________
7. retroversion ______________________
8. transection ______________________
9. contralateral ______________________
10. hemigastrectomy ______________________
11. tricuspid ______________________
12. macrocephalia ______________________
13. neoplasm ______________________
14. synarthrosis ______________________
15. tachycardia ______________________

B. 짝짓기

■ Column A의 의미를 Column B에서 찾아 연결하시오.

Column A	Column B
1. ectogenous	a. 구조를 다루는 학문
2. incision	b. 느린 호흡
3. dysplasia	c. 적혈구 부족
4. bilateral	d. 바깥에서 생성된
5. anatomy	e. 세포 사이와 연관된
6. perineuritis	f. 발달 이상
7. anemia	g. 불편함을 느낌
8. intercellular	h. 양쪽과 연관된
9. bradypnea	i. 신경 주변의 염증
10. malaise	j. 절개하는 과정

C. 반의어 적기

■ 다음 접두사의 반의어를 작성하시오.

1. ab- ______
2. ante- ______
3. hyper- ______
4. endo- ______
5. brady- ______
6. micro- ______
7. syn- ______
8. epi- ______

D. 빈칸 채우기

■ 의미에 맞도록 빈칸을 완성하시오.

예시: per cutaneous	피부를 경유하는
1. ______ duction	a. 어떤 부위에서 멀어지는 과정
2. ______ natal	b. 출생 전 태아와 연관된
3. ______ cision	c. 절단해 제거하는 과정
4. ______ cision	d. 절단하는 과정
5. ______ drome	e. 발병 이전에 나타나는 증상
6. ______ section	f. 가로질러 절단하는 과정
7. ______ digestible	g. 소화할 수 없는
8. ______ lateral	h. 한쪽과 연관된
9. ______ adenoma	i. 여러 분비샘의 종양
10. ______ cardia	j. 심박수가 빠른 상태

E. 접두사 적기

■ 아래의 의미를 갖는 접두사를 작성하시오.

1. 나쁜(bad) ______
2. 아래(below) ______
3. 위(above) ______
4. 대항하는(against) ______
5. 이전에(before) ______
6. 주위에(around) ______

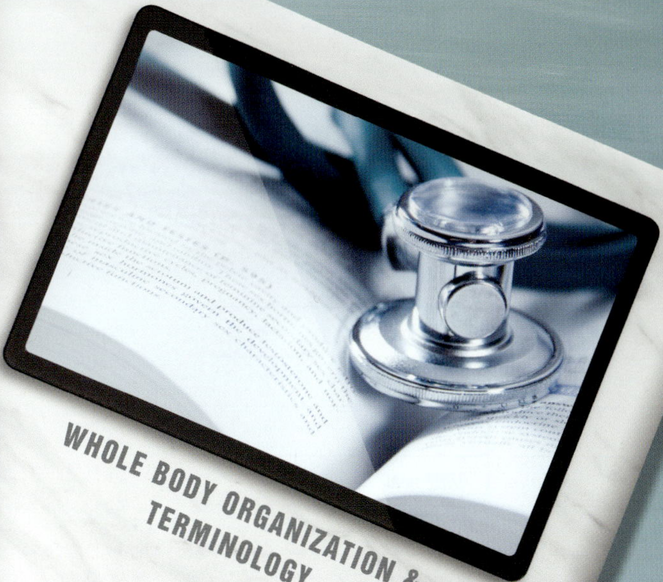

WHOLE BODY ORGANIZATION & TERMINOLOGY

5

인체의 구성 및 용어

학습목표

- 인체 공간과 각 기관의 명칭을 적을 수 있다.
- 해부학적 자세를 정의할 수 있다.
- 방향, 배골반 부위, 사분역을 표시하는 용어를 설명할 수 있다.
- 인체 공간과 배골반 부위, 사분역의 위치를 설명할 수 있다.
- 이 장에서 공부한 의학용어를 분석하고 정의할 수 있다.
- 인체의 조직을 표시하는 약어를 정의할 수 있다.

1 한눈에 보는 인체의 구성

기능

인체는 내부장기를 보호하고 필요한 경우 장기들이 이동하고 확장할 수 있도록 몸통영역이 몇 개의 체강(body cavity)으로 구성되어 있다.

인체에 대해 이야기할 때 정확한 의사소통을 위해 해부학적 자세(anatomical position)를 기준으로 이야기하며, 방향용어를 사용한다.

기관

인체를 구성하는 몸안은 다음과 같다.

posterior body cavity 뒤쪽몸안 **abdominopelvic cavity** 배골반안 **anterior body cavity** 앞쪽몸안

용어 성분

인체구성 및 방향을 표현할 때 사용하는 대표적인 용어 성분은 다음과 같다.

결합형

어근	의미	어근	의미
anter/o	앞 front	peri-	주위 around
caud/o	꼬리 tail	phren/o	가로막 diaphragm
dist/o	멀리 떨어진 away	poster/o	뒤 posterior
dors/o	등 back	proxim/o	가까운 near
infer/o	아래 inferior	sub-	아래 under
infra-	아래 below	super/o	위 superior
inguin/o	샅고랑, 서혜 groin	supra-	위 above
inter-	사이의 between	ventr/o	앞 front
medi/o	중앙, 중심 middle		

2 들어가기

이 장에서는 인체 공간 관련 용어와 인체 부위의 위치와 자세를 묘사하는 의학용어를 소개한다.

3 인체의 공간과 각 부위의 배열

인체 내 공간

인체 내에 있는 공간은 크게 등쪽 공간(dorsal cavity)과 배쪽 공간(ventral cavity)으로 나눠진다. 등쪽 공간은 머리안(두개강, cranial cavity)과 척추안(척추강, spinal cavity)으로 구분되며 머리 안에는 뇌(brain)가, 척추 안에는 척수(spinal cord)가 있다. 배쪽 공간은 가슴안(흉강, thoracic cavity), 배안(복강, abdominal cavity), 골반안(골반강, pelvic cavity)으로 구분된다.

호흡근육인 가로막(횡격막, diaphragm)은 가슴안과 배안을 구분하는 기준이 된다. 가슴안에는 심장(heart)과 폐(lungs), 대동맥(aorta), 기관(trachea), 식도(esophagus)가 있고, 배안에는 위(stomach)와 소장(small intestines), 대장(large intestines), 췌장(pancreas), 담낭(gallbladder), 간(liver) 등의 소화기관(digestive organs)과 비장(spleen), 신장(kidneys), 요관(ureters)이 있다. 골반안에는 생식기관 그리고 신장 · 요관을 제외한 비뇨기관이 있다.

골반안과 배안을 합쳐서 배골반안(복부 골반강, abdominopelvic cavity)이라고 한다(그림 5.1, 5.2).

핵심 내용

- 인체는 주 공간을 등쪽 공간과 배쪽 공간으로 구분한다.
- 등쪽 공간은 머리안과 척추안으로 구분한다.
- 배쪽 공간은 가슴안, 배안, 골반안으로 구분한다.

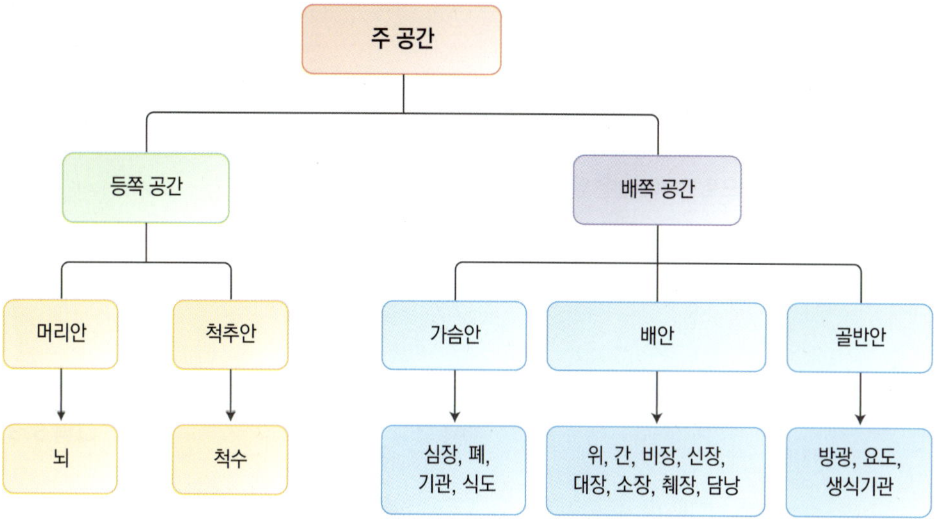

그림 5.1 주요 인체 내의 공간 요약 및 내부에 존재하는 기관들

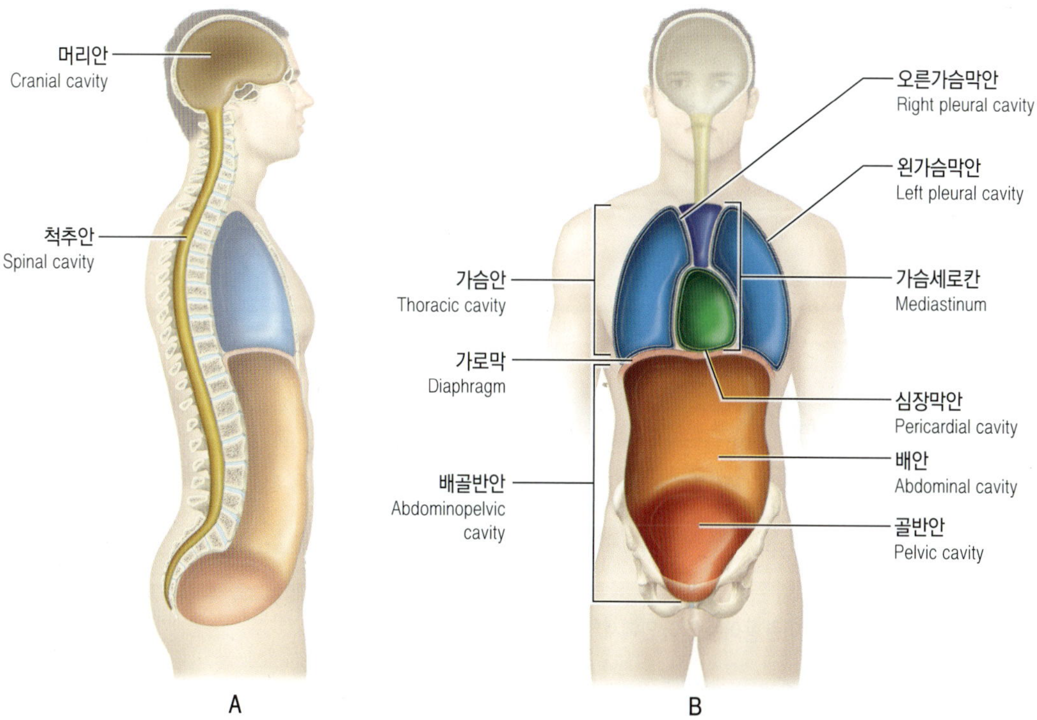

그림 5.2 인체 내 공간. A: 뒤쪽몸안(옆면), B: 앞쪽몸안(앞면)

인체 방향에 관한 용어

해부학적 자세

해부학적 자세(anatomical position)란 똑바로 서 있는 상태로서 눈은 앞을 주시하고, 팔은 옆으로 내린 상태에서 손바닥은 앞을 향하며, 발은 앞을 향한 자세이다(그림 5.3). 인체의 위치나 방향을 나타낼 때는 해부학적 자세를 기준으로 표시한다(그림 5.4).

핵심 내용

- 해부학적 자세란 똑바로 서 있는 상태로서 눈은 앞을 주시하고, 팔은 옆으로 내린 상태에서 손바닥은 앞으로 향하며, 발은 앞으로 향한 자세이다.

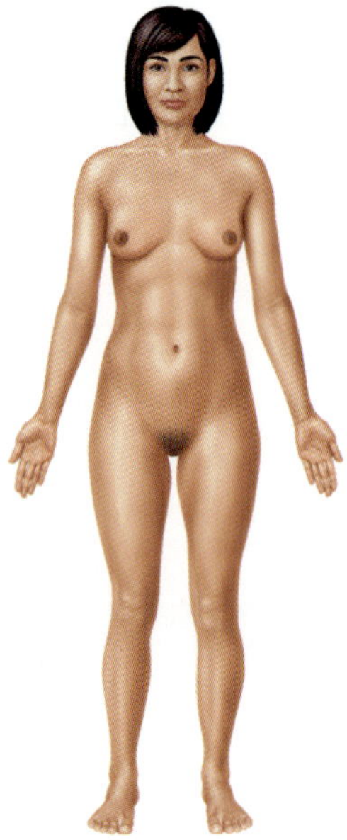

그림 5.3 해부학적 자세

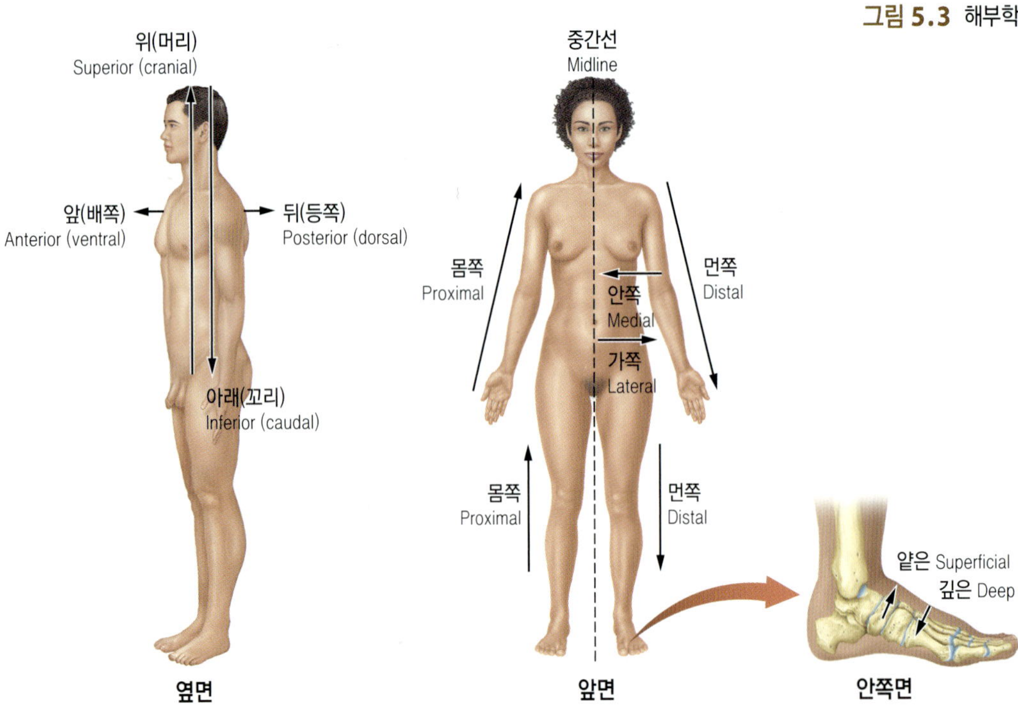

그림 5.4 해부학적 자세를 기준으로 했을 때 방향을 지시하는 용어

핵심 내용

- 'supine(바로 누운)'이란 용어는 단어 안에서 '위'를 의미하기도 한다.

배골반 부위와 사분역

배골반 부위(abdominopelvic region)는 9개의 부위(region)와 사분역(quadrant)으로 나뉜다(그림 5.5).

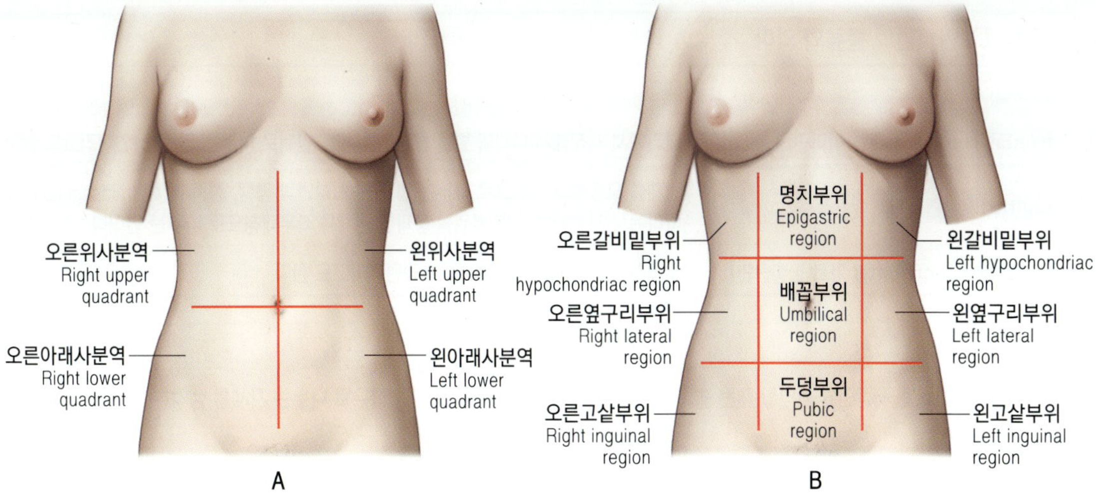

그림 5.5 배골반 사분역. A: 임상적 구분(4구역), B: 해부학적 구분(9구역)

4 인체면

인체면(body plane)은 가상으로 자른 단면이며, 인체를 오른쪽/왼쪽(시상면), 앞/뒤(전두면), 위/아래(가로면)로 구분한다(그림 5.6, 표 5.1).

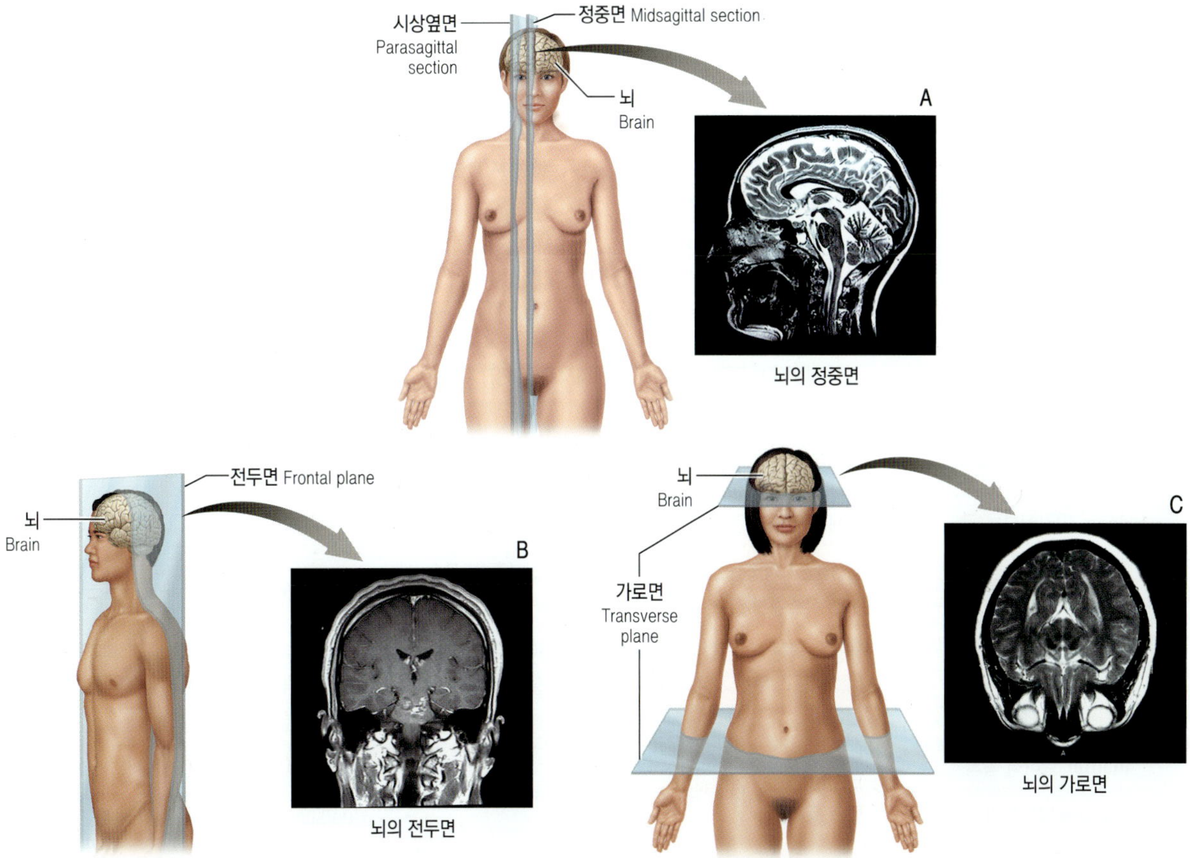

그림 5.6 인체면. A: 시상면, B: 전두면, C: 가로면

표 5.1 인체면의 종류와 의미

인체면	의미
frontal; coronal 전두면(이마면)	머리에서 시작해서 다리와 발을 통과한 인체를 앞뒤로 나누는 면. 관상면이라고도 한다.
sagittal 시상면	인체를 오른쪽과 왼쪽으로 나누는 면. 정중시상면과 평행. 정중시상면(midsagittal plane)은 머리에서 시작하여 골반 부위를 통과한 인체를 좌우대칭으로 나누는 면이다.
transverse; horizontal 가로면(횡단면)	인체를 위와 아래로 나누는 면. 수평면이라고도 한다.

핵심 내용

- 좌우를 구분하는 시상면을 기억할 때는 활과 화살을 쥐고 사람을 겨누면서,몸을 좌우로 나누는 자세를 생각해보자.

표 5.2 인체 방향에 관한 용어

용어	의미	예
superior or cranial 위(머리)	위(머리를 향함)	• 머리는 목 위에 있다. • 뇌신경(cranial nerve)은 머리에서 시작한다.
inferior or caudal 아래(꼬리)	아래의(몸에서 아래쪽이나 꼬리를 향함)	• 목은 머리 아래에 놓여 있다. • 꼬리마취(caudal anesthesia)는 척추뼈 아래에 마취제를 주사하여 마취시킨다.
anterior or ventral 앞(배)	몸의 앞면 배쪽	• 가슴안(흉강, thoracic cavity)은 척추안(척추강, spinal cavity) 앞쪽에 있다.
posterior or dorsal 뒤(등)	등쪽	• 척추 안은 가슴안 뒤쪽에 있다.
medial 안쪽(내측)	정중선(midline) 방향으로(정중선은 무게 중심을 지나는 가상의 선으로 머리와 발을 연결한 선이다).	• 엄지발가락은 새끼발가락보다 안쪽에 있다.
lateral 가쪽(외측)	정중선에서 먼 쪽으로	• 새끼발가락은 엄지발가락보다 가쪽에 있다.
proximal 몸쪽(근위)	몸통에 가까운 지점에 부착(주: 팔과 다리를 지시하는 용어에서 주로 사용하게 된다)	• 팔꿈치(elbow)는 손목보다 몸쪽에 있고, 손목은 손가락보다 몸쪽에 있다.
	기시점(origin)에 가까운(주: 소화기계에서 입을 기준으로 방향을 나타낼 때 주로 사용된다)	• 위는 소장보다 몸쪽에 있다.
distal 먼쪽(원위, 말단)	접합 부위에서 멀리 떨어진(기시점에서 가장 먼)	• 무릎(knee)은 엉덩이(hip)보다 먼쪽에 있고, 발목은 무릎보다 먼쪽에 있다. 소장은 위보다 먼쪽(원위)에 있고, 위는 목구멍보다 먼쪽(원위)에 있다.
superficial 얕은(표면의)	인체 표면에서 가까운	• 피부는 기관보다 얕다.
deep 깊은(심부)	인체 표면에서 먼	• 근육은 피부보다 깊다.
supine 바로 누운	등을 대고 얼굴을 위쪽으로 향하여 누워 있는(주: 바로 누운 자세에서는 손바닥이 앞쪽을 향하게 된다)	• 환자는 바로 누운 자세에서 수술을 받는다.
prone 엎드려 누운	배를 바닥에 대고, 얼굴을 바닥쪽으로 향하여 누워 있는(주: 엎드려 누운 자세에서 손바닥은 등쪽을 향하게 된다)	• 환자는 엎드려 누운 자세에서 수술을 받는다.
plantar 발바닥 쪽의	발의 바닥 부분	• 발바닥사마귀(plantar wart)는 발바닥에 생긴다.
dorsum 발등쪽의	발의 등부분	• 발등(dorsum of the foot)은 발의 등부분이다.
peripheral 말초(주변)	중심에서 먼	• 말초신경은 뇌와 척수에서 분지된 것이다. 말초혈관은 팔다리(사지, extremity)에 있다.

5 의학용어 분석과 의미

어근

용어	용어 분석	의미
gastr/o		위 stomach
epigastric 명치, 상복부 [ep-ih-GAS-trick]	- ic = ~에 관한, epi - = ~위	(위[胃] 보다~) 위의 배 부위와 관련된
hypogastric 아랫배, 두덩 [high-poh-GAS-trick]	hypo - = ~아래, 부족한	(위[胃] 보다~) 아래의 배 부위와 관련된
ili/o		엉덩이 hip
iliac 엉덩뼈/장골 [ILL-ee-ack]	- ac = ~에 관한	엉덩이에 관한

접미사

용어	용어 분석	의미
-al		~에 관한, ~의
caudal 꼬리 [KAW-dal]	caud/o – 꼬리	꼬리에 관한, 꼬리쪽으로(그림 5.2)
cranial 머리 [KRAY-nee-al]	crani/o = 머리	
dorsal 등 [DOOR-sal]	dors/o = 등	
inguinal 샅고랑, 서혜 [ING-gwih-nal]	inguin/o = 샅고랑, 서혜	
medial 안 [MEE-dee-al]	medi/o = 중심	
proximal 몸쪽, 근위 [PROCK-sih-mal]	proxim/o = 가까운	
spinal 척수의, 척추의 [SPYE-nal]	spin/o = 가시; 척주, 척추 등뼈	
-ic		~에 관한, ~의
pelvic 골반 [PEL-vick]	pelv/o = 골반	골반의
phrenic 가로막 [FREN-ick]	phren/o = 가로막, 횡격막	가로막의
thoracic 가슴 [thoh-RAS-ick]	thorac/o = 가슴	가슴의
-ior		~에 관한, ~의
anterior 앞 [an-TEER-ee-or]	anter/o = 앞	인체 또는 기관 앞의(그림 5.2)
inferior 아래 [in-FEER-ee-or]	infer/o = 아래, 아래 방향	아래 어떤 조직이 다른 조직 아래에 있는(그림 5.2)
posterior 뒤 [po-TEER-ee-or]	poster/o = 등	몸 또는 어떤 기관에서 뒤(등)(그림 5.2)
superior 위 [soo-PEER-ee-or]	super/o = 위, 머리쪽	어떤 구조 또는 기관에서 위쪽을 향하거나 머리쪽으로(그림 5.2)

6 약어

약어	의미	약어	의미
LLQ	left lower quadrant 왼쪽 아래 사분역	**RLQ**	right lower quadrant 오른쪽 아래 사분역
LUQ	left upper quadrant 왼쪽 위 사분역	**RUQ**	right upper quadrant 오른쪽 위 사분역

7 연습문제

A. 참 혹은 거짓

■ 참이면 T, 거짓이면 F를 선택하시오.

1. 가로막은 근육이 아니다. T F
2. 위는 가슴안에 위치한다. T F
3. 가슴안은 배안의 위에 있다. T F
4. 엄지발가락은 다른 발가락보다 안쪽에 있다. T F
5. 손목은 팔꿈치보다 먼쪽에 있다. T F
6. supine 자세는 등을 대고 누운 자세로 얼굴이 위를 향한 자세이다. T F
7. 오른쪽 엉덩뼈부위는 RLQ에 있다. T F
8. supination은 손바닥이 뒤를 향하는 것이다. T F
9. plantar는 구조물의 뒤쪽 부위를 이야기 한다. T F
10. 왼쪽갈비뼈 아래 부위는 LUQ에 있다. T F

B. 짝짓기

■ 다음 보기(A–H)에서 맞는 짝을 연결하시오.

A. 중앙선에서 멀어짐	1. ventral
B. 중앙선을 향해	2. distal
C. 몸의 표면을 향하거나 근처	3. medial
D. 중심에서 멀어짐	4. lateral
E. 몸통의 부착된 지점에서 가장 멀리 떨어짐	5. proximal
F. 위	6. superior
G. 몸통의 부착된 지점에서 가장 가까이 있음	7. peripheral
H. 앞쪽과 관련된	8. superficial

C. 의미 적기

▪ 다음 용어의 어근이나 결합형에 밑줄을 긋고, 빈칸에 용어의 의미를 작성하시오.

1. epigastric ______________________
2. phrenic ______________________
3. visceral ______________________
4. thoracic ______________________
5. dorsal ______________________
6. cranial ______________________
7. iliac ______________________
8. anterior ______________________
9. inferior ______________________
10. inguinal ______________________
11. pelvic ______________________

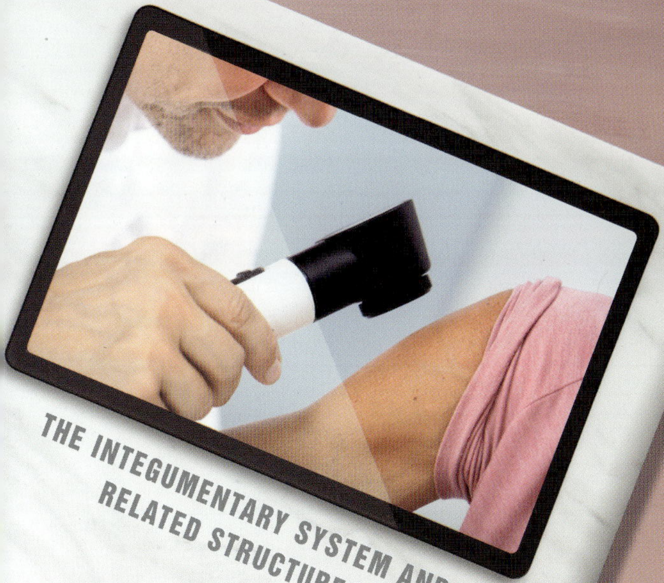

THE INTEGUMENTARY SYSTEM AND RELATED STRUCTURES

6 피부계통과 관련 기관들

학습목표

- 표피와 진피, 피부밑(피하)조직의 구조와 기능을 설명할 수 있다.
- 상피세포와 멜라닌세포, 각실(형성)세포의 기능을 설녕할 수 있다.
- 진피와 관련하여 섬유모세포와 대식세포(큰포식세포), 비만세포, 형질세포의 기능을 설명할 수 있다.
- 털과 손발톱의 구조와 기능을 설명할 수 있다.
- 피부 분비샘의 명칭과 기능을 설명할 수 있다.
- 피부에 관한 일반적인 의학용어를 설명할 수 있다.
- 피부에서 발생하는 일반적인 질병을 설명할 수 있다.
- 피부에 관한 일반적인 약어를 적고 설명할 수 있다.

1 한눈에 보는 피부계통

기능

피부는 외부자극으로부터 신체를 보호하고 주위 변화에 신체를 순응시키는 역할을 한다. 피부 기능으로는 신체보호와 체온조절, 감각, 분비를 들 수 있다.

기관

피부계통은 아래의 기관으로 이뤄져 있다.

epidermis 표피 **dermis** 진피 **subcutaneous** 피부밑

용어 성분

피부계통 용어를 만드는 데 활용되는 대표적인 용어 성분은 다음과 같다.

결합형

어근	의미	어근	의미
cry/o	차가운 cold	hidr/o	땀 sweat
leuk/o	흰 white	kerat/o	단단한 hard
papill/o	유두 모양의 nipple- like	lip/o	지방 fat
scler/o	단단해지는 hardening	melan/o	검은 black
xer/o	마른 dry	myc/o	곰팡이 fungus
albin/o	흰 white	necr/o	죽은 death
adip/o	지방 fat	onych/o	손톱, 발톱 nail
bi/o	생기 life	pil/o	털 hair
cutane/o	피부 skin	py/o	고름 pus
cyan/o	푸른 blue	ras/o	마찰 scrape
derm/o	피부 skin	rhytid/o	주름 wrinkle
diaphor/e	땀 Profuse sweating	seb/o	피지 sebum
epitheli/o	덮고 있는 covering	steat/o	지방 fat
erythr/o	붉은 red	ungu/o	손톱 nail

접미사

접미사	의미	접미사	의미
-dermis, derma	피부 skin	-therapy	치료 treatment
-oma	종양, 덩어리 tumor; mass	-ism	과정 process
-ium, -um	구조 structure	-sis	상태 state of, condition

접두사

접두사	의미
derma-	피부 skin

2 들어가기

'피부'의 명칭은 '덮고 있다(covering)'를 의미하는 라틴어 'integumentum'에서 유래하였다. 피부계통은 전체 체중의 약 10~15%를 차지하는 기관으로 피부(skin)뿐 아니라, 털(모발, hair), 분비샘(분비선, gland), 손톱과 발톱(조갑, nails) 등도 포함한다.

3 피부계통 해부생리

피부는 인체에서 가장 큰 기관(organ)이다. 피부에서 가장 바깥에 있는 층(layer)을 표피(epidermis)라고 하며, 그 아래층을 진피(dermis)라 한다. 또한 진피 아래에 있는 조직을 피부밑층(피하층, subcutaneous layer)이라고 한다. 그러나 피부밑층은 피부를 구성하는 요소는 아니다(그림 6.1).

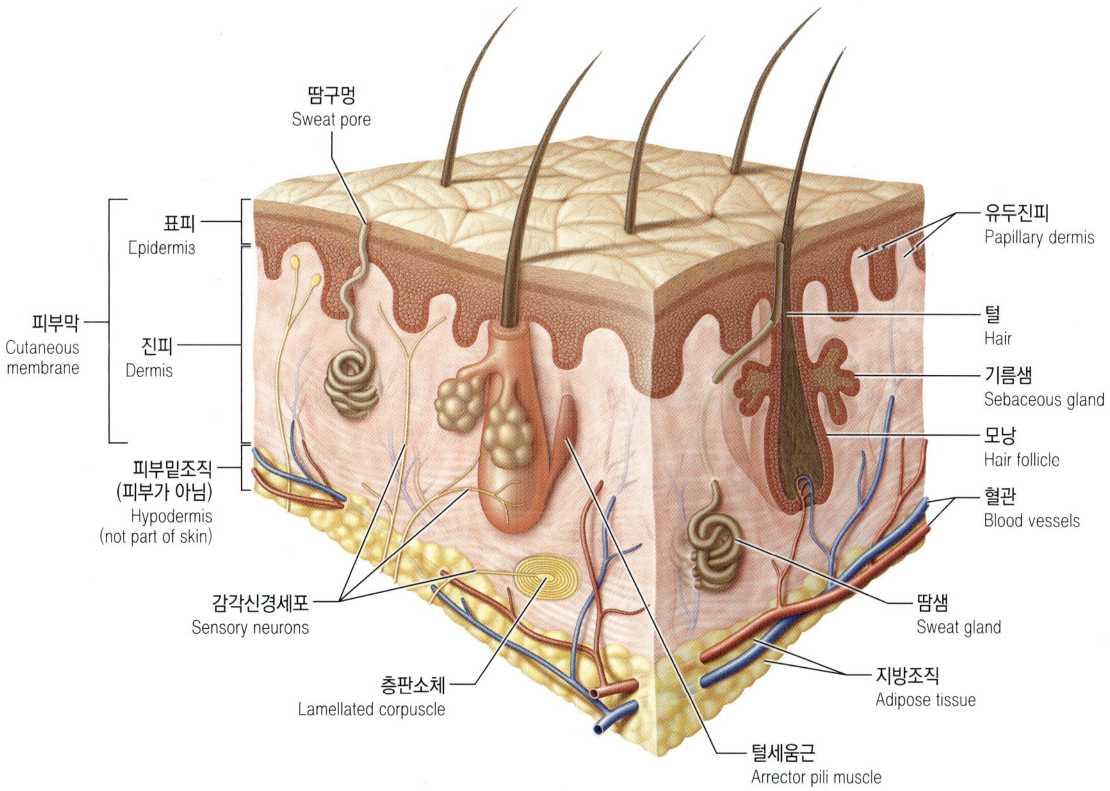

그림 6.1 피부

표피

표피(epidermis)는 상피세포(epithelial cell)로 구성된 기관으로서 표피를 구성하고 있는 조직을 'epithelial tissue' 또는 'epithelium'이라 한다. 표피에는 인체를 덮고 있는 피부뿐 아니라 체강(body cavities)이나 각 기관(organ)을 둘러싸고 있는 막도 포함된다. 멜라닌세포(melanocytes)라 불리는 세포는 피부색을 결정하는데, 이 세포는 피부를 침착시키는 멜라닌(멜라닌색소, melanin)을 생성한다. 멜라닌이 많을수록 피부는 검은색을 띠게 된다.

표피를 구성하는 특수한 세포 중 하나인 각질(형성)세포(keratinocytes)는 케라틴(각질, keratine)을 생성한다.

케라틴은 표피를 구성하는 단백질 성분으로서 상피세포의 바깥층에 스며들어 피부를 단단하게 만들고, 물이나 박테리아 등이 침투하지 못하도록 한다. 이렇게 케라틴이 채워져 있는 세포를 케라틴화 세포(각질화 세포)라고 부른다.

표피는 보통 4개의 층으로 구성되어 있지만, 손바닥이나 발바닥과 같이 피부가 두꺼운 부분은 5층으로 구성되어 있다. 또한 멜라닌색소는 심부층(deeper layer)에 존재하므로 손바닥과 발바닥은 다른 피부보다 더 옅은 색을 띤다. 바닥세포(기저세포, basal cell)는 표피를 구성하고 있는 조직 중 가장 심부에 있는 조직으로서 표피를 구성하고 있는 세포를 생성하는 일과 노화된 세포를 표피의 바깥쪽으로 이동시키는 역할을 담당한다. 노화된 세포가 죽으면 케라틴으로 채워지게 된다.

표피의 바깥층은 뿔모양층(horny, hornlike layer) 혹은 '각질층(stratum corneum)'이라고 하며, 이 층에 있는 세포들은 계속해서 떨어져 나간다. 표피에는 혈관이나 신경조직은 존재하지 않는다.

핵심 내용

- 피부는 표피와 진피로 구성된다.
- 표피는 상피세포와 멜라닌세포, 각질(형성)세포로 구성되어 있으며, 표피를 구성하는 조직을 상피조직이라고 부른다.

진피

진피(dermis)는 표피 아래에 있으며, 모낭(털집, hair follicle)과 혈관(blood vessel), 신경(nerve), 분비샘(gland) 등을 포함한 결합조직(connective tissue)으로 이루어져 있다. 혈관이 분포하므로 피부에 영양을 공급하며 체온조절 기능도 담당한다.

또한 감각수용기(sensory receptor)는 촉각을 담당하고 분비샘은 피부에서 필요로 하는 물질을 분비한다(그림 6.2). 진피조직에는 섬유모세포(fibroblast)와 대식세포(큰포식세포, macrophages), 비만세포(mast cells), 형질세포(plasma cells)가 분포하며 피부를 강화하고 보호하는 역할을 담당한다. 섬유모세포는 아교질(교원질, 콜라겐, collagen)과 탄력소(엘라스틴, elastin)를 생산한다.

인체에서 가장 풍부한 단백질인 아교질(collagen)은 결합조직의 주성분이며 뼈와 피부에 주로 분포하지만, 관절과 각 장기의 막, 머리카락 등 우리 몸 전체에 분포하는 성분이다. 특히 피부에 존재하는 콜라겐은 실처럼 구부러질 수 있으면서 파괴되거나 늘어나지 않게 하여 피부를 튼튼하고 질기게 만든다. 탄력소(elastin)는 결합조직 내에서 탄성력이 높은 단백질이며, 피부가 확장되거나 수축된 이후에 모양을 계속 유지할 수 있게 한다. 대식세포는 박테리아나 인체에 해로운 다른 이물질들을 집어삼키며, 비만세포는 히스타민(histamine)을 생산하고 형질세포는 항체(antibody)를 생산하는데, 이들은 모두 이물질에 대항하는 작용을 한다.

핵심 내용

- 진피는 모낭(털주머니)과 혈관, 신경, 분비샘을 포함하고 있는 결합조직으로서 섬유모세포와 대식세포, 비만세포, 형질세포로 구성되어 있다.

피부밑층

솔결합조직의 한 층인 피부밑조직은 피부의 구성요소는 아니지만, 진피와 그 아래에 있는 근육 등 다른 기관을 연결해 주는 중요한 역할을 한다. 또한 지방조직이 존재해 너무 춥거나 더운 환경에서 체온을 일정하게 유지하여 내부기관을 보호해 주는 역할도 한다.

피부의 구조와 기능은 표 6.1에 요약되어 있다.

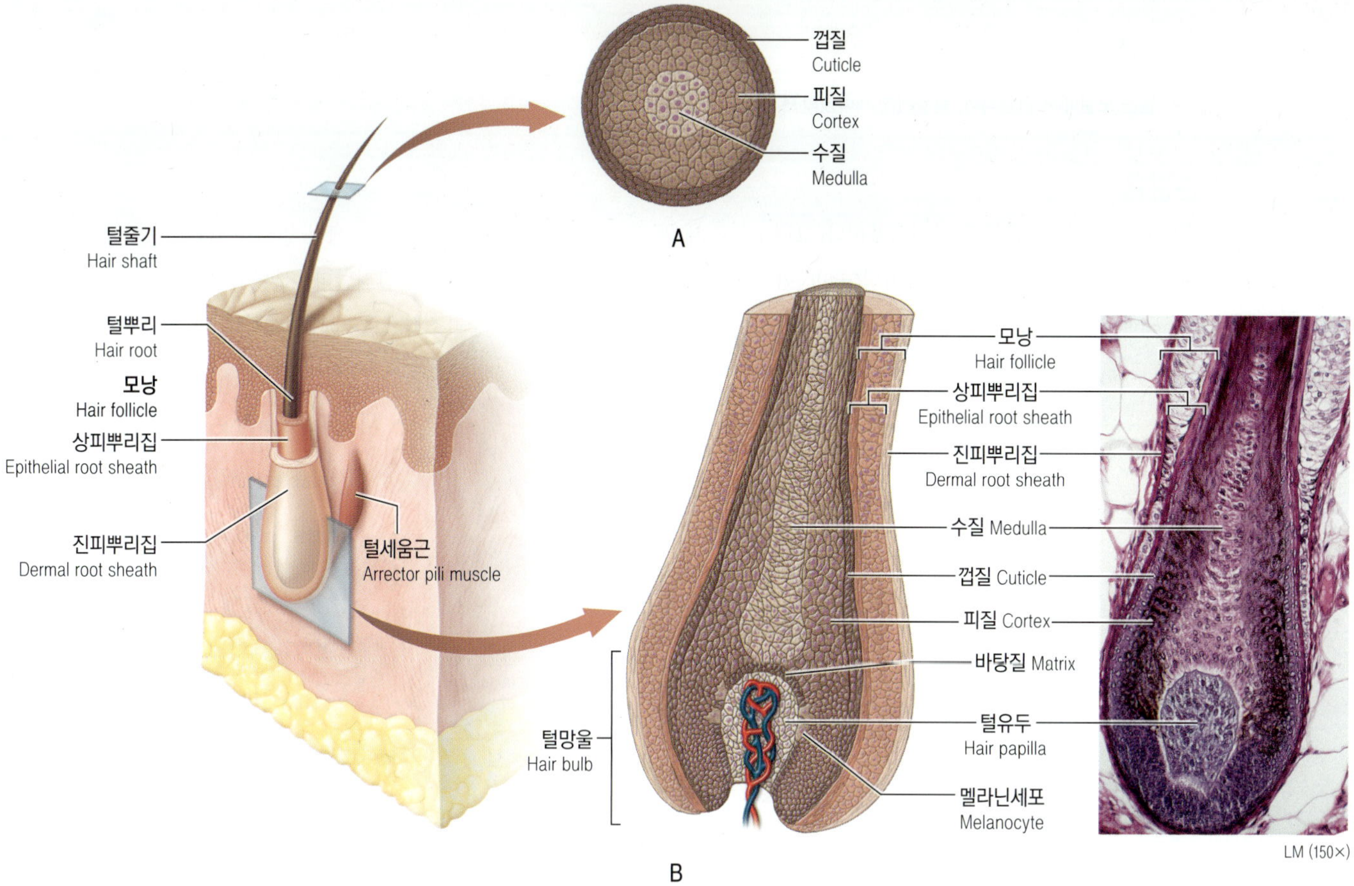

그림 6.2 털의 구조. A: 털줄기의 가로단면, B: 털뿌리와 털집의 앞쪽단면

표 6.1 피부의 구조와 기능

	표피	진피
세포	• 상피세포 • 멜라닌세포(멜라닌 보유세포, 멜라닌 생성세포) • 각질(형성)세포	• 섬유모세포(결합조직 형성세포) • 대식세포(큰포식세포) • 비만세포 • 형질세포(형질구)
조직	• 상피조직	• 결합조직
기능	• 보호	• 온도조절 • 지각, 감각, 분비, 영양

털

털(hair)은 모낭이라 불리는 관처럼 생긴 함몰 부위의 바닥에 있는 표피세포로부터 자란다(그림 6.2). 털의 아래쪽 끝은 망울(팽대, bulb)이고, 팽대의 바닥은 톱니 모양을 한 털유두(모유두, hair papilla)이다. 유두는 혈관을 갖고 있어 털에 영양을 공급하고 성장을 촉진한다. 털은 모낭에서부터 자라는데, 세포가 영양원에서부터 멀어짐에 따라 죽게 되고, 케라틴화되어 털줄기(모간, hair shaft)를 형성하게 된다. 새로운 털이 자라기 시작하면, 털줄기는 털집 밖으로 밀려난 후, 이어서 피부 표면 밖으로 밀려난다. 나이가 듦에 따라 멜라닌 생산이 감소하므로 털은 색을 잃고 회색으로 변한다.

핵심 내용

- 털은 모낭에서 형성되며, 털줄기는 케라틴화된 세포로 구성된다.

손발톱

손발톱(nail)은 각질화된 상피세포이다(그림 6.3). 새 세포는 초승달(moon or lunula)에서 만들어지고, 늙은 세포는 손발톱 밑에 있는 손발톱바닥(nailbed)을 따라 손톱이나 발톱의 끝부분으로 밀려난다. 껍질이나 각피(소피, cuticle) 손발톱위허물(eponychium)은 손발톱을 덮고 있는 케라틴화된 상피조직으로 케라틴조직과 비교하여 매우 부드러운 편이다.

핵심 내용

- 손발톱과 각피는 케라틴화된 상피세포로 구성되어 있다.

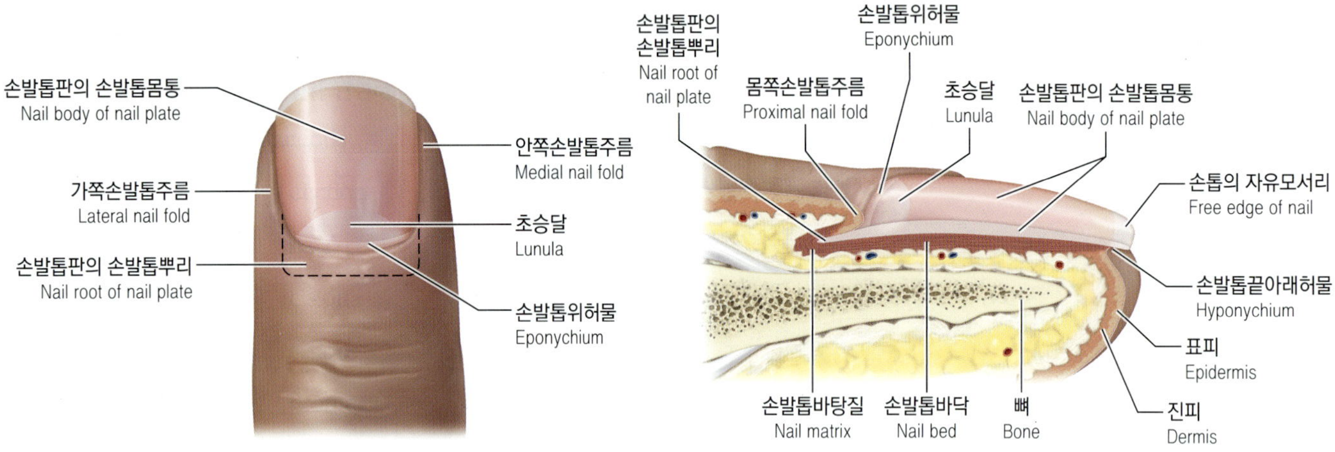

그림 6.3 손톱. A: 손발톱의 뒷면, B: 손가락끝의 시상단면

샘

피부에 존재하는 샘(그림 6.1)은 피부의 건강과 기능을 유지하는 데 중요한 역할을 담당하고 있다. 기름샘(피지샘, sebaceous glands)은 피부기름(피지, sebum)이라고 부르는 기름 성분을 분비하는데, 이 성분은 피부를 유연하게 만들 뿐 아니라 방수기능도 담당한다. 또한 피부기름은 털의 건강에도 영향을 주는데, 피부기름이 적게 분비되면 머리털이 푸석푸석해지며 갈라지기 쉽다.

땀샘(sudoriferous glands, sweat gland)은 체외로 땀을 배출함으로써 체온을 조절하는 역할을 담당하는데, 땀이 증발하면서 체온이 내려가게 된다.

귀지샘(ceruminous glands)은 귀 안에 박테리아 등의 침입을 방어하는 귀지(cerumen)를 생산한다.

핵심 내용

- 기름샘은 피부기름을 생성하여 피부와 머리털을 부드럽게 유지하는 역할을 담당한다. 땀샘은 땀을 배출하여 체온을 낮추며, 귀지샘은 귀 안이 감염되지 않도록 귀지를 생성하는 역할을 한다.

4 의학용어 분석과 의미

결합형 어근

용어	용어 분석	의미
albin/o		흰-, 하얀-, 백색 white
albinism 백색증 [AL-bih-niz-um]	-ism = 과정	색소 결핍으로 머리카락, 피부, 눈동자가 희게 보이는 병
adip/o(lip/o와 steat/o)		지방 fat
adipose 지방 [AD-ih-pohs]	-ose = ~에 관한, ~의	지방의
bi/o		생기 life
skin biopsy 피부 생검 [BYE-op-see]	-opsy = 보다	살아 있는 조직을 떼어내어 현미경으로 검사하는 것
cutane/o		피부 skin
subcutaneous 피부밑, 피하 [sub-kyoo-TAY-nee-us]	sub- = 아래~ -ous = ~의, ~에 관한	피부 이레의
cyan/o		푸른 blue
cyanotic 청색의 [sigh-ah-NOT-ick]	-tic = pertaining to ~에 관한	청색증과 동반되는 피부의 탈색
derm/o; dermat/o		피부 skin
dermatitis 피부염 [der-mah-TYE-tis]	-itis = 염증	피부에 염증이 있는(그림 6.4)
dermatology 피부과(학) [der-mah-TOL-oh-jee]	-logy = 학문	피부 또는 그와 관련된 질병을 연구하는 학문
dermatologist 피부과의사, 피부과전문의 [der-mah-TOL-oh-jist]	-ic = ~에 관한, ~의 hypo- = ~아래의, ~밑에	피부 아래의, 피하의 [참고] 접두사 hypo-와 sub-(아래-)는 혼용하지 않는다. Hypo-는 주로 derm/o인 어근과 같이 사용하며, sub-는 cutane/o와 함께 사용한다.
dermatoplasty 피부성형 [der-MA-toh-plast-ee]	-plasty = 수술적인 방법으로 재건하는 것	피부를 수술적인 방법으로 재건하는 것 또는 손상받거나 질병이 있는 피부를 수술적인 방법으로 대체하는 것
diaphor/e		땀 Profuse sweating
diaphoresis 땀남, 발한 [dye-ah-foh-REE-sis]	-sis = 상태, 조건	땀을 굉장히 많이 흘리고 있는 상태
epitheli/o		덮고 있는 covering
epithelium 상피 [ep-ih-THEE-lee-um]	-um = 조직, 구조	상피세포로 구성되어 인체 안팎의 표면을 덮고 있는 구조
epithelial 상피의~ [ep-ih-THEE-lee-al]	-al = ~관한, ~의	상피조직의, 상피조직과 관련된
erythemat/o (erythr/o)		붉은 red
erythematous 홍반의 [er-ih-THEM-ah-tus]	-ous = ~관한, ~의	피부가 붉게 변한 [참고] erythematous는 형용사형이다.
erythr/o		붉은 red
erythema 홍반 [er-ih-THEE-mah]		피부가 붉게 탈색된 것 [참고] erythema는 명사이다.

hidr/o		땀 sweat
anhidrosis 땀없음증 [an-high-DROH-sis]	-osis = 비정상적인 상태 a(n)- = 없는, 부족한	비정상적으로 땀이 나지 않는 증상
hyperhidrosis 땀과다증(다한증) [high-per-high-DROH-sis]	-osis = 비정상적인 상태 hyper- = excessive; above normal 과다한, 정상상태를 넘어선	비정상적으로 땀이 많이 나는 상태
kerat/o; keratin/o		단단한; 각질 ard; homelike
hyperkeratosis 과다각화증 [high-per-ker-ah-TOH-sis]	-osis = 비정상적인 상태 hyper- = 과다한, 정상 상태를 넘어선	피부각질층(horny layer)의 과잉 증식
keratinocyte 각질(형성)세포 [ker-RAT-in-oh-sight]	-cyte = 세포	케라틴을 생성하는 세포
lip/o		지방 fat
lipoma 지방종(양), 지방덩어리	-oma = 종양	
liposuction 지방흡인(술) [LIP-oh-suck-shun]	suction = 흡입 혹은 뽑아내는 과정	피부밑(피하)부위의를 절개하여 진공펌프로 지방을 뽑아내는 것
melan/o		검은 black
melanocyte 멜라닌세포 [mel-LAN-oh-sight]	-cyte = 세포	멜라닌을 생성하는 세포
myc/o		곰팡이 fungus
dermatomycosis 피부진균증 [der-mah-toh-my-KOH-sis]	-osis = 비정상적인 상태 dermat/o = 피부	진균류에 의한 피부의 감염
necr/o		죽은 death
necrotic tissue 괴사조직 [neh-KROT-ick]	-tic = ~의 [참고] 괴사조직(necrotic tissue)의 예로 욕창(pressure sore, bedsore, decubitus ulcer)을 들 수 있다. 욕창은 피부가 죽은 상태로서 일반적으로 뼈가 돌출된 부위에 있는 피부가 뼈에 눌려 혈액순환이 잘 이루어지지 못해 산소 공급이 제대로 되지 못하는 것이 원인이다. 자세를 바꾸지 않고 오랫동안 같은 자세로 있는 경우에 많이 발생한다(그림 6.5).	죽은 조직의
onych/o		손톱, 발톱 nail
eponychium 손발톱위허물 [ep-oh-NICK-ee-um]	-ium = 구조 epi- = upon; above 위	손톱이나 발톱을 덮고 있는 구조로, 소피(cuticle)라고 한다.
onychomycosis 손발톱진균증 [on-ih-koh-my-KOH-sis]	-osis = abnormal condition 비정상적인 상태 myc/o = 진균	손발톱 주변에 염증이 발생한 상태 [참고] 염증(inflammation)을 의미하는 접미사 - itis는 이 단어에서 사용되지 않았다(그림 6.6).
paronychia 손발톱주위염 [par-oh-NICK-ee-ah]	-ia = 상태 para- = 주위; 가까운	털이 과도하게 자라는 상태. 일반적으로 성인 남성형 털을 가진 여성을 설명할 때 사용함. 호르몬 불균형으로 발생할 수 있음
pil/o		털 hair
pilosebaceous 털기름샘 [pye-loh-seh-BAY-shus]	-ous = ~의 seb/o = 기름, 피지	털주머니와 기름샘의
py/o		고름 pus
pyogenic 고름, 화농 [pye-oh-JEN-ick]	-genic = 생성한	고름이 나오는

ras/o		마찰 scrape
abrasion 찰과상(마모, 마멸) [ab-BRAY-zhun]	-ion = 과정 ab- = ~에서 떨어진	손상 받은 피부의 표재층이 마찰로 인해 벗겨진 상태 (예: 마루바닥에 넘어질 때 마찰로 피부가 벗겨진 상태)
rhytid/o		주름 wrinkle
rhytidectomy 주름제거, 주름성형 [RIT-ih-DECK-tah-mee]	-ectomy = 수술로 절제 또는 제거	주름살의 제거; 얼굴성형술
seb/o		피지 sebum
seborrhea 기름흐름, 지루 [seb-oh-REE-ah]	-rrhea = 흐름, 분비	기름샘(sebaceous glands)에서 분비물의 분비가 지나친 상태
steat/o		지방 fat
steatoma 지방종(피지낭종) [stee-ah-TOH-mah]	-oma = 종양, 덩어리	기름샘의 지방종양
ungu/o		손톱 nail
periungual 손발톱 주위 [per-ee-UNG-gwal]	-al = ~의 peri- = 주변의	손발톱 주위
dermis; -derma		피부 skin
epidermis 표피 [ep-ih-DER-mis]	epi - = 위	진피 위의
erythroderma 홍색피부증 [eh-rith-roh-DER-mah]	erythr/o = 붉은	피부가 비정상적으로 붉은 것
leukoderma 백색피부증(백반) [loo-koh-DER-mah]	leuk/o = 흰	피부에 정상적으로 있는 멜라닌 색소가 국소적으로 소실되어 하얀 반점으로 나타나는 것; 백반(vitiligo)
pyoderma 고름피부증 [pye-oh-DER-mah]	py/o = 고름	피부에 고름이 생기는 질환
scleroderma 피부경화증, 피부굳음증(경피증) [skleh-roh-DER-mah]	scler/o = 경화	진피가 비정상적으로 두꺼워지는 질환, 대개 손과 발에서 시작된다
xeroderma 피부건조증 [zer-oh-DER-mah]	xer/o = 건조	만성적으로 피부가 건조해지는 질환
derma-		피부 skin
dermabrasion 박피 [der-mah-BRAY-zhun]	- ion = 과정 ab - = ~에서 벗어난 ras/o = 벗겨 내다	피부 표면에 있는 흉터나 문신을 제거하기 위해서 피부의 바깥층을 벗겨 내고 피부가 재생되도록 하는 시술

접미사

용어	용어 분석	의미
-oma		종양; 덩어리 tumor; mass
adenoma 샘종 [ad-eh-NOH-mah]	aden/o = 분비샘, 분비선	분비샘에 생기는 종양
carcinoma 암종 [kar-sih-NOh-mah]	carcin/o = 암의	표피세포의 악성종양 [참고] 바닥세포암(basal cell carcinoma)은 바닥세포에 가장 흔히 발생하는 피부종양으로 피부가 햇빛에 과다하게 노출되었을 때 발생한다(그림 6.7A). 편평세포암종(squamous cell carcinoma)은 다른 종양보다 더 위험하고 빨리 자라며, 인체의 다른 계통으로 전이되기 쉬운 악성종양이다(그림 6.7B).

hemangioma 혈관종 [heh-man-jee-OH-mah]	hem/o = 혈액 angi/o = 혈관	아동이나 영아에게 나타나는 혈관 양성종양. 모반(birthmark 또는 nevus)으로 알려져 있다(그림 6.8).
melanoma 흑색종 [mel-ah-NOH-mah]	melan/o = 검은	멜라닌세포(melanocyte)에서 발생하는 종양 대 악성종양이다(그림 6.9).
papilloma 유두종 [pap-ih-LOH-mah]	myx/o = 점액 관련 -edema = 부종 · 부기	양성 상피종양
-therapy		치료 treatment
cryotherapy 냉동요법 [kri-oh-THER-ah-pee]	cry/o = 추운	액체질소를 사용하여 피부를 냉각시켜 조직을 제거하는 방법
laser therapy 레이저치료 [LAY-zer]	laser = 레이저	유두종(papillomas)과 혈관종 같은 피부질환을 제거할 때 빛을 집중적으로 쏘이는 방법 [참고] therapy(치료)라는 용어는 접미사로 쓰는 대신 단독으로 사용된다.
radiotherapy 방사선요법 [ray-dee-oh-THER-ah-pee]	radi/o = X선	암치료를 위해 X선과 방사선을 사용하는 것

5 피부계통 질환

노화가 피부계통에 미치는 영향

사람들은 나이가 들어감에 따라 아교질이 파괴된다. 또한 나이가 들수록 세포분열이 느려져서 섬유모세포 내에서의 아교질 생성이 느려진 결과 소실된 아교질이 완전하게 보충되지 않게 되고 이에 따라 부드럽고 팽팽하던 피부가 늘어지면서 주름지게 된다.

각질세포와 멜라닌세포의 수 또한 감소하여 피부는 튼튼하던 외형과 각질화된 표면을 서서히 잃어간다. 피부는 점점 얇아지고 투명해진다. 기름샘도 피지 생산을 줄이므로 피부는 건조해지고 이에 따라 가려움이 발생하며, 멜라닌 색소에 의한 불규칙적인 멜라닌 생산은 노인성 반점 혹은 기미(liver spots)라 불리는 갈색 주근깨 증가를 유발한다.

이런 과정에 의해 노화된 피부는 주름과 노인성 반점이 나타나고 얇아지고 건조해진다. 흡연과 햇볕에 노출되어 생긴 손상은 피부의 탄력을 감소시킨다.

털도 노화의 영향을 받는데, 모낭의 활동성이 감소하고 털은 점점 가늘어지면서 일부 모낭은 털 생산을 완전히 멈추기도 하여 영구적인 털 감소를 유발한다.

화상

열이나 화학물질, 전기, 복사열, 방사선에 의한 피부조직의 손상을 화상(burn)이라 한다. 화상은 표피와 진피, 심부조직의 손상 범위에 따라 1도 화상(first degree burn), 2도 화상(second degree burn), 3도 화상(third degree burn), 4도 화상(fourth degree burn)으로 분류할 수 있다.

- 1도 화상(표재성 화상, superficial burn)은 표피만 손상받은 상태인데, 홍반(erythema)과 감각과민(hyperesthesia)이 나타나며, 물집(blister)은 생기지 않는다. 햇볕에 의한 일광화상(sunburn)이 대표적이다.
- 2도 화상(부분층 화상, partial-thickness burn)은 표피와 진피의 상부에 걸친 조직손상이며, 홍반과 감각과민에 더해 물집이 생긴다.

- 3도 화상(전층 화상, full-thickness burn)은 표피와 진피 전층에 피부괴사가 발생하고 손상 받은 상태로 피부밑조직도 손상 받을 수 있고, 피부가 까맣게 타고 흰 조직이 나타난다.
- 4도 화상은 표피와 진피, 피부밑조직, 근육, 힘줄, 뼈까지 손상받은 상태를 말한다.

화상을 위한 치료는 가벼운 화상을 위해 연고(ointment)를 발라주는 것에서부터 심한 화상을 위한 피부이식(skin graft)까지 다양하게 이루어진다.

피부암

흑색종(melanoma)은 멜라닌세포에서 기원한 악성종양이고, 바닥세포암(basal cell carcinoma)은 표피바닥층세포에서 기원한 종양이며 피부암 중 가장 발병률이 높다. 카포시육종(Kaposi sarcomas)은 혈관에서 기원하는 악성종양으로 후천면역결핍증후군(AIDS) 환자에게 보이는 대표적인 합병증이다. 편평세포암(squamous cell carcinoma)은 표피의 편평세포에서 발생한다.

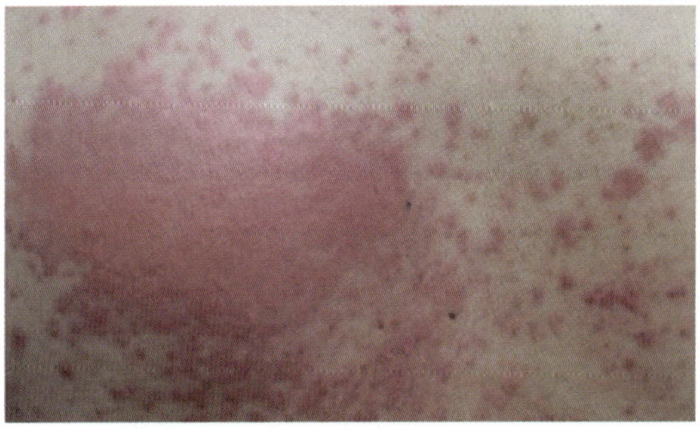

그림 6.4 오크나무 독에 의해 발생한 피부염

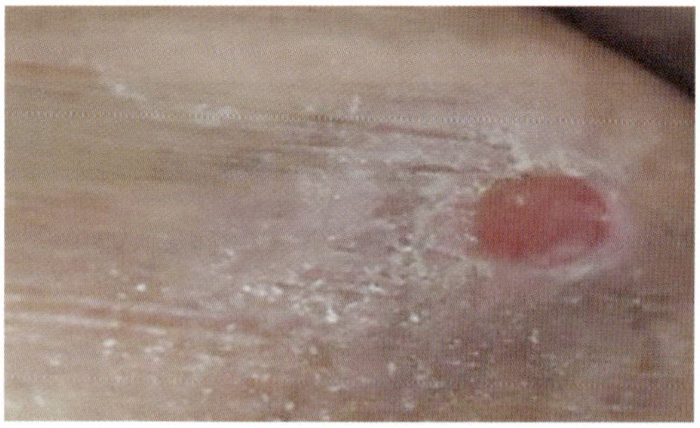

그림 6.5 욕창 또는 욕창궤양

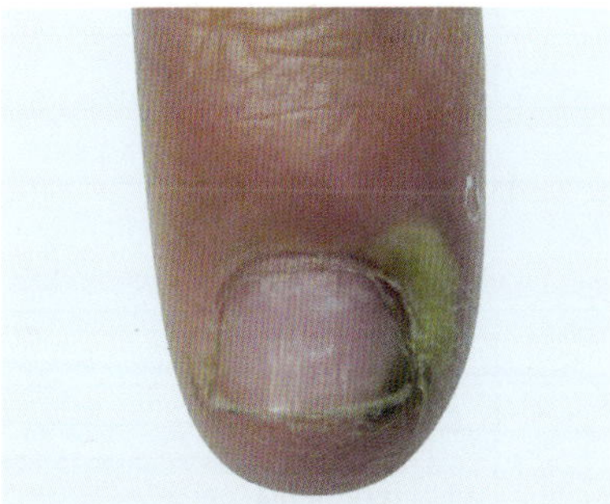

그림 6.6 손발톱주위염

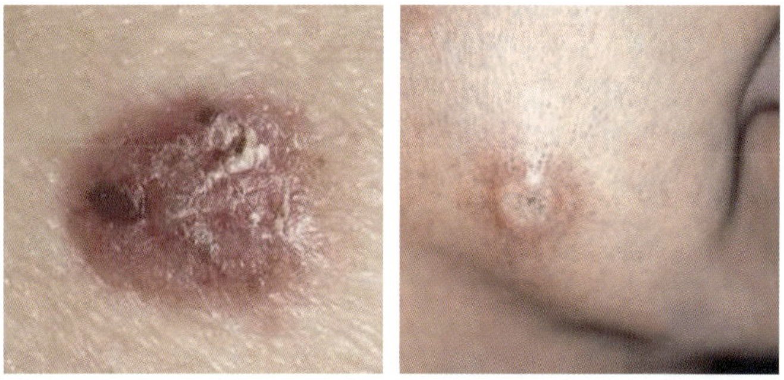

그림 6.7 암종. A: 바닥세포, B: 편평세포

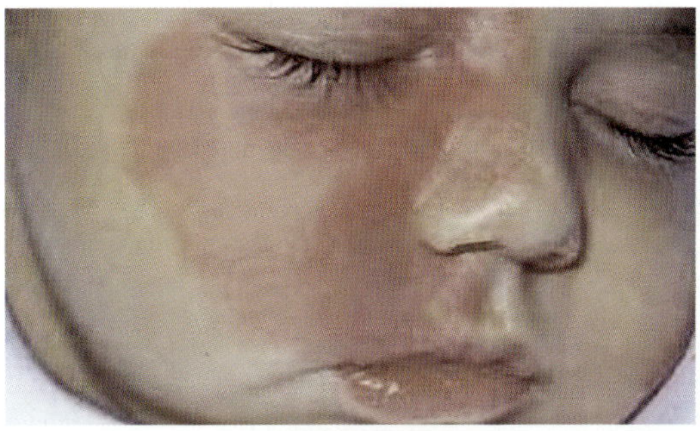

그림 6.8 혈관종

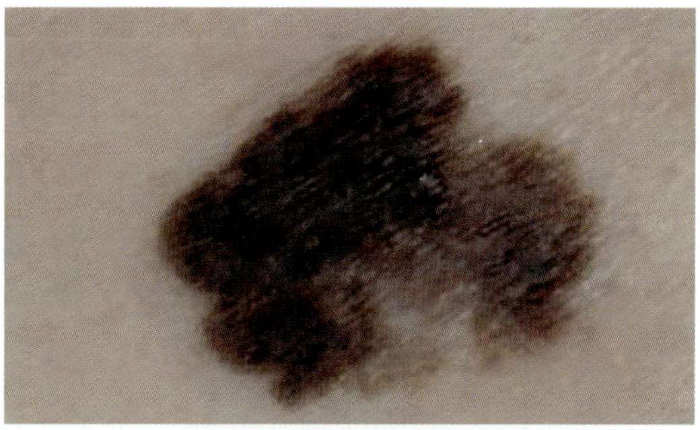

그림 6.9 흑색종(멜라닌종)

6 약어

약어	의미
bx	biopsy 생검
SC; subq, subcut	subcutaneous 피부밑, 피하의
UV	ultraviolet 자외선

7 의학용어 복습

이 장에서 배운 용어들이 해부생리 용어와 질병 용어, 진단 · 수술 용어로 나뉘어 표로 정리되어 있다. 각 용어의 의미와 어느 범주에 속하는지 복습하시오.

해부생리 용어

1	adipose	2	antibodies	3	cerumen
4	ceruminous glands	5	dermatologist	6	dermatology
7	epidermis	8	epithelial	9	epithelium
10	eponychium	11	fibroblast	12	histamine
13	hypodermic	14	keratin	15	keratinized
16	keratinocyte	17	lunula	18	macrophages
19	mast cell	20	melanin	21	periungual
22	pilosebaceous	23	plasma cell	24	sebaceous glands
25	sebum	26	stratum corneum	27	subcutaneous
28	sudoriferous glands				

질병 용어

1	adenoma	2	albinism	3	anhidrosis
4	carcinoma	5	cyanotic	6	dermatitis
7	dermatomycosis	8	diaphoresis	9	erythema
10	erythematous	11	erythroderma	12	hemangioma
13	hyperhidrosis	14	hyperkeratosis	15	leukoderma
16	lipoma	17	melanoma	18	necrotic
19	onychomycosis	20	papilloma	21	paronychia
22	pyoderma	23	pyogenic	24	scleroderma
25	seborrhea	26	steatoma	27	xeroderma

진단 · 수술 용어

1	cryotherapy	2	dermabrasion	3	laser therapy
4	liposuction	5	rhytidectomy	6	skin biopsy

8 사례

다음 의무기록을 읽고 질문에 답하시오. 필요할 경우 교재나 의학용어 사전, 기타 참고문헌을 사용하시오.

의무기록

30세의 아프리카계 미국인 여성이 피부 표피층, 특히 손과 관련된 chronic inflammation으로 입원하였다. 피부는 밝은 빨간색이었고 가려움이 있다. 또한 손톱위허물에 여러 개의 궤양이 있다. 손톱위허물 주변 조직이 죽으면서 그 부위가 검게 변한다. 약 8년 전, 환자는 손에 커다란 유두종이 있었다. 레이저 치료로 유두종을 성공적으로 제거하였다. 피부과 진찰을 받았을 때, 환자는 손발톱진균증이 진행된 것으로 생각되었다. 피부조각을 제거하여 검사하였다. 손발톱진균증이 확진되었다.

질문

의무기록에 적힌 정보를 활용해 질문에 답하시오.

1. 환자가 피부염증으로 고생한지 얼마나 되었는가?
   a. 짧은 기간
   b. 긴 기간
   c. 간헐적으로

2. 어떤 피부층이 염증으로 침범되었는가?
   a. epidermis
   b. dermis
   c. subcutaneous tissue

3. 피부염증을 설명하는 의학용어는?
   a. papilloma
   b. dermatitis
   c. onychomycosis

4. 밝은 빨간피부를 설명하는 용어는?
   a.cyanotic
   b. albinism
   c. erythema

5. 궤양 주위에 형성된 검은 조직을 설명하는 의학용어는?
   a. melanin
   b. necrotic
   c. scleroderma

6. 유두종이 침범하는 곳은?
   a. epidermis
   b. dermis
   c. connective tissue

7. 유두종에 대해 어떤 치료를 하였는가?
   a. freezing the tissue
   b. destruction of tissue by electricity
   c. intense beam of light

8. 검사를 위해 피부조각을 제거하는 데 사용된 절차는?
   a. liposuction
   b. dermabrasion
   c. skin biopsy

9. 손톱을 감염시킨 미생물은 무엇인가?
   a. bacteria
   b. fungus
   c. parasite

10. 피부과의 전문분야에 해당하는 신체 계통은?
    a. orthopedics
    b. integumentary
    c. digestive

9 연습문제

A. 대답하기

▪ 피부 관련 의학용어를 답하시오.

1. 피부의 두 층은 1) ________ 2) ________ 이다.
2. 진피 아래층은 ________ 이다.
3. 표피에 1) ________ 2) ________ 가 존재하지 않는다.
   진피를 구성하는 조직(tissue)은 ________ 이다.
4. 표피의 주요 기능은 ________
5. 털이 형성되는 곳은 ________
6. 진피에 있는 분비샘 명칭은 1) ________ 2) ________

B. 짝짓기

▪ 피부에 해당하는 설명(오른쪽 열)을 연결하시오.

1. keratin	A. 표피의 가장 윗부분(뿔층)
2. epithelium	B. 몸 내부 공간에 배열되어 있고 내부 장기를 싸고 있는 조직
3. melanin	C. 표피를 튼튼하게 하고 방수기능을 하며 박테리아에 저항할 수 있게 해주는 단백질
4. thermoregulation	D. 피부색을 나타나게 하는 물질
5. plasma cells	E. 히스타민을 생성하는 세포
6. fibroblasts	F. 혈관의 수축과 이완으로 몸안의 온도를 조절
7. basal cell	G. 표피의 가장 아랫 부분
8. mast cells	H. 콜라젠을 생성하는 세포
9. stratum corneum	I. 케라틴으로 채워진 죽은 상피세포
10. keratinized cells	J. 항체 생성 세포

C. 의미 적기

▪ 다음 용어의 어근과 결합형에 밑줄을 긋고, 빈칸에 용어의 의미를 작성하시오.

1. subcutaneos ________
2. cyanotic ________
3. scleroderma ________
4. pyogenic ________
5. erythematous ________

6. anhidrosis
7. leukoderma
8. necrotic
9. adenoma
10. hemangioma
11. steatoma
12. rhytidectomy
13. xeroderma
14. melanoma
15. albinism

■ 다음 접미사의 의미를 작성하시오.

1. −oma
2. −ar
3. −derma
4. −rrea
5. −genic
6. −ia
7. −ium
8. −osis
9. −cyte
10. −ion
11. −al
12. −logy

D. 의학용어

■ 다음 정의에 해당하는 의학용어를 작성하시오.

1. 주름살 제거
2. 피부색이 청색을 띠는
3. 피부과 전문의
4. 땀이 부족한

5. 멜라닌을 생산하는 세포 ______

6. 피부진균증 ______

7. 손발톱진균증 ______

8. 피부가 굳어지는 ______

9. 상피세포의 악성종양 ______

10. 멜라닌세포로부터 유래하는 악성종양 ______

E. 빈칸 채우기

■ 왼쪽 열 용어의 의미를 오른쪽 열에서 찾아 빈칸에 작성하시오.

______	1. albin/o	A. death
______	2. myc/o	B. sweat
______	3. hidr/o	C. hard; hornlike
______	4. kerat/o	D. white
______	5. melan/o	E. nipple-like
______	6. necr/o	F. fungus
______	7. onych/o	G. black
______	8. cry/o	H. cold
______	9. papill/	I. dry
______	10. xer/o	J. nail

F. 반의어 적기

■ 다음 어근의 반의어를 작성하시오.

1. albin/o ______

2. scler/o ______

3. cry/o ______

4.necr/o ______

G. 의학용어 뜻찾기

■ 다음 단어의 뜻을 작성하시오.

1. subcutaneous ______

2. cyanotic ______

3. erythematous ______

4. hyperhidrosis

5. paronychia

6. seborrhea

7. periungual

8. steatoma

9. cryotherapy

10. Papilloma

H. 철자 연습

- 다음 중 철자가 틀린 단어를 찾아 올바르게 수정하시오.

1. cianotic

2. dermatologist

3. diaphoreses

4. epithlial

5. arythema

6. dermatomycosis

7. necrotic

8. hemangioma

9. cryotherapy

10. anhydrosis

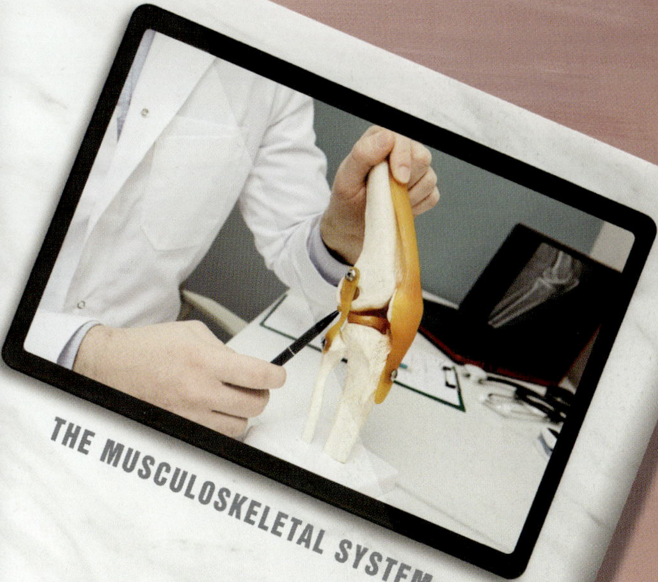

THE MUSCULOSKELETAL SYSTEM

7 근육뼈대계통

학습목표

- 뼈의 기능을 설명할 수 있다.
- 뼈의 조직과 관련된 용어를 설명할 수 있다.
- 인체의 축을 구성하는 뼈대와 사지를 구성하는 뼈대를 구별할 수 있다.
- 인체를 구성하는 중요한 뼈의 이름과 위치를 설명할 수 있다.
- 뼈대계통에 관한 의학용어를 분석 · 정의하며, 정확한 철자와 발음을 적고 말할 수 있다.
- 뼈대계통과 관련된 질환에 관한 용어를 정의할 수 있다.
- 뼈대계통을 표시하는 약어를 정의할 수 있다.
- 맘대로근육(수의근), 제대로근육(불수의근), 뼈대근육, 심장근육, 내장근을 구분할 수 있다.
- 뼈대근육의 부착과 관련된 여러 용어를 설명할 수 있다.
- 뼈대근육의 명칭과 위치를 설명할 수 있다.
- 근육계통과 관련된 용어를 발음하고 분석하며, 그 의미를 파악하고 철자 등을 적을 수 있다.
- 일반적 질환을 설명할 수 있다.
- 근육계통과 관련된 용어의 약어를 적을 수 있다.

7.1 뼈대계통

1 한눈에 보는 뼈대계통

기능

뼈는 뼈대를 구성하여 지렛대의 역할을 하고, 근육이 부착되어 움직임을 가능하게 하고, 뇌(머리뼈)와 심장, 폐(갈비뼈) 등의 내부 장기를 보호해 주는 역할을 한다. 이외에도 적색골수에서 혈액세포가 생성되며, 혈액 내의 칼슘과 인 등 미네랄 수치를 조절하는 역할도 담당하고, 미네랄 등을 뼈에 저장해 놓고 필요할 때 혈액 속으로 사용하게 한다.

기관

뼈대계통을 구성하는 주요 구조물은 다음과 같다.

- **skull** 머리뼈
- **vertebral column** 척주
- **thoracic cage** 가슴우리
- **shoulder girdle** 팔이음뼈
- **upper limb** 팔
- **pelvic girdle** 다리이음뼈
- **lower limb** 다리

용어 성분

뼈대계통 용어를 만들 때 사용하는 대표적인 용어 성분은 다음과 같다.

결합형

어근	의미	어근	의미
myel/o	뼈골수; 척수 bone marrow; spinal cord	clavicul/o	빗장뼈(쇄골) clavicle; collarbone
osse/o; oste/o	뼈 bone	brachi/o	위팔 arm
crani/o	머리뼈(두개골) skull	carp/o	손목 wrist
mandibul/o	아래턱뼈(하악골) mandible; lower jaw	olecran/o	팔꿈치머리 olecranon
maxill/o	위턱뼈(상악골) maxilla; upper jaw	phalang/o	손가락뼈 또는 발가락뼈; 손가락이나 발가락을 이루는 뼈
chondr/o	연골 cartilage	radi/o	노뼈(요골) radius
cost/o	갈비뼈(늑골) rib	uln/o	자뼈(척골) ulnar
stern/o	복장뼈(흉골) sternum; breastbone	acetabul/o	절구 acetabulum; hip socket
xiph/o	칼(검) sword	ili/o	엉덩뼈 ilium
cervic/o	목 neck	pelv/i; pelv/o	골반 pelvis
coccyg/o	꼬리뼈 coccyx; tailbone	calcane/o	발꿈치 heel
lumb/o	허리 lower back; loins	femor/o	넓적다리뼈(대퇴골) femur; thigh bone
sacr/o	엉치뼈 sacrum	fibul/o	종아리뼈(비골) fibula
spondyl/o	척추 spine	patell/a; patell/o	무릎뼈 patella; kneecap

thorac/o	가슴 chest
kyph/o	척주후만 humpback
lord/o	척주전만 swayback
ped/o	아이/발 child/foot
tibi/o	정강뼈(경골) tibia; shin
scoli/o	굽은 curved
tempor/o	측두/관자 temporal bone

접미사

접미사	의미
-blast	미숙한, 성숙하지 않은 immatur
-centesis	천자 puncture and aspiration
-clast	파괴 breakdown
-desis	수술적인 방법으로 유합하거나 고정함
-genesis	형성 formation
-osis	비정상적인 상태 abnormal condition
-physis	성장 to grow
-porosis	작은 구멍이 있는 porous
-sarcoma	결합조직에 악성종양이 발생한 것

접두사

접두사	의미
ortho-	곧은 straight

2 들어가기

다양해지는 스포츠 활동과 노인 인구의 증가로 인해 뼈대계통 손상 환자가 증가하고 있으며 이와 관련된 뼈대계통 용어의 사용 빈도가 높아지고 있다. 건강관련 전문가들은 정확한 뼈대계통 용어를 사용할 수 있어야 한다.

인체는 평균 206개의 뼈로 구성되어 있으며, 신체 중 가장 단단한 물질인 뼈는 뇌, 심장, 폐와 같은 중요 장기를 보호하고 무기질(mineral)을 저장하여 인체의 전해질 균형과 산-염기 균형을 유지할 수 있도록 한다. 뼈안에 있는 적색골수에는 혈구를 생성하며 황색골수는 중성지방을 저장하고 지방세포를 함유하고 있다. 이외에도 근육이 수축할 때 지렛대 역할을 하여 움직임을 생성하고 체중을 지지하고 구조적 틀을 제공하는 역할을 한다.

3 뼈대계통 해부생리

성숙한 뼈는 골세포(osteocyte)로 이뤄져 있다. 파골세포(뼈파괴세포, osteoclast)는 골세포를 파괴하고 그 찌꺼기를 분해한다. 골모세포(뼈모세포, osteoblast)는 뼈의 발생이나 재생 시에 나타나는 세포이고 골기질의 형성에 관여한다. 뼈의 형성과 유지는 뼈를 만들어내는 골모세포와 뼈를 제거하는 파골세포의 상호작용으로 이루어진다.

뼈가 형성되는 과정을 '골화(뼈형성, ossification 또는 osteogenesis)'이라 하며, 뼈조직은 골세포가 생성되고 파괴되는 과정을 반복하면서 뼈에 가해지는 충격을 버틸 수 있을 만큼 단단한 형태를 유지하게 되는데, 이러한 뼈의 파괴와 재생을 뼈재형성(bone remodeling)이라고 한다.

핵심 내용

- 골모세포(뼈모세포)는 뼈를 형성하는 역할을 담당하고, 파골세포는 뼈조직을 흡수하는 역할을 담당한다. 성숙한 뼈의 세포를 골세포라고 하며, 뼈가 형성되는 과정을 골화라고 부른다. 또한 뼈조직이 파괴되거나 재생되는 과정을 뼈재형성이라고 한다.

그림 7.1은 뼈대계통을 앞과 뒤에서 본 모습이다. 노란색 부분은 몸통뼈대를 나타내며, 머리와 척주, 가슴우리, 목뿔뼈를 포함한다.

몸통과 팔다리의 뼈대

몸통뼈대(axial skeleton)는 머리뼈(skull)와 척주(vertebral column), 가슴우리(thoracic cage) 그리고 목구멍 안

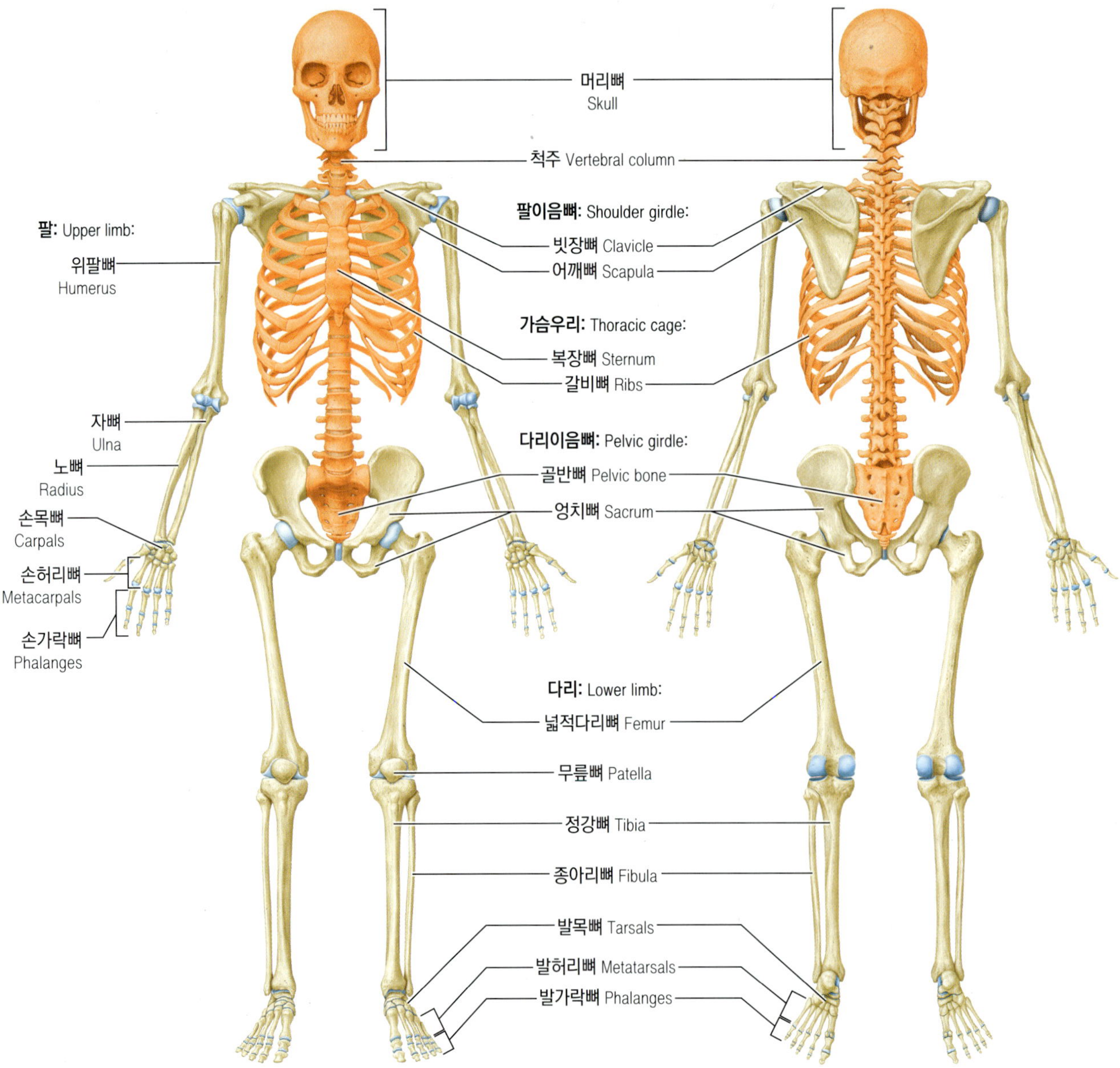

그림 7.1 뼈대. A: 앞면, B: 뒷면

의 특수한 뼈인 목뿔뼈(hyoid bone)로 이뤄져 있다. 팔다리뼈대는 팔이음뼈(shoulder girdle; 팔과 가슴우리/흉곽을 연결)와 다리이음뼈(pelvic girdle; 다리와 중심축 뼈대를 연결) 그리고 팔과 다리로 이뤄져 있다.

핵심 내용

- 몸통뼈대는 머리뼈와 척주, 가슴우리, 목뿔뼈로 이루어져 있고, 팔다리뼈대는 팔이음뼈와 다리이음뼈, 팔뼈, 다리뼈로 이뤄져 있다.

몸통뼈대

머리뼈

머리뼈(cranial bone)의 구성은 이마 부위의 전두골(이마뼈, frontal bone), 정수리 부위의 2개의 두정골(마루뼈, parietal bone), 옆면에 있는 2개의 측두골(관자뼈, temporal bone), 뒤통수 부분의 후두골(뒤통수뼈, occipital bone)과 나비뼈(접형골, sphenoid bone), 벌집뼈(사골, ethmoid bone)로 이뤄져 있다(그림 7.2).

핵심 내용

- 머리뼈의 구성
  - 전두골/이마뼈
  - 측두골/관자뼈
  - 나비뼈/접형골
  - 벌집뼈/사골
  - 두정골/마루뼈
  - 후두골/뒤통수뼈

얼굴을 구성하는 뼈

얼굴뼈는 코뼈(비골, nasal bone)와 광대뼈(관골, zygomatic bone), 보습뼈(vomer), 위턱뼈(상악골, maxilla), 아래턱뼈(하악골, mandible), 코뼈선반(nasal conchae 또는 turbinate), 눈물뼈(누골, lacrimal bone)로 이뤄져 있다. 아래턱뼈(mandible)는 측두골과 연결되어 측두하악관절(턱관절; temporomandibular joint, TMJ)을 형성한다.

핵심 내용

- 얼굴을 형성하는 뼈
  - 코뼈/비골
  - 광대뼈/관골
  - 보습뼈/서골
  - 눈물뼈/누골
  - 위턱뼈/상악골
  - 아래턱뼈/하악골
  - 코뼈선반/비갑개

척주

척주(vertebral column)는 33개의 척추뼈(추골, vertebrae)로 구성되어 있으며, 이 중 목 부위에 있는 7개의 뼈를 목뼈(경추)라 하고, 가슴 부위에 있는 12개의 뼈를 등뼈(흉추)라 하며, 허리 부위에 있는 5개의 뼈를 허리뼈(요추)라고 하고, 그 아래에 있는 5개의 척추뼈가 붙어 있는 것을 엉치뼈(천골)라 하며, 그 밑의 4개의 척추뼈가 붙어 있는 것을 꼬리뼈(미골, coccyx 또는 tailbone)라 한다.

척주는 위에서부터 C1~C7(목뼈), T1~T12(등뼈), L1~L5(허리뼈), S1~S5(엉치뼈) 등으로 구분한다.

척추뼈 사이에는 원반 모양의 척추원반이 존재하며, 척추원반의 바깥 부분은 섬유테(annulus fibrosus)로 이뤄져 있고, 안 부분은 젤 형태의 속질핵(수핵, nucleus pulposus)으로 이뤄져 있다.

섬유테가 찢어지면 젤 형태의 속질핵이 틈새로 빠져나와 신경을 눌러 환자들은 큰 통증을 호소하게 되는데, 이를 탈출추간판(탈출척추원반, herniated disc)이라 한다. 이때 신경압박에 의해 발생하는 허리 근육의 수축 및 통증을 근육연축(muscle spasm)이라고 한다.

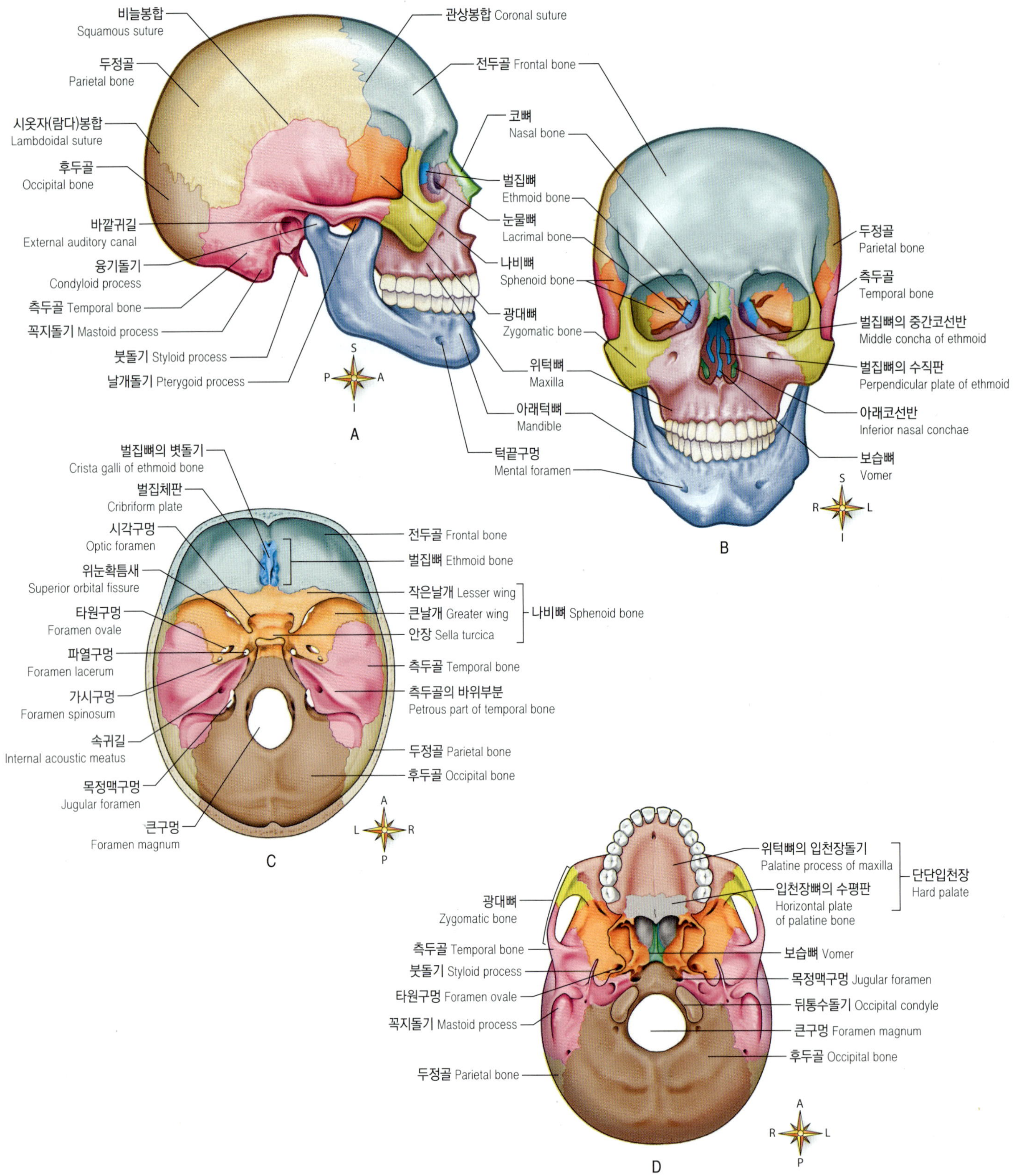

그림 7.2 머리뼈를 형성하는 뼈.

A: 오른쪽 면, **B:** 앞면, **C:** 머리뼈 안의 바닥(머리뼈의 윗부분을 제거하고 위에서 본 모습), **D:** 머리뼈의 바닥(아래에서 본 모습)

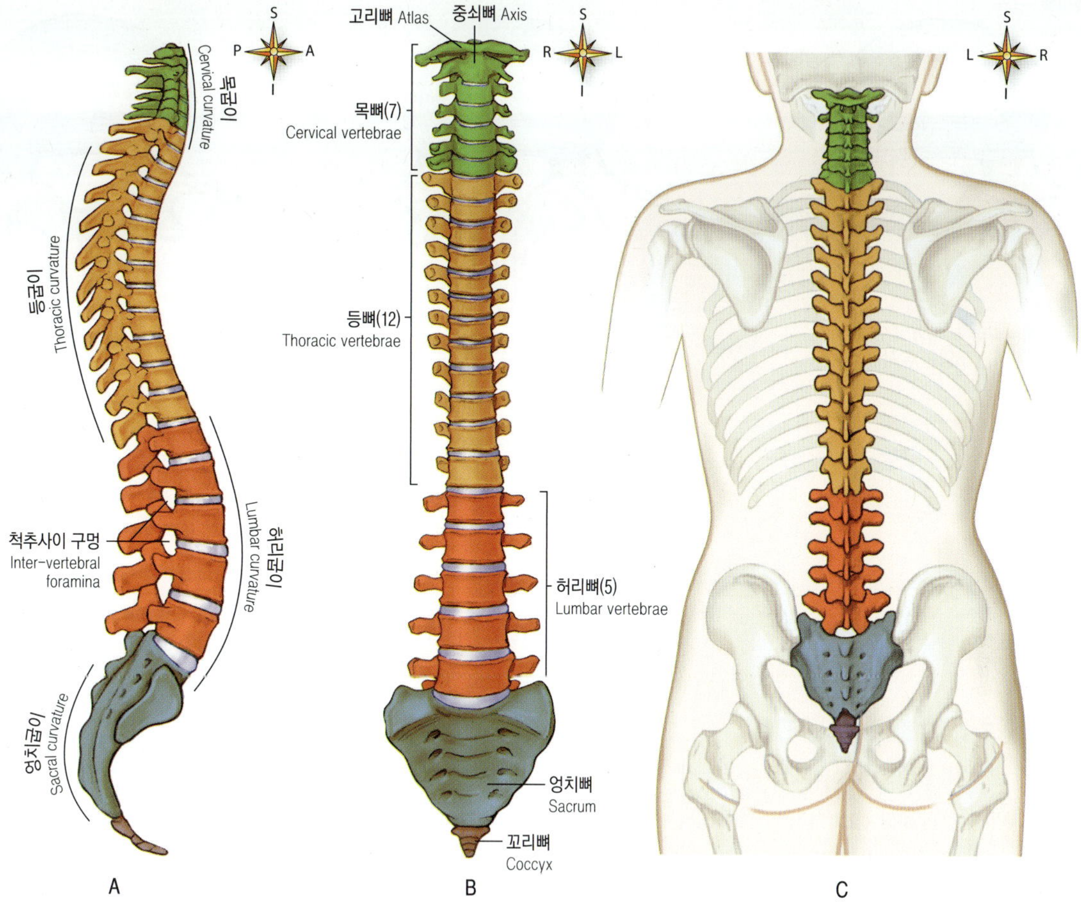

그림 7.3 척주. A: 오른쪽 면, B: 앞면, C: 뒷면

핵심 내용

- 척주를 구성하고 있는 뼈는 33개이다.
- 척주를 구성하는 척추뼈는 부위에 따라 각기 다른 이름으로 불린다.
- 디스크 탈출을 탈출추간판이라 한다.

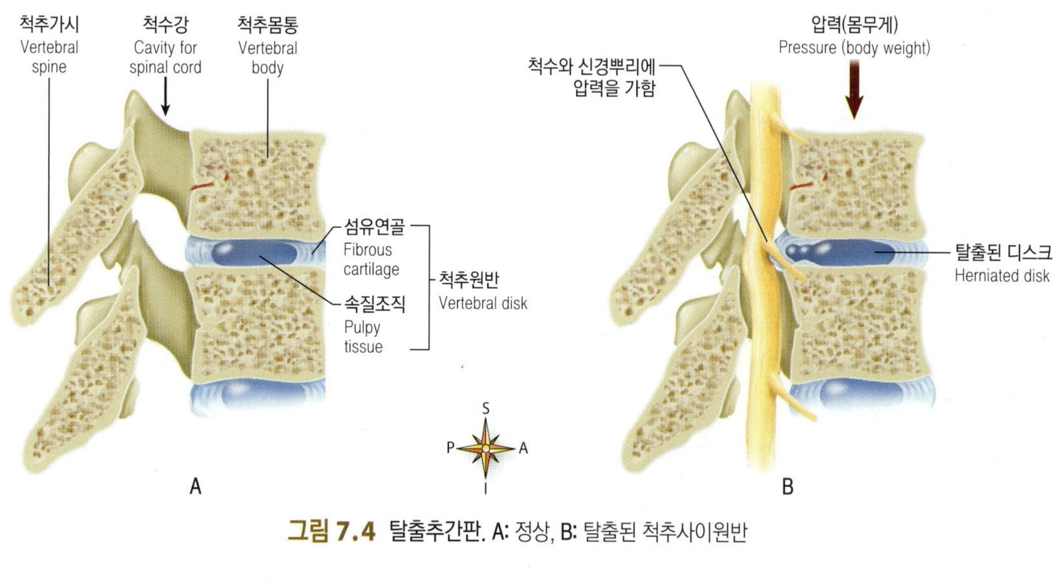

그림 7.4 탈출추간판. A: 정상, B: 탈출된 척추사이원반

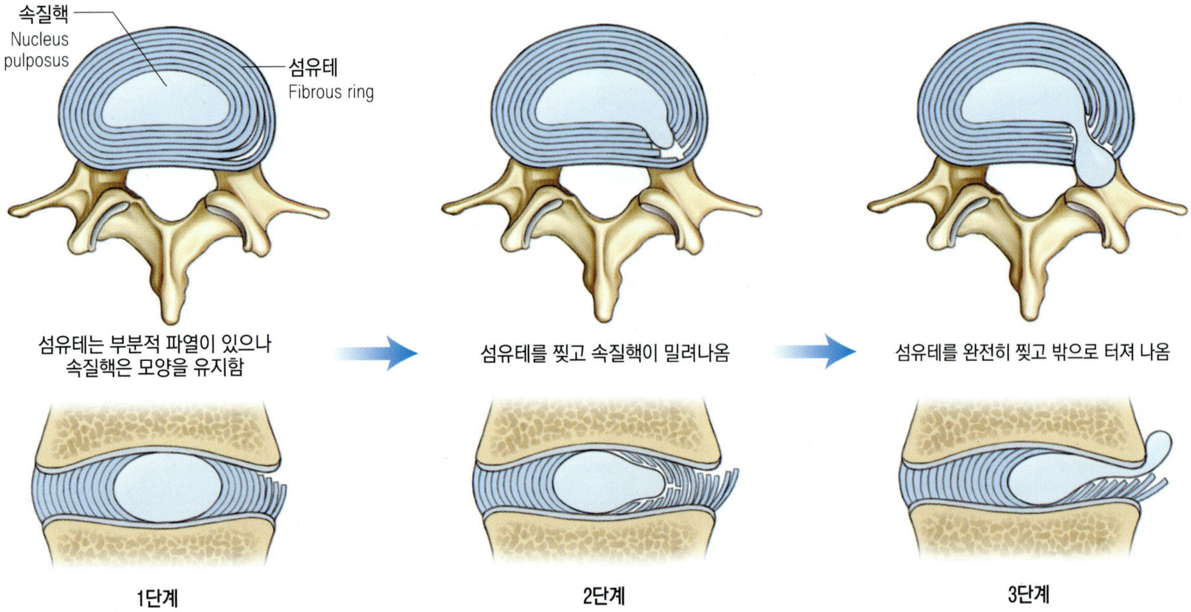

그림 7.5 탈출추간판의 단계

가슴우리

가슴우리(흉곽, thoracic cage)는 가슴뼈(breast bone)와 복장뼈(흉골뼈, sternum), 12쌍의 갈비뼈(늑골, ribs), 갈비연골(costal cartilage), 등뼈(흉추, thoracic vertebrae)로 이뤄져 있으며, 등쪽으로 12쌍의 갈비뼈가 12개의 등뼈에 붙어 있고, 앞쪽에서 보면 좌우로 갈비연골로 연결된 10쌍의 갈비뼈가 복장뼈에 붙어 있다. 맨 아래 좌우 2쌍은 복장뼈에 연결되어 있지 않아 뜬갈비뼈(부유늑골, floating ribs)라 불린다.

핵심 내용

- 가슴우리(흉곽)는 복장뼈(흉골뼈)와 12쌍의 갈비뼈(늑골), 갈비연골(늑연골) 그리고 12개의 등뼈로 이뤄져 있다.

팔다리를 구성하는 뼈대

팔이음뼈(shoulder girdle)

빗장뼈(쇄골, clavicle 또는 collarbone)와 어깨뼈(견갑골, scapula 또는 shoulder blade)로 이루어져 있다.

핵심 내용

- 팔이음뼈는 빗장뼈(쇄골)와 어깨뼈(견갑골)로 이루어져 있다.

다리이음뼈(pelvic girdle)

2개의 볼기뼈(관골, hip 또는 coxal bone)로 이뤄져 있고, 각 볼기뼈(hip bone)는 엉덩뼈(장골, ilium)와 궁둥뼈(좌골, ischium), 두덩뼈(치골, pubis)로 이뤄져 있다(그림 7.6).

절구(acetabulum 또는 hip socket)는 넓적다리뼈(대퇴골, femur)와 엉덩관절을 형성하며, 좌우 볼기뼈(hip bone)는 앞쪽으로는 두덩뼈 결합의 형태로 서로 붙어 있고, 뒤쪽으로는 엉치뼈와 엉치엉덩관절을 형성하면서 원형을 이룬다.

두덩뼈결합은 평상시에는 움직임이 거의 없지만, 출산 시 약간 신장되어 출산을 돕는다.

핵심 내용

- 다리이음뼈는 두 개의 볼기뼈로 구성되어 있으며, 앞쪽은 두덩뼈결합(치골결합)에서 만나고, 뒤쪽은 엉치뼈와 관절을 이루고 있다.

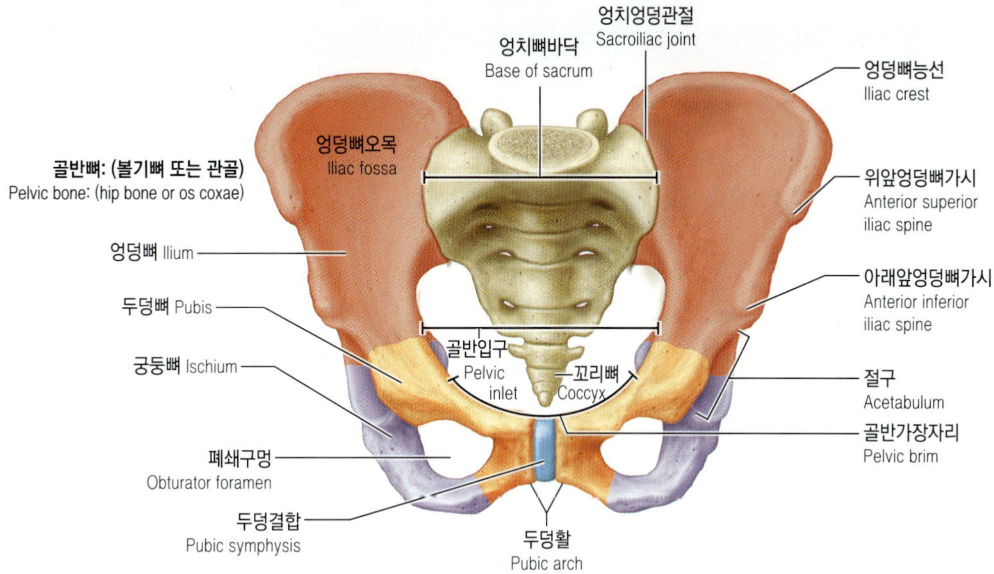

그림 7.6 골반. 앞에서 본 모습

팔뼈

팔뼈(upper extremity)는 위팔뼈(상완골, upper arm/humerus)와 자뼈와 노뼈의 아래팔로 구성되어 있다(그림 7.1). 팔꿈치머리돌기(olecranon process)는 자뼈(ulna)의 몸쪽 끝(proximal end) 위의 볼록한 부분을 가리킨다(그림 7.7).

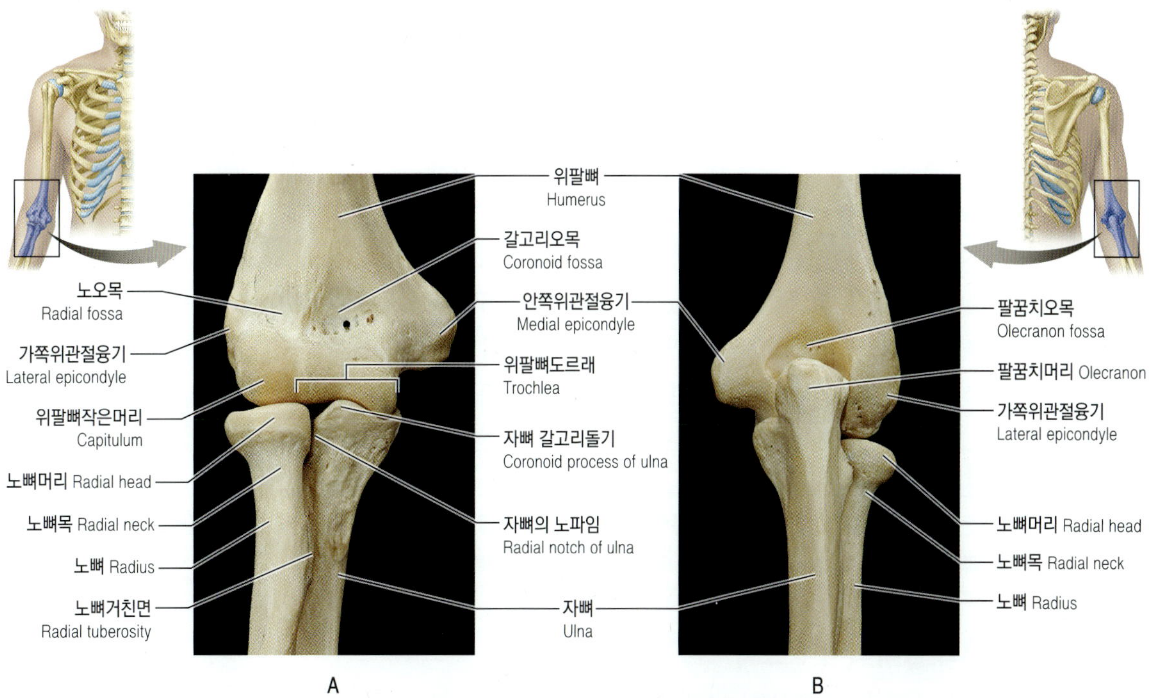

그림 7.7 팔꿉관절. A: 오른쪽 팔꿉(앞면), B: 오른쪽 팔꿉(뒷면)

손목에는 8개의 손목뼈(carpal bone)가 있고, 이 뼈들은 2개 열로 배열되어 있다. 손은 5개의 손허리뼈(metacarpal bone)로 이뤄져 있고, 각각 번호가 붙여져 I은 엄지뼈를 가리키고, V는 새끼손가락뼈를 가리킨다. 손가락을 구성하고 있는 뼈를 손가락뼈(지절골, phalanges)라 한다. 각 손가락은 3개의 손가락뼈로 구성되어 있고, 엄지에만 2개가 있으며, 이 손가락뼈들은 손가락사이관절(interphalangeal joints), 약어로는 IP joint라고 부르는 곳에서 만난다. 그림 7.8은 손목과 손을 보여준다.

핵심 내용

- 팔뼈는 위팔뼈(상완골, humerus)와 자뼈(척골, ulna), 노뼈(요골, radius), 손목뼈(수근골, carpal), 손허리뼈(중수골, metacarpal), 손가락뼈(지절골, phalange)로 구성되어 있다.

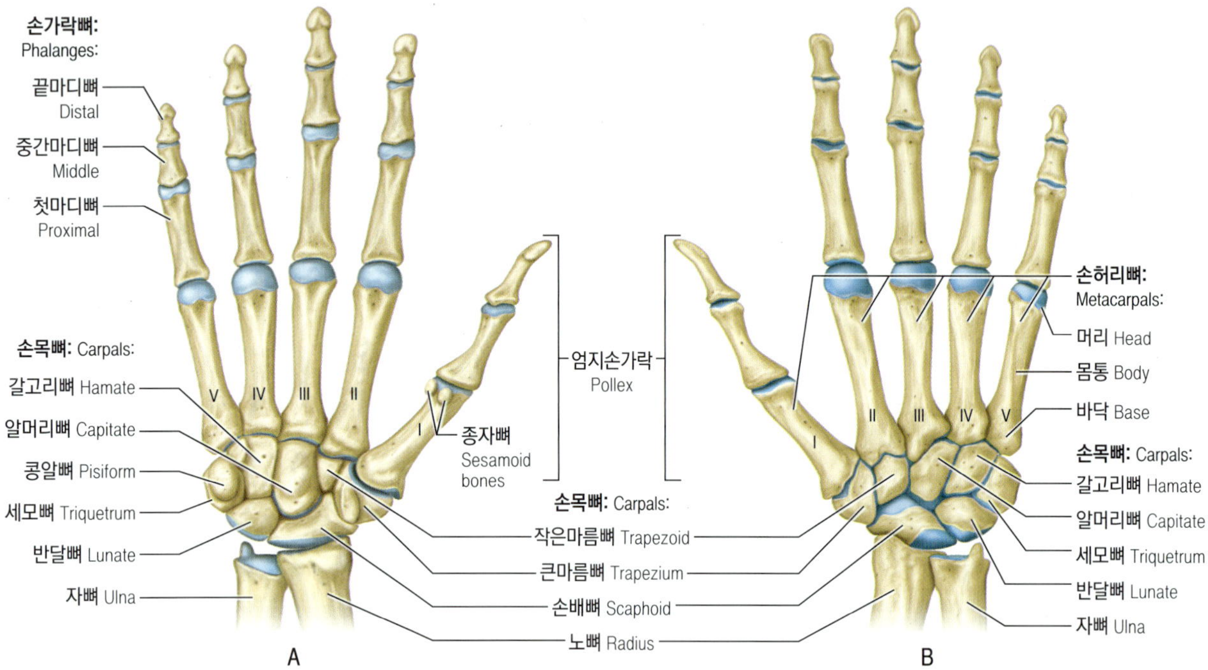

그림 7.8 손과 손목. A: 오른쪽 손목과 손(앞면), B: 오른쪽 손목과 손(뒷면)

다리뼈

다리뼈(lower extremity)는 다리와 발의 뼈로 구성되어 있다. 다리를 구성하는 뼈는 넓적다리뼈(대퇴골, femur 또는 thigh bone)와 무릎뼈(knee, patella), 정강뼈(경골, tibia)와 종아리뼈(비골, fibula)가 다리뼈를 구성하며, 발목은 발목뼈(tarsals)로, 발은 발허리뼈(metatarsals)로 각각 구성되어 있다(그림 7.1).

발허리뼈는 번호로 구분하며 I은 엄지발가락 쪽을, V는 새끼발가락 쪽을 가리킨다. 발가락은 발가락뼈(phalanges)로 구성되어 있으며, 발가락뼈는 발가락사이관절(interphalangeal joint)을 형성한다(그림 7.9).

핵심 내용

- 다리뼈는 넓적다리뼈(대퇴골, femur)와 무릎뼈(patella), 정강뼈(경골, tibia), 종아리뼈(비골, fibula), 발목뼈(족근골, tarsal), 발허리뼈(중족골, metatarsals), 발가락뼈(지절골, phalanges)로 이뤄져 있다.

몸통뼈대와 팔다리뼈대 요약

표 7.1에 몸통과 팔다리를 형성하는 뼈(골격)를 요약하였다.

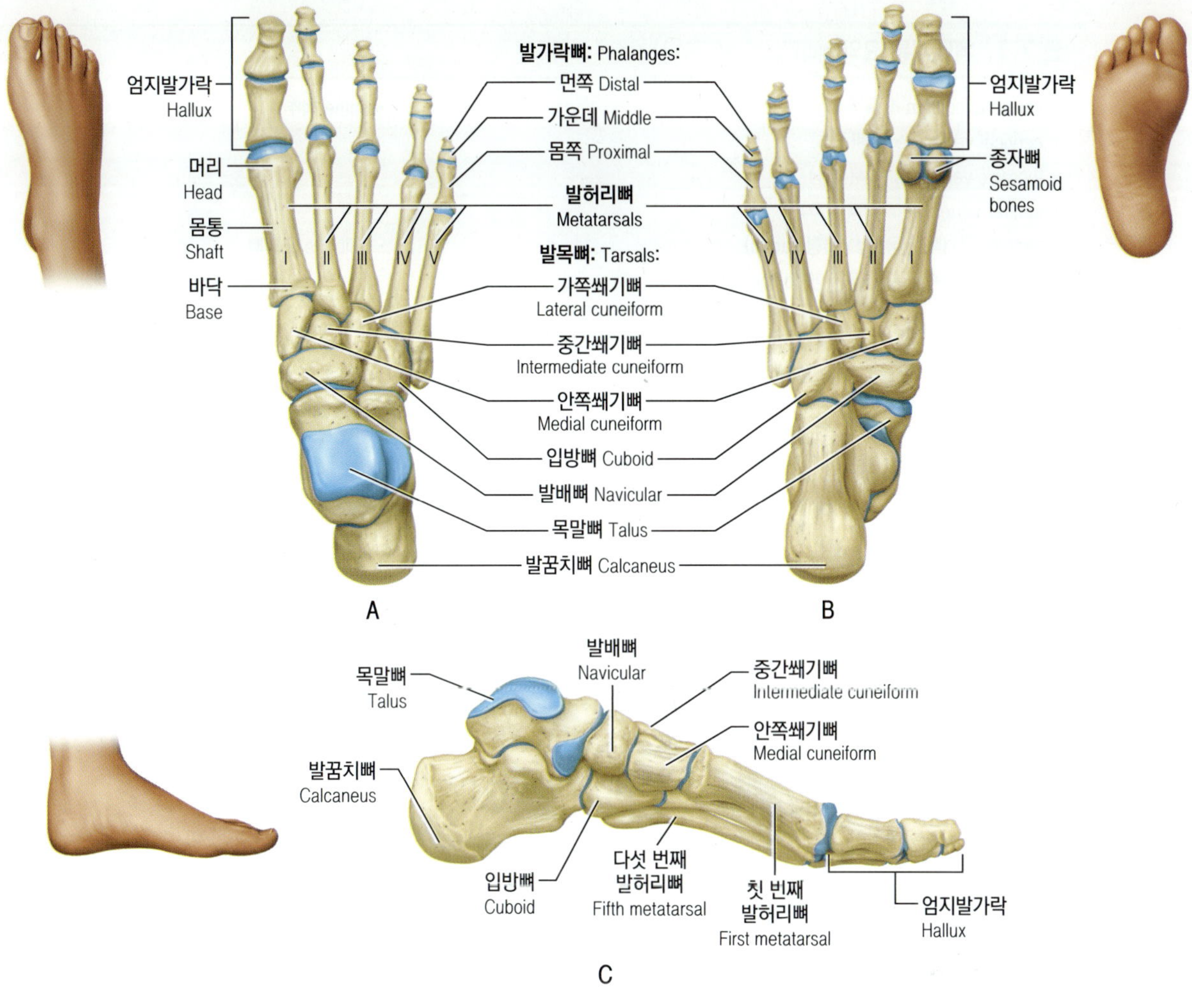

그림 7.9 발목과 발. A: 등쪽면, B: 발바닥쪽면, C: 안쪽면

표 7.1 뼈대계통 요약

몸통을 구성하는 뼈대	
해부학적 명칭	**일반적인 명칭**
• cranial bones 머리뼈 • frontal bone 전두골(이마뼈) • parietal bones 두정골(마루뼈) • temporal bones 측두골(관자뼈) • occipital bone 후두골(뒤통수뼈) • sphenoid bones 나비뼈(접형골)(형용사형 sphenoidal) • ethmoid bones 벌집뼈(사골)(형용사형 ethmoidal)	• skull 머리뼈 • forehead 이마 • temples 관자
• facial bones 얼굴뼈 • zygoma 광대뼈(형용사형 zygomatic) • vomer 보습뼈 • maxilla 위턱뼈(상악골)(형용사형 maxillary) • mandible 아래턱뼈(하악골)(형용사형 mandibular) • conchae 또는 turbinates 선반(코선반뼈) • lacrimal bone 눈물뼈(누골)	• cheek 뺨 • upper jaw 위턱 • lower jaw 아래턱

표 7.1 뼈대계통 요약(계속)	
• vertebral column 척주 • cervical vertebrae 목뼈(경추) • thoracic vertebrae 등뼈(흉추) • lumbar vertebrae 허리뼈(요추) • sacrum 엉치뼈(천골)(형용사형 sacral) • coccyx 꼬리뼈(미골)(형용사형 coccygeal)	• spine 척추 • tailbone 꼬리뼈
• thoracic cage(thorax) 가슴우리/흉곽 • sternum 복장뼈(흉골)(형용사형 sternal) • ribs 갈비뼈(늑골) • costal cartilage 갈비연골(늑연골)	• chest; torso 가슴 • breastbone 가슴뼈
팔다리를 구성하는 뼈대	
해부학적 명칭	**일반적인 명칭**
• shoulder girdle 팔이음뼈 • clavicle 빗장뼈(쇄골)(형용사형 clavicular) • scapula 어깨뼈(견갑골)(형용사형 scapular)	• collarbone 빗장뼈(쇄골) • shoulder blade 어깨뼈(견갑골)
• pelvic girdle 다리이음뼈 – ilium 엉덩뼈(장골)(형용사형 iliac) – ischium 궁둥뼈(좌골)(형용사형 ischial) – pubis 두덩뼈(치골)(형용사형 pubic)	• hip 볼기뼈(관골)
• upper extremity 팔뼈 • humerus 위팔뼈(상완골)(형용사형 humeral) • ulna 자뼈(척골)(형용사형 ulnar) • radius 노뼈(요골)(형용사형 radial) • olecranon 팔꿈치머리(주두)(형용사형 olecranal) • carpals 손목뼈(수근골) • metacarpals 손허리뼈(중수골) • phalanges 손가락뼈(지절골)(형용사형 phalangeal)	• arm 팔 • upper arm 위팔(상완) • forearm 아래팔(전완) • elbow 팔꿈치 • wrist 손목 • fingers 손가락
• lower extremity 다리뼈 • femur 넓적다리뼈(대퇴골)(형용사형 femoral) • tibia 정강뼈(경골)(형용사형 tibial) • fibula 종아리뼈(비골)(형용사형 fibular) • patella 무릎뼈(형용사형 patellar) • tarsals 발목뼈(족근골) • malleolus 복사뼈(형용사형 malleolar) • metatarsals 발허리뼈(종족골) • phalanges 발가락뼈(지절골)(형용사형 phalangeal) • calcaneus 발꿈치뼈(종골)(형용사형 calcaneal)	• leg 다리 • thigh 넓적다리 • shin 정강이 • knee 무릎 • toes 발가락 • heel 발꿈치

관절

뼈 사이를 연결하는 대부분의 관절은 어깨관절이나 무릎관절처럼 움직임이 많은 관절(freely movable joints)을 말하지만, 머리뼈에 있는 관절처럼 고정되어 있어서 움직임이 없는 경우(immovable joints)도 있다.

움직임이 큰 관절은 윤활관절(synovial joint)이라고도 하며, 일반적으로 관절연골(articular cartilage)과 (윤)활막(synovial membrane), 관절주머니(joint capsule), (윤)활액(synovial fluid) 등의 구조물을 가지고 있다.

관절안(joint cavity)에 있는 관절연골은 뼈끝을 감싸고 있어 관절이 움직일 때 마찰을 줄여 주며, 관절안을 둘러싸고 있는 내막은 윤활막이라 한다. 이 윤활막 안에는 윤활액이 차 있어 관절의 움직임을 부드럽게 해준다. 관절주머니는 연결된 관절을 감싼다(그림 7.10).

일반적으로 관절의 명칭은 관절을 구성하는 뼈의 명칭에 의해 결정된다. 예를 들어, 노뼈(요골, radius)와 손목(carpus) 사이의 관절은 요수근관절(radiocarpal joint)이라 불리며, 엉덩뼈(장골, ilium)와 넓적다리뼈(대퇴골, femur) 사이의 관절은 엉덩넓적다리관절(장골대퇴관절, iliofemoral joint)이라 불린다.

핵심 내용

- 관절은 뼈와 뼈가 연결되는 부분을 가리킨다.
- 관절은 관절연골과 윤활액, 관절안, 관절주머니, 윤활막 등의 구조물로 이뤄져 있다.
- 관절의 명칭은 어떠한 뼈가 합쳐졌는가에 따라 결정된다.

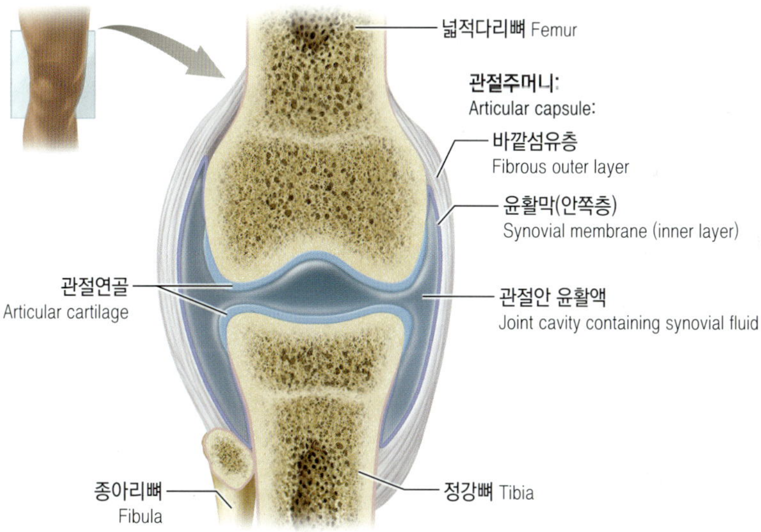

그림 7.10 윤활관절

4 의학용어 분석과 의미

결합형 어근

용어	용어 분석	의미
myel/o		뼈골수; 척수 bone marrow; spinal cord
myeloma 골수종 [my-el-LOH-mah]	-oma = 종양, 덩어리	골수의 양성종양
osteomyelitis 골수염 [oss-tee-oh-my-eh-LYE-tis]	-itis = 염증 oste/o = 뼈	뼈와 골수에 발생한 염증

핵심 내용

- 'my/o'는 muscle(근육)을 의미하지만, 'myel/o'는 bone marrow(골수) 또는 spinal cord(척수)를 의미한다.

용어	용어 분석	의미
osse/o; oste/o		뼈 bone
osteitis 골염, 뼈염 [os-tee-EYE-tis]	-itis = 염증	뼈에 발생한 염증
osteochondritis 골연골염 [os-tee-oh-kon-DRYE-tis]	-itis = 염증 chondr/o = 연골	뼈와 연골에 발생한 염증
osteocyte 골세포, 뼈세포 [OS-tee-oh-sight]	-cyte = 세포	성숙한 골세포
osteoma 골종 [os-tee-OH-mah]	-oma = 종양, 덩어리	뼈에 발생한 양성종양
osteotome 골절단기 [OS-tee-oh-tohm]	-tome = 자르는 도구	뼈를 잘라내는 데 사용하는 도구
osteotomy 절골(술), 뼈자름(술) [oss-tee-OT-oh-mee]	-tomy = 잘라내는 과정, 절개	뼈를 잘라내는 과정
endosteum 뼈속막, 골내막 [en-DOS-tee-um]	-um = 구조물 endo- = ~안의	정강뼈(경골)나 자뼈(척골) 같은 긴 뼈의 몸통의 안쪽을 형성하고 있는 막
periosteum 골막, 뼈막 [per-ee-OS-tee-um]	-um = 구조물 peri- = ~ 주위에	긴 뼈의 몸통을 둘러싸고 있는 구조

몸통뼈대

몸통을 이루는 뼈에는 머리뼈와 얼굴뼈, 가슴뼈, 척추뼈(추골), 목뿔뼈 등이 있다(그림 7.1, 7.2, 7.3).

머리뼈와 얼굴뼈

핵심 내용

- Maxilla는 위턱뼈를 의미한다.

가슴우리

복장뼈(흉골)와 갈비뼈(늑골), 가슴뼈연골(늑연골), 등뼈(흉추)가 가슴우리(흉곽)를 형성한다(그림 7.1).

용어	용어 분석	의미
chondr/o		연골 cartilage
achondroplasia 연골무형성증 [ah-kon-droh-PLAY-zee-ah]	-plasia = 발달, 형성 a- = 없는, 아닌, 부적절한	연골이 적절하게 뼈로 전환되지 않는 것, 난장병(왜소증)의 원인이 된다.
chondrocyte 연골세포 [KON-droh-sight]	-cyte = 세포	연골세포
chondroma 연골종 [kon-DROH-mah]	-oma = 종양, 덩어리	연골에 양성종양이 발생한 것

cost/o		갈비뼈(늑골) rib
costochondral 갈비연골의 [kos-toh-KON-drahl]	-al = ~의, ~와 관련된 chondr/o = 연골	갈비뼈와 연골의
subcostal 갈비밑의, 늑골밑의 [sub-KOS-tal]	-al = ~의, ~와 관련된 sub- = 아래	갈비뼈 아래의
stern/o		복장뼈 (흉골) sternum; breastbone
costosternal 갈비복장뼈의 [kos-toh-STER-nal]	-al = ~의, ~와 관련된 cost/o = 갈비뼈(늑골)	갈비뼈와 복장뼈(흉골)의
sternotomy 복장뼈절개 [ster-NOT-oh-mee]	-tomy = 잘라내는 과정, 절개	복장뼈의 절개
xiph/o		칼(검) sword
xiphoid 칼돌기 [ZIGH-foid]	-oid = ~처럼 보이는	칼처럼 보이는; 복장뼈(흉골)의 칼 돌기(검상돌기)

척추뼈

척추뼈(추골)는 목뼈(경추), 등뼈(흉추), 허리뼈(요추), 엉치뼈(천골), 꼬리뼈(미골)로 구성되었다(그림 7.3).

용어	용어 분석	의미
cervic/o		목 neck
cervical 목뼈 [SER-vih-kal]	-al = ~의, ~와 관련된	목의
coccyg/o		꼬리뼈 coccyx; tailbone
coccygeal 꼬리뼈 [kock-SIJ-ee-al]	-eal = ~의, ~과 관련된	꼬리뼈의
lumb/o		허리 lower back; loins
lumbodynia 허리 통증, 요통 [lum-boh-DIN-ee-ah]	-dynia = 통증	허리에 발생한 통증, lumbago라고 부르기도 한다.
lumbosacral joint 허리엉치관절/요천골관절 [lum–boh–SAY–kral]	-al = ~의, ~와 관련된 sacr/o = 엉치뼈	마지막 허리척추뼈와 엉치뼈 사이의 관절
sacr/o		엉치뼈 sacrum
sacrococcygeal joint 엉치꼬리관절/천미관절 [say-kro-kock-SIJ-ee-al]	-eal = ~의, ~와 관련된 coccyg/o = 꼬리뼈	엉치뼈(천골)와 꼬리뼈(미골) 사이의 관절
spondyl/o		척추뼈 spine
spondylitis 척추염 [spon-dih-LYE-tis]	-itis = 염증	척추뼈의 염증
spondylopathy 척추병증 [spon-dil-OP-ah-thee]	-pathy = 질병	척추뼈(추골)와 관련된 질병

핵심 내용

- 'Spondyl/o'는 척추뼈(추골)와 관련된 질병을 설명할 때 주로 사용되며, 'vertebr/o'는 척추뼈의 구조와 관련된 용어를 설명할 때 쓴다.

thorac/o		가슴 chest
thoracolumbar 등허리의 [thoh-rack-oh-LUM-bar]	-ar = ~의, ~와 관련된 lumb/o = 허리(요추)	가슴 높이 척추와 허리 높이 척추의
costo		갈비 rib
costovertebral joint 갈비척추관절, 늑척추관절 [kos-toh-VER-teh-brahl]	-al = ~의, ~와 관련된 cost/o = rib 갈비뼈(늑골)	척추뼈(추골) 사이 관절의

팔다리뼈대

팔다리뼈대에는 팔이음뼈와 다리이음뼈 그리고 팔뼈와 다리뼈를 구성하는 뼈 등이 있다.

팔이음뼈

용어	용어 분석	의미
clavicul/o		빗장뼈(쇄골) clavicle; collarbone
sternoclavicular joint 복장빗장관절, 흉쇄관절 [ster-noh-klah-VICK-you-lar]	-ar = ~의, ~와 관련된 stern/o = 복장뼈(흉골)	복장뼈(흉골)와 빗장뼈(쇄골) 사이의 관절
infraclavicular 빗장아래의 [in-frah-klah-VICK-yoo-lar]	-ar = ~의, ~와 관련된 infra- = 아래의	빗장뼈 아래의
subscapular 어깨(뼈) 밑의, 견갑하의 [sub-SKAP-you-lar]	-ar = ~의, ~와 관련된 sub- = 아래의	어깨뼈 아래의

팔뼈

용어	용어 분석	의미
brachi/o		위팔 arm
brachial 위팔의 [BRAY-kee-al]	-al = ~의, ~와 관련된	위팔의
brachiocephalic 팔머리의 [bray-kee-oh-seh-FAL-ick]	-ic = ~의, ~와 관련된 cephal/o = 머리	위팔과 머리의
carp/o		손목 wrist
carpectomy 손목뼈절제 [kar-PECK-toh-mee]	-ectomy = 절제; 수술적 제거	수술로 손목뼈를 제거하는 것
olecran/o		팔꿈치머리 olecranon
olecranal 팔꿈치머리의 [oh-LEK-ran-al]	-al = ~의, ~와 관련된	팔꿈치머리의, 자뼈(척골)의 일부분으로 뼈 가 돌출된 부위
phalang/o		손가락뼈 또는 발가락뼈; 손가락이나 발가락을 이루는 뼈
interphalangeal joint(IP) 손가락사이관절 [in-ter-fah-LAN-jee-al]	-eal = ~의, ~와 관련된 inter- = ~사이의	손가락뼈사이관절의
radi/o		노뼈(요골) radius
radiocarpal joint 요수근관절 [ray-dee-oh-KAR-pal]	-al = ~의, ~와 관련된 carp/o = 손목	노뼈와 손목 사이의 관절
uln/o		자뼈(척골) ulnar
ulnar 자뼈(척골) [UL-nar]	-ar = ~의, ~와 관련된	자뼈의

다리이음뼈

용어	용어 분석	의미
acetabul/o		절구 acetabulum; hip socket
acetabular 절구의, 관골구의 [ass-eh-TAB-yoo-lar]	-ar = ~의, ~와 관련된	볼기뼈절구의
acetabuloplasty 비구성형, 절구성형 [ass-eh-TAB-yoo-loh-plas-tee]	-plasty = 수술적인 방법으로 재건하는 것	수술로 절구(비구)를 재건하는 방법

핵심 내용

- Acetum은 라틴어로 식초를 의미하는 것으로, 볼기뼈절구는 로마어로 식초를 담는 컵에서 유래했다.

ili/o		볼기뼈 hip
iliosacral joint 엉덩엉치관절 [ill-ee-oh-SAY-kral]	-al = ~의, ~와 관련된 sacr/o = 엉치뼈	엉덩뼈와 엉치뼈가 이룬 관절; 엉치엉덩관절이라 부르기도 한다.
pelv/i; pelv/o		골반 pelvis
pelvic 골반의 [PEL-vick]	-ic = ~의, ~와 관련된	골반의

다리뼈

용어	용어 분석	의미
calcane/o		발꿈치 heel
calcaneal 발꿈치의 [kal-KAY-nee-al]	-eal = ~의, ~와 관련된	발꿈치의
femor/o		넓적다리뼈 (대퇴골) femur; thigh bone
iliofemoral joint 엉덩넓적다리관절, 장골대퇴관절 [ill-ee-oh-FEM-or-al]	-al = ~의, ~와 관련된 ili/o = 엉덩뼈(장골)	볼기뼈와 넓적다리뼈(대퇴골) 사이의 관절
fibul/o		종아리뼈(비골) fibula
fibulocalcaneal 종아리발꿈치뼈 [fib-yoo-loh-kal-KAY-nee-al]	-eal = ~의, ~와 관련된 calcane/o = 발꿈치	종아리뼈(비골)와 발꿈치의

핵심 내용

- 종아리뼈(비골)는 라틴어로 걸쇠 혹은 빗장을 의미하고, 브로치처럼 정강뼈(경골)에 걸쳐져 있다.

patell/a; patell/o		무릎뼈 patella; kneecap
patellapexy 무릎뼈고정술 [pa-TEL-ah-peck-see]	-pexy = 수술적인 고정	수술적인 방법으로 무릎뼈를 고정함
infrapatellar 무릎뼈 아래의 [in-frah-pah-TEL-ar]	-ar = ~의, ~와 관련된 infra- = 아래의	무릎뼈 아래의
suprapatellar 무릎뼈 위의 [sue-prah-pah-TEL-ar]	-ar = ~의, ~와 관련된 supra- = ~위의	무릎뼈 위의
tibi/o		정강뼈(경골) tibia; shin
tibiofibular joint 정강종아리관절(경골비골관절) [tib-ee-oh-FIB-yoo-lar]	-ar = ~의, ~와 관련된 fibul/o = 종아리뼈(비골)	정강뼈(경골)와 종아리뼈(비골) 사이의 관절

관절

용어	용어 분석	의미
arthr/o; articul/o		관절 joint
arthralgia 관절통 [ar-THRAL-ee-ah]	-algia = 통증	관절에 통증이 발생하는 것으로 arthrodynia라고 부르기도 한다.
arthritis 관절염 [ar-THRIGH-tis]	-itis = 염증	관절에 염증이 발생한 것
arthropathy 관절병증 [ar-THROP-ah-thee]	-pathy = 질병	골관절염(osteoarthritis, OA)은 과도한 관절의 사용으로 관절에 변형이 일어난 것으로 움직일 때마다 통증을 동반하게 되며(그림 7.11B), 류마티스관절염(rheumatoid arthritis)은 자가면역계에 이상이 생긴 것으로 몸의 정상세포를 외부에서 침입한 물질로 인식하여 결과적으로 자가세포를 손상시키는 과정이 진행되며, 관절의 변형을 초래한다(그림 7.11C). 관절에 발생한 질병

arthroplasty 관절성형 [ar-throh-plas-tee]	-plasty = 수술적인 방법으로 재건하는 것	수술적인 방법으로 관절을 재건하는 방법, 무릎이나 볼기뼈 관절에 인공물을 삽입하는 방법이다. 관절 전체 혹은 일부를 수술한다(그림 7.13).
arthroscopy 관절내시경술 [ar-THROS-koh-pee]	-scopy = 시각적으로 검사하는 과정	관절내시경을 사용하여 관절안을 시각적으로 검사하는 과정(그림 7.14) [참고] 관절내시경술은 관절안으로 작은 비디오카메라를 삽입하여 전송된 이미지를 TV 모니터를 통해 보면서 수술하는 방법으로, 국소마취 상태에서 실시된다. 회복이 빠르고 입원기간을 줄일 수 있다는 장점이 있다.
interarticular 관절 사이의 [in-ter-ar-TICK-yoo-lar]	-ar = ~에 관한 inter- = 사이의	pertaining to between the joints 관절 사이의
burs/o		윤활주머니, 윤활낭(관절 주위에 윤활액이 차 있는 주머니) bursabursa (sac filled with synovial fluid located around joints)
bursitis 주머니염, 낭염 [ber-SIGH-tis]	-itis = 염증	주머니에 염증이 발생한 것
bursectomy 주머니절제, 낭절제 [ber-SECK-toh-mee]	-ectomy = 절제	주머니를 절제하는 것

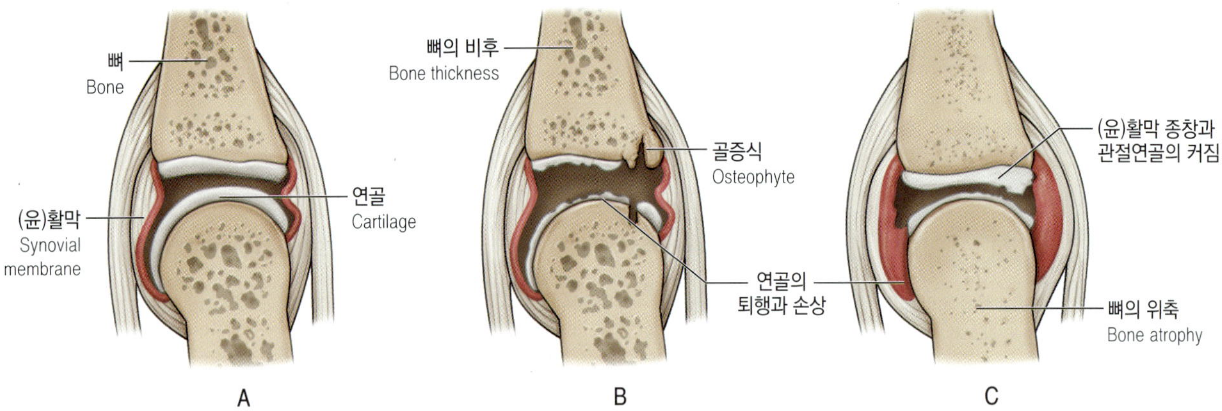

그림 7.11 류마티스관절염과 골관절염.
A: 정상 관절, B: 골관절염, C: 류마티스관절염

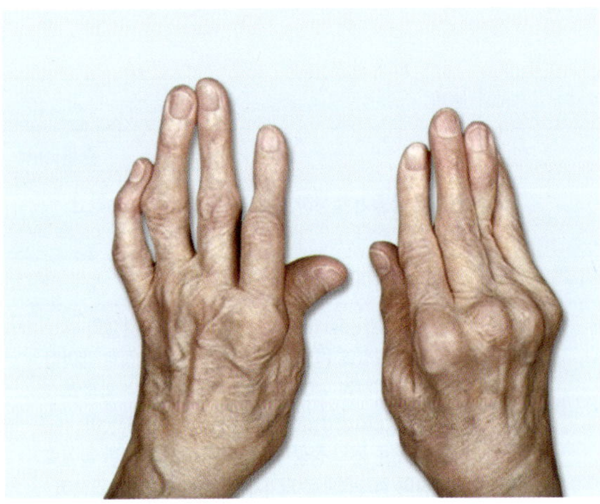

그림 7.12 류마티스관절염으로 변형된 손

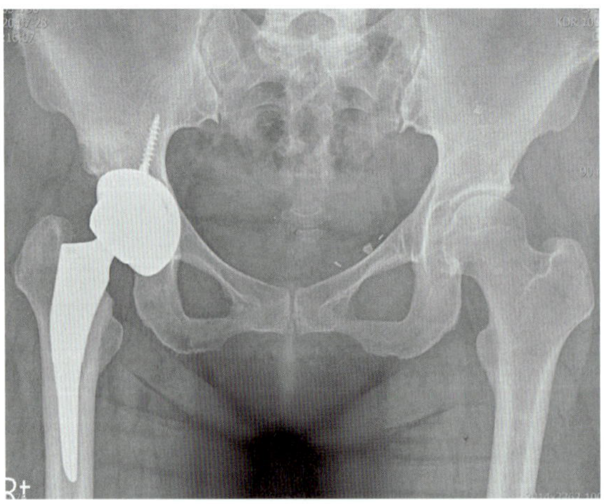

그림 7.13 관절성형. 관절의 연골부위를 폴리에틸렌으로 대체하여 뼈 사이의 마찰을 줄여준다.

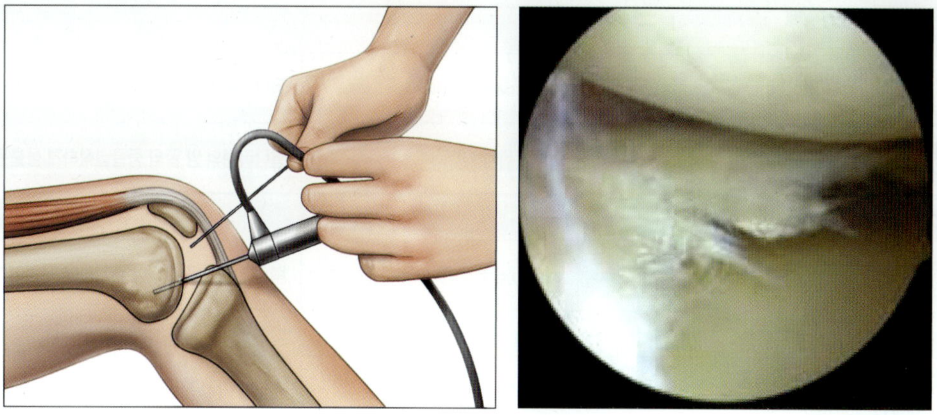

그림 7.14 관절내시경술

접미사

용어	용어 분석	의미
-blast		미숙한, 성숙하지 않은 immature
osteoblast 골모세포, 뼈모세포 [OS-tee-oh-blast]	oste/o = 골, 뼈	미성숙한 골세포
-centesis		수술적인 방법으로 액체를 뽑아내는 방법(흡인)
arthrocentesis 관절천자 [ar-throh-sen-TEE-sis]	arthr/o = 관절	관절속에 들어 있는 관절액을 주로 주사로 채취하는 것
-clast		파괴 breakdown
osteoclast 파골세포, 뼈파괴세포 [OS-tee-oh-clast]	oste/o = 골	뼈를 파괴하는 골세포
-desis		수술적인 방법으로 유합하거나 고정함
arthrodesis 관절유합술 [ar-throh-DEE-sis]	arthr/o = 관절	수술적인 방법으로 관절을 고정하여 유합시킴
-genesis		형성 formation
osteogenesis 골형성, 뼈형성 [os-tee-oh-JEN-eh-sis]	oste/o = 골	뼈형성; 골화로 알려짐
-malacia		연화 softening
chondromalacia 연골연화증 [kon-droh-mah-LAY-shee-ah]	chondr/o = 연골	연골이 연화되는 현상
osteomalacia 골연화증 [os-tee-oh-mah-LAY-shee-ah]	oste/o = 골	뼈가 연화되는 현상
-osis		비정상적인 상태 abnormal condition
kyphosis 척주후만증 [kye-FOH-sis]	kyph/o = 척주후만	비정상적으로 흉부에서 척추 커브가 뒤쪽으로 굽은 현상
lordosis 척주전만증, 척주앞굽음증 [lor-DOH-sis]	lord/o = 척주전만	허리뼈의 척추가 과도하게 앞쪽으로 나온 것
scoliosis 척주측만증, 척주옆굽음증 [skoh-lee-OH-sis]	scoli/o = 굽은	척추가 비정상적으로 옆으로 굽은 것

-physis		성장 to grow
diaphysis 뼈몸통, 골간 [dye-AF-eh-sis]	dia- = ~사이의	팔다리뼈의 한가운데 가늘고 긴 부분
epiphysis 뼈끝, 골단 [eh-PIF-eh-sis]	epi- = 위의	팔다리뼈의 양 끝의 둥글넙적하게 돌출된 부분
-porosis		작은 구멍이 있는 porous
osteoporosis 골다공증 [os-tee-oh-poh-ROH-sis]	oste/o = 골	뼈의 밀도가 감소되어 뼈기질에 구멍이 발생한 것
-sarcoma		결합조직에 악성종양이 발생한 것
chondrosarcoma 연골육종 [kon-droh-sar-KOH-mah]	chondr/o = 연골	연골에 악성종양이 생긴 것
osteosarcoma 골육종 [os-tee-oh-sar-KOH-mah]	oste/o = 골	뼈에 악성종양이 발생한 것. osteogenic sarcoma라고도 함

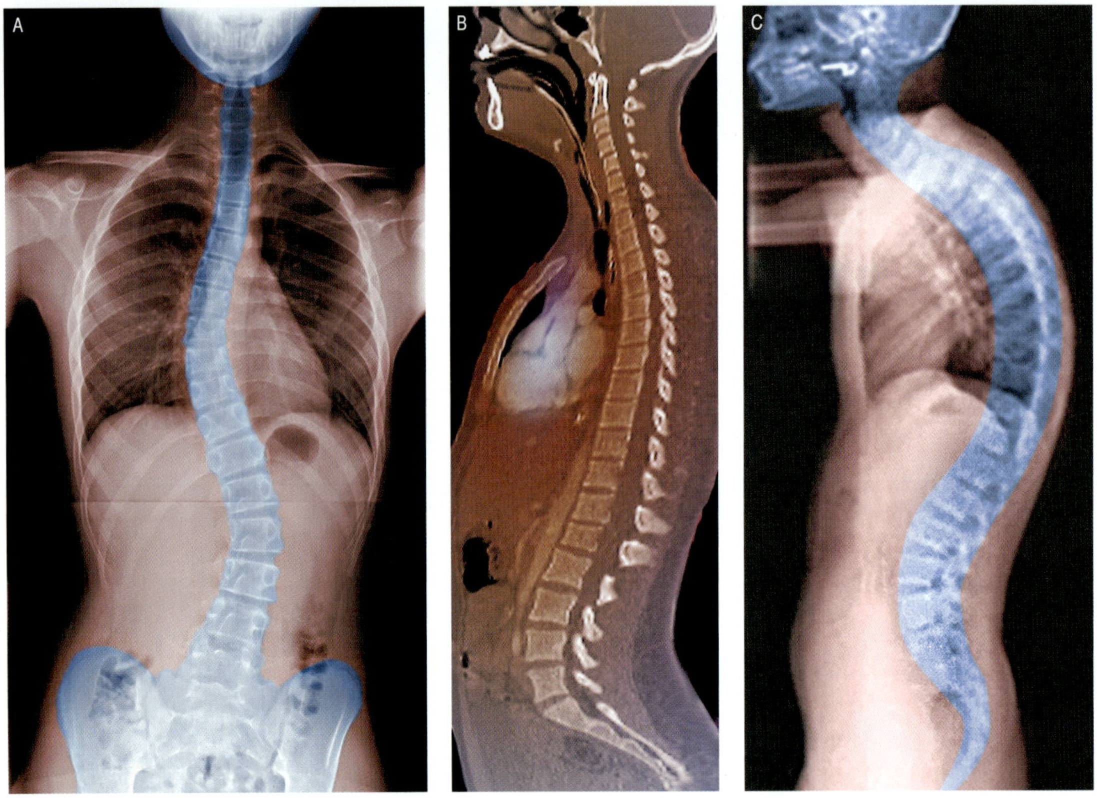

그림 7.15 세 가지 척추만곡이상.
A: 척주측만증(뒤앞쪽 방사선 사진), B: 척주전만증(가쪽면, CT 촬영), C: 척주후만증(가쪽 방사선 사진)

접두사

용어	용어 분석	의미
ortho-		곧은 straight
orthopedics 정형외과학 [or-thoh-PEE-dicks]	-ic = ~의, ~와 관련된 ped/o = 어린이	골격계의 변형 또는 기능부전을 교정하기 위한 수술적인 처치를 하는 학문

표 7.2에 중요한 용어를 명사와 형용사로 구분하여 제시하였다.

표 7.2 몸의 주요한 뼈(명사형과 형용사형)

명사	형용사	명사	형용사
acetabulum	acetabular	olecranon	olecranal
articulation	articular	patella	patellar
calcaneus	calcaneal	pelvis	pelvic
cervix	cervical	phalanx	phalangeal
clavicle	clavicular	pubis	pubic
coccyx	coccygeal	radius	radial
cranium	cranial	ribs	costal
ethmoid	ethmoidal	sacrum	sacral
femur	femoral	scapula	scapular
fibula	fibular	sphenoid	sphenoidal
humerus	humeral	sternum	sternal
ilium	iliac	thorax	thoracic
ischium	ischial	tibia	tibial
lower back	lumbar	ulna	ulnar
malleolus	malleolar	vertebra	vertebral
mandible	mandibular	wrist bones	carpals
maxilla	maxillary	zygoma	zygomatic

노화의 결과

뼈밀도 감소와 관절연골의 퇴화는 인간이 나이가 들어가면서 뼈대계통에 나타나는 흔한 증상이다. 뼈 밀도의 감소와 관절연골의 퇴화는 골다공증(osteoporosis)과 골관절염(osteoarthritis, OA)을 유발한다.

골다공증은 뼈 재생의 균형이 무너져 흡수 속도를 생성 속도가 쫓아가지 못하게 되는 것으로서 골다공증이 발생하면 뼈의 양이 줄어들기 시작해 뼈가 가늘어지고 구멍이 생기며 약해지므로 쉽게 골절이 발생할 수 있다. 특히 폐경기가 지나 줄어드는 에스트로젠(estrogen)의 영향이 중년 여성에게 골다공증이 발생하는 가장 큰 원인이다. 또다른 원인은 장기적인 활동 부족에서 비롯된다. 효과적인 치료 방법에는 골밀도를 증가시킬 수 있는 운동과 약물치료, 칼슘이 많은 식품을 섭취하는 것 등이 있다.

골관절염은 관절연골의 퇴화이며, 정확한 원인은 알려지지 않았다. 관절의 외상이나 관절의 퇴화로 관절연골이 마모되고, 관절이 연화되어 연골밑뼈의 상아질화로 얇아진다. 관절연골의 퇴화로 뼈에 마찰이 생기고, 움직임에 통증이 동반된다. 골관절염의 치료법은 없으나, 운동으로 증세를 완화시킬 수 있으며, 아스피린 복용이 통증을 감소시킬 수 있다. 진행성 골관절염의 경우 관절성형(외과적 수술로 인공관절을 삽입)을 시행하기도 한다.

5 뼈대계통 질환

골육종

뼈에서 기원한 악성 골종양(maligant tumor)은 골세포에서 시작하고 전이(metastasis)가 빠르다. 새로운 골세포가 형성하는 뼈의 끝부분에서 잘 발생한다. 넓적다리(thigh)와 위팔(upper arm), 정강이(shin) 부위에 가장 흔히 발생하나, 뼈의 어느 부위에서도 발생할 수 있다. 청소년기(adolescence)에 가장 빈번하게 발생하며, 악성종양의 종류로 가장 흔한 것은 골육종(osteosarcoma)이며, 유잉종양(Ewing's tumor; 보통 20세 이전 발생)과 연골육종(chondrosarcoma)이 있다. 원인은 미상이며, 해당 부위의 통증이 가장 흔한 증상이다. 종양이 커짐에 따라 통증은 더 심해지고 해당 부위가 붓고(visible swelling), 움직임 제한(limitation of motion)도 생긴다. 종양이 있는 뼈 부위에 병적골절이 생길 수도 있다.

치료법으로는 수술로 종양을 제거 후 화학적 치료(chemotherapy) 및 방사선치료(radiation therapy)를 병행할 수 있다. 뼈의 악성종양은 혈류를 따라 흔히 폐(lung)로 전이된다.

골절

골절(fracture)은 외상(trauma)으로 인해 뼈에 금이 가거나 부러진 상태이다(그림 7.16). 개방골절(open fracture), 즉 복합골절(compound frature)은 부러진 뼈조각이 피부의 개방상처(open wound)를 통해 바깥으로 노출된 상태를 말한다. 폐쇄골절(closed fracture)은 개방상처를 동반하지 않는 골절을 말하며, 병적골절(pathological fracture)은 종양(tumor)이나 감염(infection)과 같은 뼈 질환으로 인해 뼈가 약해져서 생기는 골절이다.

분쇄골절(comminuted fracture)은 뼈가 여러 조각 이상으로 부서진 골절이고, 단순골절(simple fracture)은 분쇄골절과 달리 한 군데만 부러진 경우이다. 압박골절(compressed fracture)은 뼈가 압박되어 찌그러진 상태이며, 척추뼈(vertebra)에서 자주 발생한다.

생나무골절(greenstick fracture)은 뼈가 부분적으로 골절되는 경우로 생나무가 부러질 때와 같이 한쪽은 부러지고 다른 한쪽은 골절없이 구부러진 불완전골절이며 소아에게서 발생한다.

끼임골절(감입골절, impacted fracture)은 뼈의 한쪽 끝이 다른 뼈의 내부에 끼이는 형태의 골절을 말한다.

콜리스골절(colles fracture)은 손목관절 가까이에서 노뼈(radius)의 아래쪽 끝부분이 손등 쪽으로 전위되거나 경사진 골절이다.

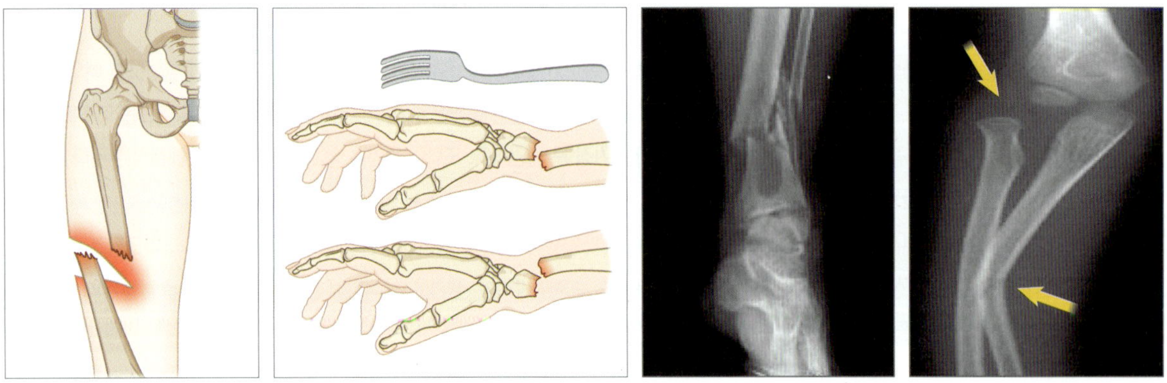

A B C D

그림 7.16 골절. A: 복합골절(개방골절), B: 콜리스골절(폐쇄골절), C: 분쇄골절, D: 생나무골절

골절은 정복(reduction; 정상해부학적 관계로 복원시킴)을 통해 치료한다. 정복은 뼈를 원래의 정상 위치로 복원시키는 것을 말한다. 폐쇄골절정복(closed reduction)은 수술을 하지 않고 손으로 정복을 시행하는 것이고, 골절 부위를 절개(incision)를 시행한 후 수술적으로 정복하는 것을 개방골절정복(open reduction)이라 한다. 개방골절정복은 금속판과 나사, 못, 핀 등을 사용하여 고정(internal fixation)하기도 한다.

6 약어

약어	의미	
C	cervical	목뼈
C1, C2, C3		첫째 목뼈, 둘째 목뼈, 셋째 목뼈
DDD	degenerative disc disease	퇴행성원반질환
IP	interphalangeal	손가락마디 사이의
L	lumbar	허리뼈
L1, L2, L3		첫째 허리뼈, 둘째 허리뼈, 셋째 허리뼈
LDD	lumbar disc disease	허리원반질환
MCP	metacarpophalangeal	손허리손가락의, 중수지의
MSS	musculoskeletal system	근육뼈대계통
OA	osteoarthritis	골관절염
ORIF	open reduction internal fixation (open reduction is the realignment of bone into its normal position under direct visualization after cutting open the skin)	개방정복 및 내부교정(개방정복은 피부를 절개한 후 눈으로 보면서 정상 위치로 뼈의 위치를 맞추는 것이다)
ortho	orthopedics	정형외과학
RA	rheumatoid arthritis	류마티스관절염
S1, S2, S3		첫째 엉치뼈, 둘째 엉치뼈, 셋째 엉치뼈
T	thoracic	흉추의, 등뼈의
T1, T2, T3 (aka D1, D2, D3)		첫째 등뼈, 둘째 등뼈, 셋째 등뼈
TKR	total knee replacement	무릎전관절치환술
TMJ	temporomandibular joint	측두하악관절, 턱관절

7 의학용어 복습

이 장에서 배운 용어들이 해부생리 용어, 병리학 용어, 진단 용어, 수술 용어, 관절 용어로 나뉘어 표로 정리되어 있다. 각 용어의 의미와 어느 범주에 속하는지 복습하시오.

해부생리 용어

1	acetabular	2	brachia	3	brachiocephalic
4	calcaneal	5	cervical	6	chondrocyte
7	costochondral	8	costosternal	9	craniofacial
10	infrapatellar	11	interarticular	12	interphalangeal
13	intervertebral	14	lumbosacra	15	mandibular
16	maxillary	17	olecranal	18	orthopedics
19	osteoblast	20	osteoclast	21	osteocyte
22	osteogenesis	23	pelvic	24	subcostal
25	subscapular	26	suprapatellar	27	thoracolumbar
28	ulnar	29	vertebral	30	vertebrofemoral
31	xiphoid				

병리학 용어

1	achondroplasia	2	arthralgia	3	arthritis
4	arthropathy	5	chondroma	6	chondromalacia
7	chondrosarcoma	8	kyphosis	9	lordosis
10	lumbodynia	11	myeloma	12	osteoarthritis
13	osteitis	14	osteochondritis	15	osteoma
16	osteomalacia	17	osteomyelitis	18	osteoporosis
19	osteosarcoma	20	scoliosis	21	spondylitis
22	spondylopathy				

진단 용어

1	arthrocentesis	2	arthroscopy

수술 용어

1	acetabuloplasty	2	arthrodesis	3	arthroplasty
4	carpectomy	5	cranioplasty	6	craniotomy
7	osteoclasis	8	osteotome	9	osteotomy
10	patellapexy				

관절 용어

1	bursectomy	2	bursitis	3	costovertebral
4	fibulocalcaneal	5	iliofemoral	6	iliosacral; sacroiliac
7	interphalangeal	8	lumbosacral	9	radiocarpal
10	sacrococcygeal	11	sternoclavicular	12	temporomandibular
13	tibiofibular				

7.2 근육계통

1 한눈에 보는 근육계통

기능

근육계통은 움직임을 만들어 말하기, 걷기, 신발끈 묶기와 같은 동작을 수행할 수 있도록 한다.

기관

근육은 다음과 같은 종류가 있다.

- **skeletal muscle** 뼈대근육
- **visceral muscle** 내장근육
- **cardiac muscle** 심장근육

용어 성분

근육계통 용어를 만드는 데 활용되는 대표적인 용어 성분은 다음과 같다.

결합형

어근	의미	어근	의미
duct/o	끌어당기는 to draw	my/o	근육 muscle
electr/o	전기 electric	myos/o	근육 muscle
fasci/o	근막(근육을 둘러싸고 있는 조직의 띠)	rhabd/o	횡문, 가로무늬, 막대모양 rod- shaped; striped; striated
kinesi/o	움직임 movement	tendin/o; ten/o	힘줄(건) tendon
lei/o	민무늬 –, 평활 – smooth	tenosynovi/o	힘줄윤활막, 건초(힘줄을 둘러쌈) tendon sheath (covering of a tendon)
muscul/o(my/o 참조)	근육 muscle	ton/o	긴장상태 tone; tension

접미사

접미사	의미	접미사	의미
-asthenia	근력이 없는 no strength	-kinesia	운동 movement; motion
-clonus	혼란, 분투 turmoil	-trophy	영양 nourishment; 성장 growth
-ion	과정 process of	-thermy	열 heat

2 들어가기

근육은 의지에 따라 움직여지는 맘대로근육(수의근, voluntary muscles)과 의식적인 명령 없이 움직이는 제대로근육(불수의근, involuntary muscles)으로 나뉘는데, 뼈대근육은 맘대로근육이고 심장근육과 내장근(육)은 제대로근육이다. 7장에서는 뼈대근육과 관련된 용어들을 익히게 되며, 심장근육과 내장근(육)은 다른 장에서 다뤄질 것이다.

핵심 내용

- 뼈대근육은 맘대로근육(수의근)이고, 심장근육과 내장근(육)은 제대로근육(불수의근)이다.

3 뼈대근육계 해부생리

뼈대근육의 부착

결합조직인 인대(ligament)는 뼈와 뼈 사이를 연결하며, 힘줄(건, tendon)은 뼈대근육의 양쪽 끝에 부착되어 근육과 연결되어 있다. 예를 들어, 팔뚝을 움직여 팔꿈치가 90°가 되게 해 보자(그림 7.17). 팔뚝을 움직이는 근육인 위팔두갈래근(상완이두근, biceps brachii)은 위팔뼈(상완골, humerus)에 위치하는데, 한쪽 끝은 위팔두갈래근이 수축할 때 고정되어 있는 어깨뼈(견갑골, scapula)에 부착되어 있다. 위팔두갈래근의 다른 한쪽 끝은 위팔두갈래근이 수축할 때 움직이는 노뼈(요골, radius)에 부착되어 있다. 위팔두갈래근이 어깨뼈에 부착된 곳을 이는곳(origin)이라 하고, 노뼈에 부착된 곳을 닿는곳(insertion)이라 한다. 이는곳은 근육이 수축할 때 고정된 뼈에 부착된 근육을 지칭하는 데 사용하는 용어이며, 닿는곳은 근육이 수축할 때 움직이는 뼈에 붙어 있는 근육을 말한다.

핵심 내용

- 근육이 수축할 때 고정되어 있는 지점을 이는곳이라 하고, 움직이는 지점을 닿는곳이라 한다.

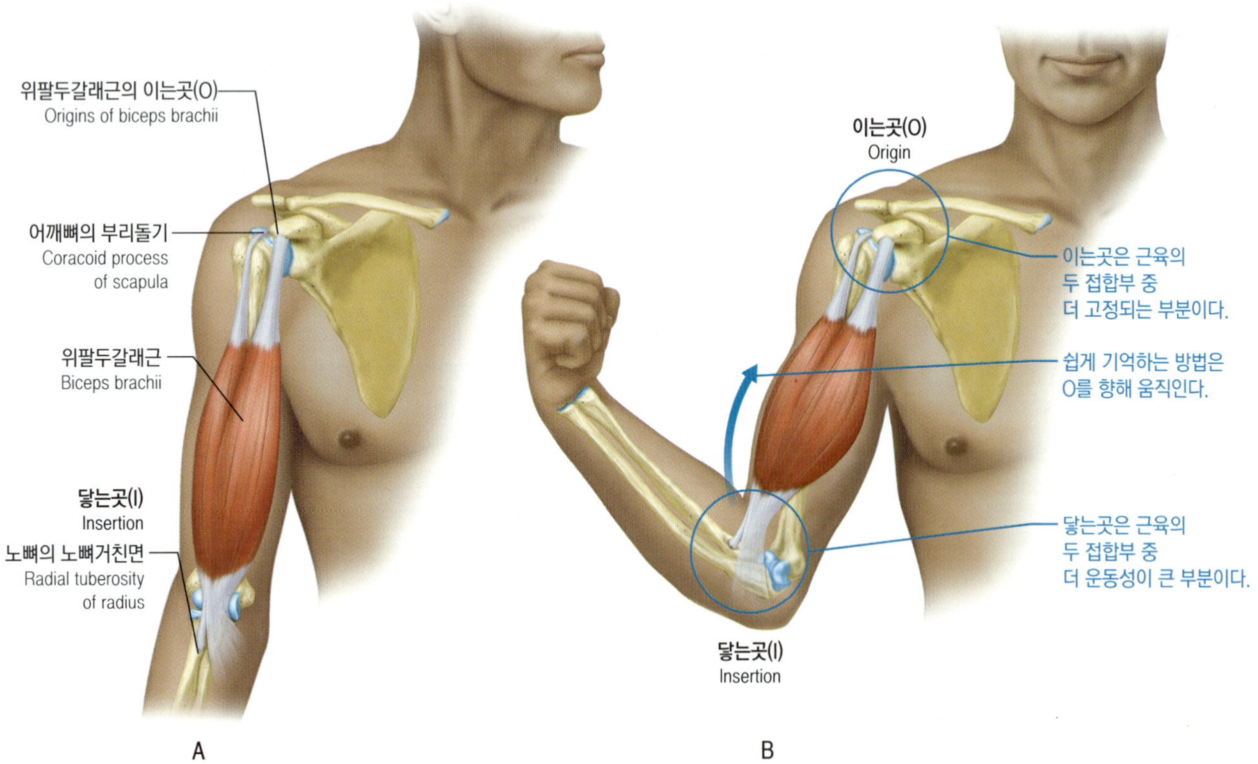

그림 7.17 위팔두갈래근(상완이두근)의 작용으로 아래팔이 움직인다.
A: 수축 전 위팔두갈래근, B: 수축 후 위팔두갈래근

주요 뼈대근육

그림 7.18은 몸의 표면근육(superficial muscles) 중 주요 근육을 나타낸 것이다.

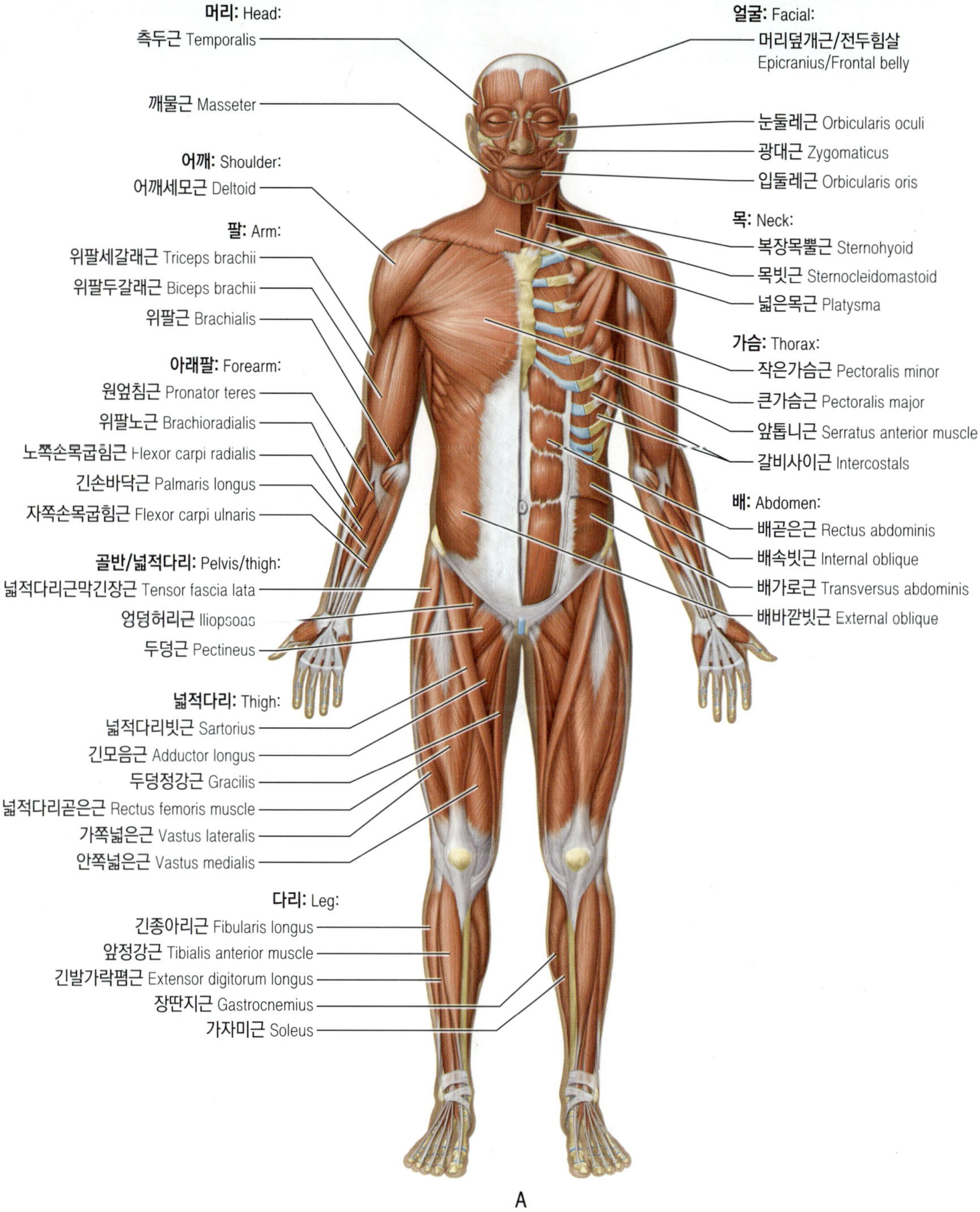

그림 7.18 근육. A: 앞면

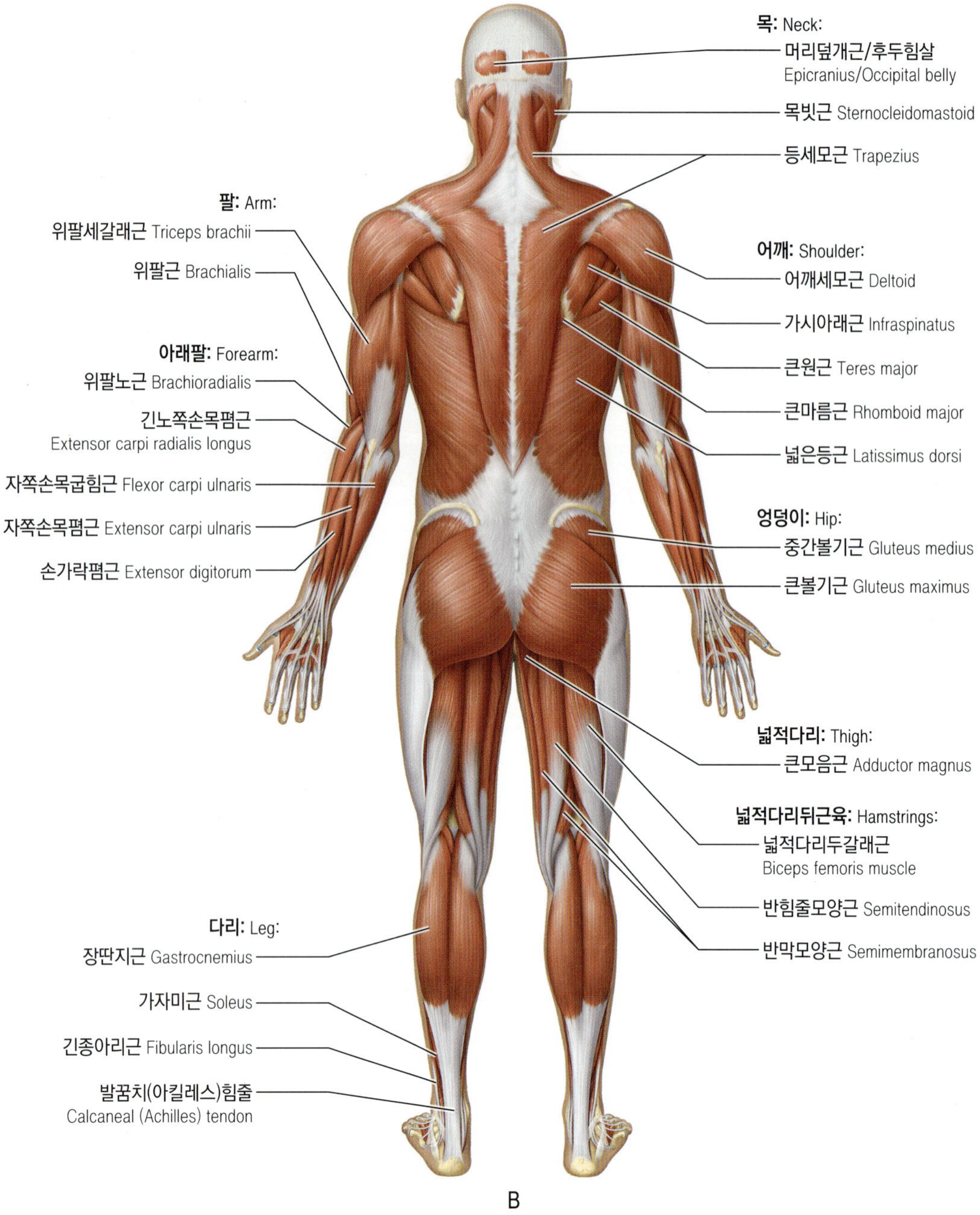

그림 7.18 (계속) B: 뒷면

인체의 각운동

각운동은 관절을 이루고 있는 뼈 사이의 각도를 감소시키거나 증가시키는 움직임이다. 각운동에는 굽힘과 폄, 벌림과 모음, 회전, 휘돌림 등이 있다.

굽힘(flexion)은 두 개의 뼈를 서로 가깝게 움직여 뼈 사이의 각도를 감소시키는 것이고 폄(extension)은 관절을 이루고 있는 각을 증가시키는 것이다(그림 7.19A). 벌림(abduction)은 중앙선에서 멀어지는 움직임을 말한다(그림 7.19B). 모음(adduction)은 벌림의 반대동작으로 중앙선으로 가까워지는 움직임이다(그림 7.19C). 회전

(rotation)은 각을 이루지 않는 축을 중심으로 회전하는 움직임으로 엉덩관절, 어깨관절, 목에서 나타날 수 있다(그림 7.19D). 휘돌림(circumduction)은 먼쪽뼈가 몸쪽뼈 주변을 원뿔 모양을 그리듯 자유롭게 움직이는 것으로 굽힘-폄-벌림-모음이 모두 합쳐진 움직임이다(그림 7.19E).

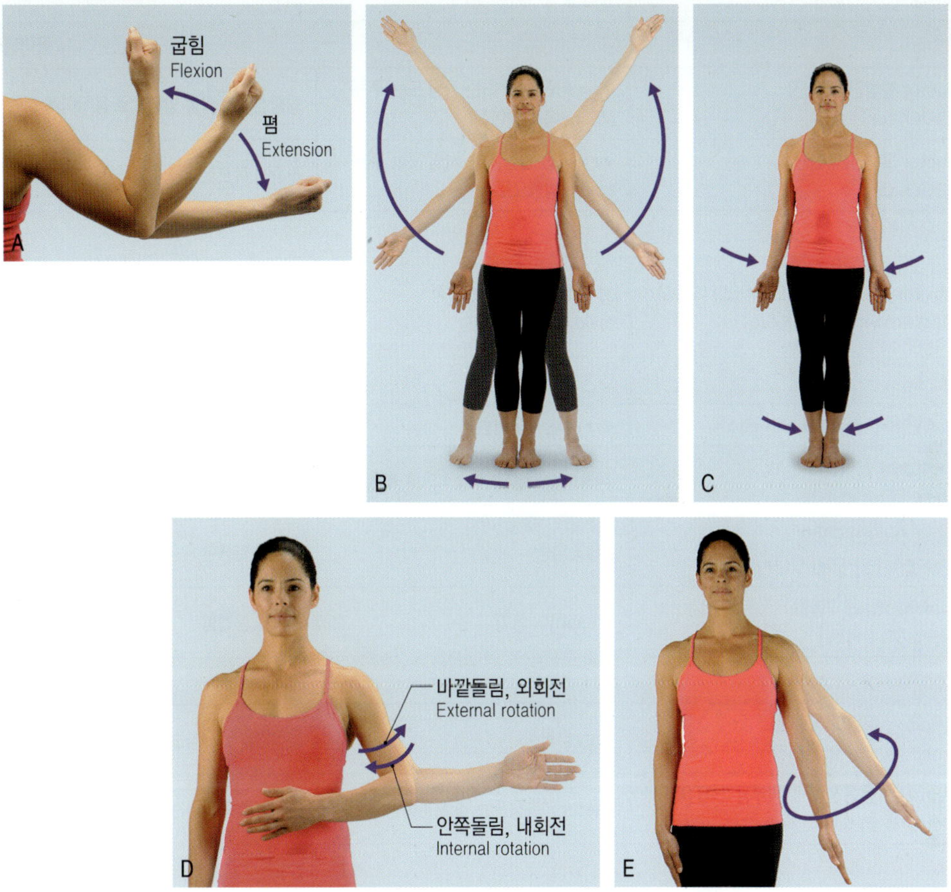

그림 7.19 근육운동의 형태. A: 굽힘과 폄, B: 벌림, C: 모음, D: 회전, E: 휘돌림

부가적 단어 요소

다음에 나오는 어근과 접미사는 이 장에 나오는 의학용어를 확립하는 데 도움이 될 것이다.

어근	의미
flex/o	bend 구부림
pronati/o	facing backward 뒷면을 마주 보고 있는
supinati/o	facing forward 앞면을 마주 보고 있는
tens/o	stretch 늘어남, 신장함
dorsi -	back 등

4 의학용어 분석과 의미

결합형 어근

용어	용어 분석	의미
duct/o		끌어당기는 to draw
abductor 벌림근(외전근) [ab-DUCK-tor]	-or = 어떤 일을 하는 사람 또는 주체 ab- = ~에서 떨어진	정중선에서 바깥 방향으로 움직이게 하는 근육
adductor 모음근(내전근) [ah-DUCK-tor]	-or = 어떤 일을 하는 사람 또는 주체 ad- = ~방향으로	정중선 쪽으로 움직이게 하는 근육
electr/o		전기 electric
electromyography 근전도검사(법) (EMG) [ee-leck-troh-my-OG-rah-fee]	-graphy = 기록하는 과정 my/o = 근육	전기자극을 주었을 때 근육이 보여주는 전기적 반응을 기록하는 것 [참고] 신경을 자극하면 근육에서 전기적 활동을 볼 수 있다.
fasci/o		근막(근육을 둘러싸고 있는 조직의 띠) fascia
fascial 근막-, 근막의 [FASH-ee-al]	-al = ~의, ~와 관련된	근막의
fasciectomy 근막절제(술) [fash-ee-ECK-toh-mee]	-ectomy = 절제; 수술적으로 제거함	근막을 절제함
fasciitis; fascitis 근막염 [fas-ee-EYE-tis]; [fah-SIGH-tis]	-itis = 염증	근막에 발생한 염증
fasciorrhaphy 근막봉합 [fash-ee-OR-ah-fee]	-rrhaphy = 봉합	근막을 봉합함
kinesi/o		움직임 movement
kinesiology 운동학(동력학) [kih-nee-see-OL-oh-jee]	-logy = 학문	움직임을 연구하는 학문
kinesimeter 운동정량계, 피부감각측정기 [kin-eh-SIM-eh-ter]	-meter = 측정하는 데 사용하는 도구	움직임을 측정하는 도구
lei/o		민무늬-, 평활- smooth
leiomyoma 평활근종 [lye-oh-my-OH-mah]	-oma = 종양, 덩어리 my/o = 근육	민무늬근육(평활근)에 발생한 양성종양 [참고] 내장근은 주로 민무늬근육으로 구성되어 있지만, 뼈대근육과 가슴근은 가로무늬근육으로 형성되어 있다.
leiomyosarcoma 평활근육종 [lye-oh-my-oh-sar-KOH-mah]	-sarcoma = 결합조직에 생긴 악성종양 my/o = 근육	민무늬근육에 발생한 악성종양 [참고] 근육은 결합조직으로 형성됨
muscul/o(my/o 참조)		근육 muscle
muscular 근육의 [MUS-kyoo-lar]	-ar = ~의, ~와 관련된	근육의
musculoskeletal 근육뼈대 [mus-kyoo-loh-SKEL-eh-tal]	-al = ~의, ~와 관련된 skelet/o = 뼈대, 골격	근육과 뼈대에 관련된
my/o		근육 muscle
electromyogram 근전도 [ee-leck-troh-MY-oh-gram]	-gram = 기록 electr/o = 전기	근육에서 발생하는 전류의 흐름을 기록함
fibromyalgia 섬유근통 [figh-broh-my-AL-jee-ah]	-algia = 통증 fibr/o = 섬유	근육, 힘줄(건), 인대 등의 섬유성 조직에 통증이 발생함
myalgia 근육통 [my-AL-jee-ah]	-algia = 통증	근육의 통증
myopathy 근육병증 [my-OP-ah-thee]	-pathy = 질병	근육에 발생하는 모든 질병을 통틀어 말함

myos/o		근육 muscle
myositis 근(육)염 [my-oh-SIGH-tis]	-itis = 염증	근육에 발생한 염증
polymyositis 다(발)근육염 [pol-ee-my-oh-SIGH-tis]	-itis = 염증 poly- = 여러, 많은	여러 근육에 염증이 발생함
rhabd/o		횡문, 가로무늬, 막대모양 rod- shaped; striped; striated
rhabdomyoma 횡문근종 [rab-doh-my-OH-mah]	-oma = 종양, 덩어리 my/o = 근육	가로무늬근육(횡문근)에 양성종양이 발생함
rhabdomyosarcoma 횡문근육종 [rab-doh-my-oh-sar-KOH-mah]	-sarcoma = 결합조직에 악성종양이 발생한 것 my/o = 근육	가로무늬근육에 악성종양이 발생함
rhabdomyolysis 횡문근융해(증) [rab-doh-my-OL-ih-sis]	-lysis = 부식, 분해 my/o = 근육	가로무늬근육 조직의 붕괴
tendin/o; ten/o		힘줄(건) tendon
tendinitis 힘줄염 [ten-dih-NIGH-tis]	-itis = 염증	힘줄(건)에 염증이 발생함
tendinous 힘줄의 [TEN-dih-nus]	-ous = p~의, ~와 관련된	힘줄(건)의
tenodesis 힘줄고정 [ten-ODD-eh-sis]	-desis = 고정하는 수술방법	수술로 힘줄(건)을 고정하는 방법
tenotomy 힘줄절단(술) [teh-NOT-oh-me]	-tomy = 자름	cutting of a tendon 힘줄(건)을 잘라냄
tenosynovi/o		힘줄집, 건초(힘줄을 둘러쌈) tendon sheath (covering of a tendon)
tenosynovitis 힘줄윤활막염(건초염) [teh-noh-sin-oh-VIGH-tis]	-itis = 염증	힘줄집(건초)에 염증이 발생함
ton/o		긴장상태 tone; tension
atonic 무긴장의 [a-TON-ick]	-ic = ~의, ~와 관련된 a- = 없는; 아닌; 부족한 -ia = 상태	근육에 긴장도가 느껴지지 않는 상태 긴장 없음증 (무긴장증, 이완증)
dystonia 근긴장이상 [dis-TOH-nee-ah]	dys- = 나쁜; 곤란한; 아픈	근육의 긴장도가 비정상적으로 보임
myotonia 근육긴장증, 근강직증 [my-oh-TOH-nee-ah]	-ia = 상태 my/o = 근육	근육이 수축한 후에도 이완하지 못하고 계속 긴장되어 있는 상태
tonic 긴장 [TON-ick]	-ic = ~의, ~와 관련된	긴장과 관련이 있는, 긴장된

접미사

용어	용어 분석	의미
-asthenia		근력이 없는 no strength
myasthenia 근무력증 [my-as-THEE-nee-ah]	my/o = 근육	근력이 없음
-clonus		혼란, 분투 turmoil
myoclonus 근간대경련 [my-oh-KLOH-nus] [my-OCK-loh-nus]	my/o = 근육	근육의 이완과 수축이 굉장히 빠르게 연속적으로 나타남

-ion		과정 process of
아래의 용어들은 근육의 작용을 나타내는 단어들이다(그림 7.19).		
abduction 벌림, 외전 [ab-DUCK-shun]	ab- = ~에서 떨어진 duct/o = 끌어당기는	중심면에서 멀어지는 행동, 모음(내전)과 반대의 의미
adduction 모음, 내전 [ah-DUCK-shun]	ad- = ~을 향해 duct/o = 끌어당기는	중심면으로 가까워지는 행동, 벌림(외전)과 반대의 의미
circumduction 휘돌림 [ser-kum-DUCK-shun]	circum- = 주위의 duct/o = 끌어당기는	원형으로 회전하는 운동
dorsiflexion (손발)등쪽굽힘 [door-see-FLECK-shun]	dorsi- = 등 flex/o = 구부림	발목관절에서 발등이 발등쪽(위쪽)으로 구부러짐: 발바닥쪽 굽힘과 반대
plantar flexion 발바닥쪽굽힘 [PLAN-tar-FLECK-shun]	flex/o = bend 구부림 plantar = 발바닥	발목관절에서 발바닥쪽으로 굽히는 운동
extension 폄, 신전 [eck-STEN-shun]	ex- = 바깥쪽으로 tens/o = 늘림, 신전	사지를 길게 늘이다. 두 뼈가 이루는 관절의 각을 넓히는 운동: 굽힘(굴곡)의 반대
flexion 굽힘, 굴곡 [FLECK-shun]	flex/o = 구부림	팔다리를 굽힌다, 두 뼈가 이루는 관절의 각을 줄이는 운동: 폄(신전)의 반대
pronation 엎침, 회내 [pro-NAY-shun]	pronati/o = 뒤쪽을 향하는	손의 운동중 손바닥이 뒤쪽을 향하도록 하는 운동: 뒤침(회외)의 반대
supination 뒤침, 회외 [soo-pih-NAY-shun]	supinati/o = 앞쪽을 향하는	손의 운동중 손바닥이 앞쪽을 향하도록 하는 운동: 엎침(회내)의 반대
-kinesia 움직임		운동 movement; motion
bradykinesia 운동완만 [brad-ee-kih-NEE-zee-ah] [brad-ee-kih-NEE-shuh]	brady- = 느린	느린 움직임
dyskinesia 운동이상증 [dis-kih-NEE-zee-ah]	dys- = 나쁜; 어려운; 아픈; 부족한	근육의 움직임이 불충분한
hyperkinesia 운동과다(증) [high-per-kye-NEE-zee-ah]	hyper- = 과다한; 정상범위를 넘어선	과도한 움직임
-trophy		영양; 성장 nourishment; growth
atrophy 위축(증) [AH-troh-fee]	a- = 없는, 아닌	근육이 약화되다, 근육이 줄어들다.
dystrophy 이상증, 형성장애 [DIS-troh-fee]	dys- = 부족한, 나쁜, 어려운, 아픈	근육의 발육 이상과 같은 비정상적인 발달
hypertrophy 비대 [high-PER-troh-fee]	hyper- = 과도한; 정상범위를 넘어선	세포의 크기 증가로 인한 기관의 증대
-thermy		열 heat
diathermy 투과열요법 [DYE-ah-ther-mee]	dia- = 완전한; 통하여	심부조직에 열을 가하는 것

노화의 영향

노화와 관련된 근육위축은 불용(disuse; 근육을 사용하지 않음)과 테스토스테론(testosterone; 남성화를 유발하는 호르몬), 에스트로젠(estrogen; 여성화를 유발하는 호르몬), 성장호르몬의 수치 감소에 의해 일어난다. 또한 근육감소(sarcopenia, sarc/o=flesh 근육; -penia=deficient 결핍)라고도 불리는 위축(atrophy)은 근육조직이 쇠약해지는 것으로 나이가 듦에 따라 근육에 대한 신경조절 감소와 함께 근육의 쇠약을 초래한다. 위축은 신체적으로 활동적이지 않은 대부분의 사람들에게 생긴다.

5 근육계통 질환

손목관절증후군/손목굴증후군

손목굴(carpal tunnel)은 손목의 손바닥면(palmar side)에 있는 작은 통로이며, 손목뼈와 인대로 이뤄져 있고, 손목을 지나는 정중신경(median nerve)을 보호한다. 손목의 힘줄과 인대를 지나치게 많이 사용하면, 염증이 생기게 되고 손으로 들어가는 정중신경을 압박하게 된다. 증상으로는 손목부위에서 무감각(numbness)과 통증(pain), 쇠약(weakness) 등이 나타난다.

치료방법으로는 손목부위 스트레칭과 근력강화 운동, 진통제, 스테로이드, 컴퓨터키보드 교체와 같은 인체공학적 개선, 정중신경에 대한 압박을 감소시키는 수술 등이 있다.

삠

삠(염좌, sprain)은 힘줄이 찢기거나, 비틀리거나, 과도하게 늘어나거나, 과다젖힘/과다폄(과신전, overextension)이 주원인이다. 주 증상은 통증과 부종, 근육경련, 근력약화, 기능손실 등이 있다.

휴식(rest), 부종을 줄이기 위한 얼음(ice) 적용, 탄력붕대를 사용하여 압박하기(compression), 손상된 부위 거상(elevation) 등을 추천(RICE요법)한다. 통증과 부종을 줄이기 위해 아세타미노펜(acetaminophen; Tylenol and others)이나 NSAIDs (nonsteroidal anti-inflammatory drugs) 등을 처방하며, 증상이 심한 경우 진통제나 근육이완제(muscle relaxants)를 처방한다.

근디스트로피

신경계통(nervous system)의 이상 없이 근섬유의 진행성 변성(progressive degeneration)이나 쇠약(weakness), 근육감소(loss of muscle mass)가 나타나는 유전질환군이다. 가장 흔한 형태는 뒤센느근디스트로피(Duchenne's muscular dystrophy)이며, 근육세포가 변성 · 위축되고, 점차 지방세포로 대치되면서 거짓비대(pseudohypertrophy)가 나타난다. 아직은 이 질환에 대한 적절한 치료가 없으나 약물과 치료가 증상을 완화시키고 병의 진행을 늦출 수 있다.

6 약어

어근	의미
EMG	electromyography 근전도검사
IM	intramuscular 근육 안의
ROM	range of motion 운동범위[한 관절이 최대한 움직일 수 있는 각도. 보통 도(degree)로 표시하며, 움직일 수 있는 최대각은 360°이다. 움직임에 제한이 있는 경우에는 예컨대 60° 등으로 표시할 수 있음]
RICE	rest, ice, compression, elevation 휴식, 얼음, 압박, 거상
SLR	straight leg raising 편다리올림

7 의학용어 복습

이 장에서 배운 용어들이 해부생리 용어와 병리학 용어, 진단 용어, 임상과 수술 용어, 근육 움직임으로 나뉘어 표로 정리되어 있다. 각 용어의 의미와 어느 범주에 속하는지 복습하시오.

해부생리 용어

1	abductor	2	adductor	3	fascial
4	kinesiology	5	ligaments	6	muscular
7	musculoskeletal	8	tendinous	9	tonic

병리학 용어

1	atonic	2	atrophy	3	brady kinesia
4	carpal tunnel syndrome	5	dyskinesia	6	dystonia
7	dystrophy	8	fasciitis/fascitis	9	fibromyalgia
10	hyperkinesia	11	hypertrophy	12	leiomyoma
13	leiomyosarcoma	14	myalgia	15	myasthenia
16	myoclonus	17	myopathy	18	myositis
19	myotonia	20	polymyositis	21	rhabdomyoma
22	rhabdomyolysis	23	rhabdomyosarcoma	24	strain
25	tendinitis	26	tenosynovitis		

진단 용어

1	electromyogram	2	electromyography	3	kinesimeter

임상과 수술 용어

1	bursectomy	2	diathermy	3	fasciectomy
4	fasciorrhaphy	5	tenodesis	6	tenotomy

근육 움직임

1	abduction	2	adduction	3	circumduction
4	dorsiflexion	5	extension	6	flexion
7	plantar flexion	8	pronation	9	supination

8 사례

7.1 뼈대계통

다음 의무기록을 읽고 질문에 답하시오. 필요할 경우 교재나 의학용어 사전, 기타 참고문헌을 사용하시오.

의무기록 #1

66세의 남성은 MVA로 손상받았다. 그는 사고지점에서 고정을 하고 병원으로 이송되었다. 검사결과, 그는 다발성 타박상과 찰과상을 입었다. 그중 무릎뼈 위 열상으로 무릎뼈 힘줄이 끊어지고, 복장빗장관절 탈구 그리고 가장 심각한 것은 왼쪽 노뼈와 왼쪽 먼쪽 자뼈의 골절이다.

질문

의무기록 #1에 적힌 정보를 활용하여 질문에 답하시오.

1. MVA가 의미하는 것은?
   a. 오토바이(motor cycle)와 밴 사고
   b. 자동차 사고
   c. 미니밴 사고

2. 가장 심각한 손상은?
   a. dislocated collarbone
   b. patellar tendon detachment
   c. radial and ulnar fractures

3. 무릎뼈 위 손상은 무엇인가?
   a. tear of the tissue
   b. scrape
   c. bruise

4. 탈구된 관절의 위치는?
   a. breast bone and collarbone
   b. shoulder blade and collarbone
   c. shoulder blade and upper arm

5. bruise가 의미하는 것은?
   a. abrasion
   b. laceration
   c. contusion

의무기록 #2

72세 여성이 osteoporosis로 인한 합병증으로 입원하였다. 그녀는 8개월간 등허리척추의 척주후만증과 함께 만성적이고 장애를 유발하는 허리통증이 있었다. 목뼈의 척주전만증과 중간 등뼈에 통증이 있었다. 신체검사에서 환자는 이미 언급한 등뼈의 척주후만증과 목뼈의 척주전만증과 나타났다. 하부 등뼈와 상부 허리뼈 부위에 통증이 있었다. 다리의 신경학적 이상은 없었다. 등뼈를 X-선 촬영을 하였다. 검사결과 T12와 L1의 압박골절이 나타났다. 이러한 골절은 심각한 osteoporosis의 합병증이다. 환자는 목 보호대를 착용하고 진통제를 처방받았다. 환자는 6주 후에 1차 진료의사의 진료를 받을 것이다.

질문

의무기록 #2에 적힌 정보를 활용하여 질문에 답하시오.

1. 이 환자의 swayback은 어느 척추뼈를 침범하였는가?
   a. cervical
   b. thoracic
   c. lumbar
   d. b and c only

2. Hump back 이상은 어느 척추뼈에서 나타났는가?
   a. cervical
   b. thoracic
   c. lumbar
   d. b andc only

3. Osteoporosis가 의미하는 것은?
   a. 뼈 형성
   b. 뼈밀도 감소
   c. 뼈의 외과적 골절
   d. 긴뼈의 둥글납작한 부분

4. X-선에 나타난 osteoporosis의 합병증은?
   a. fractures
   b. kyphosis
   c. lordosis
   d. all the above

7.2 근육계통

다음 퇴원요약지를 읽고 질문에 답하시오. 필요할 경우 교재나 의학용어 사전, 기타 참고문헌을 사용하시오.

퇴원요약지

환자는 10세 남아로 2~3세 때 처음으로 쇠약 징후가 발견되었다. 근디스트로피 진단은 혈액검사에서 이상소견이 발견되어 확진되었다. 근육의 퇴행은 생검으로 확진되었다. 환자는 약물치료를 시작하였으며 아직은 보행이 가능하다. 검사결과 환자는 쾌활한 소년이었다. 환자는 몸쪽 근육의 약화가 있다. 환자는 종아리 비대와 발꿈치 힘줄에 약간의 기형이 있다. 전반적인 신체 검사는 정상 범위 내에 있다. 검사소견과 생검을 바탕으로 근디스트로피 진단이 확진되었다.

질문

퇴원요약지에 적힌 정보를 활용하여 질문에 답하시오.

1. 다음 중 근디스트로피의 징후와 증상으로 옳은 것은?

a. abnormalities found in blood work

b. muscle weakness

c. muscular degeneration

d. all the above

2. 발꿈치 힘줄의 의학용어는?

a. achilles tendon

b. patellar tendon

c. quadriceps tendon

d. sartorius

3. 비대가 발생한 근육은?

a. hamstrings

b. gastrocnemius

c. quadriceps

d. none of the above

4. 다리의 근쇠약이 나타난 곳은?

a. away from the midline

b. farthest away from the point of attachment to the trunk

c. nearest the point of attachment to the trunk

d. toward the midline

9 연습문제

7.1 뼈대계통

A. 대답하기

- 다음 질문에 대한 답을 작성하시오.

1. 뼈대계의 5가지 기능
2. osteoclasts, osteocytes, osteoblasts의 차이점
3. 뼈에서 발견되는 2가지 미네랄
4. 뇌를 보호하는 뼈
5. 몸통뼈대를 구성하는 뼈
6. 팔다리뼈대를 구성하는 뼈

B. 짝짓기

- 아래의 뼈가 위치한 곳을 a~f에서 찾아 작성하시오.

a. cranium	d. face	g. vertebral column
b. thoracic cage	e. upper extremity	h. lower extremity
c. pelvic girdle	f. pectoral girdle	

1. maxilla
2. carpals
3. femur
4. phalanges
5. parietal bone
6. costal cartilage
7. humerus
8. lumbar
9. occipital bone
10. patella
11. xiphoid process
12. radius
13. fibula
14. zygoma
15. cervical
16. ilium
17. calcaneus
18. mandible
19. coccyx
20. ischium
21. metatarsals
22. olecranon
23. sternum
24. tarsals
25. ulna
26. clavicle

C. 의학용어

■ 아래 어간을 사용해서 의학용어를 완성하시오.

'myel/o', 'crani/o', 'chondr/o', 'cost/o', 'arthr/o'

1. 골수종 ______
2. 골수염 ______
3. 골관절염 ______
4. 골모세포 ______
5. 골연골염 ______
6. 골세포 ______
7. 골형성 ______
8. 골종(뼈의 양성종양) ______
9. 골육종(뼈의 악성종양) ______
10. 머리뼈절개 ______
11. 머리뼈성형 ______
12. 머리얼굴 ______
13. 연골세포 ______
14. 연골종(연골의 양성 종양) ______
15. 연골육종(연골의 악성 종양) ______
16. 갈비연골 ______
17. 갈비척추 ______
18. 갈비 아래 ______
19. 관절통 ______
20. 관절염 ______
21. 관절병증 ______
22. 관절성형 ______
23. 관절내시경술 ______

D. 의미 적기

■ 다음 단어의 한글 용어를 작성하시오.

1. thorax ______
2. clavicle ______
3. carpals ______
4. humerus ______
5. olecranon ______
6. ilium ______
7. calcaneus ______
8. femur ______
9. tibia ______

E. 수술과정에 대한 용어

■ 수술과정을 가리키는 용어에 ○표시하시오.

1. myeloma
2. osteoclasis
3. lordosis
4. arthrodesis
5. osteoporosis
6. acetabular
7. brachial
8. lumbodynia
9. orthopedics
10. cranioplasty

F. 철자 연습

■ 다음 중 철자가 틀린 단어를 찾아 올바르게 수정하시오.

1. calcaneous
2. tibula
3. hyoid
4. myloma
5. temperomandibular
6. ileosacral
7. osteogeneses
8. craniofacial
9. maleolus
10. coccx
11. humerous
12. olecranal
13. parietal
14. arthrodeses
15. patella

7.2 근육계통

A. 의학용어

■ 아래의 어간/어근을 사용해서 의학용어를 완성하시오.

'my/o', '-kinesia', '-trophy', '-or'

1. 근전도 ______
2. 근육통 ______
3. 근(육)염 ______
4. 근육병증 ______
5. 다(발)근육염 ______
6. 운동완만 ______
7. 운동이상증 ______
8. 운동과다(증) ______
9. 근육 위축 ______
10. 비정상 발달 ______
11. (세포의 크기 증가로 인한) 장기의 비대 ______
12. 벌림근육 ______
13. 모음근육 ______
14. 굽힘근육 ______
15. 폄근육 ______
16. 엎침근육 ______
17. 뒤침근육 ______

B. 짝짓기

■ 아래의 근육이 위치한 곳을 a~f에서 찾아 작성하시오.

a. head	b. upper extremities	c. shoulder
d. abdomen	e. lower extremities	f. back

1. masseter ______
2. trapezius ______
3. serratus anterior ______
4. external oblique ______
5. biceps brachii ______
6. vastus lateralis ______
7. soleus ______
8. semimembranosus ______
9. latissimus dorsi ______
10. deltoid ______
11. semitendinosus ______
12. adductor magnus ______
13. triceps brachii ______
14. gastrocnemius ______
15. orbicularis oris ______
16. frontalis ______
17. gracilis ______
18. teres major ______
19. rhomboideus major ______
20. biceps femoris ______

C. 철자 연습

▪ 다음 중 철자가 틀린 단어를 찾아 올바르게 수정하시오.

1. maseter
2. sternocliedomastoid
3. serratus
4. rectus abdominis
5. transversus
6. trapezious
7. latisimus dorsi
8. terres major
9. rhomdoideus
10. semitendinosus
11. gastrocnemius
12. Achiles

D. 반의어 적기

▪ 다음 용어의 반의어를 작성하시오.

1. abduction
2. extension
3. plantar flexion
4. supination

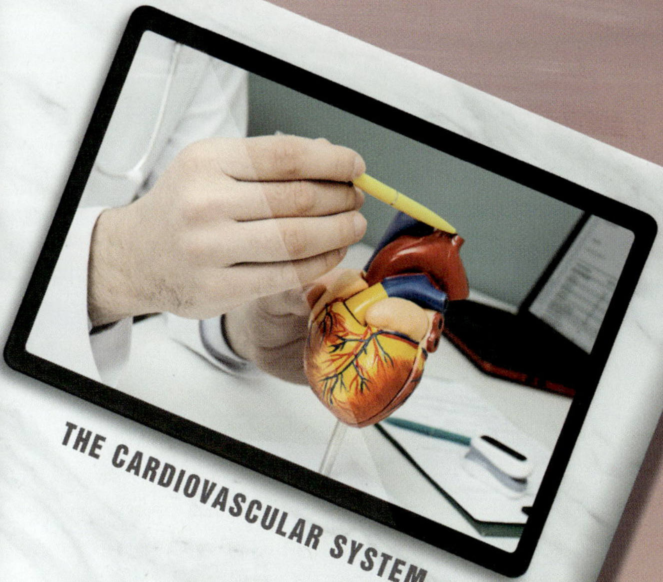

THE CARDIOVASCULAR SYSTEM

8 심장혈관계통

학습목표

- 심장혈관계통 구조물의 명칭을 바르게 적고 발음할 수 있다.
- 심장혈관계통과 연관된 주요 기능을 열거하고 이들의 기능을 설명할 수 있다.
- 심장혈관계통 의학용어를 결합형과 접미사, 접두사로 구분하고, 그 의미를 설명할 수 있다.
- 심장혈관계통에서 자주 사용하는 약어의 의미를 설명할 수 있다.

1 한눈에 보는 심장혈관계통

기능

심장혈관계통은 산소와 영양분을 신체의 모든 세포에 공급하고, 이산화탄소와 노폐물을 제거한다.

기관

심장혈관계통을 구성하는 주요 구조물은 다음과 같다.

- **heart** 심장
- **arteries** 동맥
- **veins** 정맥
- **capillaries** 모세혈관
- **blood vessels** 혈관
- **arterioles** 세동맥
- **venules** 세정맥

용어 성분

심장혈관계통 용어를 만들 때 사용하는 대표적인 용어 성분은 다음과 같다.

결합형

어근	의미	어근	의미
angi/o(vascul/o; vas/o)	혈관	isch/o	억제, 방해
aort/o	대동맥	phleb/o	정맥
arteri/o	동맥	rhythm/o	리듬
ather/o	지방 침착물	scler/o	경화
atri/o	심방	valvul/o	판, 밸브
cardi/o	심장	varic/o	뒤틀리는, 부풀어 오른
constrict/o	죔, 압축	vascul/o	혈관
coron/o	(왕)관, 심장근처	vas/o	혈관
ech/o	소리	ven/o	정맥
dilat/o	팽창, 부품	ventricul/o	심실
embol/o	틀어막는 것		

접미사

접미사	의미
-ectasis	팽창; 확장; 늘어남

접두사

접두사	의미	접두사	의미
brady-	느린	tachy-	빠른접두사

2 들어가기

우리 몸에는 세포가 70~80조에 이르고 있으며, 이들은 산소와 영양을 지속적으로 공급받아야 한다. 동시에 세포는 우리 몸 안에 쌓인 노폐물을 제거해야 하는데, 이러한 노폐물은 순환계통과 혈액 · 림프계통에 의해 제거된다.

순환계통은 심장(heart)과 혈관(blood vessels)으로 구성된다. 혈관은 동맥(arteries)과 정맥(veins), 모세혈관(capillaries)으로 이루어져 있다. 동맥은 심장에서 혈액을 보내는 역할을, 정맥은 심장으로 혈액을 보내는 역할을 하고, 모세혈관은 작은 혈관으로 동맥과 정맥을 연결하고, 혈액을 기관으로 운반한다.

혈액은 산소와 결합하기 위해 폐로 이동하여 산소와 결합한 뒤에 기관으로 다시 이동하여 산소와 영양소를 제공한다. 산소를 제공한 후 혈액은 정맥을 통하여 심장으로 돌아간 후 다시 산소를 공급받기 위해 폐로 보내진다.

3 심장혈관계통 해부생리

심장의 구조

심장의 위치는 가슴우리(흉강)의 복장뼈(늑골) 뒤, 정중선의 왼쪽에 놓여 있으며 심장막(pericardium)에 싸여 있다. 심장은 근육조직으로 이루어졌기 때문에 우리 몸에 혈액을 공급할 수 있도록, 대동맥, 위대정맥, 아래대정맥, 폐정맥, 폐동맥과 연결되어 있다(그림 8.1).

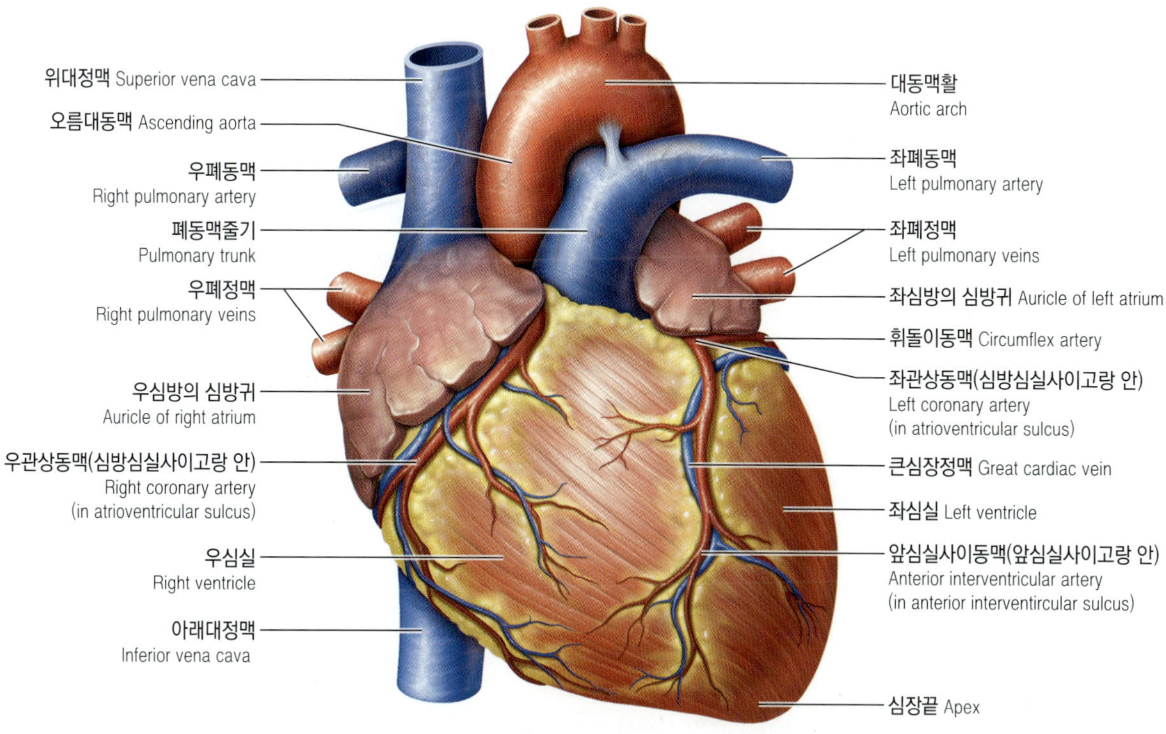

그림 8.1 심장의 구조

심장 내부

심장은 4개의 방, 즉 좌 · 우 심방(atria)과 좌 · 우 심실(ventricles)로 구분되며, 중격(septum)이 심장을 좌우로 나누어 준다.

심방은 방실판(atrioventricular valves)에 의해 심실과 분리된다. 우방실판은 혈액을 심방에서 심실로 흐르게 하는데 첨판(cusp)이라 불리는 3개의 삼각형 모양의 첨판으로 구성되어 있어서 삼첨판(tricuspid valves)이라고 부르기도 하며 혈액을 심방에서 심실로 흐르게 한다. 하지만 좌방실판은 첨판(cusp)이 2개뿐이기 때문에 이첨판(bicuspid valve), 또는 승모판(mitral valve)이라고 부른다. 각 방실판에는 판을 빈틈없이 닫게 해주는 첨판(cusp)이 있으며, 혈액의 역류를 방지하는 섬유로 이루어진 힘줄끈(chordae tendineae)에 의해 심장벽에 붙어 있다(그림 8.2). 심방에서 심실로 이동한 혈액은 반달판(semilunar valves)이라고 부르는 반달 모양의 판을 통해 이동한다.

우심실은 폐동맥반달판(pulmonary semilunar valve)을 통하여 혈액을 폐동맥으로 보내며, 좌심실은 대동맥반달판(aortic semilunar valve)을 통하여 혈액을 대동맥으로 보낸다.

핵심 내용

- 심장은 가슴우리(흉강)에 위치한 심장막 속에 있다.
- 심장은 대동맥과 위/아래대정맥, 폐정맥, 폐동맥과 연결되어 있다.
- 심장에는 4개의 방, 즉 좌 · 우 심방, 좌 · 우 심실이 있다.
- 중격은 심장을 좌우로 나눈다.
- 혈액은 방실판에 의해 심방에서 심실로 흐른다.
- 우방실판은 삼첨판이라고 부르며, 좌방실판은 이첨판 혹은 승모판이라고 부른다.
- 반달판은 혈액이 심실에서 동맥으로 이동하게 한다.
- 폐동맥반달판은 혈액이 우심실에서 폐동맥으로 이동하게 한다.
- 대동맥반달판은 혈액을 좌심실에서 대동맥으로 이동하게 한다.

심벽

심벽(walls of the heart)은 3개의 층으로 구성된다. 두꺼운 중간층인 심근층(myocardium)은 심장근육 조직을 구성한다. 얇은 안층인 심내막(endocardium)은 상피조직으로 구성된다. 심외막(epicardium)은 가장 바깥층이며, 결합 · 상피조직으로 되어 있다. 심장은 심장막으로 둘러싸여 있으며, 심장막은 심장막액(pericardial fluid)이 채워져 있다(그림 8.3). 심장막의 안쪽 부분은 심장을 덮고 있는 내장쪽층(visceral layer)이며, 심외막이라고 한다. 심장막의 바깥은 벽쪽층(parietal layer)이다.

핵심 내용

- 심벽은 안에서 바깥 방향으로 심내막, 심근층, 심외막이 층을 이루고 있다.
- 심장막은 심장막액으로 채워져 있는 주머니이다.
- 심장막의 바깥은 벽쪽층이다.
- 심장막 안쪽 부분은 심장을 덮고 있는 내장쪽층이며 심외막이라고 한다.

심장 전도계

심장은 임신 중 배아 때부터 박동(beat)을 시작하고 가슴우리(흉강)에서 분리되어도 일정 시간 박동을 지속한다. 이는 심장이 신경조직으로부터 자극 없이 자동적으로 수축할 수 있는 전도계(conduction system)라는 특수한 신경근육의 섬유다발을 가지고 있기 때문이다(그림 8.4).

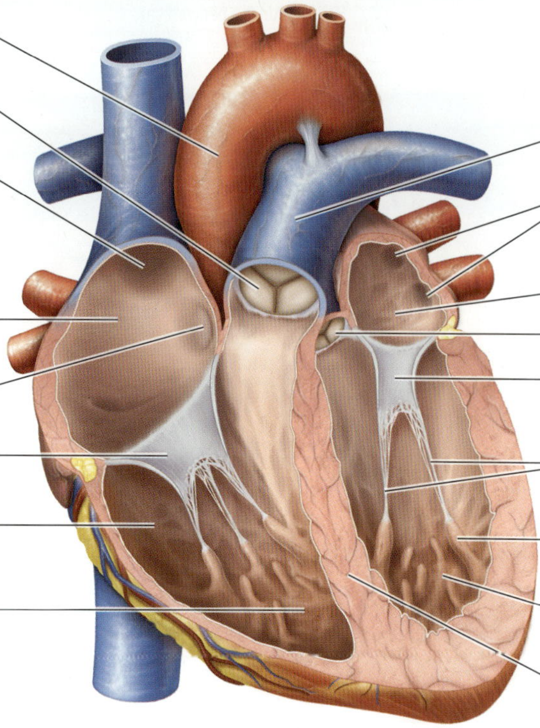

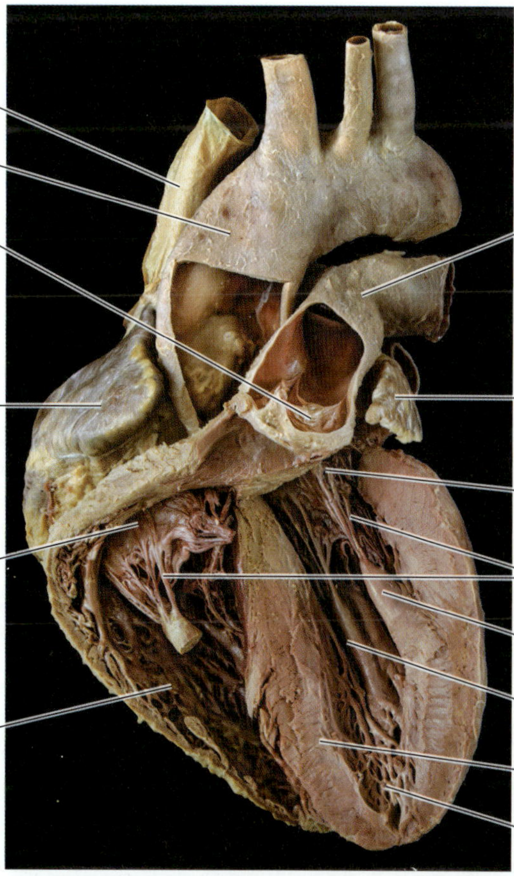

그림 8.2 심장의 내부. **A:** 심장의 앞쪽 절단면, **B:** 시신해부 사진(심장의 앞쪽 절단면)

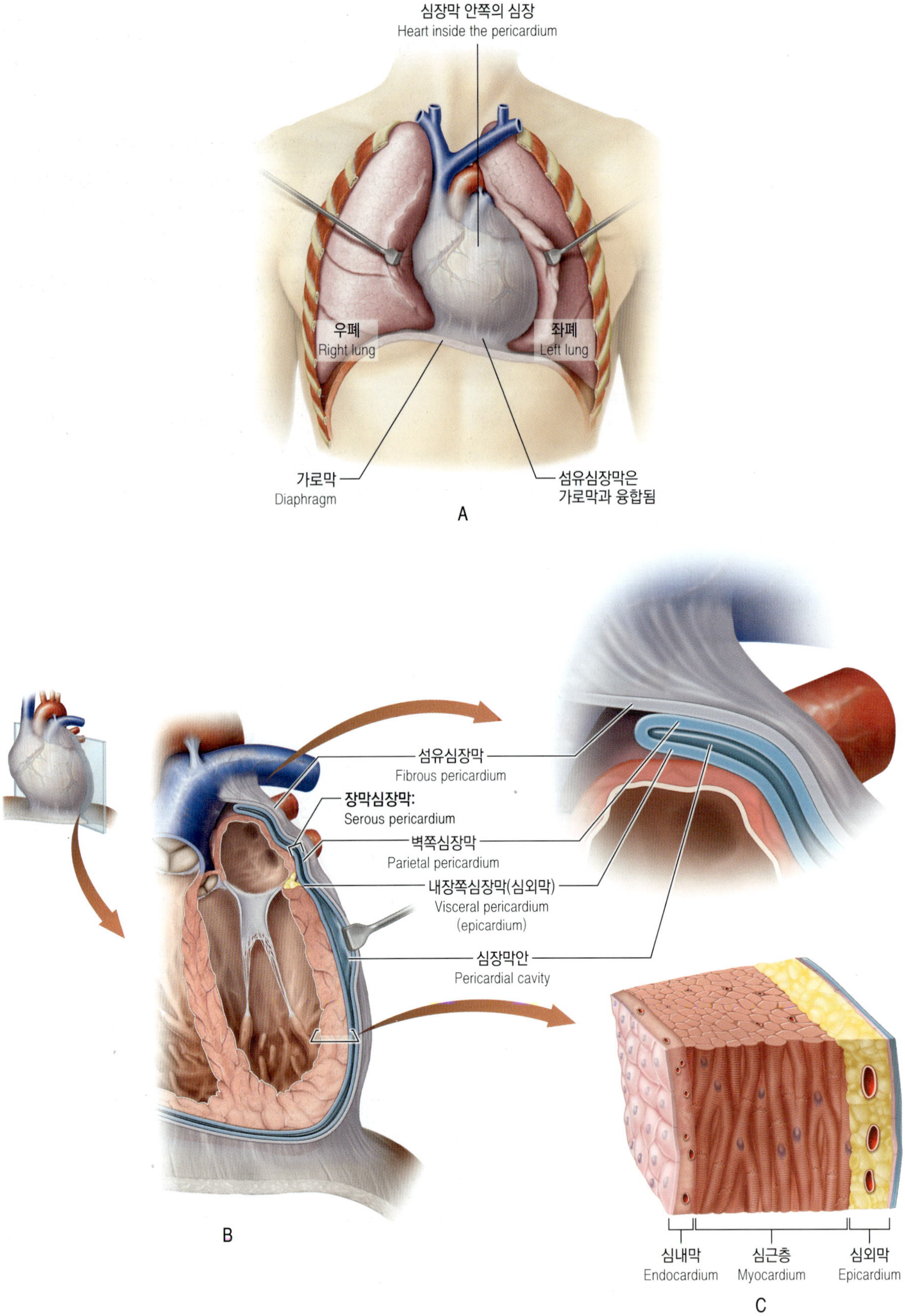

그림 8.3 심장막과 심장벽. A: 심장막 안의 심장, B: 심장과 심장막안의 앞쪽 절단면, C: 심장벽의 층

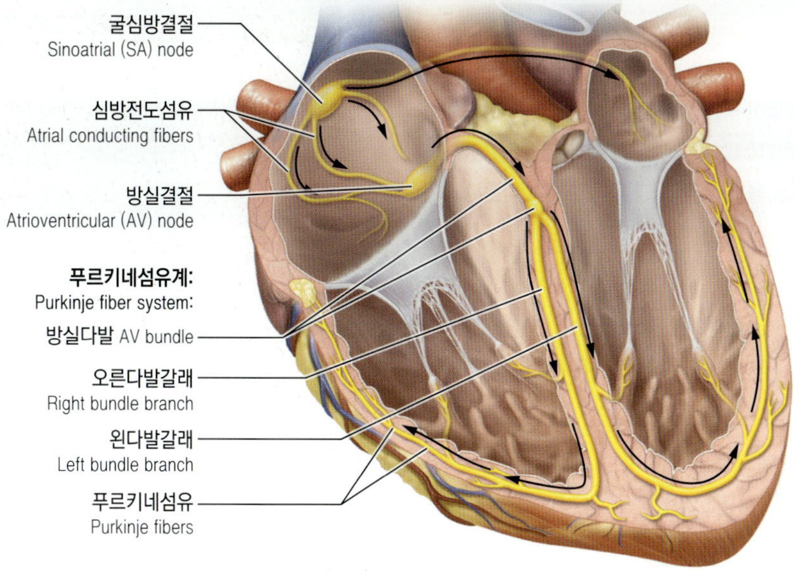

그림 8.4 심장 전도계

심장박동이 시작되는 부위는 전기적 흥분이 발생되는 장소로서 우심방의 위대정맥(SVC)의 열린 부위 근처에 짧은 띠 모양으로 되어 있다. 우심방의 이 부분을 굴심방결절(동방결절; sinoatrial node, SA node) 또는 박동조율기(pacemaker)라고 한다. 박동조율기에서 발생한 전류는 좌 · 우 심방을 수축시킨 후 관상정맥동구멍 앞에 있는 방실결절(atrioventricular node, AV node)에 연결된다. 이로부터 특수한 심근섬유다발인 방실다발(atrioventricular bundle) 또는 히스다발(히스속, bundle of His)로 나와 좌 · 우다발갈래(좌 · 우각, Lt. and Rt. bundle branches)로 나뉘어 좌 · 우심실로 흥분파를 전달하여 심실을 수축시킨다. 흔히 방실다발 줄기에서 심실벽으로 퍼지는 자극 전도섬유를 심장전도근육섬유(푸르키네섬유, Purkinje's fiber)라고 한다.

핵심 내용

- 굴심방결절[sinoatrial node (SA node), pacemaker]
- 방실결절(atrioventricular node, AV node)
- 방실다발(히스다발)[atrioventricular bundle (AV bundle), bundle of His], 좌 · 우 다발갈래(left · right bundle branches)
- 심장전도근육섬유(푸르키네섬유, Purkinje fibers)

혈압

심방이 수축할 때 심실은 이완 상태가 되며, 심방으로부터 혈액을 공급받으며 심방이 이완 상태에 있을 때 심실은 수축한다. 심장박동은 심실의 수축기(systole)와 이완기(diastole)로 나뉜다.

수축기 동안 혈액은 심실의 압력에 의해 동맥으로 이동한다. 동맥의 박동을 느끼게 되는 것이 맥박(pulse)이며, 동맥벽에 대한 혈액의 압력이 혈압(blood pressure)이다. 수축기와 이완기 동안의 압력은 혈압계(sphygmomanometer)에 의해 2종류의 숫자로 측정 · 표시된다. 첫 번째 숫자는 수축기압(systolic pressure)으로, 심실이 이 기간 동안 수축하기 때문에 높은 숫자가 나오게 된다. 두 번째 숫자는 이완기압(diastolic pressure)으로 심실이 이완하는 동안에 측정하기 때문에 낮은 숫자가 나오게 된다. 일반적으로 성인의 정상 혈압은 120/80mmHg이다. 고혈압(hypertension)은 혈압이 정상보다 높은 것을 말하며, 저혈압(hypotension)은 혈압이 정상보다 낮은 것을 말한다.

핵심 내용

- 심장박동은 심실의 수축기와 이완기로 나뉜다.
- 수축기에 동맥이 부풀어 오르는 것을 느끼는 것이 맥박이다.
- 혈압은 동맥벽에 대한 혈액의 압력이다.
- 비정상적으로 높은 혈압은 고혈압이라 하며, 낮은 혈압은 저혈압이라 한다.

혈관

혈관(blood vessels)은 동맥(arteries), 세동맥(arterioles), 정맥(veins), 세정맥(venules), 모세혈관(capillaries)으로 구성된다. 동맥은 근육층과 탄력성이 있는 두꺼운 혈관으로 심장이 수축할 때 많은 양의 혈액이 들어오는 것을 수용할 수 있다.

동맥은 세동맥으로 퍼져나가며, 모세혈관으로 연결된다(그림 8.5). 동맥벽은 심장박동과 함께 이완 · 수축을 한다. '맥박'이라고 불리는 이러한 운동은 신체의 여러 부위에서 촉진될 수 있는데 측두(관자), 온목(목), 노동맥(요골), 넓적다리(대퇴), 오금(슬와), 발등(족배)의 동맥에서 촉진된다(그림 8.6).

정맥은 동맥과 같은 구조이지만 동맥보다 덜 탄력적이며 근육층이 적다. 정맥은 압력이 너무 낮기 때문에 다리 등의 정맥에서 심장으로 혈액을 보낼 수 없다. 그래서 정맥내 판막을 이용해 혈액이 역류되는 것을 방지하고, 골격근의 수축에 의해 심장으로 혈액을 귀환시킨다. 하지만 이러한 정맥내 판막에 문제가 생길 경우 정맥에 혈액이 고이는 정맥류가 초래된다.

모세혈관은 아주 작고 얇은 벽으로 되어 있으며, 내피로 이루어진다. 많은 모세혈관이 모여 모세혈관바탕(capillary beds)을 구성하며, 이것은 몸의 여러 기관에 위치한다. 모세혈관바탕은 동맥과 정맥을 연결해 주고, 장기에 산소를 공급하며 이산화탄소를 제거한다. 또한 동맥과 정맥 혈관벽에 영양을 공급해준다. 모세혈관으로부터의 혈액은 세정맥으로 흘러들어가서 정맥에 이르게 된다(그림 8.5).

핵심 내용

- 혈관은 동맥과 세동맥, 모세혈관, 세정맥, 정맥으로 이루어진다.
- 모세혈관은 기관 속에 퍼져 있다.
- 모세혈관은 세포에 영양을 공급하며, 노폐물을 제거하고, 동맥과 정맥을 연결한다.

순환

동맥은 심장으로부터 혈액을 운반하여 몸의 각 기관으로 공급하고, 정맥은 몸을 한 바퀴 돌고 난 혈액들을 모아서 다시 심장으로 운반한다. 혈관 중 가장 중요한 것이 모세혈관으로 산소가 풍부한 혈액을 세동맥으로부터 모세혈관으로 보내며, 장기 내에 위치하고 매우 얇은 벽을 가지고 있는 모세혈관은 산소를 장기에 공급하고 이산화탄소를 가져온다. 이산화탄소를 가진 혈액은 다시 심장으로 돌아가기 위해 정맥으로 들어간다.

머리와 팔에 있는 정맥은 위대정맥(superior vena cava)으로, 이 외의 몸 다른 부위에 있는 정맥들은 아래대정맥(inferior vena cava)으로 들어간다. 정맥은 혈액을 우심방(right atrium)으로 보내는데 이 혈액은 삼첨판(tricuspid valve)을 통해 우심실(right ventricle)로 보내진다. 다시 혈액은 폐동맥반달판(pulmonary semilunar valve)을 지나 폐동맥줄기(pulmonary trunk)를 통해 폐동맥(pulmonary arteries)에서 폐(lung)까지 보내지며, 그곳에서 혈액 속의 이산화탄소가 산소와 교환되어 산소가 포함된 혈액으로 대체된다.

산소가 포함된 혈액은 폐정맥(pulmonary veins)을 통해 좌심방(left atrium)으로 들어가며, 이첨판(bicuspid valve)을 통해 좌심실(left ventricle)로 보내지고 좌심실을 나와 대동맥반달판(aortic semilunar valve)을 통해

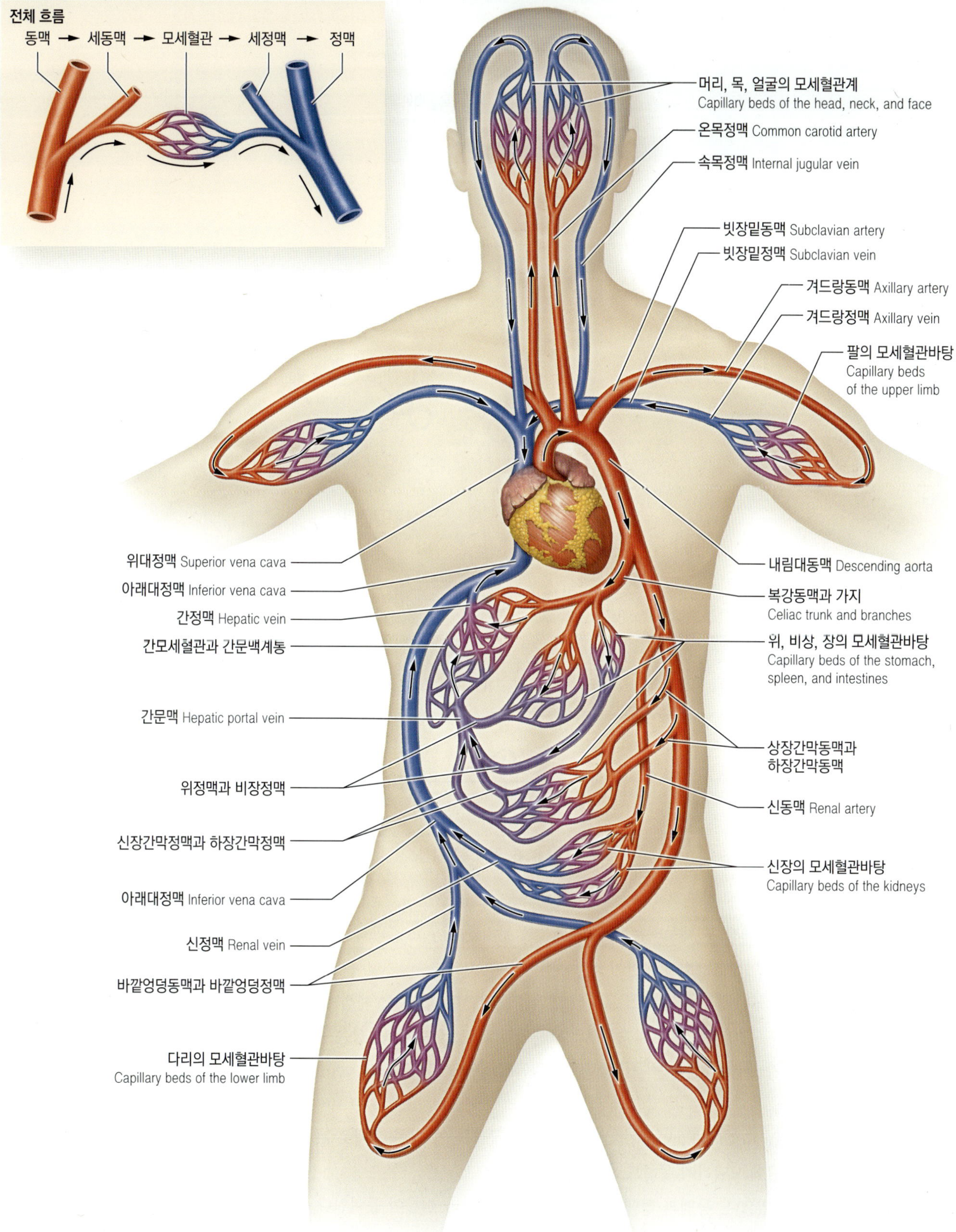
전체 흐름
동맥 → 세동맥 → 모세혈관 → 세정맥 → 정맥
머리, 목, 얼굴의 모세혈관계
Capillary beds of the head, neck, and face
온목정맥 Common carotid artery
속목정맥 Internal jugular vein
빗장밑동맥 Subclavian artery
빗장밑정맥 Subclavian vein
겨드랑동맥 Axillary artery
겨드랑정맥 Axillary vein
팔의 모세혈관바탕
Capillary beds
of the upper limb
위대정맥 Superior vena cava
아래대정맥 Inferior vena cava
간정맥 Hepatic vein
간모세혈관과 간문맥계통
간문맥 Hepatic portal vein
위정맥과 비장정맥
신장간막정맥과 하장간막정맥
아래대정맥 Inferior vena cava
신정맥 Renal vein
바깥엉덩동맥과 바깥엉덩정맥
다리의 모세혈관바탕
Capillary beds of the lower limb
내림대동맥 Descending aorta
복강동맥과 가지
Celiac trunk and branches
위, 비상, 장의 모세혈관바탕
Capillary beds of the stomach,
spleen, and intestines
상장간막동맥과
하장간막동맥
신동맥 Renal artery
신장의 모세혈관바탕
Capillary beds of the kidneys

그림 8.5 온몸순환

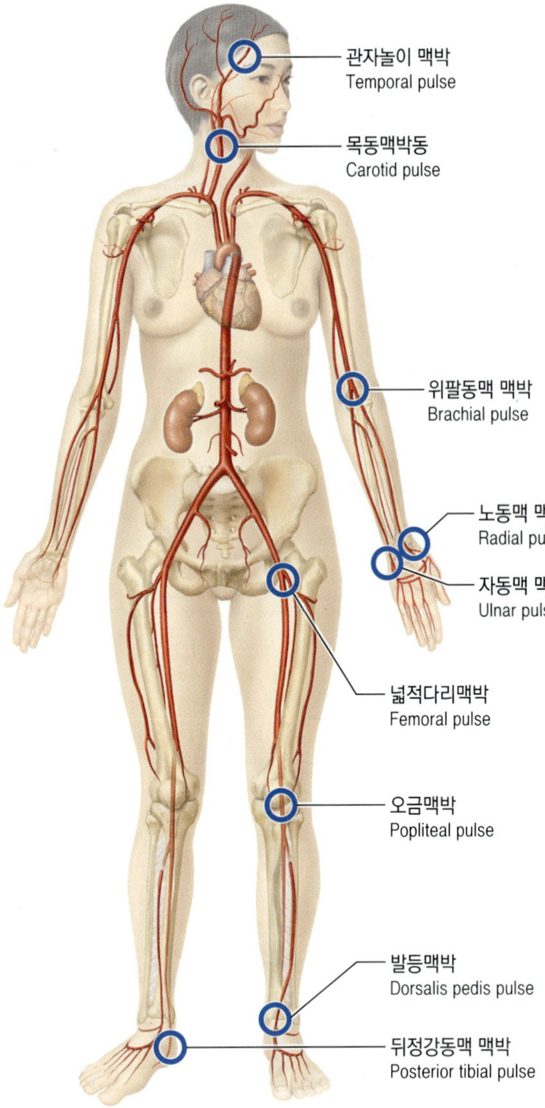

그림 8.6 맥박촉진지점

대동맥(aorta)으로 보내진다. 대동맥은 작은 동맥들로 분지를 이루고 결과적으로는 폐포에 있는 모세혈관에 이르며, 그곳에서 산소와 이산화탄소의 교환이 이루어진다.

폐동맥을 제외한 모든 동맥은 산소를 포함한 혈액을 운반한다. 반대로, 폐정맥을 제외한 모든 정맥은 산소를 포함하지 않은 혈액을 운반한다. 그림 8.7은 이러한 순환과정을 보여준다. 심장은 관상동맥(심장동맥, coronary artery)을 통해 산소가 포함된 혈액을 공급받고 관상정맥(심장정맥, coronary vein)을 통해 심장세포로부터 이산화탄소를 제거한다.

심근경색증(myocardial infarction, MI)은 관상동맥 중 하나가 막힌 상태로 관상동맥이 막히면 산소가 포함된 혈액이 더 이상 심근에 도달하지 못하므로 심근이 손상된다.

몇 가지 예외가 있으나, 동맥과 정맥은 통과하는 장기를 따라 이름이 붙여진다. 예를 들면, 신장에는 신동맥과 신정맥이 있으며, 위에는 위동맥과 위정맥이 있다. 모세혈관은 따로 이름이 없다.

핵심 내용

- 순환 : 위대정맥과 아래대정맥 → 우심방 → 삼첨판(우방실판) → 우심실 → 폐동맥반달판 → 폐동맥 → 폐 → 폐정맥 → 좌심방 → 이첨판(좌방실판) → 좌심실 → 대동맥반달판 → 대동맥 → 동맥 → 세동맥 → 모세혈관 → 세정맥 → 정맥
- 심장은 관상동맥을 통해 영양을 공급받는다.
- 동맥과 정맥은 통과하는 장기를 따라 이름이 붙여진다.

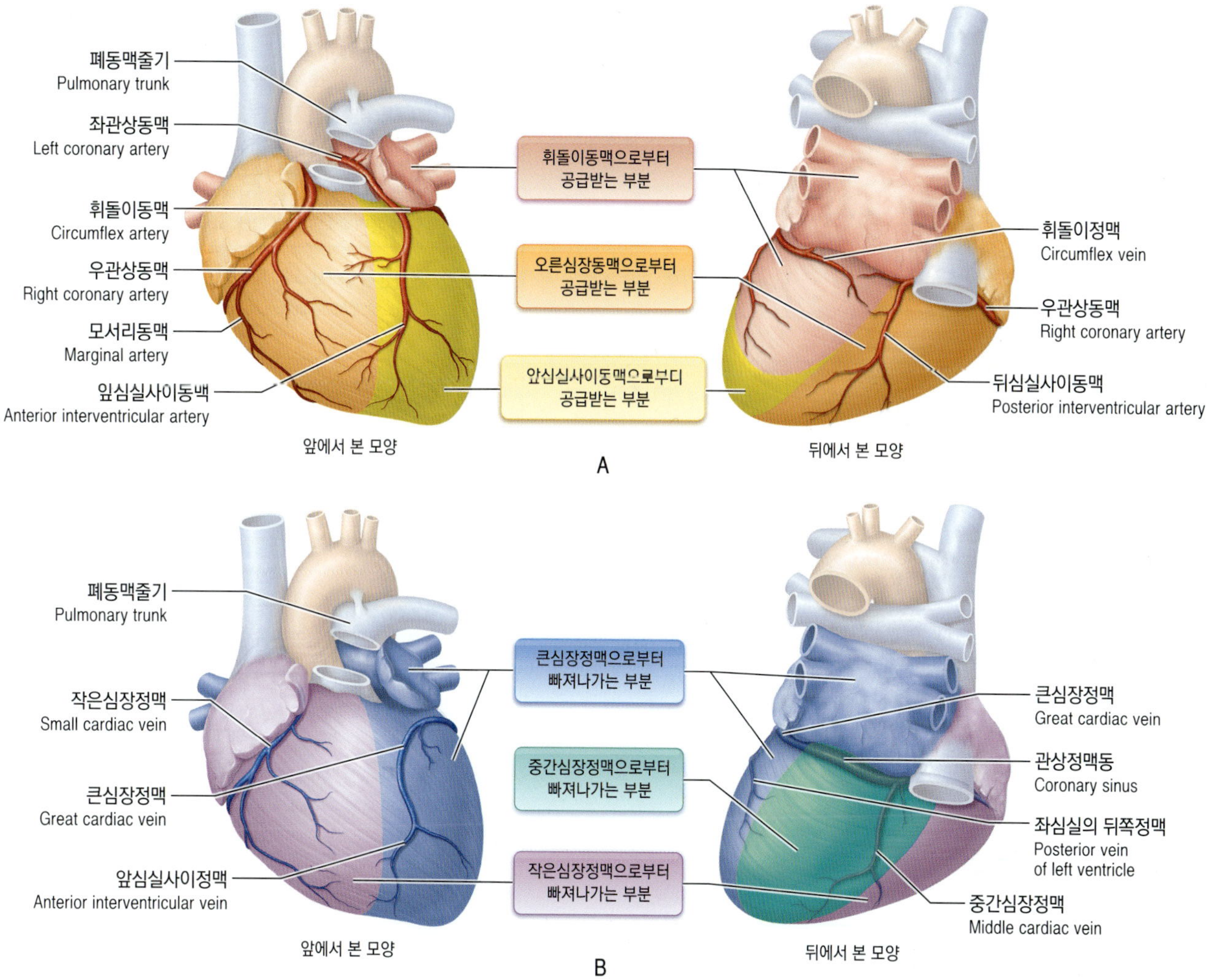

그림 8.7 심장순환. A: 관상동맥의 분포, B: 관상정맥의 분포

4 의학용어 분석과 의미

결합형 어근

용어	용어 분석	의미
angi/o (vascul/o; vas/o)		혈관 vessel
angiography 혈관조영 [an-jee-OG-rah-fee]	-graphy = 기록하는 과정, 방법	조영제 주사 후 X-선 이용해 혈관을 촬영하는 것 [참고] 조영제는 X-선으로 관찰하기 어려운 내부 구조를 쉽게 볼 수 있도록 한다.
angioplasty 혈관성형 [An-jee-oh-plas-tee]	-plasty = 성형수술적 재건	좁아진 혈관을 수술로 재건하는 것 [참고] 협착은 동맥벽 위에 지방조각이 쌓여서 발생된다. 풍선 혈관성형은 동맥벽 위의 지방침착물을 편평하게 해서 혈액의 흐름을 증가시킨다. 피부경유혈관경유혈관성형은 끝에 풍선이 달린 카테터가 기름 찌꺼기를 편평하게 함. 스텐트(stent)라 불리는 지지대를 동맥 구경을 유지하기 위해 동맥 안에 삽입하면, 세포가 스텐트 위로 자라 표면을 부드럽게 한다.
angiospasm 혈관연축 [AN-jee-oh-spazm]	-spasm = 갑작스러운 수축	혈관의 갑작스럽고 불수의적 수축
aort/o		대동맥 aorta
aortostenosis 대동맥판막협착 [ay-or-toh-sten-OH-sis]	-stenosis = 협착, 좁아짐	대동맥이 좁아짐
arteri/o		동맥 artery
arteriography 동맥조영 [ar-tee-ree-OG-rah-fee]	-graphy = 기록하는 법, 방법	조영제 투입 후 X-선 이용해 동맥을 촬영하는 것
arteriole 세동맥 [ar-TEE-ree-ohl]	-ole = 작은	작은 동맥
arteriosclerosis 동맥경화(증) [ar-tee-ree-oh-skleh-ROH-sis]	-sclerosis = 딱딱해짐, 강화	동맥벽이 탄력성을 잃어 동맥이 단단해짐
arteriostenosis 동맥협착 [ar-tee-ree-ohsteh-NOH-sis]	-stenosis = 협착	동맥이 좁아짐
endarterectomy 동맥내막절제 [end-ar-ter-ECK-toh-mee]	-ectomy = 절제, 제거 endo- = 안에	죽(상)경화증을 치료하기 위해 동맥벽 안쪽을 잘라냄
ather/o		지방침착물 fatty debris (plaque)
atheroma 죽종 [ath-er-OH-mah]	-oma = 종양, 덩어리	지방덩어리 혹은 조각
atherosclerosis 죽(상)경화증 [ath-er-oh-skleh-ROH-sis]	-sclerosis = 딱딱해짐, 경화	동맥 내부에 지방조각이 쌓이는 것 동맥경화증의 한 종류
atri/o		심방 atrium; upper chamber of the heart
interatrial septum 심방중격 [in-ter-AY-tree-al]	-al = ~와 관련된 inter- = 사이의 septum = 벽	심방사이벽
cardi/o		심장 heart
cardiologist 심장전문의 [kar-dee-OL-oh-jist]	-logist = 전문의, 전문가	심장전문의
cardiology 심장학 [kar-dee-OL-oh-jee]	-logy = 학문	심장질환을 진단하고 치료하는 학문
cardiomegaly 심장비대 [kar-dee-oh-MEG-ah-lee]	-megaly = 커짐, 확장	커진 심장

electrocardiogram 심전도 [ee-leck-troh-KAR-dee-oh-gram]	-gram = 기록물 electr/o = 전기	심장의 전기적 활동을 기록
myocardial 심근의 [my-oh-KAR-dee-al]	-al = ~와 관련된 my/o = 근육	심장근과 관련된
myocardiopathy 심근병증 [my-oh-kar-dee-OP-ah-thee]	-pathy = 병 my/o = 근육	심장근의 질병
pancarditis 전층심(장)염 [pan-kar-DYE-tis]	-itis = 염증 pan- = 모든	심장막, 심장근육, 심내막을 포함한 심장 전체의 염증
pericarditis 심장막염 [per-in-kar-DYE-tis]	-itis = 염증 peri- = ~주위의	심장막의 염증
pericardium 심장막 [per-ih-KAR-dee-um]	-um = 구조물 peri- = ~주위의	심장을 둘러싼 막
coron/o		왕관 crown
coronary arteries 관상동맥 [KOR-uh-nerr-ee-ar-tee-ree-s]	-ary = ~와 관련된	심장에 혈액을 공급하는 동맥 [참고] 관상동맥은 왕관과 같이 심장의 위에 있다.
ech/o		소리 sound
echocardiogram 심초음파영상 [eck-oh-KAR-dee-oh-gram]	-gram = 기록물 cardi/o = 심장	음파로 생성된 심장에 대한 기록
embol/o		틀어막는 것 plug
embolus 색전 [EM-boh-lus]	-us = 상태	혈류를 통해 이동된 응고된 혈액이 혈관을 막는 것 [참고] 색전증은 동맥을 막을 수 있으며, 이 경우 부분적으로 혈액공급이 되지 않아 치명적일수 있다.
isch/o		억제하다; 방해하다 hold back
myocardial ischemia 심근허혈 [my-oh-KAR-dee-al-iss-KEE-me-ah]	-emia = 혈액의 상태 -al = ~와 관련된 my/o = 근육 cardi/o = 심장	심장근육으로 가는 혈액이 멈춘 상태 [참고] 심근허혈은 심장으로 가는 혈액의 공급이 중단되어 심장조직이 괴사하는 심근경색증(myocardial infarction)을 유발할 수 있다. 심근허혈의 증상은 가슴의 통증인 협심증 (angina pectoris)이다.
phleb/o		정맥 vein
phlebothrombosis 정맥혈전증 [fleb-oh-throm-BOH-sis]	-osis = 비정상상태	정맥에 혈전이 있는 비정상적인 상태
thrombophlebitis 혈전정맥염 [throm-boh-fleh-BYE-tis]	thromb/o = 응고 -itis = 염증 thromb/o = 응고	혈전형성이 동반된 정맥의 염증
rhythm/o		리듬 rhythm
arrhythmia 부정맥 [ah-RITH-mee-ah]	-ia = 상태 a(n)- = 없는, 아닌	정상에서 벗어난 심장 리듬
scler/o		경화 hardening
sclerotherapy 경화요법 [skleh-roh-THER-ah-pee]	-therapy = 치료법	주사액을 주입하여 경화에 의해 정맥 내부를 재구성하는 치료법
thromb/o		응고 clot
thrombus 혈전 [THROM-bus]	-us = 상태	혈관을 막는 혈액응고
valvul/o		판, 밸브 valve
valvuloplasty 판막성형 [VAL-vyoo-loh-plas-tee]	-plasty = 성형수술	판을 수술적으로 재건하는 것

varic/o		뒤틀리고 부풀어 오른 twisted and swollen
varicose veins 정맥류 [VAR-ih-kohs-ve-in-s]	-ose = ~와 관련된	다리의 정맥이 뒤틀리고 부풀어 오른 상태 [참고] 정맥류는 정맥에 있는 판막이 혈액을 제대로 위쪽으로 보내지 못할 때 혈액의 역류에 의해 발생한다. 정맥은 부풀어 오르고 혈액은 정체하며 툭 튀어나온 정맥을 형성하게 된다.
vascul/o		혈관 vessel
avascular 무맥관- [a-VAS-kyoo-lar]	a- = 없는 -ar = ~와 관련된	혈관이 없는
cerebrovascular accident (CVA) 뇌졸중 [ser-eh-broh-VAS-kyoo-lar]	-ar = ~와 관련된 cerebr/o = brain 뇌	뇌에서 혈액 흐름의 장애, 중풍
vas/o		혈관 vessel
extravasation 혈관바깥유출 [ecks-trav-ah-SAY-shun]	-ion = 과정 extra- = 바깥	혈관 밖으로의 혈액 유출 주위 조직으로부터 액체의 유출
vasoconstriction 혈관수축 [vas-oh-kon-STRICK-shun]	-ion = 과정 constrict/o = 죔, 압축	혈관벽이 당겨지는 현상 혈관구경이 좁아짐, 혈관수축
vasodilation 혈관확장 [vas-oh-dye-LAY-shun]	-ion = 과정 dilat/o = 부풂, 팽창	혈관벽이 팽창, 확장 혈관의 확장
ven/o		정맥 vein
venous 정맥의 [VEE-nus]	-ous = ~와 관련된	정맥의
venule 세정맥 [VEN-youl]	-ule = 작은	작은 정맥
ventricul/o		심실 ventricle (lower chamber of the heart)
interventricular septum 심실중격 [in-ter-ven-TRICK-yoo-lar]	-ar = ~와 관련된 inter- = 사이의 septum = 벽	심실사이의 벽

접미사

용어	용어 분석	의미
-ectasis		팽창; 확장증; 늘어남 dilation; dilatation; stretching
angiectasis 혈관확장 [an-jee-ECK-tah-sis]	angi/o = 혈관	혈관의 팽창

접두사

용어	용어 분석	의미
brady-		느린 slow
bradycardia 서맥 [brad-ee-KAR-dee-uh]	-ia = 상태 cardi/o = 심장	느린 심장 박동
tachy-		빠른 fast
tachycardia 빈맥 [tack-ee-KAR-dee-ah]	-ia = 상태 cardi/o = 심장	빠른 심장 박동

5 심장혈관계통 질환

동맥류

동맥벽의 약한 부분이 불거져 튀어나오거나 물방울 주머니를 형성하는 것으로, 잘 발생하는 부위는 대동맥과 뇌동맥이다. 이러한 동맥류(aneurysm)는 사망을 초래하는 뇌실질 내의 출혈의 원인이 되기도 한다(그림 8.8).

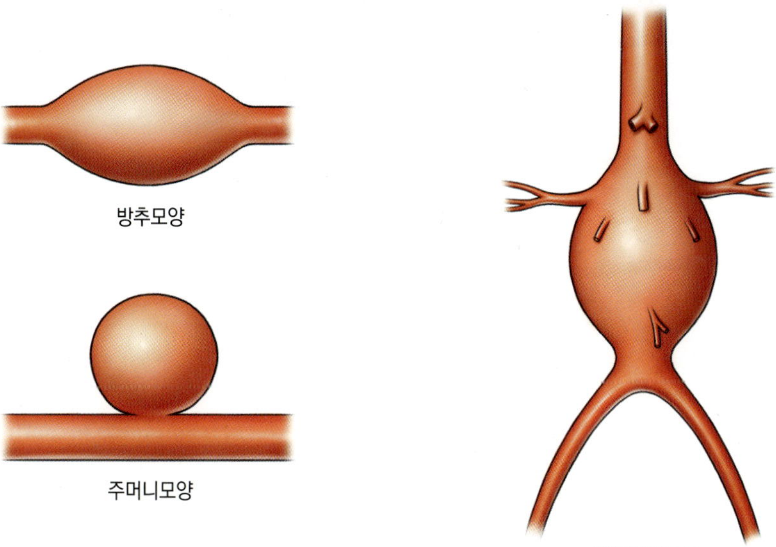

그림 8.8 동맥류

죽(상)경화증

죽(상)경화증(atherosclerosis)은 동맥경화증의 가장 흔한 형태로 혈관내막에 지질이 침착되어 콜레스테롤 결정이 함유된 황색의 죽상판(atheromatous plaque)의 형성으로 일어난다(그림 8.9).

뇌혈관질환

흔히 뇌졸중이라 불리는 뇌혈관질환(cerebrovascular accident, CVA)은 뇌로 전달되는 산소와 영양분을 공급하는 혈류의 감소가 원인이다. 대개 혈전이나 색전, 동맥류에 의해 이차적으로 발생한다.

협심증

심장근육의 산소공급과 수요의 불균형으로 인해 발생하는 심장질환인 협심증(angina pectoris)은 심장근육의 산소요구량이 증가함에도 불구하고 혈류공급이 따르지 못해 갑작스러운 가슴통증(흉통)이 나타나고 통증이 어깨와 왼팔 내측으로 퍼져나간다.

심근경색증

심장마비(heart attack)로도 불리는 심근경색증(myocardial infarction, MI)은 심장근육의 손상이다. 한 개 혹은 두 개 이상의 심장동맥 내부에 형성된 혈전이 혈류를 감소시키거나 혈관의 폐색을 발생시킨다. 불완전한 혈액공급으로 산소부족이 일어나 심장근육이 파괴되거나 괴사하게 된다.

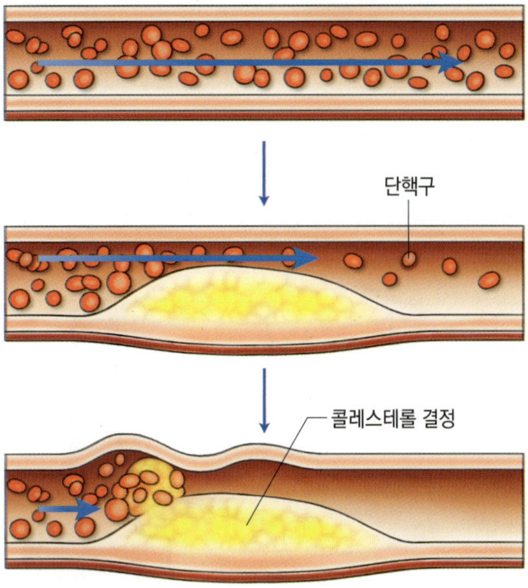

그림 8.9 죽(상)경화증의 진행과정

심장정지

심장박동이 정지되어 심장이 혈액을 박출할 수 없게 된 상태. 심장정지(cardiac arrest)는 심장질환에 따른 심장차단(heart block) 또는 심실세동(ventricular fibrillation) 등이 주요 원인이다.

부정맥

심장의 조율기능 이상에 의해 나타나는 비정상적인 심장의 리듬인 부정맥(arrhythmia)은 자극생성 이상에 의한 빈맥(빠른맥, tachycardia)과 서맥(느린맥, bradycardia), 기외수축(extrasystole), 조동(된떨림, flutter), 세동(잔떨림, fibrillation) 등이 있으며, 자극전도이상에 의한 것도 있다.

울혈심부전

울혈심부전(congestive heart failure, CHF)은 혈액을 말초로 보내는 심실의 이상으로 인해 적절한 양의 혈액을 펌프하지 못해 일어나는 증후군을 말한다.

6 약어

약어	의미
AV	atrioventricular 방실의
ASHD	arteriosclerotic heart disease (damage to the heart due to the obstruction of a coronary artery) 동맥경화심장병
BP	blood pressure 혈압
CABG	coronary artery bypass graft 관상동맥우회술이식
CAD	coronary artery disease 관상동맥병
CCU	cardiac/coronary care unit 관상동맥집중치료실
CHF	congestive heart failure (myocardial disease results in the failure of the heart to pump blood effectively through the blood vessels, resulting in congestion or pooling of blood in the veins) 울혈심부전(심장질환은 심장의 펌프 기능에 이상을 초래해 정맥에 혈액이 정체되게 함)
CPR	cardiopulmonary resuscitation 심폐소생술
CV	cardiovascular 심혈관
CVA	cerebrovascular accident 뇌졸중
ECG; EKG	electrocardiogram 심전도
HHD	hypertensive heart disease (with long - term high blood pressure, the heart needs to work harder to pump the blood through the blood vessels; over time this extra work damages the heart) 고혈압심장질환(고혈압이 오래 지속되어 심장이 펌프질하기 위해 더 많은 운동으로 심장에 손상이 옴)
IVC	inferior vena cava 아래대정맥
LA	left atrium 좌심방
LV	left ventricle 좌심실
MI	myocardial infarction 심근경색증
MVP	mitral valve prolapse (incomplete closure of the mitral valve resulting in the backflow of blood into the left atrium from the left ventricle) 승모판탈출(승모판이 제대로 닫히지 않아 좌심실로부터 좌심방으로의 혈액의 역류가 일어남)
PVC	premature ventricular contraction 조기심실수축
RA	right atrium 우심방
RV	right ventricle 우심실
SA	sinoatrial 굴심방
SVC	superior vena cava 위대정맥

7 의학용어 복습

이 장에서 배운 용어들이 해부생리 용어와 질병 용어, 진단 · 수술 용어로 나뉘어 표로 정리되어 있다. 각 용어의 의미와 어느 범주에 속하는지 복습하시오.

해부생리 용어

1	aorta	2	arteriole	3	atria
4	cardiologist	5	cardiology	6	chordae tendinae
7	coronary arteries	8	interatrial septum	9	interventricular septum
10	mitral valve	11	myocardial	12	pericardium
13	semilunar vlave	14	supreior venae cavae	15	venous
16	ventricles	17	venule		

질병 용어

1	angiectasis	2	angiospasm	3	aortostenosis
4	arrhythmia	5	arteriosclerosis	6	arteriostenosis
7	atheroma	8	atherosclerosis	9	bradycardia
10	cardiomegaly	11	cerebrovascular accident	12	embolus
13	extravasation	14	myocardial ischemia	15	cardiomyopathy
16	pancarditis	17	pericarditis	18	phlebothrombosis
19	tachycardia	20	thrombophlebitis	21	thrombus
22	vasoconstriction	23	vasodilation	24	varicose veins

진단 · 수술 용어

1	angiography	2	arteriography	3	echocardiogram
4	electrocardiogram	5	angioplasty	6	endarterectomy
7	sclerotherapy	8	valvuloplasty		

8 사례

다음 의무기록을 읽고 질문에 답하시오. 필요할 경우 교재나 용어사전, 기타 참고문헌을 사용하시오.

의무기록

- **현재 병력:** 이 환자는 다리에 acute onset의 냉증과 허약 증세로 성 에드먼드 병원 응급실을 통해 입원함. 다리 맥박이 촉진되지 않는 것이 발견됨
- **과거 병력:** 이 환자는 5년 전 다리의 만성 허혈로 대동맥-넓적다리동맥 우회술 받음. 고혈압, 부정맥, 심부전 이력이 있음
- **알레르기:** 없음
- **신체검진:** 일반-75세의 여성으로 다리가 불편하여 심한 고통을 받고 있음
  머리와 목-목 또는 빗장밑 정맥에서 비정상음이 들리지 않음
  심혈관계-맥박 분당 72회로 불규칙하고 혈압 140/80, 심음 이상소견 없음
  복부-복부 중간 절개 상처 회복되어있고, 대동맥에서 정상적인 맥박 촉진됨. 넓적다리동맥 촉진되지 않음. 복부종괴 없음
  말초-허혈성 상태로 다리에 맥박이 없음
- **임상소견:** 1. 대동맥 색전증 2. 심방 부정맥 3. 고혈압

질문

의무기록에 적힌 정보를 활용해 질문에 답하시오.

1. 다리의 냉증은 다음의 어떤 원인으로 인해 발생할 수 있는가?
   a. arrhythmia b. hypertension
   c. ischemia d. pallor

2. 과거에 환자는 다음의 어떤 원인으로 인해 대동맥-넓적다리동맥 우회술을 받았는가?
   a. an abnormal heart rhythm
   b. high blood pressure
   c. a holdback of blood
   d. necrotic tissue

3. 냉증 및 허약 증상은 다음의 어느 곳에 발생했는가?
   a. upper extremities
   b. lower extremities
   c. lower abdomen
   d. pelvis

4. 냉증 및 허약 증상의 발생은?
   a. gradually b. consistently
   c. irregularly d. suddenly

5. 다음 중 과거병력에 속하지 않은 것은?
   a. abnormal heart rate
   b. wandering blood clot
   c. high blood pressure
   d. holdback of blood to the legs

6. Carotid vein의 위치는?
   a. chest b. head
   c. lower extremities d. neck

7. Periphery의 의미는?
   a. away from the center
   b. away from the point of origin
   c. nearest the point of origin
   d. toward the center

8. 과거 움직이는 혈전이 어느 위치에서 발견되었는가?
   a. aortic and femoral arteries
   b. aortic and iliac arteries
   c. heart
   d. carotid and subclavian veins

9 연습문제

A. 반의어 적기

- 다음 용어의 반의어를 작성하시오.

1. vasodilation
2. hypertension
3. bradycardia
4. diastole

B. 의미 적기

- 다음 용어의 어근에 밑줄을 긋고, 빈칸에 용어의 의미를 작성하시오.

1. endarterectomy
2. interatrial
3. pancarditis
4. echocardiogram
5. phlebothrombosis
6. cerebrovascular accident
7. atheroma

C. 의학용어

- 다음 정의에 해당하는 의학용어를 작성하시오.

1. 혈관확장
2. 혈관조영
3. 협착된 혈관의 수술적 치료(혈관성형)
4. 혈관의 갑작스럽고 불수의적인 수축(혈관연축)
5. 동맥조영
6. 세동맥
7. 동맥이 딱딱해지는 것(동맥경화)
8. 정맥과 관련된
9. 세정맥
10. 심장병 전문의

D. 철자 연습

- 다음 중 철자가 틀린 단어를 찾아 올바르게 수정하시오.

1. paricardium
2. ventrical
3. atrium
4. myocardeum
5. capillaries
6. Purkinje
7. sfigmomanometer
8. extravasashun
9. bicuspit
10. lumen

E. 질병 용어

- 다음 질문에 맞는 질병 용어를 적으시오.

a. 장기로 혈액공급을 개선하는 수술절차 3가지를 작성하시오.

b. 심장근육 허혈 시 관상동맥을 넓히기 위해 일반적으로 투여하는 약물 이름을 작성하시오.

c. 혈액응고를 방지하는 약물의 종류를 작성하시오.

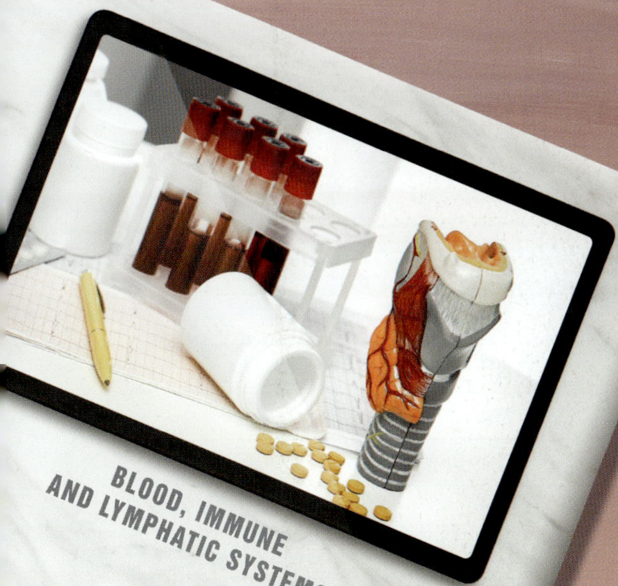

BLOOD, IMMUNE AND LYMPHATIC SYSTEMS

9 혈액·면역·림프계통

학습목표

- 혈액 · 면역 · 림프계통과 관련된 구조의 명칭을 바르게 적고 발음할 수 있다.
- 혈액 · 면역 · 림프계통의 주요 기능을 열거하고 이들의 기능을 설명할 수 있다.
- 의학용어를 결합형과 접미사, 접두사로 구분하고 그 의미를 설명할 수 있다.
- 혈액 · 면역 · 림프계통에서 자주 사용하는 약어의 의미를 설명할 수 있다.

1 한눈에 보는 혈액·면역·림프계통

기능

혈액은 산소와 영양분, 호르몬을 조직세포에 공급하고, 이산화탄소와 요소 같은 노폐물을 운반한다. 림프계통은 면역반응에 관여하여 신체방어 역할을 수행한다.

기관

혈액은 혈장과 혈액세포(적혈구, 백혈구, 혈소판)로 구성되어 있고, 림프계통은 림프관과 림프(lymph; LIMF), 림프절, 가슴샘(thymus gland), 비장(spleen), 편도(tonsils), 파이어반(Peyer's patches)으로 구성된다.

- **blood** 혈액
- **plasma** 혈장
- **red blood cells, RBCs 또는 erythrocytes** 적혈구
- **white blood cells, WBCs 또는 leukocytes** 백혈구
- **platelets 또는 thrombocytes** 혈소판
- **blood vessels** 혈관
- **lymph** 림프
- **lymph node** 림프절
- **thymus gland** 가슴샘
- **spleen** 비장(지라)
- **tonsils** 편도
- **Peyer's patches** 파이어반

용어 성분

혈액 · 면역 · 림프계통 용어를 만드는 데 대표적인 용어 성분은 다음과 같다.

결합형

어근	의미	어근	의미
anis/o	동등하지 않은	lymphangi/o	림프관
bilirubin/o	빌리루빈	lymph/o	림프
cholesterol/o	콜레스테롤	lipid/o	지방
chrom/o	색깔	myel/o	골수
erythr/o	적색	norm/o	정상
granul/o	과립	poikil/o	다양한, 불규칙한
hemat/o; hem/o	혈액	splen/o	비장
immun/o	면역; 안전한	thym/o	가슴샘
leuk/o	백색	reticul/o	그물망
lymphaden/o	림프절	thromb/o	응고

접미사

접미사	의미	접미사	의미
-blast	미성숙, 아직도 자라는	-plastic	(세포, 원형질 등을) 형성하는
-crit	분리	-poiesis	생산, 형성
-cytosis	세포 숫자의 증가	-poietin	다양한 혈액세포의 생산을 조절하는 호르몬
-edema	부종 – 체액이 쌓여 있는 것	-stasis	정지, 멈춤
-emia	혈액의 상태	-immune	면역, 안전
-penia	결핍, 감소	-stitial	위치와 관련된
-phoresis	운반		

접두사

접두사	의미
mono-	하나의, 단일의

2 들어가기

혈액과 림프는 인체를 순환하는 체액(body fluid)으로서 혈관(blood vessel) 내에 있으면 혈액, 림프관(lymphatic vessel) 내에 있으면 림프액이라 한다. 혈액은 산소와 영양분, 호르몬을 조직세포에 공급하고, 이산화탄소와 요소 같은 노폐물을 운반한다. 림프계통은 림프관과 림프절, 림프액으로 구성되어 있고, 면역반응에 관여하여 신체방어 역할을 수행한다.

혈액학(hematology)은 골수와 비장, 림프절 그리고 혈액성분에 대해 연구하는 학문이다. 혈액학을 전공하는 사람들을 혈액학자(혈액학전문의, hematologist)라고 부른다.

3 혈액·면역·림프계통 해부생리

혈액

전혈은 55%의 액체 성분과 나머지 45%의 고형 성분으로 구성되어 있다(그림 9.1). 액체 성분을 혈장(plasma)이라 하고, 고형 성분을 유형성분(formed element)이라 하며 적혈구(red blood cell, RBC; erythrocyte)와 백혈구(white blood cell, WBC; leukocyte), 혈소판(platelet, thrombocyte)으로 구성되어 있다.

혈장은 90% 이상이 물이며, 혈액세포에서 분리했을 때 옅은 무색을 띤다. 혈장은 혈액세포뿐 아니라 지방 · 단백질 · 가스 · 염분 · 호르몬을 운반하며, 세포로부터 노폐물을 수거한다. 중성지방(triglyceride)과 인지질(phospholipid), 콜레스테롤(cholesterol) 같은 지방은 단백질에 결합해서 조직으로 운반된다. 혈장단백질은 알부민(albumin)과 글로불린(globulin), 섬유소원(fibrinogen) 같은 혈장 속 단백질 성분이다. 섬유소원은 혈액응고와 관련된 성분으로 다른 혈액응고와 관련된 성분들이 제거되면 혈장은 혈청(serum)이라 불린다.

적혈구는 가운데가 오목한 원판 모양으로 철 성분 때문에 산소 또는 이산화탄소와 결합하는 능력을 가진 단백질인 헤모글로빈(혈색소; hemoglobin, Hgb)을 함유하고 있어 조직으로 산소를 운반하고, 이산화탄소를 신체기관으로부터 가져온다. 적혈구의 생성과정은 적혈구세포가 성숙해가는 과정과 같은데 두 번째에서 마지막 과정까지의 세포를 그물적혈구(reticulocyte)라 부른다. 그물적혈구가 적혈구가 되면 저골수를 떠나 혈관으로 들이가며, 그물적혈구 수(reticulocyte count)라는 임상검사를 통해 숫자를 파악할 수 있게 되며 적혈구의 골수 생산능력을 알 수 있다. 적혈구는 생성된 지 약 120일 후에는 스스로 터져 파괴되고, 헤모글로빈이 나와 재생성을 위해 골수로 다시 들어가게 된다.

백혈구는 혈관에서 염증이 생긴 부위로 이동하여 감염에 대항하여 싸우는 역할을 하며 과립백혈구(granular)와 무과립백혈구(agranular)로 나뉘게 된다(그림 9.1). 과립백혈구는 다시 호산구(eosinophils)와 호염기구(basophils), 중성구(neutrophils)로 나뉘는데, 호산구는 독성물질을 중화시키는 화학물질을 혈류에 분비하여 혈관을 확장시키고, 호염기구는 염증반응을 일으키는 천연 독성물질인 히스타민(histamine)을 분비한다. 이러한 확장은 염증 부위에 혈액의 흐름을 증가시키며 회복을 빠르게 한다. 중성구는 다형핵백혈구(polymorphonuclear, leukocytes)로 알려져 있으며, 포식작용을 통해 박테리아나 다른 해로운 물질을 잡아먹는다. 무과립백혈구는 단핵구(monocytes)와 림프구(lymphocytes)로 나뉘는데 단핵구는 중성구와 같이 해로운 미생물을 잡아먹고, 림프구

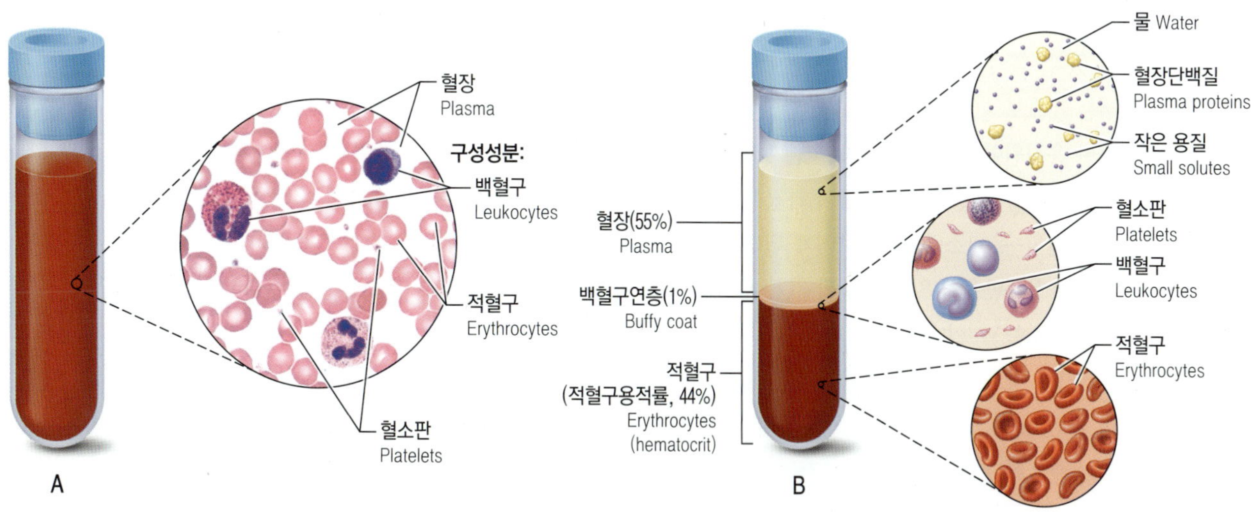

그림 9.1 혈장과 세포성분(적혈구, 백혈구, 혈소판). A: 혈액샘플(원심분리 전), B: 혈액샘플(원심분리 후)

는 면역계에서 가장 중요한 역할을 한다.

혈소판은 출혈이 일어났을 때 혈액을 응고시키는 역할을 한다. 프로트롬빈(prothrombin)과 섬유소원 같은 혈액응고 인자를 분비함으로써 혈관벽이 파열된 곳에 혈소판 덩어리가 모여 출혈을 막게 한다.

혈액 생성

혈구(혈액세포) 생성은 골수에서 비롯되는데, 혈액모세포(hemocytoblasts) 혹은 줄기세포(stem cells)라고 불리는 미분화된 세포(undifferentiated cells)로부터 시작된다. 대부분의 줄기세포들은 인체 내에서 근육(muscle)이나 피부(skin), 신경세포(nerve cell) 등의 다른 유형의 세포로 발달할 수 있는 능력을 가지고 있다. 그러나 혈액줄기세포는 적혈구와 백혈구, 혈소판이라는 오직 세 가지 유형 중 하나로만 변한다. 각 혈액줄기세포가 다른 모양과 기능을 가진 특별한 세포로 변하는 것을 분화(differentiated)라고 부르고, 이는 이 세포들이 더이상 같지 않음을 의미한다. 이들 세포가 특별해지거나 분화된 세포로 발달하는 전반적인 과정을 조혈(혈구형성, hematopoiesis)이라 부른다. 적혈구가 발달되는 특수 과정을 적혈구형성(erythropoiesis)이라 하고 백혈구의 발달 과정은 백혈구형성(leukopoiesis) 그리고 혈소판의 발달 과정은 혈소판형성(thrombopoiesis)이라 한다.

핵심 내용

- 혈액은 액체 성분인 혈장과 고형 성분인 적혈구 · 백혈구 · 혈소판으로 구성되어 있다.
- 혈장은 혈액세포 · 가스 · 지방(중성지방, 인지질, 콜레스테롤)과 염분 · 단백질(알부민, 글로불린, 섬유소원) · 호르몬을 운반한다.
- 혈청은 섬유소원과 다른 혈액응고와 관련된 요소들이 제거된 혈장이다.
- 적혈구는 산소와 이산화탄소를 운반하는 헤모글로빈을 포함한다.
- 그물적혈구는 적혈구로 발전한다.
- 적혈구는 약 120일 정도 생존하며, 스스로 파괴된다.
- 백혈구는 감염에 대응해 싸우는 역할을 하며, 과립형(호산구, 호염기구, 중성구)과 무과립형(단핵구와 림프구)으로 나뉜다.
- 혈소판은 혈액의 응고를 위해 프로트롬빈과 섬유소원을 분비한다.
- 혈액모세포는 조혈과정을 통해서 혈액세포로 발전한다.
- 각각의 분화 과정을 적혈구형성, 백혈구형성, 혈소판형성이라 한다.

혈액형

몸 안의 면역반응을 자극하는 모든 물질을 항원(antigen)(예: 세균이나 바이러스, 꽃가루)이라 하며, 이는 항체 발생기(유발기, antibody generator)의 약어이다. 적혈구 세포 표면 위에는 A형과 B형 두 가지 항원(응집원) 단백질이 있다. 혈액은 이 응집원의 존재에 따라 A형, B형, AB형, O형으로 나뉜다. 보통 가지고 있는 응집원에 따라 나누는 것으로 이 중 O형은 A와 B 어떤 응집원도 가지고 있지 않다. 수혈 시에 받아야 하는 혈액형(blood type)은 어떤 응집원이 존재하느냐 혹은 존재하지 않느냐가 중요하다. 만약, 잘못된 형태의 혈액형을 수혈받을 경우, 혈액은 응집원을 이물질로 인식하여 특정한 응집원에 대해 항체(antibodies; 응집소)를 생성하는 과정인 '항원-항체반응(응집원-응집소반응)'을 보이게 된다. 예를 들어, A형이 B형의 혈액형을 수혈받을 때와 B형이 A형을 수혈받을 때에는 항체반응이 일어나게 되지만, AB형은 어떤 형도 받아들인다. 마지막 O형은 같은 O형이 필요하나, 다른 형 모두에게 줄 수 있다.

항원 · 항체반응은 적혈구의 응집(agglutination)을 일으킬 수 있다. 따라서 환자에게 수혈 전에는 반드시 혈액형 확인(cross-matched)이 필요하다. 또한 혈액형 확인 시 제공자의 혈액이 수혈자의 혈액과 섞여 응고되는지도 분석해야 한다.

핵심 내용

- A형 혈액은 A항원을 가지고 있다. B형 혈액은 B항원을 가진다. AB형 혈액은 A와 B항원을 모두 가진다. O형 혈액은 A와 B항원을 모두 가지고 있지 않다.
- 대부분의 사람은 Rh양성이다.

면역계

림프구(lymphocytes)는 두 종류의 무과립백혈구 중 하나이며, 면역반응을 시작하는 역할을 담당한다. 림프구는 적골수에서 생산되어 가슴샘(흉선, thymus)에서 성숙과정을 거치는 T림프구(T lymphocytes, T cells)와 적골수에서 발달과 성숙과정을 거치는 B림프구(B lymphocytes, B cells)로 나뉜다.

T세포는 세포면역(세포매개면역, cellular immunity)이라는 과정을 통해 우리 몸을 보호한다. T세포들은 인체의 세포들을 침범하는 바이러스들을 인식하는 능력이 있어서 바이러스가 스스로 복제할 수 없게 감염된 세포를 공격해서 죽인다. 충분한 수의 감염된 세포들이 죽고 나면 바이러스 감염은 완화된다. T세포들은 또한 암세포 및 외부세포들을 인지하고 죽이기 때문에 이식된 장기들에 대한 거부반응(rejection of transplanted organs)도 일으킨다.

B세포는 B림프구가 항원을 인지한 후 분화되어 항체를 분비하는 과정인 체액면역(humoral immunity)을 사용한다. 체액(humoral)은 몸 안의 액체를 가리키며, 항체는 체액인 혈액 속에 존재한다. 그리고 특히 B세포는 세균감염에 효과적이며 면역글로불린이라는 항체를 생산한다. 면역글로불린(immunoglobulins)은 단백질로서 순환기를 돌아다니다가 외부세포에 달라붙어 백혈구인 포식세포(phagocytes)가 세균을 잡아먹을 수 있도록 표시하는 역할을 한다.

T세포와 B세포는 기억세포를 만들어 특정한 침입자가 어떻게 죽게 되었는가를 기억한다. 기억세포들은 림프조직(lymphoid tissue)에 영원히 저장되는데 침입자가 다시 들어올 경우, 기억세포는 어떻게 이를 격퇴할 것인가를 정확히 알고 처음 감염되었을 때보다 빠른 속도로 침입자를 격퇴한다.

핵심 내용

- 림프구는 무과립형 백혈구이며, 그 종류에는 T림프구와 B림프구가 있다.
- T세포는 감염된 세포를 죽이며 세포면역을 제공한다. T세포는 암세포와 외부에서 들어온 세포를 죽인다.
- B세포는 체액면역을 제공하기 위해, 항체를 생산하고 항체는 세균과 같은 외부세포에 붙어 포식세포가 세균을 잡아먹는 데 도움을 준다.
- T세포와 B세포는 외부에서 침입한 세포가 사멸되는 과정을 기억하는 기억세포를 만들며, 이것으로 인해 새로운 감염에 쉽게 대처할 수 있게 된다.

림프계통

림프계통(lymphatic system)은 림프관계와 림프(lymph), 림프절(lymph node), 가슴샘(thymus gland), 비장(spleen), 편도(tonsil), 파이어반(Peyer's patche)으로 구성되어 있다. 그림 9.2는 이러한 림프계통을 보여준다. 림프계통은 몸조직으로부터 과도한 수분을 혈관으로 보내는 일 등 신체에서 여러 가지 중요한 작용을 한다. 또한 영양소, 호르몬, 산소를 몸조직으로 운반하며, 소화기계로부터 지방세포(지질)를 운반한다. 림프계통은 림프구와 단핵구가 있으므로 감염을 방어하는 데 중요한 역할을 한다.

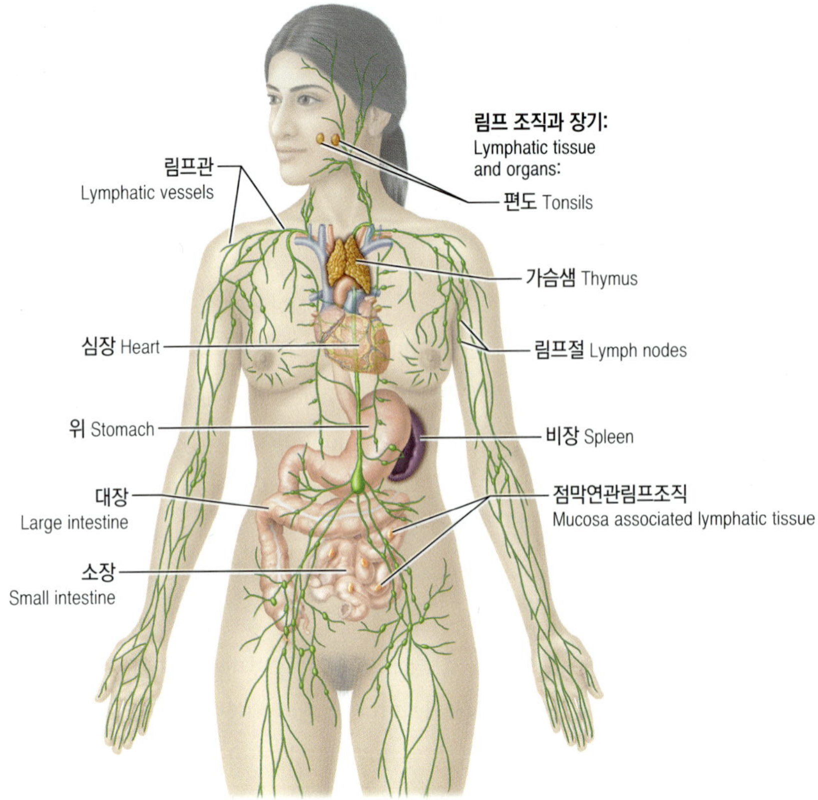

그림 9.2 림프계통

림프관계는 3종류의 혈관으로 구성되는데 가장 작은 것이 림프모세관(lymphatic capillaries)으로 온몸에 존재하며, 순환기계의 모세혈관계에서 유래한다(그림 9.3). 혈장은 일정하게 모세혈관에서 새어 나와 몸에 있는 조직으로 흡수되며, 림프는 세균이나 세포에서 생긴 노폐물을 흡수하여 동맥계 혹은 림프모세관으로 흘러 들어간다. 또한 림프는 림프모세관으로부터 림프관(lymphatics)으로 들어가며, 림프계의 가장 큰 관인 좌 · 우 림프도관(lymph ducts)으로 흘러 들어간다. 오른림프관은 머리와 목, 가슴의 오른쪽 부위와 오른팔로부터 림프를 받는다. 신체의 다른 부위에서 온 림프는 가슴림프관으로 알려진 왼림프관으로 들어간다. 양쪽 림프관은 혈관 속으로 들어간다(그림 9.3).

일부 림프관은 림프절(lymph nodes)로 배출되는데, 림프절들은 인체의 다양한 부위에 밀집해 있다. 림프절은 림프에 대한 여과기와 같은 역할을 하며, 세균을 잡아먹는 많은 양의 포식세포가 모여 있다. 이러한 과정을 포식작용(phagocytosis)이라 한다. 림프절병증(림프절종대, 림프절증, lymphadenopathy)이란 세균 감염 시 림프절 속의 많은 세균으로 인해 부풀어 오르고 만질 때 압통이 느껴지는 상태를 말한다. 림프절이 많이 모여 있는 곳은 목(경부, cervical)과 턱아래(악하림프절, submandibular), 겨드랑이(액와, axillary), 샅고랑(서혜, 샅굴, inguinal)이다.

가슴샘(흉선, thymus gland)은 가슴 안에서 심장 근처에 위치한 림프기관이다. 가슴샘은 골수에서 T세포를 생산하도록 자극하는 티모신(타이모신, thymosin)이라는 호르몬을 분비하고, T세포는 가슴샘에서 성숙한다. 비장(spleen)은 복강의 왼쪽에 위치하여 적혈구를 저장하고 필요할 때 분비한다. 비장은 많은 대식세포를 포함하고 있으며 세포찌꺼기, 오래된 적혈구, 세균을 없애는 역할을 한다. 성인에게 있어서 골수가 손상을 받으면 비장은 적혈구를 다시 생산할 수 있도록 작용한다. 림프조직으로 이루어진 편도(tonsil)는 세균을 걸러내는 역할을 하며, 총 3

쌍의 편도가 목에 위치한다. 입천장(구개, palatine)편도는 구강의 뒷부분에 위치한다. 인두(pharyngeal)편도, 즉 아데노이드(adenoids)는 코인두에 있다. 혀(lingual)편도는 혓바닥 부위에 있다. 파이어반은 소장에 위치한 림프 여과기관이다.

핵심 내용

- 림프계통은 림프관계와 림프, 림프절, 가슴샘, 비장, 편도, 파이어반으로 구성되어 있다.
- 림프계통은 몸조직으로부터 과도한 수분을 혈관으로 보내고, 영양분, 호르몬, 산소, 지방을 나르며, 감염에 대항해 싸운다.
- 림프관계는 림프모세관, 림프관, 좌우 림프도관으로 구성된다.
- 우림프도관은 머리와 목, 가슴의 오른쪽 부위와 오른팔의 림프액을 받아들인다.
- 좌림프도관(흉관)은 신체의 다른 부위에서 온 림프액을 받아들인다.
- 림프절은 세균을 포식한 대식세포를 포함하고 있다.
- 림프절이 많이 모여 있는 곳은 목과 턱아래, 겨드랑, 샅고랑이다.
- 림프절병증은 림프절이 부어 오르는 병이다.
- 가슴샘은 골수에서 T세포를 생산하도록 자극하는 티모신을 분비한다.
- 비장은 혈액을 저장하고, 많은 포식세포를 보유한다.
- 편도는 림프조직으로 이루어져 있다.
- 편도는 세균을 걸러내는 작용을 하며, 입천장편도 · 인두편도 · 혀편도로 구성되어 있다.
- 파이어반은 소장에 위치한 림프 여과기관이다.

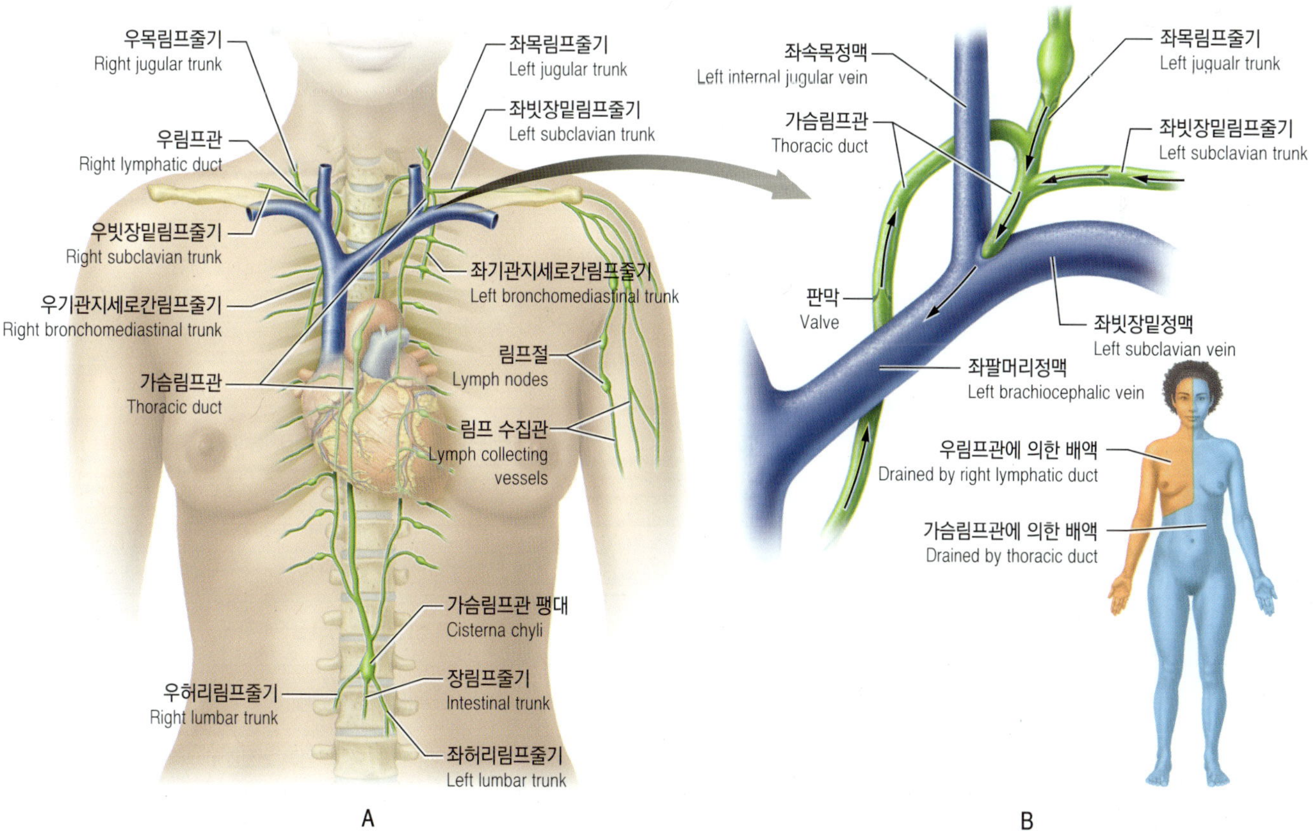

그림 9.3 주요 림프관줄기와 림프관. A: 림프줄기와 림프관, B: 가슴림프관의 배액점

4 의학용어 분석과 의미

결합형 어근

용어	용어 분석	의미
chrom/o		색 color
hyperchromia 과다염색성 [high-per-KROH-mee-ah]	-ia = 상태 hyper- = 과도한	과도하게 착색된 적혈구세포
hypochromia 저혈색소증, 저색소증 [high-poh-KROH-mee-ah]	-ia = 상태 hypo- = 아래; 부족한	과소하게 착색된 적혈구세포
normochromia 정상색소성, 정염(색)성 [nor-moh-KROH-mee-ah]	-ia = 상태; 정상적으로 norm/o = 정상의	정상적으로 착색된 적혈구세포
erythr/o		빨강 red
erythrocyte 적혈구 [eh-RITH-roh-sight]	-cyte = 세포	적혈구
hemat/o; hem/o		피 blood
hemolysis 용혈, 혈액의 파괴 [hee-MOL-ih-sis]	-lysis = 분리, 파괴	혈액세포가 깨지는 것
hematologist 혈액학자, 혈액병 전문의 [hee-mah-TOL-oh-jist]	-logist = 전문가, 전문의	혈액학과 혈액병의 전문가
hematology 혈액학 [hee-mah-TOL-oh-jee]	-logy = 학문	혈액학과 혈액병의 학문
leuk/o		흰색 white
leukocyte 백혈구 [LOO-koh-sight]	-cyte = 세포	백혈구
myel/o		골수 bone marrow
myelogenous 골수성 [my-eh-LOJ-en-us]	-genous = ~의해 생산되는	골수에 의해 생산되는
myeloid 골수모양 [MY-eh-loid]	-oid = 닮은	골수를 닮은
reticul/o		그물망 network
reticulocyte 그물적혈구 [reh-TICK-yoo-log-sight]	-cyte = 세포	세포막 내에서 과립망으로 특징되는 어린 적혈구세포
thromb/o		응고 clot
thrombocyte 혈소판 [THROM-boh-sight]	-cyte = 세포	응고세포
thrombolysis 혈전용해 [쓰롬볼리씨스] [throm-BOL-ih-sis]	-lysis = 파괴	혈액 속에 형성되었던 응고 물질의 파괴
thrombosis 혈전증 [throm-BOH-sis]	-osis = 비정상 상태	혈전이 형성된 비정상적 상태
immun/o		면역; 안전한 immunity; safe
immunodeficiency 면역결핍 [im-yoo-no-dee-FISH-en-see]	deficiency = 결핍	부적절한 면역반응
Immunology 면역학 [im-yoo-NOL-oh-jee]	-logy = 학문	면역체계를 연구하는 분야 인체가 이물질에 어떻게 반응하는 지에 대한 연구

lymphaden/o		림프절 lymph node
lymphadenitis 림프절염 [lim-fad-eh-NIGH-tis]	-itis = 염증	림프절의 감염
lymphadenopathy 림프절병증 [lim-fad-eh-NOP-ah-thee]	-pathy = 질병	림프절의 질병
lymphangi/o		림프혈관 lymph vessels
lymphangiography 림프관조영 [lim-fan-jee-OG-rah-fee]	-graphy = 기록하는 법	조영제 투여 후 X-선 촬영을 통해 림프관을 기록하는 과정
lymphangitis 림프관염 [lim-fan-JIGH-tis]	-itis = 염증	림프관의 염증
lymph/o		림프 lymph
lymphedema 림프부종(임파수종) [lim-feh-DEE-mah]	-edema = 체액 축적	림프구조물이 막혀 림프가 축적되면서 생기는 부종
lymphoma 림프종 [lim-FOH-mah]	-oma = 종양	림프구조물의 종양
splen/o		지라/비장 spleen
splenomegaly 비장비대 [splee-noh-MEG-ah-lee]	-megaly = 비대	비장이 커진 상태
splenorrhagia 비장출혈 [splee-noh-RAY-jee-ah]	-rrhagia = 출혈, 터진	비장의 출혈
Splenorrhaphy 비장봉합 [splee-NOR-ah- fee]	-rrhaphy = 봉합술, 꿰맴술	비장을 꿰맴
thym/o		가슴샘 thymus gland
hemithymectomy 가슴샘질제술 [HEM-ee-thigh-MECK-toh-mee]	-ectomy = 절제, 외과적 제거 hemi- = 절반의	가슴샘(흉선)의 절반 절제혈액계통

접미사

용어	용어 분석	의미
-blast		미성숙, 아직도 자라는 immature, growing thing
hemocytoblast 혈액모세포 [hee-moh-SIGHT-oh-blast]	hem/o = 혈액 cyt/o = 세포	미성숙 혈액세포
lymphoblast 림프모구, 림프모세포 [LIM-foh-blast]	lymph/o = 림프	미성숙 림프구 백혈구의 한 종류
monoblast 단핵모세포, 단핵모구 [MON-oh-blast]	mon/o = 하나	미성숙 단핵구 백혈구의 한 종류
-crit		분리 separate
hematocrit (HCT) 적혈구용적률 [he-MAT-oh-krit]	hemat/o = 혈액	혈액 샘플에서 적혈구의 비율을 알아보는 임상검사법
-cytosis		세포 숫자의 증가 increase in the number of cells
anisocytosis 적혈구부동증 [an-eye-soh-sigh-TOH-sis]	anis/o = 같지 않은	적혈구 간의 크기가 크게 차이 나는 것
leukocytosis 백혈구증가(증) [loo-koh-sigh-TOH-sis]	leuk/o = 흰색	백혈구 수의 확연한 증가 [참고] 백혈구 수의 증가는 영구적이지 않다. 감염시에만 일시적으로 증가하고 감염이 완화된 후에는 정상으로 돌아온다.

poikilocytosis 변형적혈구증가증(이형적혈구증가증) [poi-kil-oh-sigh-TOH-sis]	poikil/o = 변형, 불규칙	변형된 형태의 적혈구가 증가된 상태
-emia		혈액의 상태 blood condition
anemia 빈혈 [ah-NEE-mee-ah]	an- = 아닌, 부족한	혈액에서 헤모글로빈의 양 또는 적혈구 수의 부족
erythremia 적혈병 [er-ih-THREE-mee-ah]	erythr/o = 붉은	비정상적인 적혈구 수의 증가
hyperbilirubinemia 고빌리루빈혈증(과빌리루빈혈증) [high-per-bil-ih-roo-bih-NEE-mee-ah]	hyper- = 과도한 bilirubin/o = 빌리루빈(담즙색소)	혈액 속에 빌리루빈이 정상 이상으로 많음 [참고] 빌리루빈은 헤모글로빈이 파괴될 때 생긴다.
hypercholesterolemia 고콜레스테롤혈증 [high-per-koh-les-ter-ol-EE-mee-ah]	hyper- = 과도한 cholesterol/o = 콜레스테롤	혈액 속에 콜레스테롤이 정상 이상으로 많음
hyperlipidemia 고지질혈증 [high-per-lip-ih-DEE-mee-ah]	hyper- = 과도한 lipid/o = 지방	혈액에 지방이 정상 이상으로 많은 상태
leukemia 백혈병 [loo-KEE-mee-ah]	leuk/o = 흰색	혈액 내 백혈구 수의 악성적인 증가로 암의 한 형태로 봄
-penia		결핍; 감소 deficient; decrease
erythrocytopenia 적혈구감소 [eh-rith-roh-sigh-toh-PEE-nee-ah]	erythr/o = 빨간색 cyt/o = 세포	적혈구 수 감소
leukocytopenia 백혈구감소 [loo-koh-sigh-toh-PEE-nee-ah]	leuk/o = 흰색 cyt/o = 세포	백혈구 수 감소
pancytopenia 범혈구감소증(온혈구감소증) [pan-sigh-toh-PEE-nee-ah]	pan- = 모두, 전체 cyt/o = 세포	모든 혈구 수 감소
thrombocytopenia 혈소판감소(증) [throm-boh-sigh-toh-PEE-nee-ah]	thromb/o = 응고 cyt/o = 세포	혈액 응고세포 수 감소 혈소판감소증
-phoresis		운반하다 transmission; carry
electrophoresis 전기영동 [ee-leck-troh-for-EE-sis]	electr/o = 전기	전류에 의해 보통 단백질, 혼합물을 분리해내는 분석법
-poiesis		생산; 형성 production; manufacture; Formation
erythropoiesis 적혈구형성 [eh-rith-roh-poi-EE-sis]	erythr/o = 빨간색	적혈구 생성
hematopoiesis 조혈 [hee-mah-toh-poi-EE-sis]	hemat/o = 혈액	혈액세포 생성
-poietin		다양한 혈액세포의 생산을 조절하는 호르몬 hormones regulating the production of blood cells
erythropoietin 적혈구형성호르몬 [eh-rith-roh-POI-eh-tin]	erythr/o = 빨간색	신장에서 분비되는 적혈구의 생산을 자극하는 호르몬
-stasis		정지; 멈춤 stopping; controlling
hemostasis 지혈 [hee-moh-STAY-sis]	hem/o = 혈액	지혈
-immune		면역; 안전 immunity; safe
autoimmune disease 자가면역질환 [aw-toh-ih-MYOON-di-ziz]	auto- = 자기, 자기, 스스로	면역체계에 의해서 자기 몸 안의 세포를 파괴하는 면역반응
-stitial		위치와 관련하여
Interstitial fluid 사이질액 [in-te-STI-shel-flu-id]	-al = ~와 관련된 Inter- = 사이의	체액이 조직 공간 사이에 위치하거나 놓여 있는 것

5 혈액·면역·림프계통 질환

백혈병

백혈병(leukemia)은 골수에 생기는 암(cancer)의 한 형태로 혈액 내 악성 백혈구의 증가를 초래한다. 방대하게 증가한 백혈구들은 결국 적혈구와 혈소판 그리고 정상적인 기능을 하는 백혈구들의 자리를 차지하면서 조직으로의 산소 공급과 혈액응고, 면역에 장애가 생긴다. 백혈병 세포들은 비장(spleen)과 림프절(lymph node), 중추신경계(central nervous system)와 같은 다른 기관들로 퍼질 수 있다.

사람면역결핍바이러스/후천면역결핍증후군

후천면역결핍증후군(acquired immunodeficiency syndrome, AIDS)은 사람면역결핍바이러스(human immunodeficiency viruses, HIV) 감염에 의해 면역세포가 파괴됨으로써 인체의 면역력이 현저히 저하되어 병원체에 대해 무방비 상태에 이르는 병. AIDS와 관련된 암에는 카포시육종(Kaposi's sarcoma)과 림프종(lymphoma)이 있다. 카포시육종은 모세혈관 내면에서 유래되어 발과 다리에 푸르스름한 붉은 빛의 피부 소결절을 만든다.

HIV의 가장 흔한 전염의 형태는 감염된 파트너와의 성적접촉, HIV에 감염된 정주용 약물 사용자(IV drug user)들 간의 피부밑주사(피하주사) 공유, HIV에 감염된 혈액을 수혈에 사용한 경우 등이다. HIV는 또한 감염된 모체에게서 아기에게로 자궁에 있을 때 혹은 출산 시에 감염될 수 있다.

6 약어

약어	의미
ABO	three main blood groups 3가지 중 혈액형
CBC	complete blood count 전체혈구계산, 온혈구계수
diff	differential count(laboratory test to determine the number of different types of white blood cells) 감별계산(여러 종류의 백혈구 수를 결정하는 임상분석방법)
eos	eosinophil 호산구
ESR	erythrocyte sedimentation rate 적혈구침강속도(혈침속도)
Hb; Hgb	hemoglobin 혈색소, 헤모글로빈
HCT; HcT	hematocrit 적혈구용적률(혈장혈구 비량계)
PMN	polymorphonuclear 다형핵의, 여러모양핵의
RBC; rbc	red blood cell 적혈구
WBC; wbc	white blood cell 백혈구
Ab	antibody(a protein substance, formed by lymphocytes, that is stimulated by the presence of antigens in the body. An antibody then helps neutralize or inactivate the antigen that stimulated its formation.) 항체(몸 안에 있는 항원의 작용에 의해 생기며 림프구에 의해 형성되는 단백질. 그 항체는 생성을 자극한 항원을 중화 또는 불활성화시킴)
Ag	antigen(a foreign substance that stimulates the production of an antibody) 항원(항체의 생성을 자극하는 외부물질)
AIDS	acquired immune deficiency syndrome 후천면역결핍증후군
HIV	human immunodeficiency virus(the agent attacking the immune system and causing AIDS) 사람면역결핍바이러스(AIDS의 원인이고 면역계를 공격하는 바이러스)
Ig	immunoglobulin(antibody occurring naturally in the body) 면역글로불린(몸 안에서 자연적으로 생기는 항체)

7 의학용어 복습

이 장에서 배운 용어들이 해부생리 용어와 질병 용어, 진단 · 수술 용어로 나뉘어 표로 정리되어 있다. 각 용어의 의미와 어느 범주에 속하는지 복습하시오.

해부생리 용어

1	antibody	2	antigen	3	erythrocyte
4	erythropoiesis	5	erythropoietin	6	formed elements
7	globulin	8	hematologist	9	hematology
10	hematopoiesis	11	hemocytoblast	12	leukocyte
13	lymphoplast	14	monoblast	15	myelogenous
16	myeloid	17	neutrophils	18	normochromia
19	plasma	20	reticulocyte	21	serum
22	thrombocyte	23	B lymphocytes	24	cellular immunity
25	immunoglobulins	26	lymph node	27	phagocytes
28	spleen	29	thymus gland	30	tonsils

질병 용어

1	anemia	2	anisocytosis	3	erythemia
4	erythrocytopenia	5	hemolysis	6	hyperbilirubinemia
7	hypercholesterolemia	8	hyperchromia	9	hyperlipidemia
10	hypochromia	11	leukemia	12	leukocytopenia
13	leukocytosis	14	pancytopenia	15	poikilocytosis
16	thrombocytopenia	17	thrombolysis	18	thrombosis
19	autoimmune disease	20	HIV	21	immunodeficiency
22	lymphadenitis	23	lymphadenopathy	24	lymphangitis

진단 · 수술 용어

1	electrophoresis	2	hematocrit	3	hemostasis
4	lymphangiography	5	splenomegaly	6	splenorrhaphy
7	thymectomy	8	lymphedema	9	lymphoma
10	splenorrhagia				

8 사례

다음 검사 보고서를 읽고 질문에 답하시오. 필요할 경우 교재, 용어사전, 기타 참고문헌을 사용하시오.

말초혈액 검사 보고서

적혈구는 중간 정도의 적혈구부동증을 보이는 정상색소성 적혈구임. 때때로 소적혈구가 보임. 혈소판 감소가 있음. 백혈구는 많은 모세포 형태가 존재하고 세포질이 부족한 상태로 현저하게 증가되어 있음. 때때로 모세포 내 접힌 핵이 보이고, 때때로 유핵 적혈구가 관찰됨. 때때로 중성구가 관찰됨

- **임상소견:** 형태학적으로 림프모구로 보이는 많은 모세포 형태가 존재하는 현저한 백혈구증가(증)

질문

검사 보고서에 적힌 정보를 활용해 질문에 답하시오.

1. 말초혈액은 다음 중 어느 곳에서 얻을 수 있는가?
   a. aorta
   b. arm
   c. neck
   d. pulmonary arteries

2. 백혈구 수는 ________________을 의미하고, ________________이 많은 상태이다.
   a. anisocytosis; microcytes
   b. erythrocytosis; nucleated cells
   c. increased lymphoblasts; platelets
   d. leukocytosis; immature white blood cells

3. Morphology은 무엇에 대해 연구를 의미하는가?
   a. blood
   b. color
   c. disease
   d. shape

4. 검사한 혈액에서 무엇이 감소하였는가?
   a. red blood cells
   b. thrombocytes
   c. white blood cells

5. 적혈구의 크기와 색소는?
   a. equal size; normal
   b. equal size; over-pigmented
   c. unequal size; normal
   d. unequal size; under-pigmented

6. 림프모구는?
   a. platelets
   b. red blood cells
   c. white blood cells

7. leukocytosis는?
   a. 백혈구 수의 악성 증가를 특징으로하는 암의 한 형태
   b. 백혈구감소증이라고도 함
   c. 백혈구 수의 현저한 감소
   d. 백혈구 수의 현저한 증가

9 연습문제

A. 대답하기

■ 다음 질문에 맞는 답을 작성하시오.

1. 혈액에서 발견되는 혈장단백질(plasma protein) 3개의 이름을 작성하시오.

2. 림프계의 기능 세 가지를 열거하시오.

3. 4개의 림프절 이름을 작성하시오.

B. 의미 적기

■ 다음 단어 요소들의 의미를 작성하시오.

1. chrom/o
2. reticul/o
3. -poietin
4. -penia
5. leuk/o
6. thromb/o
7. -crit
8. -phoresis
9. -poiesis
10. -stasis

C. 의학용어 완성

■ '-penia'를 이용하여 다음 의미의 의학용어를 완성하시오.

1. 적혈구 수 감소: ____________________
2. 백혈구 수 감소: ____________________
3. 응고 혈액 세포 수 감소: ____________________
4. 모든 혈구 수 감소: ____________________

■ '- cytosis'를 이용하여 다음 의미의 의학용어를 완성하시오.

5. 적혈구 크기 변화 증가: ____________________
6. 백혈구 수의 현저한 증가: ____________________
7. 변형 적혈구 증가: ____________________

■ '-emia'를 이용하여 다음 의미의 의학용어를 완성하시오.

8. 적혈구 또는 헤모글로빈이 부족한 상태: ____________________
9. 적혈구 수가 비정상적으로 증가된 상태: ____________________
10. 혈중 빌리루빈 농도가 높은 상태: ____________________
11. 혈중 콜레스테롤이 높은 상태: ____________________
12. 혈중 지방이 과도하게 많은 상태: ____________________

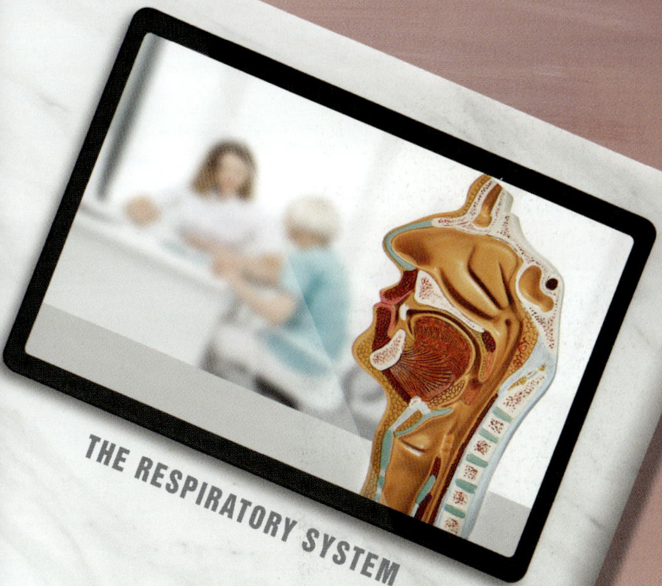

THE RESPIRATORY SYSTEM

10 호흡계통

학습목표

- 호흡계통을 구성하는 구조와 위치를 이해하고 설명할 수 있다.
- 호흡계통 용어를 결합형 어근과 접두사, 접미사로 구분하고 그 의미를 설명할 수 있다.
- 호흡계통과 관련된 질환 용어를 설명할 수 있다.
- 호흡계통에서 자주 사용하는 약어를 설명할 수 있다.
- 호흡계통과 관련된 의학용어를 복습하고 활용할 수 있다.

1 한눈에 보는 호흡계통

기능

호흡계통은 호흡을 통해 외부 공기를 폐 속으로 흡입해 혈액에 산소를 공급하고, 조직에서 운반되어 온 혈액 속의 이산화탄소를 폐모세혈관에서 폐포로 보내어 공기 중으로 배출하는 역할을 한다.

기관

호흡계통을 구성하는 주요 구조물은 다음과 같다.

- **nose** 코
- **pharynx** 인두
- **larynx** 후두
- **trachea** 기관
- **bronchus** 기관지
- **lung** 폐

용어 성분

호흡계통 용어를 만드는 데 사용되는 대표적인 용어 성분은 다음과 같다.

결합형

어근	의미	어근	의미
adenoid/o	샘모양(아데노이즈) adenoids	phren/o	가로막 diaphragm
alveol/o	폐포 air sacs	pleur/o	가슴막, 가슴막공간 pleural cavity
bronchi/o; bronch/o	기관지 bronchus	pneumat/o	호흡 respiration
coni/o	먼지 dust	pneumon/o	폐 lung
dilat/o	확장 widening · dilation	pneum/o; pulmon/o	폐 lung
laryng/o	후두 larynx · voice box	rhin/o	코 nose
lob/o	엽 lobe	sinus/o	굴 sinus
mediastin/o	가슴세로칸 mediastinum	spir/o	호흡 breathing
muc/o	점액 mucus	steth/o	가슴 chest
nas/o	코 nose	thorac/o	가슴 chest
ox/o; ox/i	산소 oxygen	tonsill/o	편도 tonsil
pector/o (steth/o)	가슴 chest (참조 thorac/o)	trache/o	기관 trachea · windpipe
pharyng/o	인두 · 목구멍 pharynx · throat		

접미사

접미사	의미	접미사	의미
-capnia	이산화탄소 carbon dioxide	-ptysis	뱉기 · 토하기 spitting
-graphy	기록법 · 영상기록법 process of recording, producing image	-thorax	가슴 chest
-phonia	소리 voice	-sphyxia	맥박 pulse
-pnea	호흡 breathing		

접두사

접두사	의미
oligo-	희박한 · 소수의 scanty·few

2 들어가기

호흡계통은 외부 공기를 폐포(pulmonary alveolus) 내로 흡입해 혈액에 산소(O_2)를 공급하고, 조직에서 운반되어 온 혈액 속의 이산화탄소(CO_2)를 폐모세혈관에서 폐포로 보내어 공기 중으로 배출하는 일련의 작용을 한다. 이러한 가스교환 과정을 호흡이라 하고 공기를 들이마시는 것을 들숨(inspiration), 공기를 내뱉는 것을 날숨(expiration)이라 한다.

호흡계통은 코(nose)와 인두(pharynx), 후두(larynx), 기관(trachea), 기관지(bronchus), 폐(lung)로 구성된다(그림 10.1).

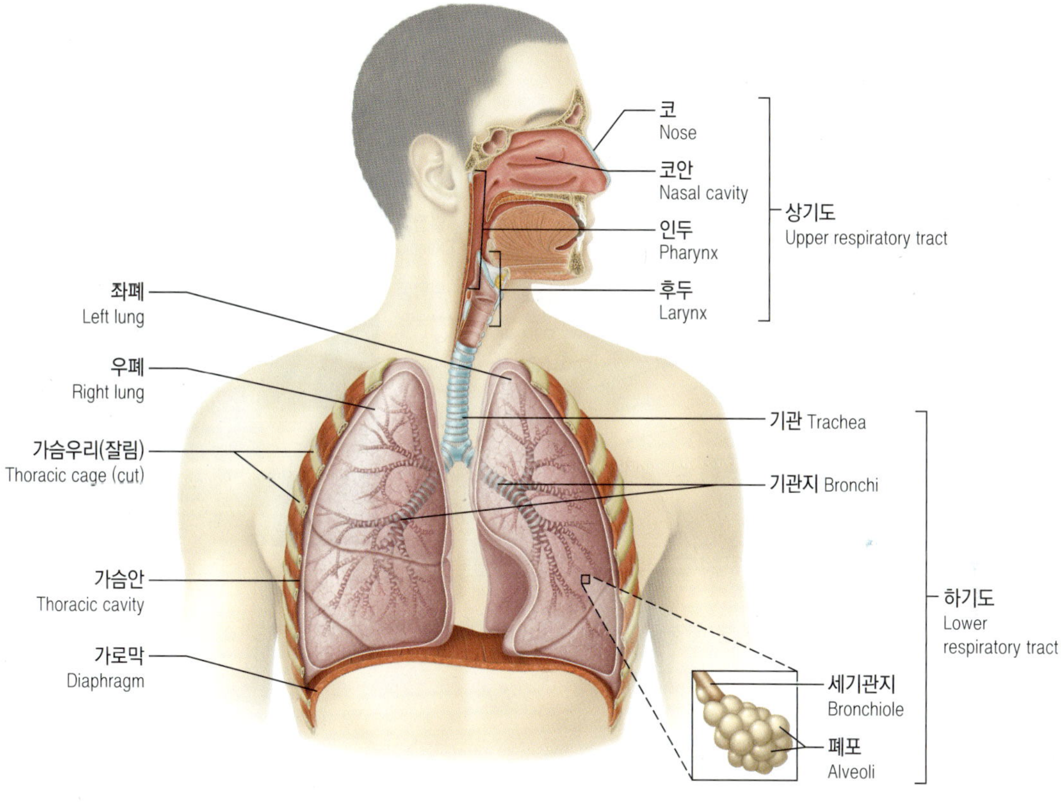

그림 10.1 호흡계통의 구조

3 호흡계통 해부생리

코·코안·코곁굴

바깥콧구멍(external naris)에서는 공기의 흡입과 배출이 교대로 일어난다. 코안(nasal cavity)은 바깥콧구멍에서 인두까지의 공간이며, 코중격(nasal septum)에 의해 좌우로 나뉘어 있다. 코안은 따뜻하고 촉촉한 공기를 제공하고, 후각신경(olfactory neurons)을 통해 냄새를 맡게 해준다. 코안의 털과 섬모(cilia)는 공기 흡입 시 미세먼지를 여과한다.

코곁굴(paranasal sinus)이라 불리는 머리뼈 내 공간은 머리 무게를 가볍게 한다. 코곁굴은 점막으로 덮여 있어 호흡 시 공기 가습에 중요한 역할을 한다. 코곁굴은 코안의 위 · 아래 · 가운데에 쌍으로 위치하며, 각각 전두동(이마굴)과 벌집굴, 나비굴, 위턱굴이라 불린다(그림 10.2).

핵심 내용

- 콧구멍은 바깥콧구멍(외비공)이라 불린다.
- 코안은 콧구멍에서 인두까지의 공간이며, 비중격에 의해 나뉘어 있다.
- 코곁굴에는 전두동과 벌집굴, 나비굴, 위턱굴이 있다.

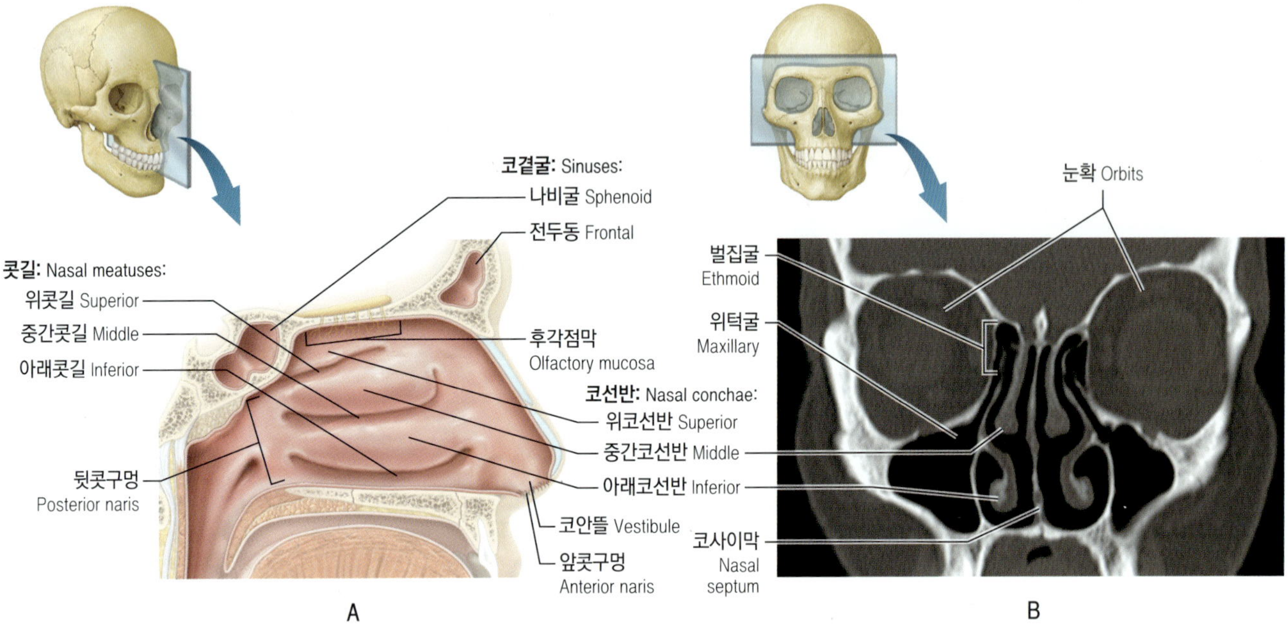

그림 10.2 코곁굴(부비동). **A:** 코안의 시상단면, **B:** 코안의 앞단면(CT 스캔)

인두 · 후두 · 기관

인두(pharynx)는 목구멍을 의미하며, 코인두(nasopharynx)와 입인두(oropharynx), 후두인두(laryngopharynx)로 이루어져 있다. 코인두는 코안 뒤쪽에 위치하며(그림 10.3), 두 개의 구멍을 속콧구멍(internal nares)이라 부르는데, 비중격에 의해 나뉘어 있으며 코인두를 통해 코안으로 직접 통한다. 또 다른 두 개의 구멍은 코인두와 유스타키오관(Eustachian tube)을 거쳐 귀로 통한다. 코인두에는 아데노이드(adenoid, 인두편도)가 포함되어 있으며 입인두는 입안의 뒤쪽에 있고 입천장편도(palatine tonsil)와 혀편도(lingual tonsil)를 포함한다. 후두인두는 후두와 식도로 연결되어 있다.

후두(larynx)는 성대(vocal cord)를 의미한다. 후두의 일부인 후두융기(laryngeal prominence, Adam's apple)는 큰 방패 모양의 연골로서 내부 구조물을 보호한다. 후두덮개(epiglottis)는 뚜껑처럼 위아래로 움직이며 음식을 삼키는 동안 후두의 열림을 막아 공기흐름을 정지시키는 후두의 구조물 중 하나이다(그림 10.4). 성대(vocal cord)는 점막주름으로 이뤄진 소리에 반응하는 부분으로서 성대 사이에 팬 곳을 성문(glottis)이라 하는데, 소리는 공기가 폐 밖으로 나와 성문을 통과할 때 성대의 진동으로 만들어진다. 소리의 고저는 성대의 길이와 긴장 상태에 의해 결정된다.

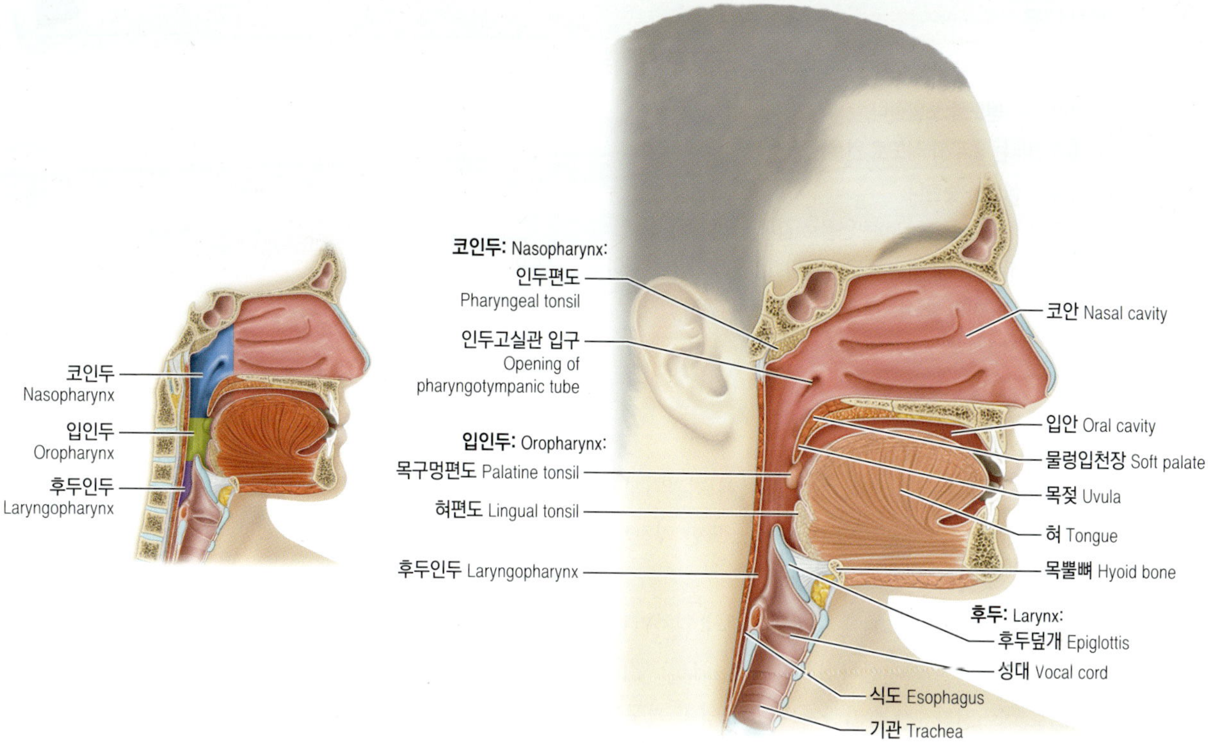

그림 10.3 인두의 구조

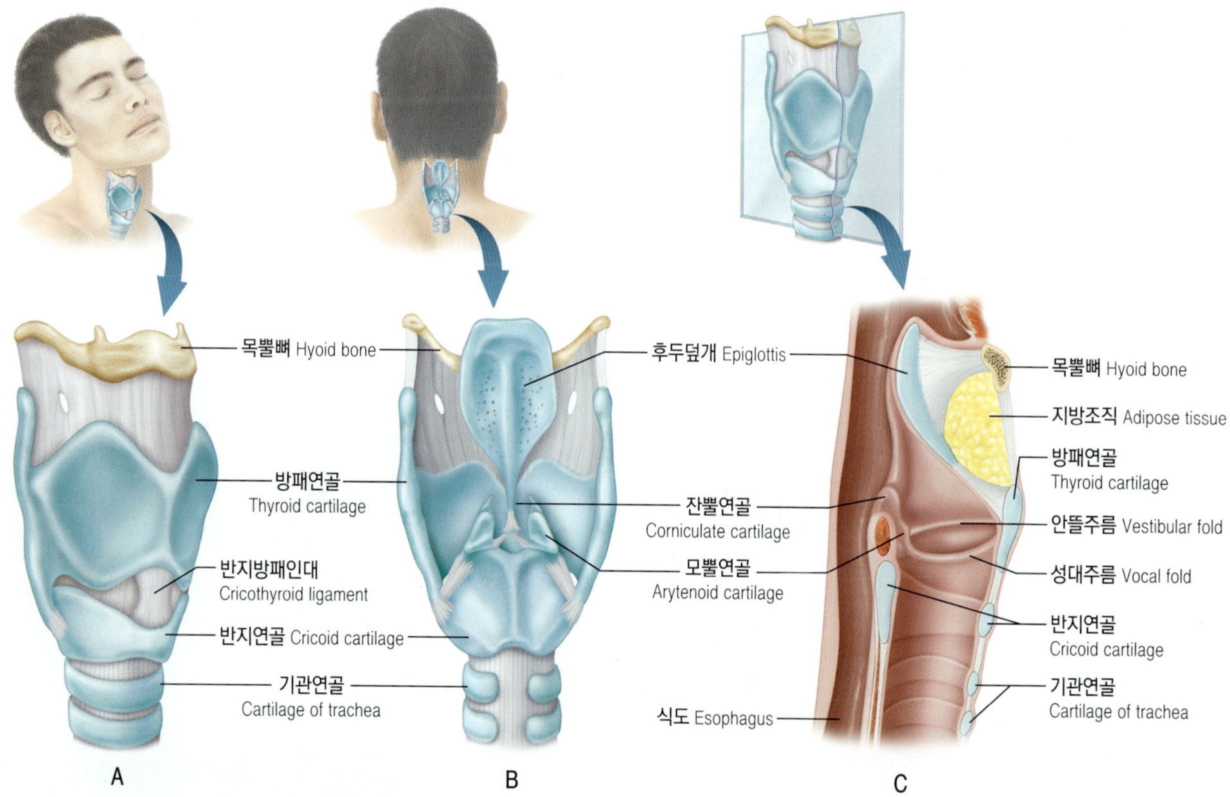

그림 10.4 후두의 구조. A: 앞가쪽 단면도, B: 등쪽 단면도, C: 정중시상 단면

핵심 내용

- 코인두는 속콧구멍을 통해 코안과 통하는 부위로서 유스타키오관과 통한다.
- 입인두는 편도를 포함한다.
- 후두인두는 후두와 식도로 연결된다.
- 후두는 성대를 뜻한다.
- 후두융기(Adam's apple)는 연골로 감싸져 있다.
- 후두덮개는 음식을 삼키는 동안 공기흐름을 막기 위해 위아래로 움직인다.
- 성대는 성문이라 불리는 팬 곳과 점막으로 이뤄져 있다.
- 성대의 진동으로 소리가 만들어진다.

기관지와 폐

기관(trachea)은 숨통을 말하며, 후두에서 기관지까지의 부분을 말한다. 기관에는 점막과 섬모(cilia)가 일렬로 배열되어 있으며, 여기서 공기를 여과한다. 또한 기관의 대부분은 근육섬유로 되어 있는데 C형 연골을 포함하고 있어 기관 폐쇄를 방지한다.

기관지(bronchus)는 폐에 이르는 2개의 일차기관지(primary bronchus)로 나눠지고, 일차기관지는 폐 안에서 더 작은 기관지인 이차 · 삼차기관지(secondary & tertiary bronchus)로 나눠지며, 삼차기관지는 세기관지(bronchiole)로 이어진다. 전체 기관지는 그 모양이 거꾸로 선 나뭇가지와 유사하므로 기관지나무(bronchial tree)라고 불린다(그림 10. 5). 기관지천식(bronchial asthma)은 기관지에서 흔히 발생하며, 천식이 발생하면 기관지가 수축해 공기 공급을 차단하므로 이로 인해 환자는 발작성 호흡곤란(paroxysmal dyspnea)을 겪게 된다. 천식은 재발하는 경향을 보이며, 원인은 알레르기에 의한 경우가 많다.

폐(lung)는 가슴우리 속에 있으며, 뿌리(root)는 신체에 붙어 있고, 그 안에 혈관 · 신경 · 기관지 · 림프관들이 분포하고 있다. 뿌리 안을 통과하여 형성되는 구조물 주위를 문(hilum)이라 하며, 폐의 맨 윗부분을 폐꼭대기(apex), 바닥을 폐바닥(base)이라 한다. 우폐는 위 · 중간 · 아래(superior, middle, inferior)의 3개 엽(lobes)으로 나눠지만, 좌폐는 오직 위 · 아래엽으로만 나뉜다. 각 폐의 내부에는 대략 3억 개의 폐포(alveolus)가 존재하며, 이것은 폐포관(alveolar duct)에 의해 세기관지에 연결된다(그림 10.6). 폐포는 들숨과 날숨 때 확장하고 수축하는 작은 풍선과 같은 역할을 한다. 폐포는 폐모세혈관(pulmonary capillary)에 의해 감싸여 있으며, 이산화탄소를 방출하고 산소를 흡수한다(그림 10.6).

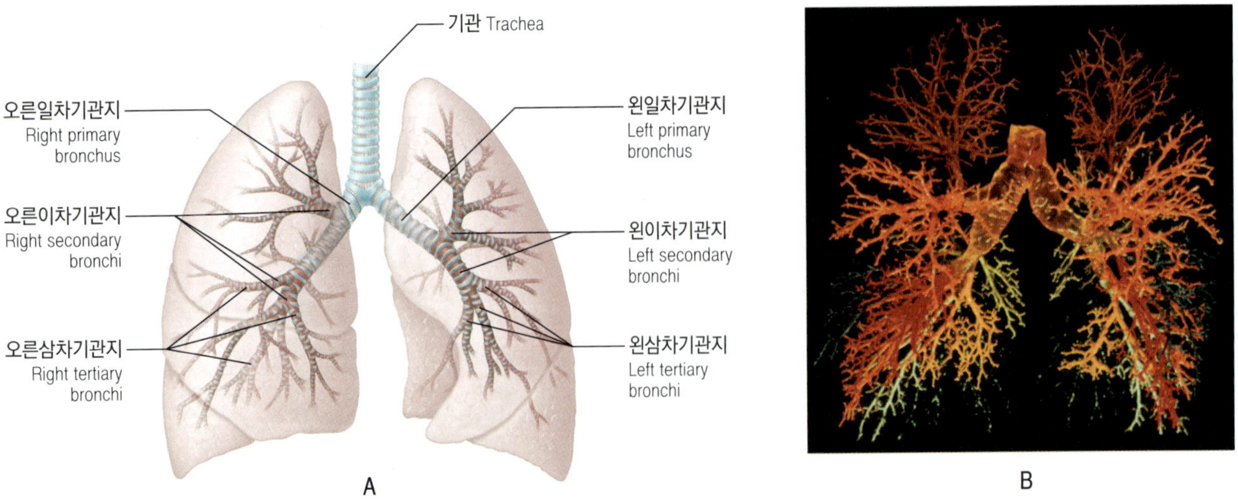

그림 10.5 기관, 세기관지. A: 기관, 기관지, 세기관지 구조, B: 세기관지분지의 모형

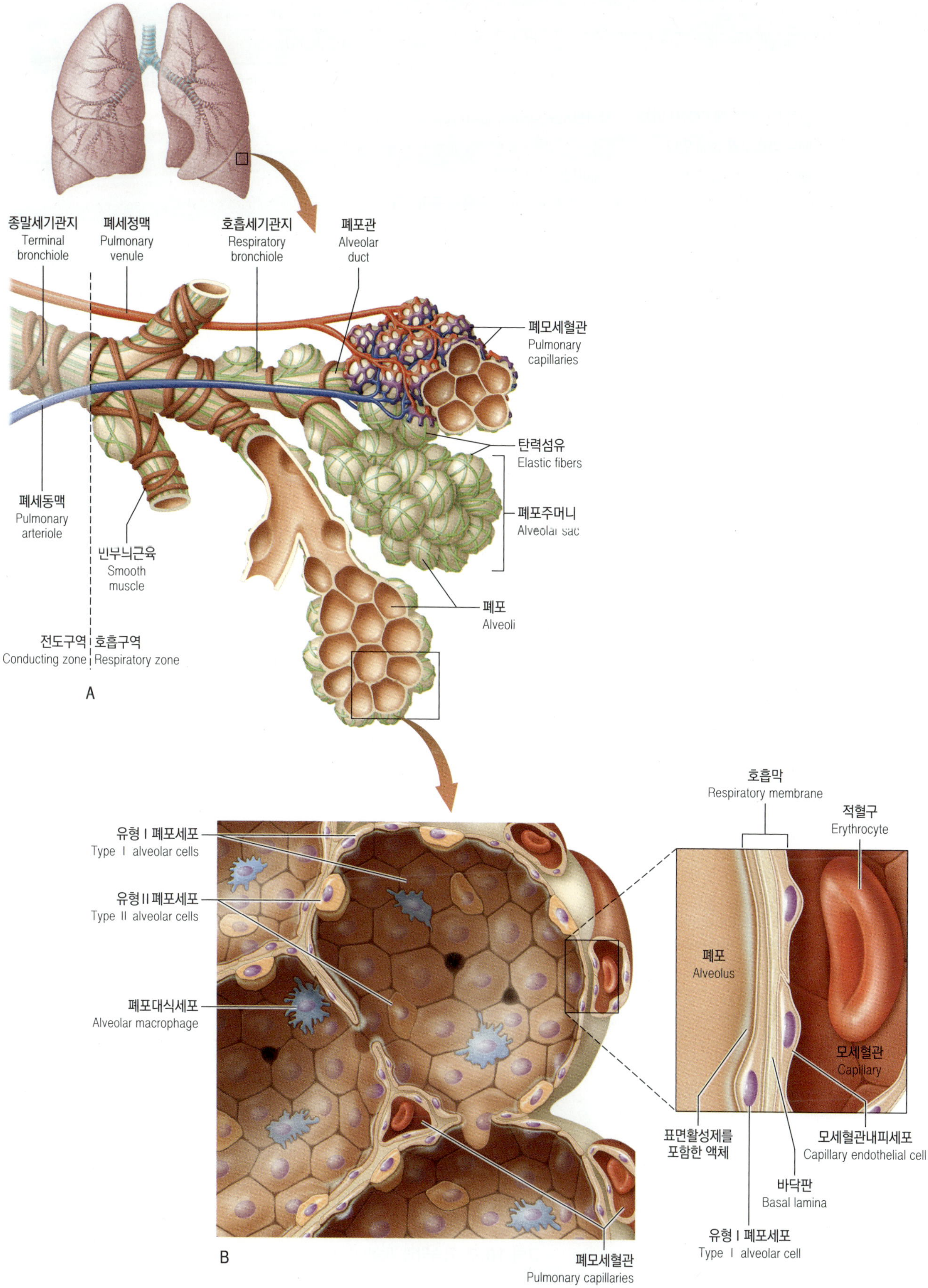

그림 10.6 폐. **A:** 폐의 구조, **B:** 폐포와 폐모세혈관의 구조

핵심 내용

- 기관은 숨통을 뜻하며 기관지와 연결되어 있다. 기관은 근육과 C형 연골로 구성되어 있으며 점막과 섬모가 일렬로 배열되어 있다.
- 일차기관지는 폐 안에서 이차 · 삼차기관지로 나뉘며, 삼차기관지는 세기관지와 연결된다.
- 폐는 가슴우리 속에 있다.
- 폐의 정상부는 폐꼭대기, 바닥부는 폐바닥이라 불린다.
- 혈관과 신경, 기관지, 림프관은 폐의 뿌리를 형성하고, 문으로 들어간다.
- 우폐는 위 · 중간 · 아래엽으로, 좌폐는 위 · 아래엽으로 나뉜다.
- 호흡세기관지는 폐포와 폐포관에 의해 연결되어 있고, 폐모세혈관은 가스교환을 하는 작은 풍선과 같은 폐포와 폐포관에 붙어 있다.
- 폐포에서 폐모세혈관을 통과하여 폐로 이산화탄소를 배출한다.
- 산소는 폐포와 폐모세혈관을 통과한 후 폐정맥을 통해 심장으로 들어간다.

가슴막(pleura)과 가슴세로칸(mediastinum) 속에는 가슴막안(pleural cavity)과 가슴세로칸안(mediastinal cavities)이라고 하는 2개의 더 작은 공간이 있다. 가슴막안은 폐를 둘러싸고 있으며(그림 10.7), 가쪽벽을 벽쪽가슴막, 안쪽벽을 폐쪽가슴막, 이 2개 층 사이를 가슴막안이라고 한다. 가슴막안에는 가슴막액이 차 있다. 가슴세로칸안은 양쪽 폐 사이에 있고, 심장과 대동맥, 기관, 식도가 분포한다.

핵심 내용

- 가슴막안은 폐를 둘러싼다.
- 가슴세로칸안은 양쪽 폐 사이에 있다.

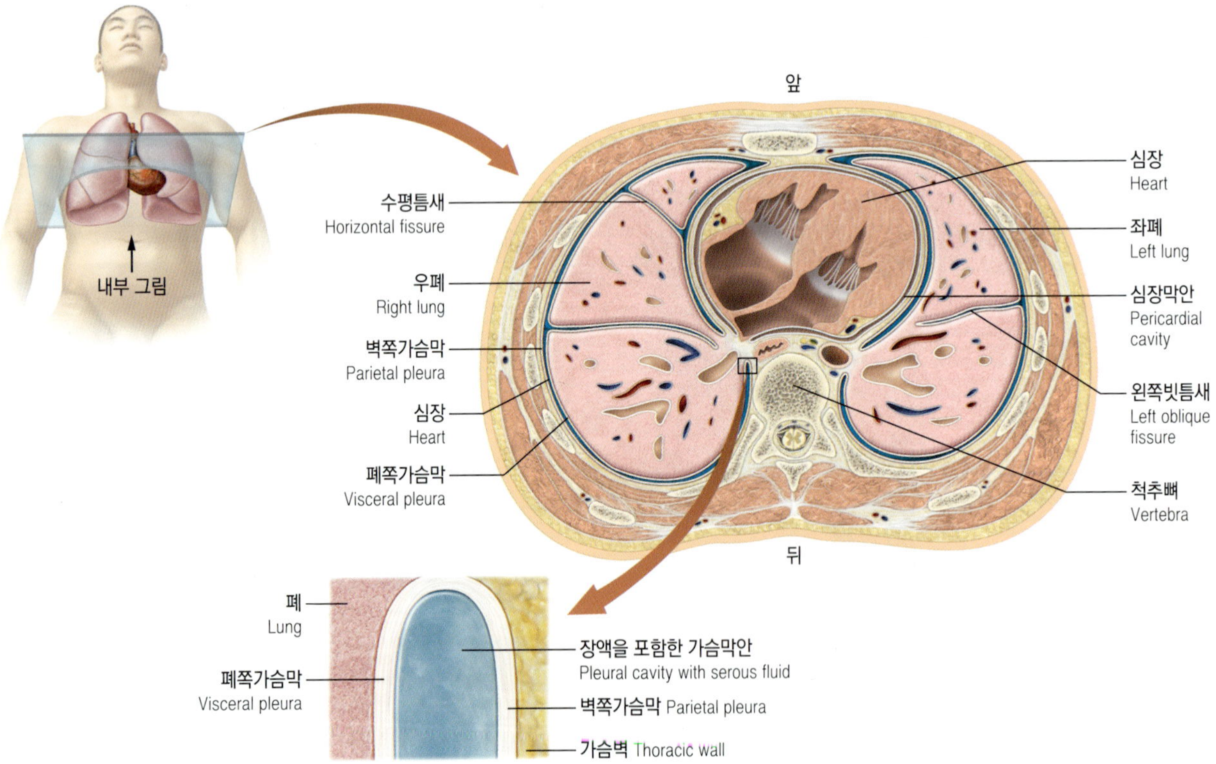

그림 10.7 가슴막과 가슴막안

4 의학용어 분석과 의미

결합형 어근

용어	용어 분석	의미
adenoid/o		인두편도 adenoid
adenoidectomy 아데노이드 절제술 [ad-eh-noid-ECK-toh-mee]	-ectomy = 절제	인두편도선의 절제
alveol/o		폐포 aveoli, air sac
alveolar 폐포의, 치조의 [al-VEE-oh-lar]	-ar = ~와 연관된	폐포와 연관된
alveolitis 폐포염 [al-vee-oh-LYE-tis]	-itis = 염증	폐포의 염증
bronchi/o; bronch/o		기관지 bronchus
bronchiectasis 기관지확장증 [brong-kee-ECK-tah-sis]	-ectasis = 확장 · 늘어남	기관지의 확장
bronchitis 기관지염 [brong-KYE-tis]	-itis = 염증	기관지의 염증
bronchodilator 기관지확장제 [brong-koh-DYE-lay-tor]	-or = 무엇인가를 하는 물건이나 사람 dilat/o = 확장	기관지수축을 완화하기 위해 기관지를 확장하는 데 사용하는 약물
bronchoscopy 기관지내시경 [brong-KOS-koh-pee]	-scopy = 육안검사 과정	기관지의 육안검사 과정
bronchospasm 기관지수축 [BRONG koh spazm]	-spasm = 갑작스럽고 불수의적 수축	갑작스럽고 불수의적인 기관지의 수축
bronchogenic carcinoma 기관지유래암종 [BRONG-koh-jen-ic kar-si-noma]	-genic = ~에 의해 생성된 carcinoma = 암종	기관지에서 발생한 폐의 악성종양 [참고] 기관지유래암종은 폐암 중 가장 흔한 형태이며 간과 신장, 뼈 같은 다른 부위로 빠르게 전이한다. 흡연이 폐암의 주원인이다.
bronchiol/o		세기관지 bronchiole, small bronch
bronchiolitis 세기관지염 [brong-kee-oh-LYE-tis]	-itis = 염증	세기관지의 염증
laryng/o		후두 larynx, voice box
laryngeal 후두의 [lar-INN-jee-al]	-eal = ~와 연관된	후두와 연관된
laryngospasm 후두수축 [lar-ING-oh-spazm]	-spasm = 갑작스러운 불수의적 수축	후두의 갑작스러운 불수의적 수축
lob/o		엽 lobe
lobar 엽의 [LOH-bar]	-ar = ~와 연관된	폐의 엽과 연관된, 엽의
lobectomy 엽절제술 [loh-BECK-toh-mee]	-ectomy = 절제, 외과적 제거	폐의 한 엽을 잘라냄
mediastin/o		세로칸염(종격염) mediastinum
mediastinoscopy 세로칸(종격)내시경술 [mee-dee-as-tih-NOS-kah-pee]	-scopy = 몸 안 또는 조직의 육안 검사과정	세로칸(폐 사이의 공간)의 육안검사과정 [참고] 세로칸내시경술은 가슴뼈 위를 절개하여 그 공간에서 조직샘플을 잘라내거나 검사한다.
muc/o		점액 mucus
mucolytic 점액분해의 [myoo-koh-LIH-tick]	-lytic = 분해, 파괴, 분리	점액(가래)을 묽게 하여 내뱉어질 수 있게 해주는 약

nas/o		코 nose
nasolacrimal 코눈물의 [nay-zoh-LACK-rih-mal]	-al = ~와 연관된 lacrim/o = 눈물분비기관, 눈물	코와 눈물분비기관과 연관된
nasopharyngeal 코인두의 [nay-zoh-far-INN-jee-al]	-eal = ~와 연관된 pharyng/o = 인두, 목구멍	코인두의(코 뒤에 위치한 인두의 한 부분)
ox/o; ox/i		산소 oxygen
anoxia 무산소증 [ah-NOCK-see-ah]	-ia = 상태, 조건 a(n)- = 아닌, 없는, 부족한	산소가 없는 상태 [참고] anoxia는 종종 hypoxia란 용어로 바꿔쓰기도 한다.
hypoxia 저산소증 [high-POCK-see-ah]	-ia = 상태, 조건 hypo- = 부족한, 비정상적인 감소	산소가 결핍된 상태
oximeter 산소측정기 [ock-SIM-ih-ter]	-meter = 측정기구	혈액 내 산소농도 측정기구
pector/o (steth/o; thorac/o 참조)		가슴 chest
pectoral 가슴의 [PECK-toh-rahl]	-al = ~와 연관된	가슴의(에 관련된)
expectoration 가래배출 [ex-PECK-tor-AY-shun]	ex- = ~밖으로 -ation = 과정	기침으로 물질들이 폐에서 배출되는 과정
pharyng/o		인두, 목구멍 pharynx, throat
pharyngoglossal 인두혀의 [feh-ring-goh-GLOS-al]	-al = ~와 연관된 gross/o = 혀	인두와 혀에 연관된
oropharyngeal 입인두의 [or-oh-far-IN-jee-al]	-eal = ~와 연관된 or/o = 입	인두와 입에 연관된
phren/o		가로막 diaphragm
phrenic 가로막 [FREN-ick]	-ic = ~와 연관된	가로막의
phrenotomy 가로막 절개술 [fren-OT-oh-mee]	-tomy = 절개과정	가로막 절개과정
pleur/a; pleur/o		가슴막, 가슴막공간 pleura, pleural cavity
pleuralgia 가슴막통 [ploor-AL-jee-ah]	-algia = 통증	가슴막의 통증
pneumat/o		공기, 호흡 air, respiration
pneumatic 공기의 [new-MAT-ick]	-ic = ~와 연관된	공기나 호흡의
pneumon/o		폐 lung
pneumoconiosis 진폐증(허파먼지증) [new-moh-koh-nee-OH-sis]	-osis = 비정상적 상태 coni/o = 먼지	먼지 흡입에 의한 폐의 비정상적 상태, 진폐증(허파먼지증)
pneumopleuritis 폐가슴막염 [new-moh-ploo-RYE-tis]	-itis = 염증 pleur/o = 늑막, 가슴막	폐와 늑막의 염증
pneum/o; (pulmon/o 참조)		폐 lung
pneumonia 폐렴 [new-MOH-nee-ah]	-ia = 상태	pneumonitis로도 알려진 폐의 염증
pulmonary edema 폐부종 [PUL-moh-ner-eeeh-DEE-mah]	edema 부종, 세포조직에 액체가 축적되는 것	과도한 양의 액체가 폐에 축적되는 것
rhin/o		코 nose
otorhinolaryngologist 이비인후과 전문의 [oh-toh-rye-no-lar-in-GOL-oh-jist]	-logist = 전문의, 전문가 ot/o = 귀 laryng/o = 후두	귀와 코, 목구멍의 치료를 담당하는 전문의, 귀와 코, 목구멍의 기능과 질병을 연구하는 전문가

otorhinolaryngology 이비인후과학 [oh-toh-rye-no-lar-in-GOL-oh-jee]	-logy = 학문 ot/o = 귀 laryng/o = 후두	귀와 코, 목구멍의 구조와 기능, 질병을 연구하는 학문, ENT (Ear, Nose, Throat)라고도 함
rhinitis 비염 [rye-NIGH-tis]	-itis = 염증	코점막의 염증
rhinorrhea 콧물(비루) [rih-roh-REE-ah]	-rrhea = 분비물	코의 분비물
rhinoplasty 코성형수술 [RYE-noh-plas-tee]	-plasty = 외과적 복원 수술	미용이나 복원을 위한 코성형수술
sinus/o		코곁굴/부비동 sinus
pansinusitis 범부비동염 [pan-sigh-nuhs-EYE-tis]	-itis = 염증 pan- = 전부	코곁굴 전체의 염증
sinusotomy 굴절개술 [sigh-nuhs-OT-oh-mee]	-tomy = 절개 과정	코곁굴 안을 절개하는 과정
spir/o		호흡 breathing
spirometer 폐활량계 [spye-ROM-et-er]	-meter = 측정기구	들숨과 날숨 시 폐의 공기흐름과 용적을 측정하는 기구
spirometry 폐활량측정법 [spye-ROM-eh-tree]	-metry = 측정과정	들숨과 날숨 시 폐의 공기흐름과 용적을 측정하는 과정
steth/o		가슴 chest
stethoscope 청진기 [STETH-oh-skope]	-scope = 관찰기구	폐음을 듣는 데 사용되는 기구
thorac/o		가슴 chest
thoracocentesis 가슴천자술 [thoh rah-koh-sen-TEE-sis]	-centesis = 외과적 천자	흉막강에서 액체를 제거하는 외과적 천자. 흉강천자술이나 흉막천자술, 늑막천자술이라고도 함
thoracodynia 가슴통증 [thor-ack-oh-DIN-ee-ah]	-dynia = 통증	가슴 통증
thoracoplasty 가슴성형술 [thor-ah-koh-PLAS-tee]	-plasty = 외과적 복원 수술	흉곽의 외과적 복원 수술
thoracotomy 가슴절개술 [thor-ah-KOT-toh-mee]	-tomy = 절개 과정	흉곽을 절개하는 과정
tonsill/o		편도 tonsils
tonsillar 편도의 [TON-sih-lar]	-ar = ~와 연관된	편도선과 연관된
tonsillectomy 편도절제술 [ton-sih-LECK-toh-mee]	-ectomy = 외과적 절제	편도의 절제
tonsillitis 편도염 [ton-sih-LYE-tis]	-itis = 염증	편도의 염증
tonsillotome 편도절제칼 [ton-SIL-oh-tohm]	-tome = 절제 기구	편도를 절제할 때 사용하는 기구
trache/o		기관, 숨통 trachea, windpipe
endotracheal 기관 내의 [en-doh-TRAY-kee-al]	-eal = ~와 연관된 endo- = ~안의	기관 내와 연관된
larygotracheobronchitis 후두기관기관지염 [lah-ring-goh-tray-kee-oh-brong-KYE-tis]	-itis = 염증 laryng/o = 후두 bronch/o = 기관지	후두와 기관, 기관지의 감염. 크루프(질식성 호흡곤란이나 후두경련 등을 특징으로 하는 호흡기병)라고도 함
tracheoesophageal 기관식도의 [tray-kee-oh-ee-sof-ah-JEE-al]	-eal = ~와 연관된 esophag/o = 식도	식도와 기도와 연관된

tracheostomy 기관절개술 [tray-kee-OS-toh-mee]	-stomy = 새로 개방한 구멍	호흡을 돕기 위해 목을 관통하여 튜브를 삽입하고 기관을 새로 개방하는 것. 기관누공형성술은 일시적이거나 영구적일 수 있음
tracheotomy 기관절개 [tray-kee-OT-oh-mee]	-tomy = 절개 과정	기관을 절개하는 과정

접미사

용어	용어 분석	의미
-capnia		이산화탄소 carbon dioxide
hypercapnia 고탄산혈증 [high-per-KAP-nee-ah]	hyper- = 비정상적 증가, 과도한	혈액 내 이산화탄소 증가
hypocapnia 저탄산혈증 [high-per-KAP-nee-ah]	hypo- = 정상치 이하, 부족한	혈액 내 이산화탄소 감소
-graphy		기록법, 영상기록법 process of recording, producing image
bronchography 기관지조영술 [brong-KOG-rah-fee]	bronch/o = 기관지	조영제를 주입하여 기관지 이하의 영상을 관찰할 수 있는 진단법
pulmonary angiography 폐동맥혈관조영술 [PUL-moh-nar-ee-an-jee-OG-rah-fee]	angi/o = 혈관 -ary = ~와 연관된 pulmon/o = 폐	조영제를 주입하여 폐혈관 이하의 영상을 관찰할 수 있는 진단법
-phonia		소리 voice
aphonia 발성불능 [ah-FOH-nee-ah]	a- = 아닌, 없는, 부족한	목소리를 낼 수 없는 상태
dysphonia 발성장애 [dis-FOH-nee-ah]	dys- = 어려운, 나쁜, 아픈	목소리를 내기 어려운 상태
-pnea		호흡 breathing
apnea 무호흡 [AP-nee-ah]	a- = 아닌, 없는, 부족한	호흡이 없는 상태
bradypnea 호흡완만, 느린호흡 [brad-ihp-NEE-ah]	brady- = 느린	호흡이 느린 상태
dyspnea 호흡곤란 [DISP-nee-ah]	dys- = 어려운	호흡이 힘든 상태
eupnea 정상호흡 [yoop-NEE-ah]	eu- = 정상의	정상 호흡
hyperpnea 과다호흡, 호흡항진 [high-perp-NEE-ah]	hyper- = 비정상적 증가, 과도한	호흡 깊이와 횟수의 비정상적인 증가
oligopnea 호흡저하 [ol-ih-gop-NEE-ah]	oligo- = 부족한, 거의 없는	호흡 깊이와 횟수의 비정상적인 감소
orthopnea 앉아숨쉬기, 좌위호흡 [or-thop-NEE-ah]	ortho- = 곧은, 일직선상의	오직 정좌위에서만 호흡 가능
tachypnea 빠른호흡, 빈호흡 [tack-ihp-NEE-ah]	tachy- = 빠른, 급속한	호흡이 빠른 상태
-ptysis		뱉음; 토하다 spitting
hemoptysis 객혈 [he-MOP-tih-sis]	hem/o = 혈액	호흡기 문제로 피를 토함
-thorax		가슴 chest
hemothorax 혈흉 [he-moh-THOR-acks]	hem/o = 혈액	가슴안에 혈액이 찬 상태

hydrothorax 물가슴증 [high-droh-THOR-acks]	hydr/o = 물	가슴안에 물이 찬 상태
pneumothorax 기흉 [new-moh-THOR-acks]	pneum/o = 공기	가슴안에 공기가 찬 상태
pyothorax 고름가슴증 [pye-oh-THOR-acks]	py/o = 고름	가슴안에 고름이 찬 상태
-sphyxia		맥박 pulse
asphyxia 질식 [as-FICK-see-ah]	a- = 아닌, 없는, 부족한	조직에 산소가 부족한 상태

5 호흡계통 질환

만성기관지염 Chronic Bronchitis

감염이나 흡연, 대기오염 등의 원인으로 오랫동안 지속되는 기관지 염증으로, 기관지 점막의 점액 분비를 증가시켜 심한 가래를 동반한 기침을 유발하고 호흡기 통로를 막는 것이 특징이다.

폐기종 Emphysema

폐 안에 공기가 과잉 축적되어 폐포벽이 파괴되고 폐포가 과잉 확장된 질병으로, 흡연과 만성기관지염이 주요 원인이다. 숨이 가빠서 앉은 자세 또는 선 자세에서 호흡(앉아숨쉬기, orthopnea)하기도 한다.

기관지천식 Bronchial Asthma

기관지 경련과 협착으로 기도폐색을 일으켜 숨쉬기가 곤란해지는 질환이다. 발작성 호흡곤란(paroxysmal dyspnea)과 쌕쌕거림(wheezing), 기침이 동반된다. 집 먼지 속에 포함된 진드기나 곰팡이 등에 대한 알레르기 반응이 주원인이며, 불안이나 스트레스, 추위, 운동 등에 의해 악화될 수 있다.

기관지확장증 Bronchiectasis

기관지 내강의 일부 또는 전체가 만성적으로 확장되고 변형된 상태로서, 주요 증상으로는 고름 객담과 기침 발작, 악취 호흡, 수포음, 점액 · 고름 배출 등을 들 수 있다(그림 10.8).

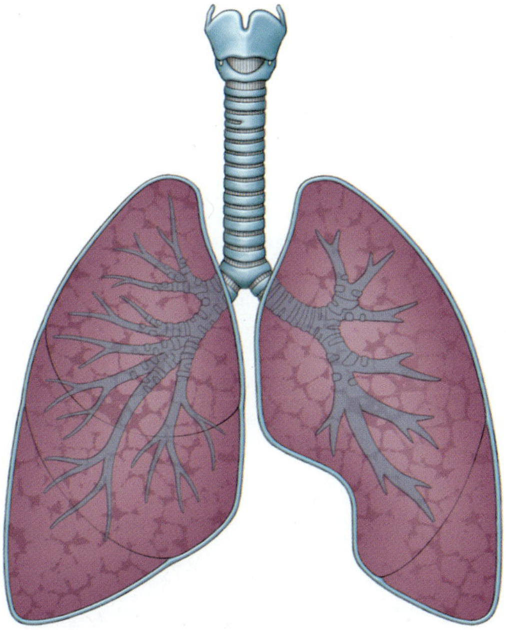

그림 10.8 기관지확장증(좌폐)

폐렴 Pneumonia

폐포에 삼출물이 차고 폐포 경화를 동반하는 폐의 염증. 병변의 범위와 형태학적 특징에 따라 기관지폐렴(bronchopneumonia)이나 엽폐렴(lobar pneumonia) 등으로 분류한다. 기관지폐렴은 기관지 주위에 반점이 널리 퍼지는 것을 말하고, 엽폐렴은 폐엽에 염증과 경화가 발생하는 경우를 말한다(그림 10.9).

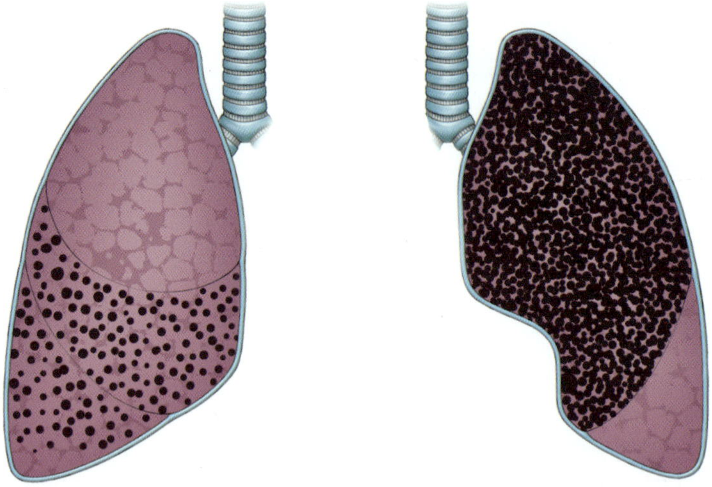

그림 10.9 폐렴. A: 기관지폐렴, B: 엽폐렴

폐결핵 Pulmonary Tuberculosis

결핵균(*Mycobacterium tuberculosis*)이 폐에 들어가 염증을 일으키는 병으로, 보통 폐를 침범하지만 다른 장기를 침범할 수도 있다. 결핵균이 폐에 침입하면 염증이 생기고, 폐에서는 결핵균을 제거하려는 반응에 의해 결절(tubercle)이 형성된다. 이 결절 중심부의 괴사로 치즈 같은 물질이 형성되는데, 이것을 치즈화(caseation)라 한다. 공동이 생기는 것은 기침을 통해 결절 중심부의 치즈 같은 물질이 빠져나갔기 때문이다.

폐부종 Pulmonary Edema

폐울혈에 의해 폐포에 장액성 누출액이 찬 상태를 말한다. 폐부종은 울혈성 심부전처럼 심장 수축력이 감소할 때 폐모세혈관의 혈액 충만으로 정수압이 높아져 체액이 폐포와 세기관지로 스며나가 발생한다(그림 10.10).

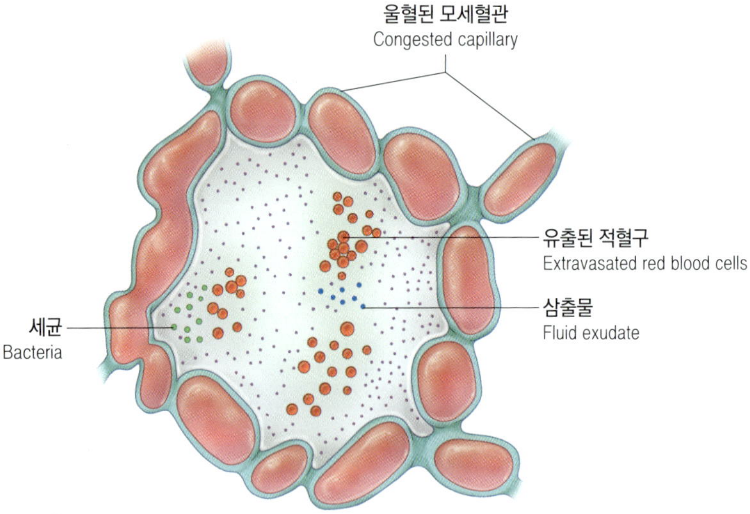

그림 10.10 폐부종

가슴막삼출 Pleural Effusion

가슴막안에 삼출액이 찬 상태를 말한다. 가슴막에서 나온 삼출액의 특성에 따라 다음과 같이 분류한다.

- 농흉(pyothorax): 가슴막안에 고름이 찬 상태
- 혈흉(hemothorax): 외상이나 혈관 파열로 가슴막안에 혈액이 찬 상태(그림 10.11A)
- 물가슴증(hydrothorax): 가슴막안에 물 같은 체액이 찬 상태
- 기흉(pneumothorax): 가슴막안에 공기나 기체가 찬 상태(그림 10.11B)

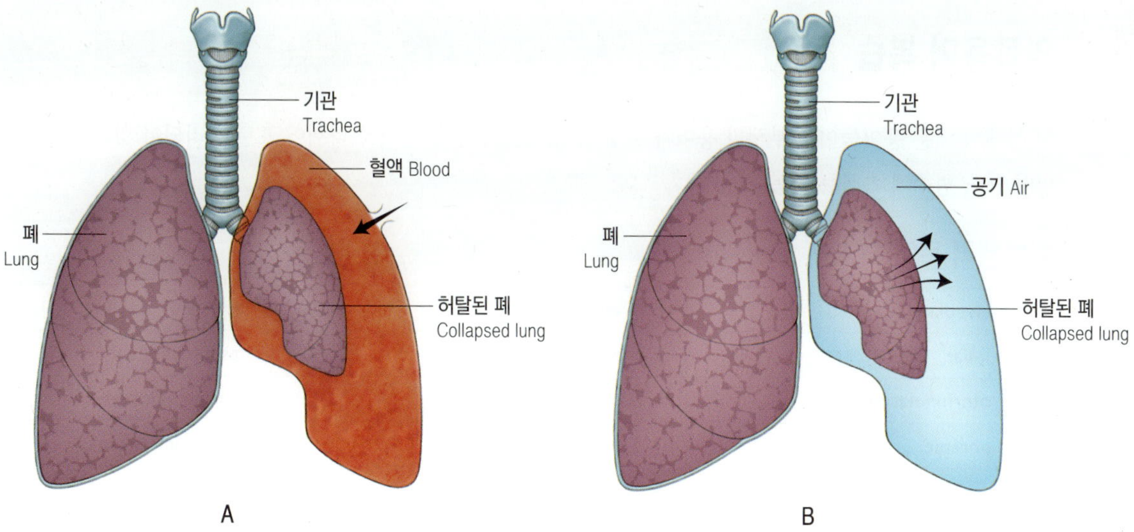

그림 10.11 가슴막삼출. A: 혈흉, B: 기흉

6 약어

약어	의미
AP	antero-posterior 앞뒤방향
CO_2	carbon dioxide 이산화탄소
CXR	chest X-ray 가슴부 X-선 사진
ERV	expiratory reserve volume 날숨예비용적
IRV	inspiratory reserve volume 들숨예비용적
O_2	oxygen 산소
PA	postero-anterior 뒤앞방향
CPR	cardiopulmonary resuscitation 심폐소생술
PFT	pulmonary function test 폐기능검사
R	respiration 호흡
RV	residual volume 잔기량
SOA	shortness of air 공기부족(산소부족)
SOB	shortness of breath 호흡곤란
T&A	tonsillectomy and adenoidectomy 편도절제술 및 아데노이드절제술
TV	tidal volume 일회호흡량
URI	upper respiratory tract infection 상기도감염(감기)
URT	upper respiratory tract 상기도

7 의학용어 복습

이 장에서 배운 용어들이 해부생리 용어와 질병 용어, 진단 · 수술 용어로 나뉘어 표로 정리되어 있다. 각 용어의 의미와 어느 범주에 속하는지 복습하시오.

해부생리 용어

1	alveolar	2	endotracheal	3	laryngeal
4	lobar	5	nasolacrimal	6	nasopharyngeal
7	otorhinolaryngology	8	pectoral	9	pharyngoglossal
10	phrenic	11	pneumatic	12	pulmonary
13	tonsillar	14	tracheoesophageal	15	inhalation
16	exhalation	17	cilia	18	nasal septum
19	olfactory neurons	20	paranasal sinuses	21	laryngopharynx
22	glottis	23	mediastinal cavity	24	pleural cavity

질병 용어

1	alveolitis	2	anoxia	3	aphonia
4	apnea	5	bradypnea	6	bronchiectasis
7	bronchiolitis	8	bronchitis	9	bronchogenic carcinoma
10	bronchospasm	11	dysphonia	12	hemothorax
13	eupnea	14	hemoptysis	15	cardiomyopathy
16	hydrothorax	17	hypercapnia	18	hyperpnea
19	hypocapnia	20	hypoxia	21	laryngospasm
22	laryngotracheobronchitis	23	oliogopnea	24	orthopnea
25	pansinusitis	26	pleuralgia	27	pneumoconiosis
28	pneumonia	29	pneumopleuritis	30	pneumothorax
31	pyothorax	32	rhinitis	33	rhinorrhea
34	tachypnea	35	thoracodynia	36	tonsillitis

진단 · 수술 용어

1	bronchography	2	bronchoscopy	3	pulmonary angiography
4	spirometer	5	spirometry	6	stethoscope
7	adenoidectomy	8	lobectomy	9	phrenotomy
10	pneumonectomy	11	rhinoplasty	12	sinusotomy
13	thoracocentesis	14	thoracoplasty	15	thoracotomy
16	tonsillectomy	17	tonsillotome	18	tracheostomy
19	tracheotomy	20	bronchodilator	21	mucolytic

8 사례

다음 의무기록을 읽고 질문에 답하시오. 필요할 경우 교재나 용어사전, 기타 참고문헌을 사용하시오.

의무기록

57세 남자가 3주 전부터 발생한 호흡기 감염과 8개월간의 식욕부진, 약 18kg의 체중 감소, 운동 시 심해지는 호흡곤란으로 병원에 입원했다. 입원 당시 촬영한 가슴 X-선 검사에서 우측 폐 상부에서 큰 종양이 관찰되었고, 우측 폐문에서 작은 종양과 우측 물가슴증(수흉)이 관찰되었다. 흉부 CT에서 종격동 전이가 보였고, 우측 신장에도 전이가 관찰되었다. 복부에 5cm 크기의 종양이 관찰되며 조직 검사에서 악성종양으로 진단되었다. 기관지내시경 검사에서 일차기관지가 이차기관지로 나뉘는 높이에서 우측 기관지 내에 종양이 발견되었다. 객혈이나 혈흉은 없다.

질문

의무기록에 적힌 정보를 활용해 질문에 답하시오.

1. 체중 감소의 원인으로 가장 가능성이 높은 것은?
- a. dyspnea
- b. anorexia
- c. hydrothorax

2. 운동 중 환자는 무엇을 경험하였는가?
- a. dyspnea
- b. anorexia
- c. hydrothorax

3. 가슴 방사선 검사에서 큰 종양이 발견된 곳의 이름은?
- a. apex
- b. base
- c. right middle lobe

4. 폐문을 통과하는 기관의 이름은?
- a. trachea
- b. bronchus
- c. alveolar duct

5. 방사선 검사에서 늑막강 내에서 발견되는 물질은?
- a. air
- b. blood
- c. water
- d. none of the above

6. 진단검사에서 암이 어느 부위로 전이된 것으로 나타났는가?
- a. hilum
- b. kidney
- c. mediastinum
- d. lung

7. 가슴세로칸 내에 위치하는 기관의 명칭은?
- a. heart
- b. lung
- c. adrenal gland

8. 부신의 위치는?
- a. pharynx
- b. on top of the kidney
- c. lung
- d. kidney

9. 암이 신장으로 전이된 것을 진단한 검사방법의 명칭은?
- a. biopsy
- b. bronchoscopy
- c. computed tomography
- d. none of the above

10. 이 암의 증상은 피를 토하는 것이다.
- a. true
- b. false

9 연습문제

A. 의학용어

■ 다음의 정의에 해당하는 의학용어를 작성하시오.

1. 무호흡
2. 호흡완만(느린호흡)
3. 호흡곤란
4. 정상호흡
5. 호흡 깊이와 속도의 비정상적인 증가
6. 비정상적으로 호흡 빈도가 낮아진 상태
7. 앉아숨쉬기(좌위호흡)
8. 빠른호흡
9. 과도한 양의 이산화탄소
10. 감소한 양의 이산화탄소
11. 가슴막안 혈액
12. 가슴막안 액체
13. 공기가 찬 가슴막안
14. 가슴막안 고름
15. 심박동 소리를 듣는 장치

B. 의미 적기

■ 치료법을 의미하는 용어에 ○로 표시하고, 빈칸에 용어의 의미를 작성하시오.

1. bronchodilator
2. bronchiectasis
3. laryngospasm
4. lobectomy
5. mucolytic
6. pneumoconiosis
7. phrenotomy
8. rhinorrhea
9. thoracocentesis
10. thoracodynia
11. thoracoplasty
12. tracheoesophageal
13. dysphonia
14. hemoptysis

■ 다음 요소를 정의하시오.

1. −ectasis
2. lacrim/o
3. ox/o
4. pector/o
5. phren/o
6. pleur/o
7. −rrhagia
8. pan−
9. −tome
10. pneum/o
11. trache/o
12. rhin/o
13. ot/o
14. spir/o
15. −metry
16. steth/o
17. −ar
18. thorac/o
19. −capnia
20. −phonia
21. dys−
22. angi/o
23. eu−
24. −pnea
25. olig/o
26. ortho−
27. −tachy
28. −ptysis
29. hydr/o
30. pyo−

C. 철자 연습

- 다음 중 철자가 틀린 단어를 찾아 올바르게 수정하시오.

1. alveolor
2. pulmonary
3. bronchiolitis
4. mucolytic
5. diaphram
6. pneumoconioses
7. pneumopluritis
8. sperometer
9. rhinorrhea
10. dispnea
11. oligopnea
12. bronchography
13. bronhectasis
14. tonsilar
15. adenoidectomy

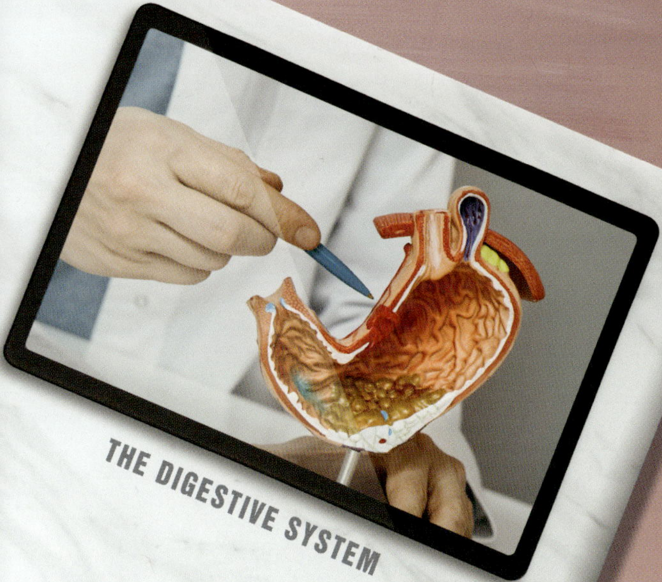

THE DIGESTIVE SYSTEM

11 소화계통

학습목표

- 소화계통을 구성하는 구조와 위치를 이해하고 설명할 수 있다.
- 소화계통 용어를 결합형 어근과 접두사, 접미사를 구분하고 그 의미를 설명할 수 있다.
- 소화계통과 관련된 질환 용어를 설명할 수 있다.
- 소화계통에서 자주 사용하는 약어를 설명할 수 있다.
- 소화계통과 관련된 의학용어를 복습하고 활용할 수 있다.

1 한눈에 보는 소화계통

기능

소화계통은 음식물과 수분을 섭취하는 통로이다. 소화계통은 음식물을 섭취하고 소화함으로써 에너지와 영양분을 추출하고 나머지 노폐물을 대변으로 배설하는 역할을 한다.

기관

소화계통을 구성하는 주요 구조물은 다음과 같다.

- **oral cavity** 입안, 구강
- **pharynx** 인두
- **esophagus** 식도
- **stomach** 위
- **small intestine** 소장
- **large intestine** 대장
- **liver and gallbladder** 간과 담낭
- **pancreas** 췌장

용어 성분

소화계통 용어를 만드는 데 사용하는 대표적인 용어 성분은 다음과 같다.

결합형

어근	의미	어근	의미
abdomin/o	복부, 배 abdomen	jejun/o	공장 jejunum
an/o	항문 anus	labi/o	입술 lips
append/o; appendic/o	충수 appendix	lapar/o	배 abdomen
bil/i	담즙 bile	lingu/o	혀 tongue
bucc/o	뺨, 볼 cheek	lith/o	돌, 결석 stone
cec/o	맹장, 막창자 cecum	odont/o	치아 tooth
cheil/o (labi/o 참조)	입술 lips	orex/i	식욕 appetite
cholangi/o	담관 bile duct, bile vessel	or/o (stomat/o 참조)	입 mouth
cholecyst/o	담낭 gallbaldder	pancreat/o	췌장 pancreas
choledoch/o	총담관 common bile duct	peritone/o	복막 peritoneum
col/o; colon/o	결장 colon	pharyng/o	목구멍, 인두 throat, pharynx
dent/o (odont/o 참조)	치아 tooth	proct/o (rect/o 참조)	직장 rectum
duoden/o	십이지장 duodenum	pylor/o	날문, 날문조임근 pylorus, pyloric shincter
enter/o	소장, 장 small intestine, intestine	rect/o	직장 rectum
esophag/o	식도 esophagus	sial/o	침 saliva
gastr/o	위 stomach	sialaden/o	침샘 salivary gland
gingiv/o	잇몸 gum	sigmoid/o	구불결장 sigmoid colon
gloss/o (lingu/o 참조)	혀 tongue	steat/o	지방 fat
hepat/o	간 liver	stomat/o	입 mouth
herni/o	탈장 hernia	viscer/o	내장 internal organs
ile/o	회장 ileum		

접미사

접미사	의미	접미사	의미
-chalasia	이완 relaxation	-phagia	먹기, 삼키기 eating, swallowing
-grade	가다 to step, to go	-plakia	반점 patches
-emesis	구토 vomiting	-pepsia	소화 digestion
-lith	돌 stone	-prandial	음식 meal

접두사

접두사	의미
endo-	~안에 within

2 들어가기

소화계통은 입에서 항문까지 이어진 긴 관과 4개의 부속기관으로 이뤄져 있다. 소화관(digestive tract) 또는 위장관(gastrointestinal tract)의 주요 기능은 음식물을 섭취하고, 더 작은 분자들로 분해해 체내에서 활용한 후 남은 찌꺼기를 노폐물로 배설하는 것이다. 소화(digestion)란 음식이 분해되는 과정을 말하며 음식이 분해되면 분자들은 소화관 벽을 통해 몸 전체로 운반되기 위해 혈액이나 림프로 가게 된다. 이 과정을 흡수(absorption)라 한다. 입안(oral cavity, mouth)과 인두(pharynx, throat), 식도(esophagus), 위(stomach), 소장(small intestine), 대장(large intestine) 같은 주요 소화관이 순차적으로 위치하며, 특별한 기능을 수행하는 침샘(salivary gland)과 췌장(pancreas), 간(liver), 담낭(gallbladder)을 부속기관이라 한다. 이들은 소화관과 도관으로 연결되어 있으며, 소화와 흡수를 돕는 물질을 분비한다(그림 11.1).

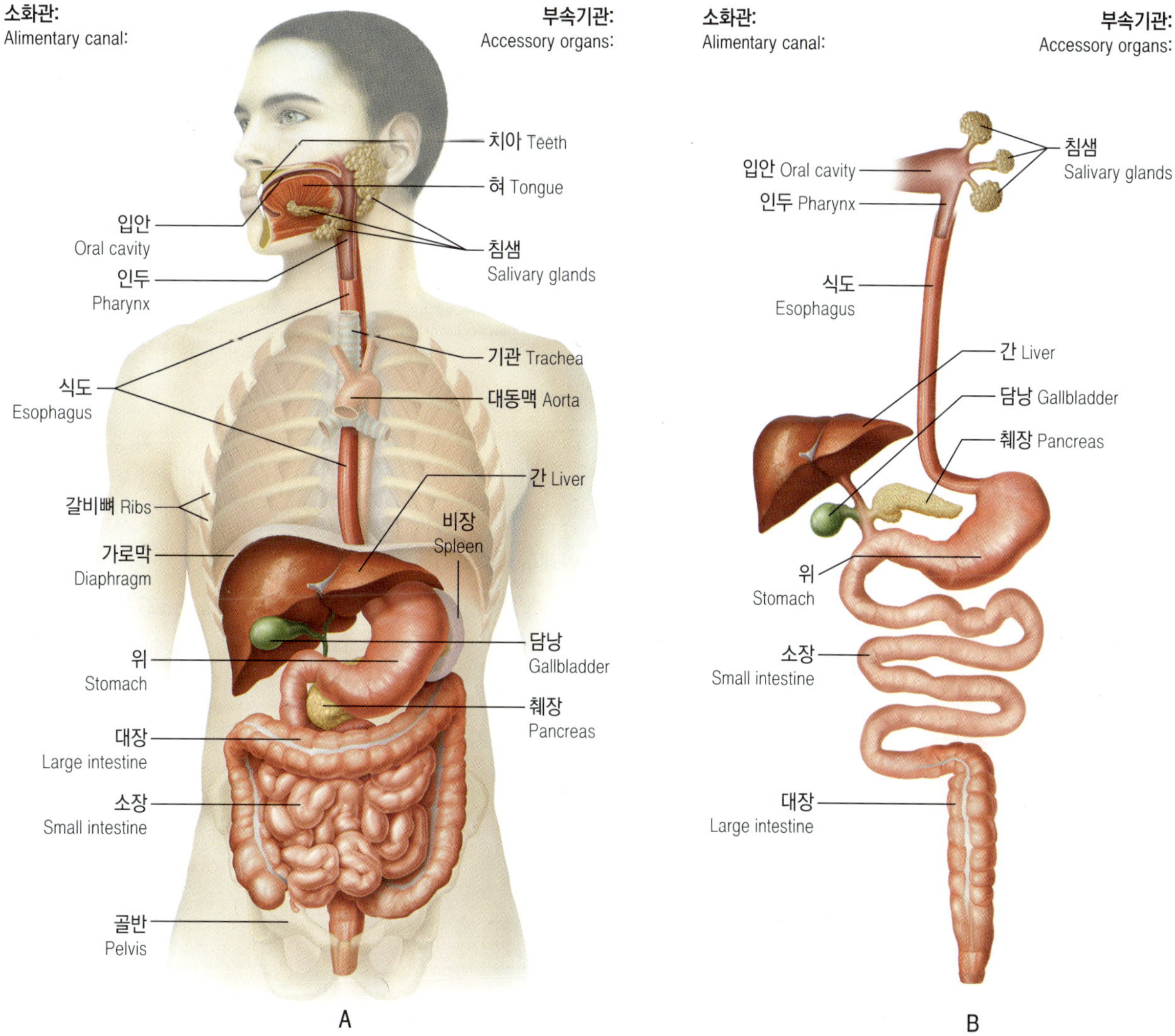

그림 11.1 소화계통의 구조. A: 소화계통 해부학, B: 도식화한 소화계통

3 소화계통 해부생리

입안

기본적으로 입안의 모든 구조물은 입안(oral cavity)의 일부라고 볼 수 있다. 외부 구조는 오직 입술인데, 입술은 근육의 접힘 부분을 말하고, 뺨의 내면은 볼점막(buccal mucosa)이라 불리는 점막으로 되어 있다. 입안은 코안으로 이어지는데, 입안의 지붕 역할을 하는 입천장(palate)의 경우, 앞부분(단단입천장, hard palate)은 뼈로, 뒷부분(물렁입천장, soft palate)은 근육과 결합조직으로 이뤄져 있다. 목젖(uvula)은 입천장 후방에서 목에 걸려 있는 주머니 모양의 구조물로서 음식을 삼키는 동안 코안 통로를 폐쇄한다.

핵심 내용

- 뺨의 내면은 볼점막으로 덮여있다.
- 단단입천장과 물렁입천장은 입안과 코안을 구분한다.
- 목젖은 음식물을 삼키는 동안 코안 통로를 폐쇄한다.

혀(tongue)는 가장 자유롭게 움직이는 근육으로서 우리가 말을 하는 데 매우 중요한 역할을 한다. 그러나 혀의 주기능은 맛을 느끼고 음식물의 삼킴을 돕는 것이다. 혀는 혀주름띠(frenulum)라 불리는 점막끈에 의해 입의 아랫부분과 연결되어 있다. 혀의 표면에 있는 거친 돌출 부분을 미각유두(papillae)라 하는데, 미각유두에는 단맛과 신맛, 짠맛, 쓴맛을 느낄 수 있도록 하는 미각수용기들이 존재한다.

핵심 내용

- 혀는 말하고 맛보고 음식물을 삼키는 기능을 돕는다.
- 혀의 거친 부분은 미각유두로서 단맛과 신맛, 짠맛, 쓴맛을 느끼게 한다.

치아의 구성은 다음과 같다. 앞니(incisor)와 송곳니(canine)는 입의 앞쪽에 위치하며, 작은어금니(bicuspid)와 큰어금니(molar)는 입의 뒤쪽에 위치한다. 잇몸은 점막으로 이확(치조, dental alveolus)을 둘러싸고 있다. 치아의 주요 두 부분은 잇몸 위쪽의 치아머리(crown)와 잇몸 아래쪽의 치아뿌리(dental root)이다.

20개의 젖니(milk tooth, deciduous tooth)는 생후 6개월에서 2년 사이에 나오지만, 젖니는 32개의 영구치로 대치된다. 치아속질(pulp)은 치아의 중심에 위치하며 혈관과 신경 등으로 이뤄져 있고, 치아뿌리관(root canal)을 통해 치아뿌리 안쪽으로 확장되어 있다. 또한 상아질(dentin)층은 치아속질공간을 덮고 있다. 잇몸 위쪽을 덮은 치아부분은 딱딱하고 흰 사기질(enamel)로 덮여 있으며, 치아뿌리는 시멘트질(cementum)의 바깥층에 의해 덮여 있다. 또한 치아뿌리는 이틀(alveolus)이라 불리는 뼈구멍 안에 고정되어 있다(그림 11.2). 치아는 실제로 요구되는 작업을 수행하기에 적당한 모양을 형성하고 있다. 앞 치아는 찢거나 자르고, 뒤 치아는 음식물을 씹거나 깨무는 작업을 주로 한다.

핵심 내용

- 일시적 치아를 젖니라 부른다.
- 치아는 안에서부터 치아속질, 상아질, 사기질, 시멘트질로 구성된다.
- 앞 치아는 음식물을 자르고, 뒤 치아는 음식물을 씹는다.

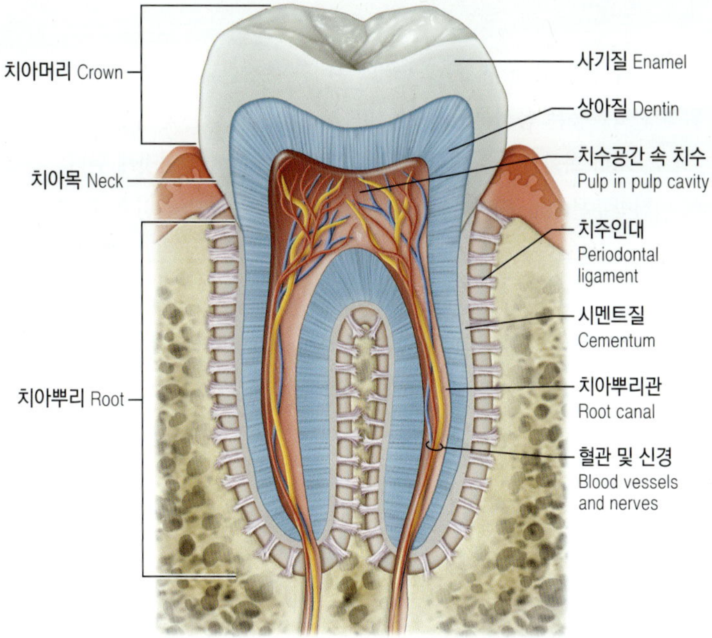

그림 11.2 치아의 구조

인두

음식을 씹으면 그 음식은 침과 섞여 음식물덩어리(음식덩이, bolus)라 불리는 공 형태의 부드러운 덩어리를 형성한다. 음식물덩어리는 혀에 의해 인두(pharynx)로 밀어 넣어지는데, 이것에 의해 삼킴(deglutition)이 시작된다. 인두는 기관(trachea)을 통한 호흡계통과 식도(esophagus)를 통한 소화계통에 공통으로 포함되는 부분이므로 연하작용이 일어날 때는 음식물 흡인(폐로 음식물이 들어가는 것)을 방지하기 위해 상호작용이 일어나야 한다. 후두덮개(epiglottis)라 불리는 작은 구조물이 음식물을 삼키는 동안 반사적으로 기관(trachea)을 덮어 이 기능을 수행한다.

핵심 내용

- 음식물을 삼키는 것을 연하작용이라 하며, 음식물은 인두를 통해 식도까지 이동한다.

식도

식도(esophagus)는 길이 약 25cm의 도관이다. 인두에서 시작하여 식도구멍(esophageal hiatus)이라 불리는 열린 공간을 통해 가슴막을 통과해 위에 도달한다. 식도는 연동파(peristaltic wave)라 불리는 물결파 같은 수축을 만들어 내는 근육으로 이루어져 있는데 이는 음식덩어리를 위(stomach)를 향해 밀어내기 위한 것이다. 근위부는 상부식도(upper esophageal) 또는 인두식도조임근(pharyngoesophageal sphincter)이라 불리는 돌림근육으로 구성되어 있는데 일반적으로 식도로 공기가 들어가는 것을 방지하기 위해 닫혀있지만, 음식이 들어갈 때는 열린다. 또한 식도와 위 사이 접합부의 두 번째 돌림근육인 아래식도조임근(lower esophageal sphincter) 역시 위식도(gastroesophageal) 또는 들문조임근(cardiac sphincter)이라 하는데 일반적으로 위 안의 내용물이 역류되는 것을 방지하기 위해 닫혀 있지만 위로 음식물이 들어올 때는 열린다.

핵심 내용

- 음식물덩어리는 연동운동에 의해 식도를 통해 내려가고 아래식도조임근을 통해 위로 들어간다.

위

식사할 때 음식물의 맛과 향은 위(stomach)의 위액분비를 촉진한다. 일단 음식물덩어리가 아래식도조임근을 지나 위로 들어가면 위의 근육운동은 음식물덩어리를 미즙(chyme)이라는 반유동체로 만들기 위해 음식물덩어리와 위액(점액과 염산, 효소, 기타 화학물질로 이루어짐)을 혼합하고 거세게 휘젓게 된다.

위의 내부면은 위점막주름(rugae)이라는 일관된 주름으로 구성되어 있으며, 조절된 음식에 의해 펴지게 된다. 위의 구조를 살펴보면, 기본적으로 J자 형태를 하고 있으며, 들문(cardia), 위바닥(fundus), 위몸통(body), 날문방(pyloric antrum)으로 이뤄져 있다. 또 안쪽만곡을 작은굽이(lesser curvature), 바깥쪽만곡을 큰굽이(greater curvature)라고 한다. 음식물은 날문조임근(pyloric sphincter)이라 불리는 또 다른 돌림근육을 통과해 소장으로 들어간다(그림 11.3).

핵심 내용

- 음식물은 아래식도조임근을 통해 위로 들어오고, 날문조임근을 통해 소장으로 들어간다.
- 음식물덩어리는 미즙을 형성하기 위해 위액과 혼합된다.
- 위벽의 주름은 위점막주름이라 불린다.
- 위는 들문과 위바닥, 위몸통, 날문방으로 구성된다.
- 만곡은 작은굽이와 큰굽이라 불린다.

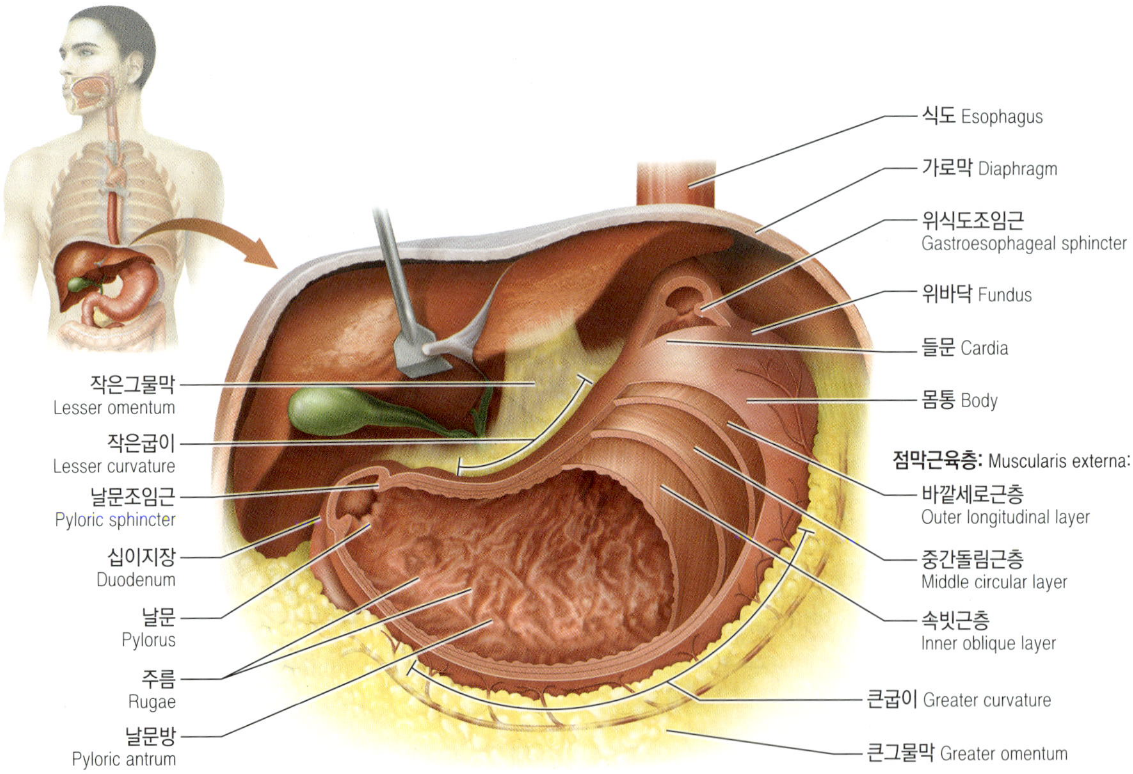

그림 11.3 위의 구조

소장

소장(small intestine)은 배골반안 내에 꼬여 있으며, 길이는 약 7m이다. 소장은 십이지장(duodenum)과 공장(jejunum), 회장(ileum)으로 이루어져 있다. 직경은 약 2.5cm 정도지만, 내부 표면은 돌림주름(circular fold)이라 불리는 주름에 의해 많이 늘어나게 된다(그림 11.4). 융모(villi)는 손가락처럼 뻗은 많은 돌기가 돌림주름으로부터 돌출되어 있으며, 각 융모는 모세혈관망과 연결되어 있고 혈액순환을 통해 소화된 음식물로부터 영양분을 흡수한다. 회맹판막(ileocecal valve)이라는 회장 끝 밸브를 통해 남아있는 노폐물이 대장으로 들어간다(그림 11.5).

핵심 내용

- 소장의 직경은 2.5cm, 길이는 약 7m이다.
- 소장은 십이지장과 공장, 회장의 세 부분으로 나뉜다.
- 영양분은 융모에서 흡수되며, 융모는 돌림주름으로부터 돌출되어 있다.
- 노폐물은 회맹판막을 통해 대장으로 들어간다.

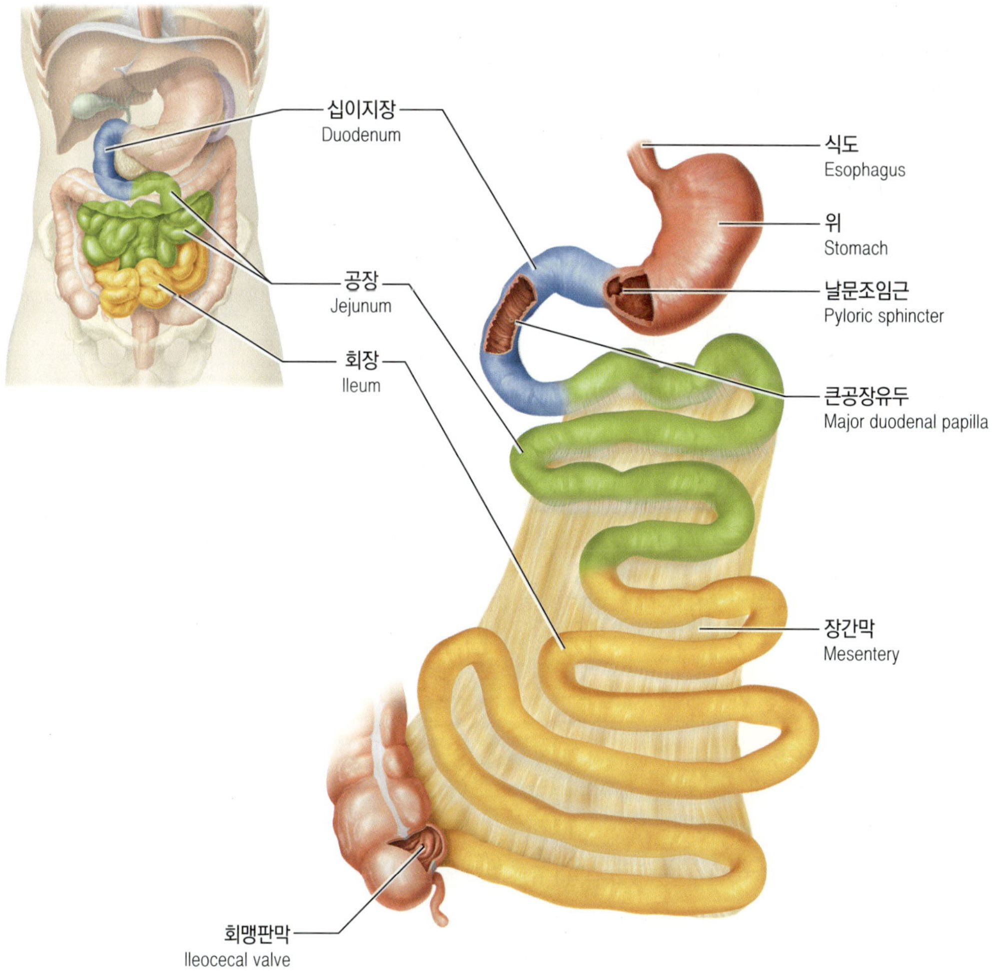

그림 11.4 소장의 구조

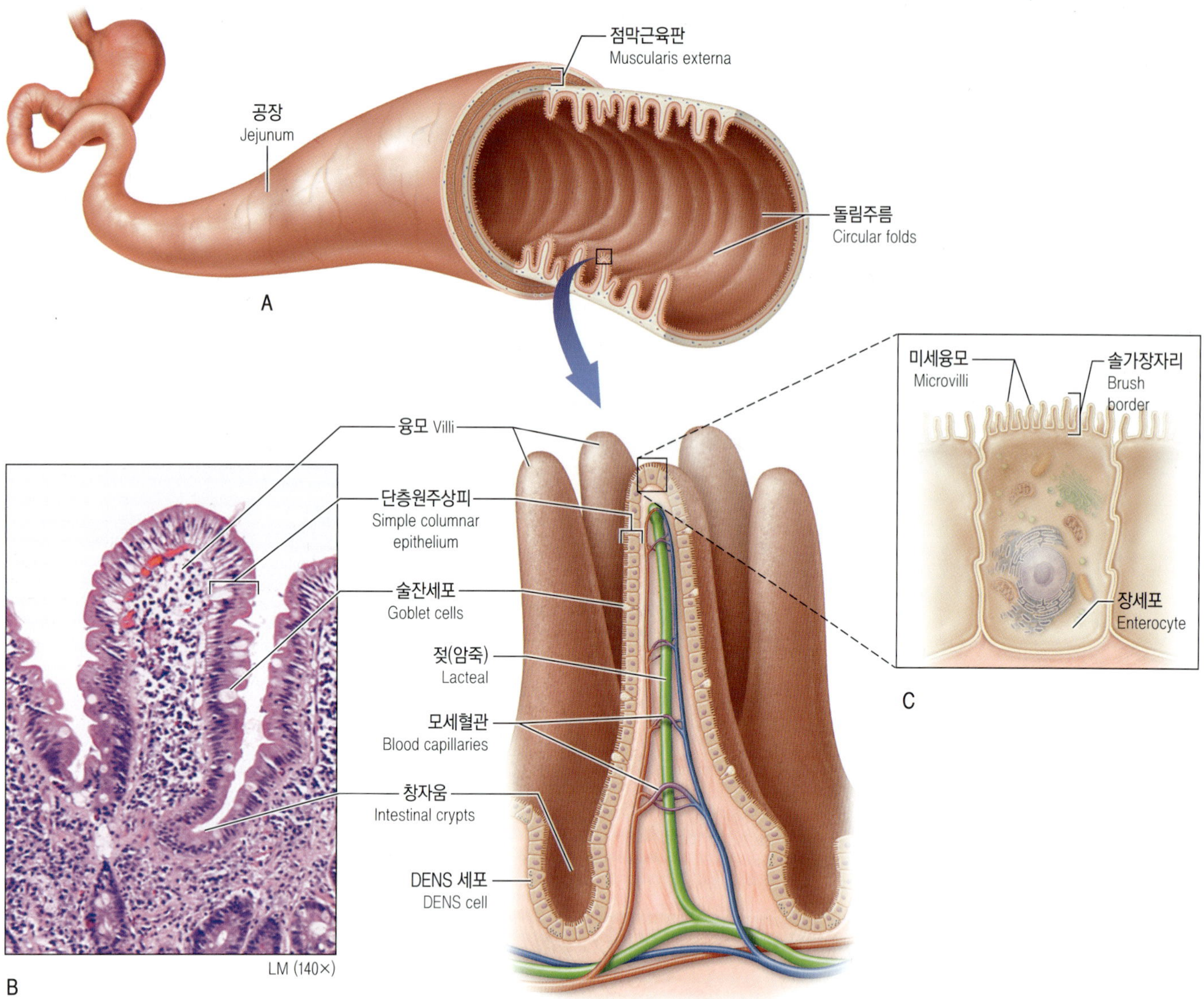

그림 11.5 소장의 흡수 구조.
A: 돌림주름이 보이는 공장의 단면, B: 장융모 현미경사진(왼쪽)과 그림(오른쪽), C: 미세융모가 있는 장세포

대장

대장(large intestine)의 길이는 약 1.8m, 지름은 약 6cm이다. 대장은 수분 및 비타민 K와 약간의 비타민 B를 흡수하고, 노폐물이 포함된 대변을 저장 · 배출하는 역할을 한다. 대장은 맹장(막창자, cecum), 결장(colon), 직장(rectum)의 3부분으로 이뤄져 있다(그림 11.6). 결장은 다시 상행결장(ascending colon)과 횡행결장(transverse colon), 하행결장(descending colon), 구불결장(sigmoid colon)으로 나뉘며, 길고 정방형의 반원형을 이룬다. 직장의 길이는 약 20cm이고, 점액주름과 함께 늘어서 있다. 직장의 마지막 구간은 항문관(anal canal)으로서 속조임근(internal sphincters)과 바깥조임근(external sphincters)으로 둘러싸여 있으며, 조임근은 항문을 통한 변 배출을 조절한다. 충수(막창자꼬리, appendix)의 기능은 잘 알려지지 않았으며, 맹장의 아래쪽에 달려 있다.

핵심 내용

- 대장의 길이는 1.8m, 직경은 6cm이다.
- 대장은 수분과 비타민 K 및 비타민 B를 흡수하고 노폐물을 제거한다.
- 대장은 맹장과 결장, 직장으로 이뤄져 있다.
- 결장은 상행 · 횡행 · 하행 · 구불 결장으로 나뉜다.
- 직장은 항문관과 바깥/속조임근, 항문을 포함한다.

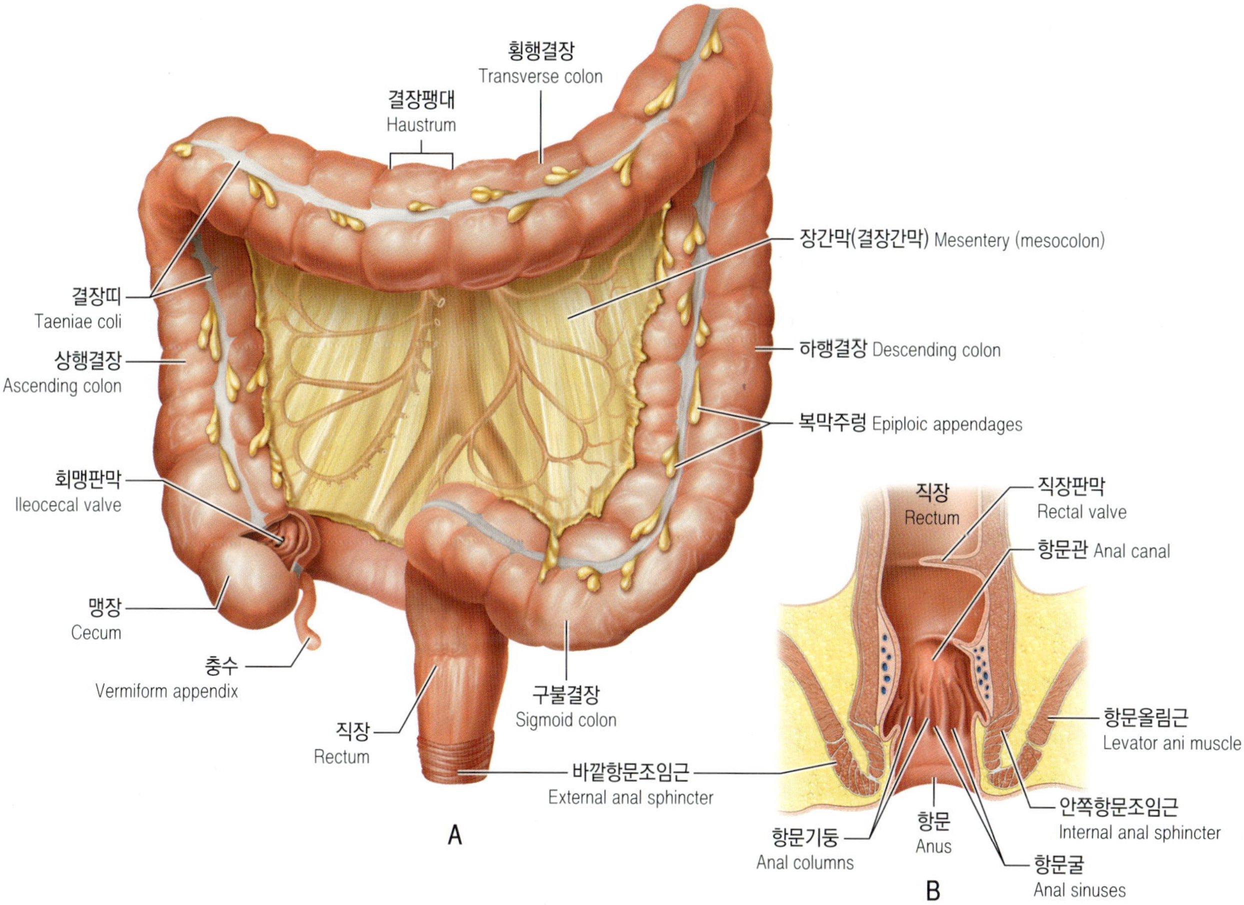

그림 11.6 대장 구조. A: 대장, B: 항문관

부속기관

침샘

침샘(salivary gland)은 귀밑샘(이하선, parotid)과 턱밑샘(하악선, submandibular), 혀밑샘(설하선, sublingual)으로 이뤄져 있다. 침샘은 입 밖에 위치하며, 침샘관을 통해 입안으로 침을 분비한다. 침에 들어 있는 중요한 효소인 녹말분해효소(amylase)에 의해 탄수화물 소화가 시작된다.

핵심 내용

- 침샘은 귀밑샘과 턱밑샘, 혀밑샘으로 이뤄져 있다.
- 침에는 녹말분해효소가 들어 있고, 이 효소에 의해 탄수화물 소화가 개시된다.

간과 담도

간(liver)은 우리 몸에 있는 가장 큰 장기로서 평균 무게는 약 1.75kg 정도이다. 간의 위치는 가슴막 아래, 배의 오른쪽 위 부위이며, 좌우엽으로 나뉜 뒤 다시 더 작은 엽으로 나뉘어진다(그림 11.7A).

간의 기능은 다음과 같다.

1. 담즙을 생산하여 십이지장 내 지방을 분해한다.
2. 탄수화물과 지방, 단백질을 분해한 후 나중에 사용하기 위해 저장하거나 흡수한다.
3. 여분의 당을 당원(glycogen)으로 저장한다.
4. 비타민 A · D · E · K · 철 · 구리 등을 저장한다.
5. 쿠퍼세포(Kupffer's cell)의 작용으로 해로운 물질을 해독한다.
6. 혈액응고에 필수적인 프로트롬빈(prothrombin)과 섬유소원(fibrinogen) 같은 단백질을 생산한다.

담도(biliary tract)는 담낭(gallbladder)과 간관(hepatic ducts), 담낭관(cystic duct), 총담관(common bile duct)으로 이뤄져 있다. 담즙(bile)은 좌우 간관을 통해 간에서 배출되며, 담낭관을 통해 담낭에 들어간다. 지방을 소화하기 위해 십이지장에서 담즙이 필요할 때는 담즙이 담낭관을 통해 총담관으로 이동한 후 십이지장으로 내보내 진다. 간은 생존에 필수지만, 담낭은 신체기능에 심각한 장애를 초래하지 않는다면 외과적인 제거가 가능하다. 담낭절제술 후에도 담즙은 담낭관에 저장할 수 있으므로 담즙 생산과 작용 과정은 정상적으로 일어날 수 있다.

핵심 내용

- 간의 기능은 다음과 같다.
  - 담즙 생산
  - 탄수화물과 지방, 단백질 소화
  - 당원과 비타민 A · D · E · K, 철, 구리 저장
  - 해로운 물질의 해독작용
  - 프로트롬빈과 섬유소원 같은 혈액 응고 단백질 합성
- 담낭은 담즙을 저장한다.
- 담도는 담낭과 담낭관, 간관, 총담관으로 구성된다.

췌장

췌장(pancreas)은 위(stomach)의 뒤쪽에 위치하며, 물고기 모양을 한 긴 장기이다(그림 11.7B). 췌장은 췌장액(pancreatic juice; 효소와 중탄산염)을 분비하고, 췌장액 속 중탄산염은 미즙을 중화해 효소작용을 위한 적절한 환경을 제공한다. 췌장액은 췌관(pancreatic duct)을 따라 췌장의 장축을 따라 이동한 후 총담관과 합쳐진 다음 십이지장으로 배출된다. 이때 십이지장으로 췌장액과 담즙 배출을 조절하는 부위은 십이지장 입구에 있는 오디조임근(sphincter of Oddi)이다. 또한 췌장은 혈당을 조절하는 인슐린(insulin)과 글루카곤(glucagon) 호르몬을 분비한다. 혈당 조절에 관한 자세한 내용은 14장 내분비계통에 설명되어 있다.

핵심 내용

- 췌장은 췌관을 통해 십이지장으로 췌장액을 분비한다.
- 췌장은 혈당을 조절하는 호르몬인 인슐린과 글루카곤을 분비한다.

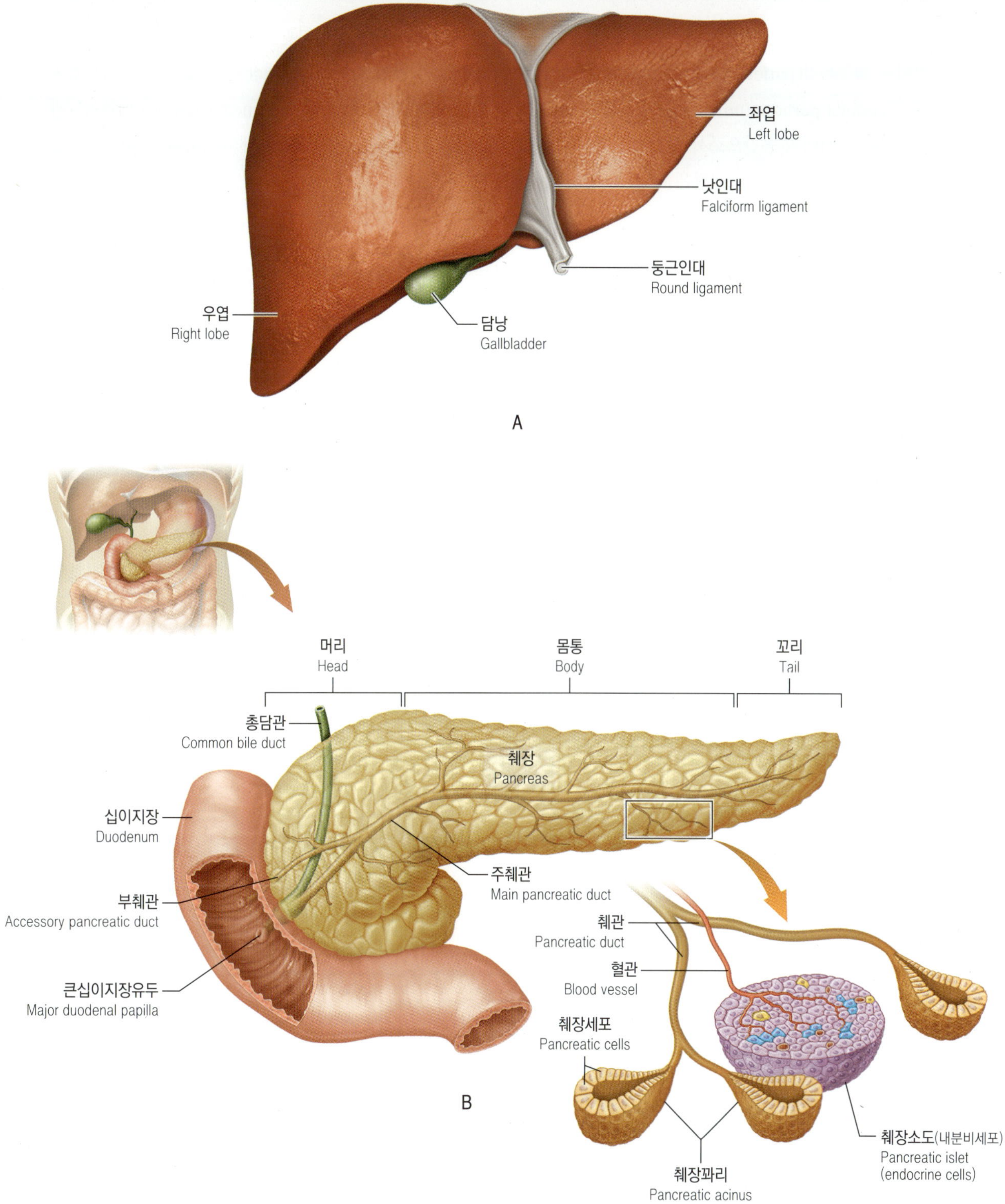

그림 11.7 간과 담낭, 췌장

복막

복막(peritoneum)은 가슴막 아래에 있는 배골반안에 있는 막으로서 배골반안 기관을 덮는 막이다. 벽 쪽에 있는 복막은 벽쪽복막(parietal peritoneum; 벽을 의미하는 'parietal'과 합성)이라 하고, 내장 쪽에 있는 복막은 내장쪽복막(visceral peritoneum; 내장을 의미하는 'visceral'과 합성)이라 한다. 복막강(peritoneal cavity)은 벽쪽복막과 내장쪽복막 사이의 공간으로서 이곳에는 복막액(peritoneal fluid)이 차 있어 벽쪽복막과 내장쪽복막 사이의 마찰을 방지하는 역할을 한다. 신장은 배막뒤(retroperitoneal)에 위치한다(그림 11.8).

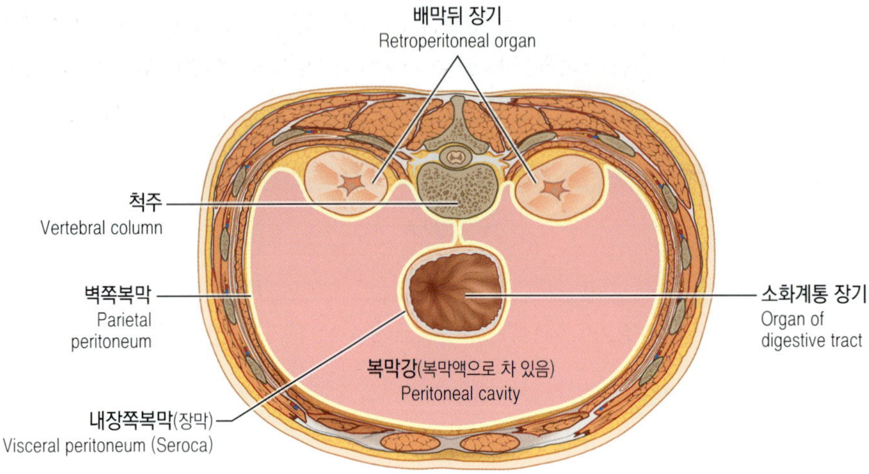

그림 11.8 복막강과 복막

4 의학용어 분석과 의미

결합형 어근

용어	용어 분석	의미
adbomin/o		배, 복부 abdomen
abdominal 배의, 복부의 [ab-DOM-ih-nal]	-al = ~와 연관된	배와 연관된
an/o		항문 anus
anorectal 항문직장의 [ay-noh-RECK-tal]	-al = ~와 연관된 rect/o = 직장	항문 및 직장과 연관된
perinatal 항문주위의 [peh-ree-AY-nal]	-al = ~와 연관된 peri-= ~주위에	항문 주위와 연관된
append/o; appendic/o		충수 · 막창자꼬리 appendix
appendectomy 충수절제 [ap-en-DECK-toh-mee]	-ectomy = 외과적 절제	충수의 외과적 절제
appendicitis 충수염 [ah-pen-dih-SIGH-tis]	-itis = 념승	충수의 염증
bil/i		담즙 bile
biliary 담즙의 [BILL-ee-ayr-ee]	-ary = ~와 연관된	담즙과 연관된
bucc/o		뺨, 볼 cheek
buccal mucosa 볼점막 [BUK-ahl myoo-KOH-sa]	-al = ~와 연관된 mucosa = 점막	볼점막과 연관된
cec/o		맹장 cecum
cecopexy 맹장고정 [SEE-koh-peck-see]	-pexy = 외과적 고정	맹장의 외과적 고정
cheil/o (labi/o 참조)		입술 lips
cheiloplasty 입술성형 [KYE-loh-plas-tee]	-plasty = 외과적 복구	입술의 외과적 재건 · 복구
cheilorrhaphy 입술봉합 [kye-LOR-ah-fee]	-rrhaphy = 봉합	입술 봉합
cheilosis 입술증 [kye-LOH-sis]	-osis = 비정상 상태	깊고 갈라진 궤양을 보이는 비정상적인 입술 상태
cholangi/o		담관 bile duct, bile vessel
cholangiogram 담관조영상 [koh-LAN-jee-oh-gram]	-gram = 기록물	담관 기록 영상
cholangiopancreatography 담췌관조영 [koh-lan-jee-oh-pan-kree-ah-TOG-rah-fee]	-graphy = 기록법 pancreat/o = 췌장	담관과 췌장의 기록법
cholecyst/o		담낭 gallbladder
cholecystectomy 담낭절제 [koh-lee-sis-TECK-toh-mee]	-ectomy = 절제, 외과적 제거	담낭 절제
cholecystitis 담낭염 [koh-lee-sis-TYE-tis]	-itis = 염증	담낭 염증

choledoch/o		총담관 common bile duct
choledochotomy 총담관절개 [koh-led-oh-KOT-oh-mee]	-tomy = 절개	총담관의 절개
colo/o; colon/o		결장 colon
colitis 결장염, 대장염 [koh-LYE-tis]	-itis = 염증	결장 염증
colocolostomy 결장결장연결술(결장간문합술) [koh-loh-koh-LAHS-toh-mee]	-stomy = 새로운 개구	결장의 두 부분 사이에 새로운 개구부 형성; 두 결장의 연결 [참고] 정상적으로 분리된 두 구조물을 외과적으로 이어주는 수술을 문합술이라 한다. 결장간문합술은 결장의 암 부위를 제거한 후 다시 연결할 때 사용된다.
colostomy 결장창냄술(결장조루술) [koh-LAHS-toh-mee]	-stomy = 새로운 개구	대장과 복벽을 잇는 새로운 구멍을 만드는 수술법
dent/o (odont/o 참조)		치아 tooth
edentulous 무치의 [ee-DEN-tyoo-lus]	-ous = ~와 연관된 e- = ~이 없는	치아가 없는(치아가 있었지만 소실됨)
dental caries 충치 [DEN-tal KAYR-eez]	-al = ~와 연관된 caries = 썩음; 빈공간	치아가 썩은
duoden/o		십이지장 duodenum
duodenal 십이지장의 [doo-oh-DEE-nal]	-al = ~와 연관된	십이지장과 연관된
enter/o		소장, 장 small intestine; intestine
gastroenteritis 위장염 [gas-troh-en-ter-EYE-tis]	-itis = 염증 gastr/o = 위	위와 장의 염증
gastroenterologist 위장병학자 [gas-troh-en-ter-OL-oh-jist]	-ist = 전문의, 전문가 gastr/o = 위	위와 장에 관해 연구(질병과 치료 등)하는 전문의 혹은 전문가
esophag/o		식도 esophagus
esophageal atresia 식도폐쇄 [eh-sof-ah-JEE-al ah-TREE-zha]	-eal = p~와 연관된 -tresia = 개방 a- = 아닌	식도의 폐쇄
gastroesophageal reflux 위식도역류 [gas-troh-eh-sof-ah-JEE-al-REE-flucks]	-eal = ~와 연관된 gastr/o = 위 re- = 거꾸로 -flux = 흐름	위 내용물이 식도 쪽으로 거꾸로 흐름
gastr/o		위 stomach
gastrectomy 위절제술 [gas-TRECK-toh-mee]	-ectomy = 절제, 외과적 제거	위의 절제
gastrointestinal 위장관의 [gas-troh-in-TES-tih-nal]	-al = ~와 연관된	위 및 장과 연관된
gastrotomy 위절개술 [gas-TROT-oh-mee]	intestin/o = 장 -tomy = 자름, 자르는 과정	위의 절개
nasogastric tube 코위관 [nay-zoh-GAS-trick tu-b]	-ic = ~와 연관된 nas/o = 코	물질의 제거 또는 주입을 위해 코로 집어넣어 위장까지 이르는 관
gingiv/o		치은 gum
gingivobuccal 잇몸볼의 [jin-jih-voh-BUK-ahl]	-al = ~와 연관된 bucc/o = 뺨, 볼	치은 및 볼과 연관된
gingivitis 잇몸염(치은염) [jin-jih-VYE-tis]	-itis = 염증	치은의 염증

gloss/o		혀 tongue
glossectomy 혀절제술 [glos-ECK-toh-mee]	-ectomy = 절제, 외과적 제거	혀의 절제
hepat/o		간 liver
hepatocellular 간세포의 [hep-ah-toh-SEL-you-lar]	-ar = ~와 연관된 cellu/o = 세포	간세포와 연관된
hepatitis 간염 [hep-ah-TYE-tis]	-itis = 염증	간의 염증
hepatoma 간암 [hep-ah-TOH-mach]	-oma = 종양, 덩어리	간의 종양
herni/o		탈장 hernia
femoral hernia 넓적다리 탈장 [FEM-or-al-HER-nee-ah]	-al = ~와 연관된 femor/o = 넓적다리	넓적다리 내부로 장이 이동하여, 넓적다리 개구부로 빠져나옴. 남자보다 여자에게 흔함
herniorrhaphy 탈장교정 [her-nee-OR-ah-fee]	-rrhaphy = 봉합	탈장복구 수술 [참고] 외과적 절차는 탈장부위 상부를 절개하여 시행한다. 항상 장과 같은 장기를 안전한 범위와 정상 위치에 되돌려 놓는다.
hiatal hernia 틈새탈장(열공탈장) [high-AY-tal-HER-nee-ah]	-al = ~와 연관된 hiat/o = 틈, 개구	가슴안(흉강)의 가슴막 위로 위(stomach)가 이동
inguinal hernia 고샅탈장(서혜탈장) [ING-gwith-nal-HER-nee-ah]	-al = ~와 연관된 inguin/o = 샅굴	고샅굴을 따라 장이 이동. 고샅굴 개구는 여자보다 남자에게 흔함 [참고] 고샅굴은 아래 배벽에 있는 약 2.5cm의 관으로서 남성의 경우 정삭이, 여성의 경우 자궁원인대가 지나간다.
ile/o		회장, 돌창자 ileum
ileostomy 회장창냄술 [ill-ee-OS-toh-mee]	-stomy = 새로운 구멍을 냄	회장과 복벽 사이에 새로운 구멍 형성
ileotomy 회장절개 [ill-ee-OT-oh-mee]	-tomy = 자름, 절개, 절개법	회장의 절개
jejun/o		빈창자, 공장 jejunum
gastrojejunostomy 위공장연결 [gas-troh-jeh-joo-NOS-toh-me]	-stomy = 새로운 구멍을 냄 gastr/o = 위의	위와 공장 사이애 새로운 구멍을 냄; 위와 공장 사이의 문합술
jejunal 공장의 [jeh-JOO-nal]	-al = ~와 연관된	공장과 연관된
labi/o		입술 lips
labial 입술의 [LAY-bee-al]	-al = ~와 연관된	입술과 연관된
labioglossopharyngeal 입술혀인두의 [lay-bee-oh-glos-oh-far-IN-jee-al]	-eal = ~와 연관된 gloss/o = 혀 pharyng/o = 인두	입술과 혀와 인두에 속하는
lapar/o		배 abdomen
laparoscope 복강경 [LAP-ah-roh-skohp]	-scope = 육안적 검사를 위해 사용하는 기구	배의 안을 맨눈으로 보기 위해 사용하는 기구
laparoscopy 복강경검사 [lap-ah-ROS-koh-pee]	-scopy = 육안적 검사 과정 (몸 안이나 기관)	배의 안을 맨눈으로 검사하는 과정
laparotomy 개복 [lap-ah-ROT-oh-mee]	- tomy = 자름, 절개	배벽의 절개
lingu/o (gloss/o 참조)		혀 tongue
sublingual 혀 밑의 [sub-LING-gwal]	-al = ~와 연관된 sub- = 아래의	혀 밑과 연관된

lith/o		돌, 결석 stone
cholecystolithiasis 담낭결석증 [koh-lee-sis-toh-lih-THIGH-ah-sis]	-iasis = 비정상적 상태	담낭 안에 돌이 들어있는 상태
choledocholithiasis 온쓸개관결석증(총담관결석증) [koh-led-uh-koh-lih-THIGH-ah-sis]	-iasis = 비정상적 상태	온쓸개관 안에 돌이 들어있는 상태
litholytic agent 결석용해제 [lith-oh-LIT-ick Ay-gent]	-lytic = 파괴, 분리, 분해	담석을 분해하는 약물
lithotripsy 쇄석술 [LITH-oh-trip-see]	-tripsy = 분쇄	배출되기 쉽게 담석을 분쇄함
choledocholithotripsy 총담관쇄석 [koh-led-uh-koh-LITH-oh-trip-see]	choledoch/o = 온쓸개관	온쓸개관의 돌을 분쇄함
odont/o (dent/o 참조)		치아 tooth
endodontist 치과보존전문의 [en-doh-DON-tist]	-ist = 전문의 endo = ~안에	치아속질 등의 치아 내부 질환 치료와 진단을 주로 하는 치과의사
orthodontist 치과교정전문의 [or-thoh-DON-tist]	-ist = 전문의 orth/o = 곧게	치아 기형과 부정교합의 교정을 전문으로 하는 치과의사
periodontist 치주전문의 [per-ee-oh-DON-tist]	-ist = 전문의 peri- = ~주위의	잇몸과 시멘트질 같은 치아 주변 조직의 병을 전문으로 치료하는 치과의사
orex/i		식욕 appetite
anorexia 식욕부진 [an-oh-RECK-see-ah]	-ia = ~상태 a(n)- = 없는, 부족한	식욕 상실
or/o (stomat/o 참조)		입, 입안 mouth
oral 입 [OR-al]	-al = ~와 연관된	입과 연관된
pancreat/o		이자, 췌장 pancreas
pancreatitis 췌장염 [pan-kree-ah-TYE-tis]	-itis = 염증	췌장의 염증
peritone/o		복막 peritoneum
peritonitis 복막염 [per-ih-toh-NIGH-tis]	-itis = 염증	복막의 염증 [참고] 파열된 충수로 인해 생명의 위협을 받을 수 있다. 이는 장내 세균이 복막을 감염시킨 결과이다.
retroperitoneal 배막 뒤 [ret-roh-per-ih-toh-NEE-al]	-al = ~와 연관된 retro- = ~뒤에	복막 뒤
ventriculoperitoneal shunt 뇌실복막강션트(뇌실복강단락) [ven-trick-yoo-loh-per-ih-toh-NEE-al SHUN-t]	-al = ~와 연관된 ventricul/o = 뇌실 shunt = 지름길	뇌실로부터 복강으로 척수액이 흐를 수 있도록 하는 시술
pharyng/o		목구멍, 인두 throat; pharynx
pharyngeal 인두의 [far-in-JEE-al]	-eal = ~와 연관된	인두와 연관된
proct/o (rect/o 참조)		직장 rectum
proctologist 직장병 전문의 [prock-TOL-oh-jist]	-ist = 전문의, 전문가	직장을 주로 다루는 전문의
proctoclysis 직장 관주 [prock-TOCK-lih-sis]	-clysis = 세정, 관주	직장을 세척함
pylor/o		날문, 날문조임근 pylorus
pyloric stenosis 날문협착증 [pie-LOR-ick steh-NOH-sis]	-ic = ~와 연관된 stenosis = 좁아짐	날문이 좁아짐

pylorospasm 날문연축 [pie-LOR-oh-spasm]	-spasm = 갑작스러운 불수의적 수축	불수의적으로 갑자기 발생하는 날문 수축
pyloromyotomy 날문근육절개 [pye-lor-oh-my-OT-oh-mee]	-tomy = 자름, 절개, 절개술 my/o = 근육	날문협착증 시 시행하는 날문조임근 절개
rect/o		직장 rectum
rectostenosis 직장협착증 [reck-toh-sten-OH-sis]	-stenosis = 좁아짐, 협착	직장이 좁아지거나 협착된 상태
sial/o		침, 타액 saliva
salivary 침샘조영 [sigh-ah-lo-Grah-fee]	-graphy = 기록법	침샘 기록법
sialaden/o		침샘 salivary gland
sialadenitis 침샘염 [sigh-ah-ad-eh-NYE-tis]	-itis = 염증	침샘의 염증
sigmoid/o		구불결장 sigmoid colon
sigmoidoscopy 구불결장내시경검사 [sig-moi-DOS-koh-pee]	-scopy = 육안적 검사과정	구불결장을 시각적으로 검사하는 과정
steat/o		지방 fat
steatorrhea 지방변 [stee-ah-toh-REE-ah]	-rrhea = 분비물, 흐름	대변에 지방이 섞여 나옴
stomat/o (or/o 참조)		입 mouth
stomatitis 입안염(구내염) [sto-mah-TYE-tis]	-itis = 염증	입안의 염증
viscer/o		내장 internal organs
visceroptosis 내장처짐증(내장하수증) [vis-er-ro-TOH-sis]	-ptosis = 늘어진, 처진	내장이 처진

접미사

용어	용어 분석	의미
-chalasia		이완 relaxation
achalasia 이완불능증 [ack-ah-LAY-zee-ah]	a- = 아닌, 없는	소화계통 근육이 이완되지 않는 상태
-grade		가다 to step; to go
retrograde 역행성 [RET-roh-greid]	retro- = 역방향, 거꾸로	역행하는, 역방향의
-emesis		구토 vomiting
hyperemesis 과다구토(입덧, 오조) [high-per-EM-eh-sis]	hyper- = 과도한	과도한 구토
hematemesis 토혈 [hem-ah-TEM-eh-sis]	hemat/o = 혈액	혈액 구토(위장관으로부터의 출혈로 인한)
melanemesis 멜라닌혈증 [mel-ah-NEM-eh-sis]	melan/o = 검은색	장의 내용물과 피가 섞인 검붉은 구토 [참고] 멜라닌혈증은 출혈성 궤양을 의미할 수도 있다.
-lith		돌, 결석 stone
cholelith 담석 [KOH-lee-lith]	chol/e = 담즙	담석

sialolith 침돌 [sigh-AL-oh-lith]	sial/o = 침, 타액	침샘 또는 침관에 돌이 있음
-phagia		먹기, 삼키기 eating, swallowing
aphagia 삼킴불능 [ah-FAY-jee-ah]	a- = 없는, 부족한	먹지 못함
dysphagia 삼킴곤란 [dis-FAY-jee-ah]	dys- = 어려운, 나쁜, 아픈	먹기(삼키기) 어려움
polyphagia 다식증 [pol-ee-FAY-jee-ah]	poly- = 많은	과도하게 먹음
-plakia		반점 patches
leukoplakia 백반 [loo-koh-PLAY-kee-ah]	leuk/o = 하얀	점막 위에 하얀 반점
-pepsia		소화 digestion
dyspepsia 소화불량 [dis-PEP-see-ah]	dys- = 어려운, 나쁜, 아픈	소화불량
-prandial		음식 meal
postprandial 식후의 [pohst-PRAN-dee-al]	post- = 이후에	음식을 먹은 후에

접두사

용어	용어 분석	의미
endo-		~안에 within
endoscopy 내시경검사법, 내시경술 [en-DOS-koh-pee]	-scopy = 시각적 검사법	렌즈와 조명을 갖춘 관을 삽입하여 몸속 장기를 시각적으로 관찰하는 방법. 위내시경, 복강경, 대장 내시경 검사가 있다.

5 소화계통 질환

크론병

크론병(Crohn's disease; 국한성 회장염)은 창자에 손상을 일으키는 염증 질환으로서 회장에서 많이 발견된다. 장 안의 흐름 방해 및 폐색에 의해 염증이 유발되는 것이 원인이다. 심한 경우, 장의 발병 부위를 제거하고 인위적으로 장과 배벽 사이에 새로운 구멍을 만드는 창냄술이 필요한 경우도 있다. 결장창냄술은 결장의 내강과 피부 사이를 인위적으로 연결해 주는 수술이고, 회장창냄술은 회장분비물을 곧바로 체외로 내보내는 샛길을 만드는 것이다.

궤양

궤양(ulcers)은 소화기관 점막의 염증에 의한 조직손실로 상처가 나는 것이다(그림 11.9). 소화궤양은 십이지장과 위, 식도에 발생하며, 원인으로는 박테리아(헬리코박터)나 오랫동안 복용한 항염증약물(아스피린) 등을 들 수 있다. 원인불명의 궤양도 있으며, 위산과다나 스트레스, 흡연, 알코올도 궤양의 원인이 된다. 궤양은 헬리코박터를 죽이는 항생제와 위산 분비를 억제하는 약 등으로 치료한다.

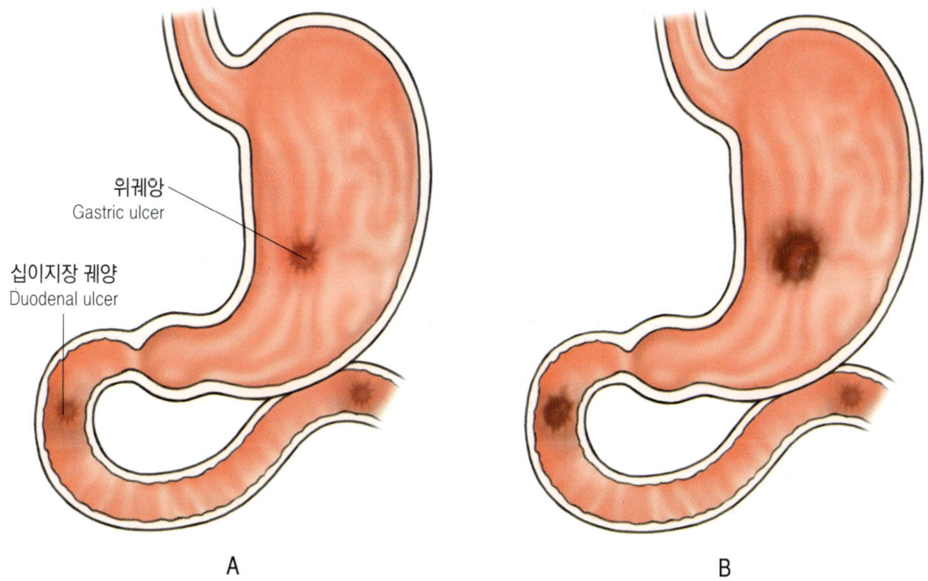

그림 11.9 위궤양. A: 급성소화성궤양, B: 만성소화성궤양

6 약어

약어	의미
BE	barium enema 바륨관장(바륨의 이동에 따라 직장까지 관찰하는 대장 X-선. 바륨은 조영제로서 대장을 자세히 관찰하는 데 이용됨)
CBD	common bile duct 총담관(온쓸개관)
ERCP	endoscopic retrograde cholangiopancreatography 내시경적 역행성 담관췌관조영술
GB	gallbladder 담낭
GBS	gallbladder series 담낭연속촬영
GER	gastroesophageal reflux 위식도역류
GERD	gastroesophageal reflux disorder 위식도역류질환
GI	gastrointestinal 위장관
IVC	intravenous cholangiogram 정맥내담관조영사진
LES	lower esophageal sphincter 하부식도괄약근
NG	nasogastric 코위의
NGT	nasogastric tube 코위관
NPO	nothing by os 금식
PTC	percutaneous transhepatic cholangiography 피부간경유담관조영, 경피경담관조영
S&D	stomach and duodenum 위와 십이지장
TE	tracheoesophageal 기관과 식도
UGI	upper gastrointestinal 상부위장관

7 의학용어 복습

이 장에서 배운 용어들이 해부생리 용어와 질병 용어, 진단 · 수술 용어, 내과 · 외과적 용어로 나뉘어 표로 정리되어 있다. 각 용어의 의미와 어느 범주에 속하는지 복습하시오.

해부생리 용어

1	alveolus	2	biliary tract	3	buccal mucosa
4	deglutition	5	dentin	6	duodenal
7	endodontist	8	epiglottis	9	frenulum
10	gastroenterologist	11	gastrointestinal	12	gingivobuccal
13	hepatocellular	14	jejunal	15	labial
16	labioglossopharyngeal	17	oral	18	orthodontist
19	perianal	20	periodontist	21	pharyngeal
22	retroperitoneal	23	salivary	24	sphincter of oddi
25	uvula				

질병 용어

1	achalasia	2	anorexia	3	aphagia
4	cholecystitis	5	cholecystolithiasis	6	choledocholithiasis
7	cholelith	8	colitis	9	Crohn's disease
10	dental caries	11	dyspepsia	12	dysphagia
13	edentulous	14	esophageal atresia	15	femoral hernia
16	gastroenteritis	17	gastroesophageal reflux	18	gingivitis
19	hematemesis	20	hepatitis	21	hepatoma
22	hiatal hernia	23	hyperemesis	24	leukoplakia
25	melanemesis	26	pancreatitis	27	peritonitis
28	polyphagia	29	pyloric stenosis	30	pylorospasm
31	rectostenosis	32	sialadenitis	33	sialolith
34	steatorrhea	35	stomatitis	36	ulcer
37	visceroptosis				

진단 · 수술 용어

1	cholangiogram	2	cholangiopancreatography	3	laparoscopy
4	laparotomy	5	retrograde	6	sigmoidoscopy

내과 · 외과적 용어

1	appendectomy	2	cecopexy	3	cheiloplasty
4	cheilorrhaphy	5	cholecystectomy	6	choledocholithotripsy
7	choledochotomy	8	colocolostomy	9	colostomy
10	gastrectomy	11	gastrotomy	12	glossectomy
13	herniorrhaphy	14	ileostomy	15	ileotomy
16	litholytic agents	17	lithotripsy	18	nasogastric tube
19	postprandial	20	proctoclysis	21	pyloromyotomy
22	ventriculoperitoneal shunt				

8 사례

퇴원요약서를 읽고 질문에 답하시오. 필요할 경우 교재나 용어사전, 기타 참고문헌을 사용하시오.

퇴원요약서

- **임상 병력:** 42세 여성이 크론병으로 절제 수술(elective resection)을 받기 위해 입원했다. 이 환자는 5년간 크론병으로 치료를 받아왔다. 검사 결과, 중증 크론병으로 인해 회장 말단의 약 15cm 부위가 회장-구불창자 누공(ileal-sigmoid fistula)을 동반한 심한 협착이 확인되었다. 최근 몇 달 동안 환자는 체중 감소가 심해졌고 설사가 악화되었다.
- **과거 병력:** 유문근절개술(pyloromyotomy)와 약물 치료: 프레드니솔론과 푸라질(Prednisone and Flagyl)
- **신체검사:** 복부를 검진한 결과, 우하사분면(right lower quadrant)에 부드러운 덩어리가 만져졌다. 다른 검사는 정상이었다.
- **검사:** 소변 검사와 전해질 검사 결과는 정상이었다. 적혈구 수치는 4,000,000/㎕였다.
- **치료 및 경과:** 환자는 입원 2일 후 우측 결장반절제술(hemicolectomy)과 회장-구불창자 누공 폐쇄를 위해 입원 2일 후 수술실로 옮겨졌다. 병리 검사 결과, 회장 말단 및 상행결장의 크론병으로 밝혀졌다. 환자의 수술 후 과정은 순조로웠고, 입원 7일 후 퇴원했다.
- **최종 진단명:** 회장-구불창자 누공을 동반한 크론병(Crohn's disease with ileal-sigmoid fistula)

질문

퇴원요약서에 적힌 정보를 활용하여 질문에 답하시오.

1. 환자는 어떤 질병으로 입원하였나?

a. colostomy

b. displacement of the terminal ileum

c. inflammatory bowel disease

d. wearing away of the mucous membrane of the small bowel

2. 검사 결과 밝혀진 것은 무엇인가?

a. inflammation of the rectum

b. narrowing of the distal small intestine

c. stenosis of the descending colon

d. pain of the terminal colon

3. 환자는 무슨 치료를 받기 위해 입원하였는가?

a. partial excision of the colon

b. pyloromyotomy

c. suturing of the hernia

d. none of the above

4. 누공(두 구조물 사이의 비정상적인 통로)은 어느 구조물 간에 존재하는가?

a. ascending colon and sigmoid

b. proximal and distal segment of the large bowel

c. proximal and distal segment of the small bowel

d. segments of the small and large bowels

5 회장을 의미하는 것은 무엇인가?

a. ascending colon

b. descending colon

c. distal portion of the small intestine

d. proximal portion of the small intestine

9 연습문제

A. 짝짓기

■ 왼쪽 열의 구조물과 오른쪽 열의 기능을 연결하시오.

1. uvula	A. mastication
2. rugae	B. prevents aspiration of food into the trachea
3. papillae	C. produces bile
4. villi	D. increase the surface area of the small intestine
5. large intestine	E. closes off the nasal passages during swallowing
6. teeth	F. increase the surface area of the stomach
7. plicae circulares	G. defecation
8. liver	H. absorption of digested foodstuffs
9. epiglottis	I. stores bile
10. gallbladder	J. contain taste buds

B. 의미 적기

■ 다음 용어성분을 정의하시오.

1. bucc/o ________
2. cec/o ________
3. cheil/o ________
4. cholangi/o ________
5. cholecyst/o ________
6. choledoch/o ________
7. odont/o ________
8. enter/o ________
9. gingiv/o ________
10. gloss/o ________
11. hepat/o ________
12. ile/o ________
13. jejun/o ________
14. labi/o ________
15. lapar/o ________
16. lingu/o ________
17. lith/o ________
18. orex/i ________
19. proct/o ________
20. sial/o ________
21. sialaden/o ________
22. steat/o ________
23. stomat/o ________
24. or/o ________
25. viscer/o ________
26. -chalasia ________
27. -grade ________
28. -emesis ________
29. -emia ________
30. -phagia ________
31. -pepsia ________
32. -plakia ________
33. -prandial ________
34. peri- ________

C. 의학용어

■ 다음 정의에 해당하는 의학용어를 작성하시오.

1. 항문과 직장을 의미하는 용어 ____________________
2. 항문주위 ____________________
3. 맹장수술 ____________________
4. 맹장염 ____________________
5. 맹장 수술적 고정 ____________________
6. 뇌실복막강을 의미하는 용어 ____________________
7. 입술성형 ____________________
8. 입술봉합 ____________________
9. 입술의 비정상적인 상태 ____________________
10. 직장염 ____________________
11. 탈장교정 ____________________
12. 결장창냄술 ____________________
13. 결장결장연결술 ____________________
14. 간세포를 의미하는 용어 ____________________
15. 담낭결석 ____________________
16. 간종양 ____________________
17. 고샅탈장 ____________________
18. 과다구토 ____________________
19. 토혈 ____________________
20. 검은색 구토 ____________________
21. 삼킴불능 ____________________
22. 삼킴곤란 ____________________
23. 다식증 ____________________

D. 외과 및 임상적 시술 확인하기

■ 외과적 및 임상적 시술을 의미하는 용어 옆에 ○표를 하시오.

1. perianal
2. cheiloplasty
3. cecopexy
4. cholecystitis
5. edentulous
6. orthodontist
7. gastroesophageal reflux
8. esophageal atresia
9. gastrotomy
10. postprandial
11. choledocholithotripsy
12. proctolysis
13. dyspepsia
14. visceroptosis
15. endoscopy

E. 철자 연습

■ 다음 중 철자가 틀린 단어를 찾아 올바르게 수정하시오.

1. iliocecal valve
2. melanemesis
3. colecystitis
4. cholitis
5. gingivobuccal
6. chielorhaphy
7. pancreatitis
8. saliviary
9. visceroptosis
10. vomitting

F. 병리학

■ 각 용어를 그 의미와 연결하시오.

antibiotics	melanemesis	cecopexy	ostomy
cholecystolithiasis	peptic	Crohn's disease	staphylococcus aureus
esophageal atresia	steatorrhea	gastrectomy	stomatitis
Helicobacter pylori	ulcers	labial	

1. disease that might cause obstruction of intestinal contents
2. open sore created by wearing away of the mucous membrane linig
3. pertaining to digestion
4. inflammatory bowel disease
5. black vomit
6. treatment for Crohn's disease
7. might be the cause of ulcers
8. a treatment for duodenal ulcers
9. creation of an artificial opening
10. might be caused by overuse of nonsteroidal an tiinflammatory drugs

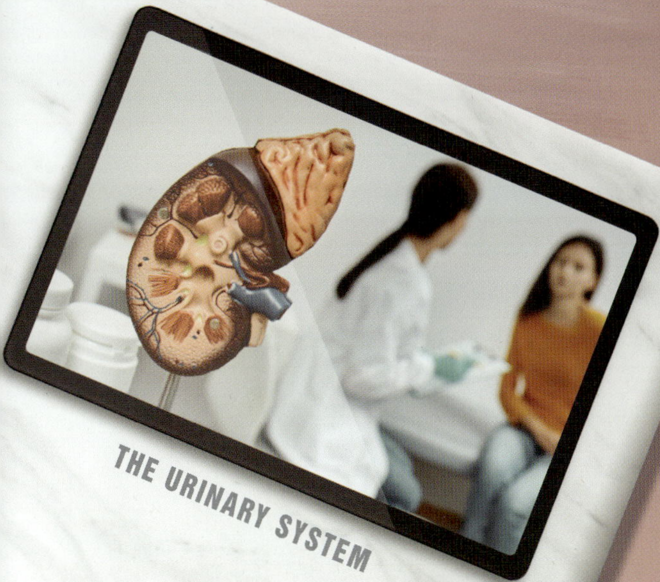

THE URINARY SYSTEM

12 비뇨계통

학습목표

- 비뇨계통을 구성하는 구조와 위치를 이해하고 설명할 수 있다.
- 비뇨계통 용어를 결합형 어근과 접두사, 접미사를 구분하고 그 의미를 설명할 수 있다.
- 비뇨계통과 관련된 질환 용어를 설명할 수 있다.
- 비뇨계통에서 자주 사용하는 약어를 설명할 수 있다.
- 비뇨계통과 관련된 의학용어를 복습하고 활용할 수 있다.

1 한눈에 보는 비뇨계통

기능

신장과 요관, 방광, 요도로 구성된 비뇨계통은 우리 몸의 대사 활동 결과로 배설된 각종 노폐물을 소변을 통해 체외로 배설하는 작용을 하는 기관이다. 주요 기능은 노폐물 배설과 수분 조절, 체내 항상성 유지이다.

기관

비뇨계통을 구성하는 주요 구조물은 다음과 같다.

- **kidney** 신장
- **ureter** 요도
- **bladder** 방광
- **urethra** 요관

용어 성분

비뇨계통에 사용되는 대표적인 용어 성분은 다음과 같다.

결합형

어근	의미	어근	의미
calic/o, calyc/o	신배 calix · calyx	nephr/o	신장 kidney
catheter/o	삽입물 something inserted	pyel/o	신우 renal pelvis
corpor/o	체 body	ren/o	신장 kidney
cortic/o	피질 · 외층 cortex · outer layer	trigon/o	삼각부 trigone
cyst/o	방광 bladder	ureter/o	요관 ureter
glomerul/o	사구체 glomerulus	urethr/o	요도 urethra
lith/o	돌 · 결석 stone	urin/o	소변 urine
meat/o	관 · 구 meatus	ur/o	요로 urinary tract 소변 urine 배뇨 urination
medull/o	수질 medulla	vesic/o	방광 bladder

접미사

접미사	의미	접미사	의미
-lysis	분리, 분해, 파괴	-uria	소변 urine, 배뇨 urination

접두사

접두사	의미	접두사	의미
in-	없는, 아닌	poly-	많은 many

2 들어가기

이 장은 비뇨계통의 기본적인 구조와 기능을 다루는 용어들로 구성되어 있다. 남성 비뇨계통 구조물은 생식기의 기능도 있지만, 이는 13장 생식계통에서 함께 다룰 것이다.

3 비뇨계통 해부생리

개요

비뇨계통은 2개의 신장(kidney)과 요관(ureters), 방광(bladder), 요도(urethra)로 구성되어 있다(그림 12.1). 신장에서 생성된 액체인 소변(urine)는 요관을 통해 방광으로 들어간 후, 요도를 거쳐 몸 밖으로 배설된다. 남성과 여성 비뇨계통의 유일한 차이는 남성의 요도가 음경을 통해 확장되기 때문에 더 길다는 것이다.

핵심 내용

- 비뇨계통의 구성: 신장(2개), 방광, 요관(2개), 요도

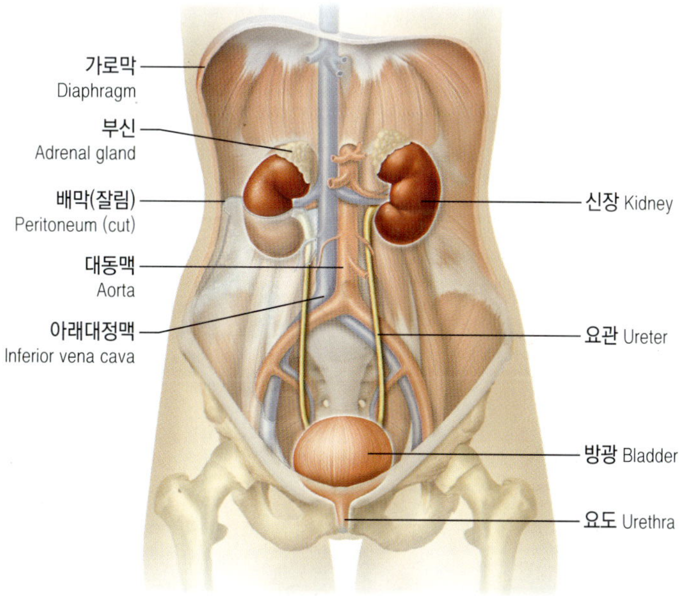

그림 12.1 비뇨계통

인체 세포들은 세포외액(extracellular fluid)이라는 체액에 의해 둘러싸여 있는데, 이 체액에는 나트륨(소듐, sodium, Na^+)과 칼슘(calcium, Ca^{2+}), 칼륨(포타슘, potassium, K^+), 염소(chloride, Cl^-)와 같은 전해질(electrolytes)이 포함돼 있으며, 전해질은 세포 기능에 중요하다. 그 외에도 세포외액에는 요소(urea)와 요산(uric acid), 크레아티닌(creatinine) 같은 노폐물도 포함되어 있다. 세포외액의 전해질과 노폐물 수치가 너무 높아지면 일부 체액이 이들을 가지고 모세혈관벽을 통해 혈관과 림프계로 스며 들어간 후 신장으로 이동한다. 우리 몸에 체액과 전해질이 필요하거나 더는 필요하지 않으면 신장에서 이들을 재흡수하거나 배설한다. 이러한 방법들을 통해 비뇨계

통은 체액과 전해질 균형을 유지하고 노폐물을 제거한다. 이것이 우리 몸의 항상성(homeostasis)을 유지하는 예이며, 만일 체액과 전해질이 유지되지 않으면 이내 죽음에 이를 수도 있다.

핵심 내용

- 비뇨계통은 전해질을 재흡수하거나 배설함으로써 체액의 항상성을 유지하는 역할을 한다. 또한 비뇨계통은 불필요한 체액과 노폐물을 소변 형태로 배출하는 역할을 한다.

신장

신장(kidney)은 강낭콩 모양을 하고 있으며, 요추 양쪽에 놓여 있는 주먹 크기만 한 기관이다(그림 12.2). 후복막 공간(retroperitoneal)에 자리 잡고 있다. 각 신장은 신장피막(renal capsule)이라 불리는 조직에 의해 덮여 있고, 신장막(renal fascia)이라 불리는 얇은 막에 의해 고정돼 있으며, 신장주위지방층(perirenal fat) 속에 들어 있다. 신장의 함몰부를 문(hilum)이라 부르며, 이곳에는 신경과 신동맥, 신정맥 등이 지난다.

핵심 내용

- 신장은 요추 양쪽의 후복막 공간에 위치한다.
- 신경과 신동맥, 신정맥은 문(hilum)을 통해 지난다.

신장의 내부구조에서 신장피막 바로 아래는 피질(cortex)이 위치한다. 신우 방향으로 피질이 연장된 것을 신장기둥(renal column)이라 부르는데, 이것은 피라미드형 구조의 신장피라미드(renal pyramid) 사이에 있고, 다음 층인 신장수질(renal medulla)을 형성한다. 각 신장피라미드 꼭대기에 위치하는 신장유두(renal papilla)는 소신배(minor calyx)라 불리는 작은 공간 속으로 소변을 배출한다. 이어서 소변은 대신배(major calyx)를 거쳐 신우(renal pelvis)로 흘러간 후 요관(ureter)을 통해 방광(urinary bladder)으로 들어가 저장된다.

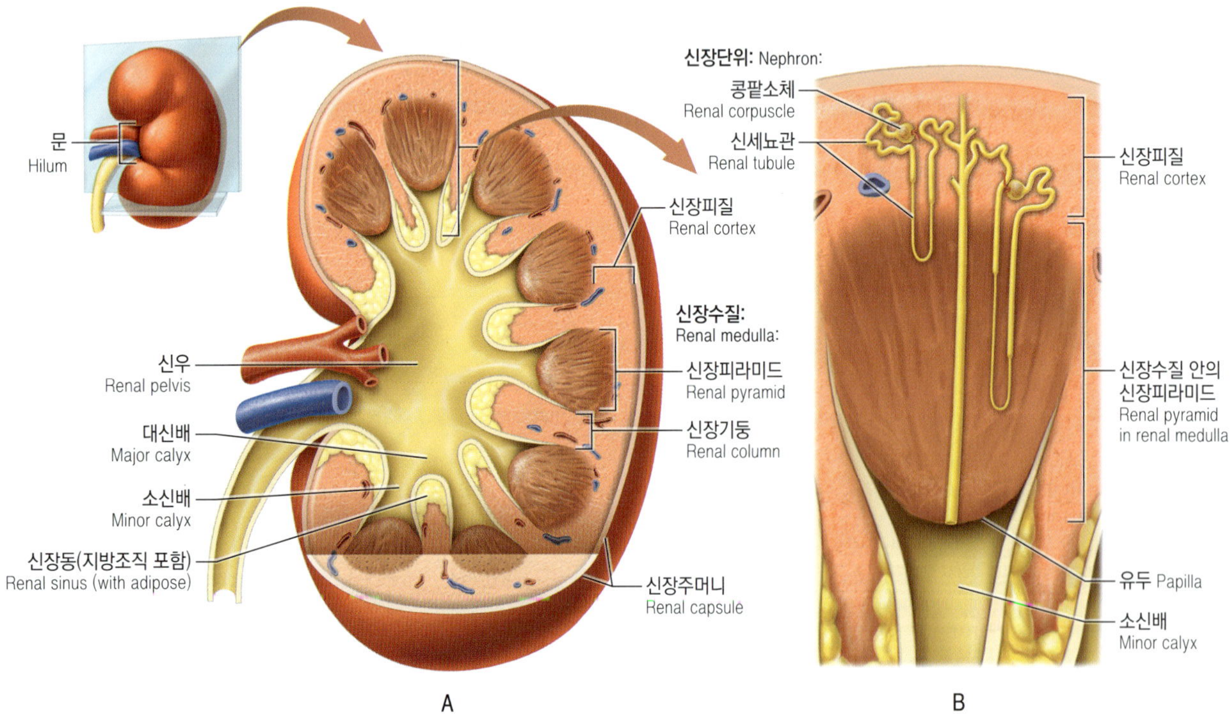

그림 12.2 신장의 내부구조. **A:** 신장 앞쪽 단면, **B:** 신장피질과 신장단위를 보여주는 신장피라미드의 단면

핵심 내용

- 신장피막 하부를 피질이라 하고, 안쪽으로 뻗어 있는 부위를 신장기둥이라 한다.
- 신장기둥 사이에는 신장수질의 신장피라미드가 있고, 그 꼭대기에 신장유두가 있는데, 신장유두는 소신배로 소변을 배출한다.
- 이어서 소변은 대신배를 거쳐 신우로 배출된다. 신장은 요추 양쪽 후복막 공간에 위치한다.

요관과 방광, 요도

요관(ureter)은 신장에서 방광까지 연결되는 가늘고 긴 관이다. 소변은 연동운동(peristalsis)에 의해 요관을 통해 이동되는데, 이것은 소화관을 통해 음식물이 이동하는 것과 같은 기전이다. 요관은 방광(bladder)이라 불리는 신축성 있는 주머니로 소변을 비우는 역할을 하고 서로 연결된 구조이다(그림 12.3). 방광 뒷벽에 있는 2개의 요관 구멍과 1개의 요도 구멍을 잇는 부위는 방광삼각(trigone)이라 한다.

요도(urethra)는 소변을 방광에서 체외로 배출하는 관이며, 요도의 외부 입구는 요도 구멍(urethral meatus)이라 불린다(그림 12.3). 여성의 요도 길이는 대략 4cm 정도이고, 남성의 요도 길이는 대략 20cm 정도이다. 특히 남성의 요도는 정자 이동을 위한 생식계통 일부로도 이용되는 음경(penis)의 길이와 같다. 남성 요도의 첫 4cm 부위는 전립샘(prostate gland)을 통과한다.

방광에 충분한 소변이 모이면, 방광벽에 있는 근섬유가 수축함으로써 방광 속 소변이 요도로 밀려나 방광에 있던 모든 소변이 체외로 배출된다. 이 과정을 배뇨(urination, micturition)라 한다. 배뇨 시에는 두 개의 조임근(sphincter muscles)이 반드시 이완되어야 하는데, 속요도조임근(internal urethral sphincter)은 방광과 요도가 만나는 지점에 있고 불수의적으로 조절된다. 바깥요도조임근(external urethral sphincter)은 먼쪽부 요도(distal urethra)에서 속요도조임근을 감싸고 있으며 수의적으로 조절된다.

핵심 내용

- 소변은 각 신장의 신우에서 요관으로 흐르고, 방광삼각까지 연동운동을 통해 내려온다.
- 방광에서 요도까지의 소변 배출은 근육수축에 의하며, 거기에서 몸 밖으로 소변을 내보낸다.

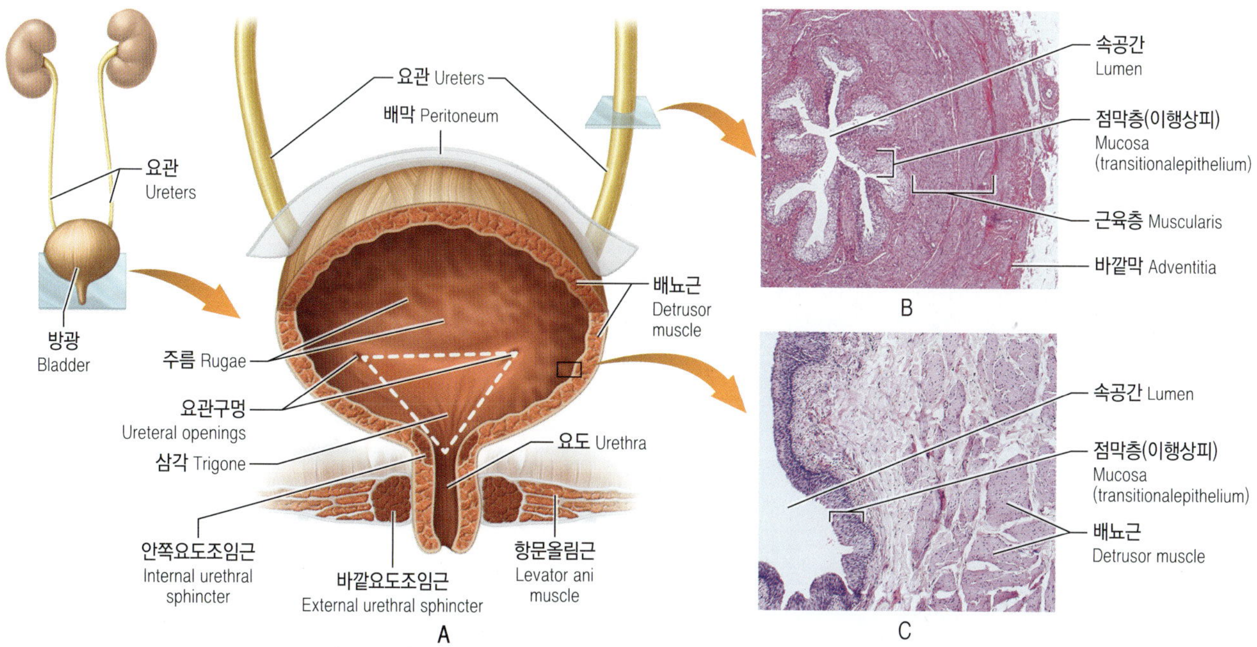

그림 12.3 요관과 방광. **A:** 비교기관의 장기들, **B:** 요관의 단면 조직학, **C:** 방광벽의 조직학

신장의 소변 생성

각 신장에는 약 100만 개의 신장단위(네프론, nephron)가 있으며(그림 12.4), 바로 이 작은 기관이 소변의 생산을 책임진다. 일반적으로, 소변 생성은 혈액으로부터 노폐물과 전해질을 여과해 밖으로 내보내면서 이뤄진다. 혈액 여

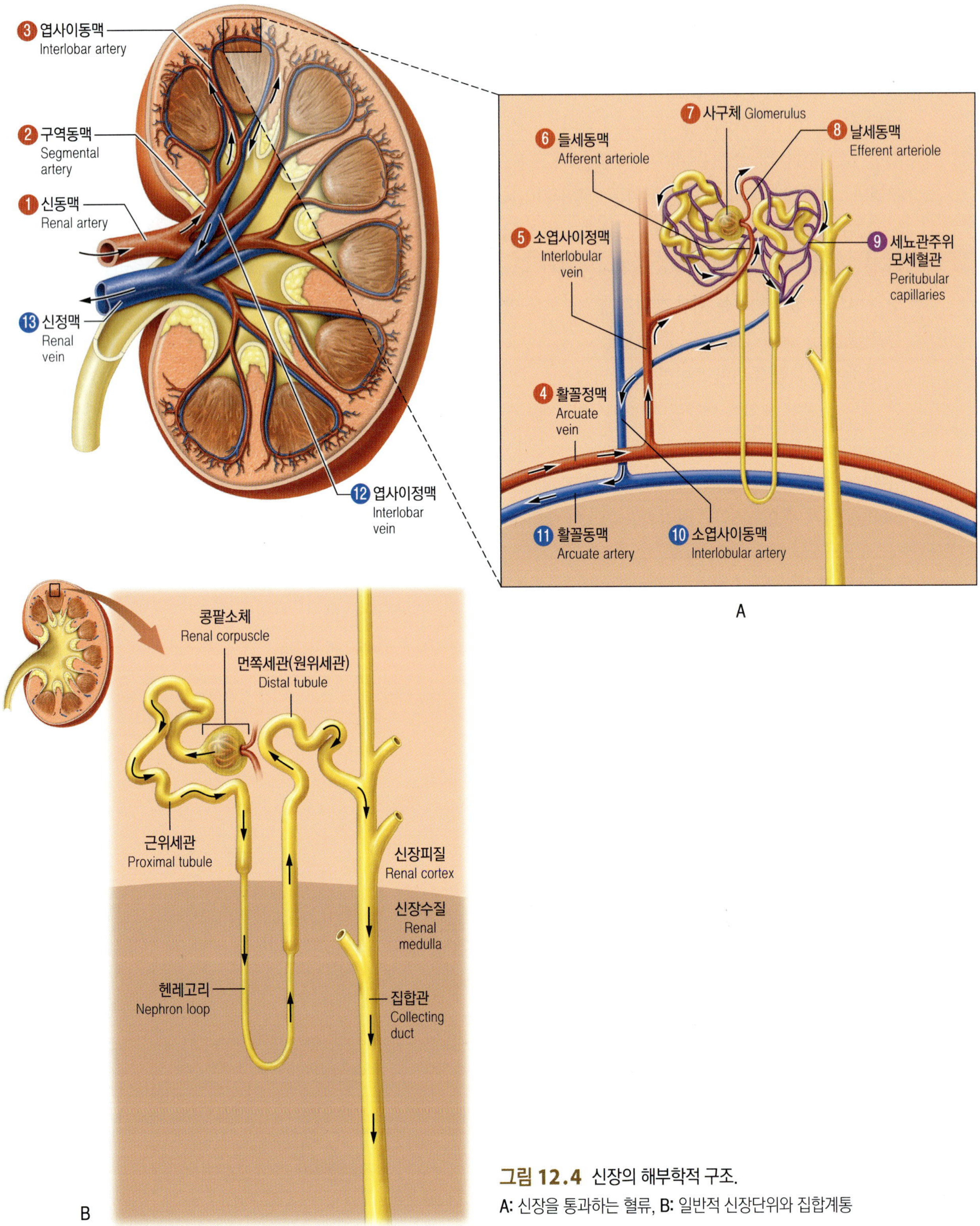

그림 12.4 신장의 해부학적 구조.
A: 신장을 통과하는 혈류, B: 일반적 신장단위와 집합계통

과는 사구체모세혈관(glomerular capillary)이라 불리는 모세혈관 그물망에서 일어난다. 사구체모세혈관이 모여있는 덩어리를 사구체(glomerulus)라 하는데, 모세혈관벽은 사구체 주위를 둘러싸고 있는 보우만주머니(Bowman's capsule)를 통과해 수분과 전해질, 노폐물을 혼합한다. 사구체여과액(filtrate)이라 부르는 이 혼합물은 신세뇨관(renal tubules)이라 불리는 꼬불꼬불한 긴 관을 따라 흐른다.

세뇨관에서 일어나는 과정을 살펴보면, 세뇨관 내 여과액과 세뇨관주위모세혈관 속 혈액 사이에는 끊임없는 물질 교환이 일어난다. 여과액은 여러 과정을 거친 후 소변이 되며, 신장단위에서 배설되어 집합관으로 보내지고, 다시 신배를 지나 요관으로 배출된다. 그림 12.5는 신장단위와 신장단위를 감싸고 있는 모세혈관들에 관한 개념도이다.

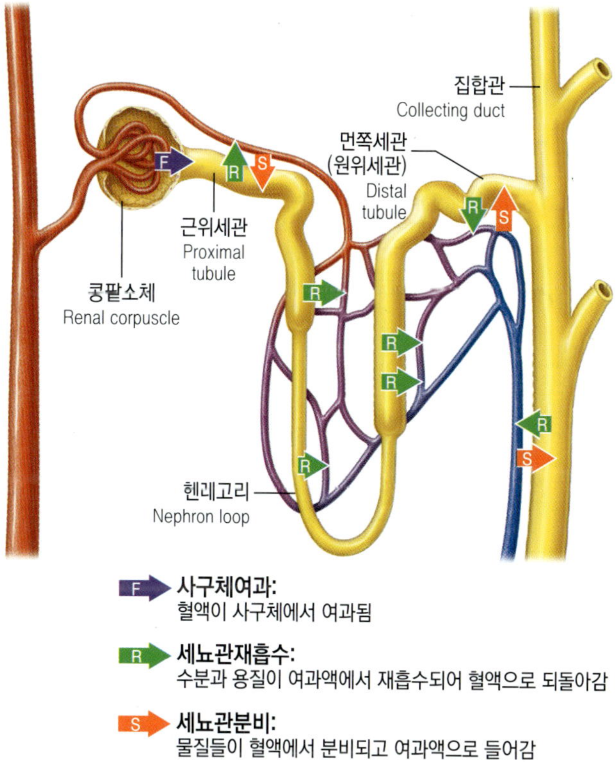

그림 12.5 신장단위와 혈액 사이의 물질교환

핵심 내용

- 혈액은 사구체에서 여과된다.
- 보우만주머니에서 세뇨관으로 이동하는 과정을 여과라 한다.
- 물질교환은 세뇨관 속 여과액과 세뇨관주위모세혈관 속 혈액 사이에서 일어나고 세뇨관에서 여과와 재흡수, 분비가 일어난다.
- 신장단위에서 여과와 재흡수, 분비를 거친 후 남은 체액을 소변이라 한다.

4 의학용어 분석과 의미

결합형 어근

용어	용어 분석	의미
calyc/o		신배 calyx
calyceal 신배의 [kal-ih-SEE-al]	-eal = ~와 연관된	신배와 연관된
caliectasis 신배확장 [kal-ih-ECK-tah-sis]	-ectasis = 확장, 팽창	신배의 확장
catheter/o		삽입된 물체 something inserted
catheterization 도관삽입 [kath-eh-ter-eye-ZAY-shun]	-ion = 과정	액체를 제거하기 위한 목적으로 비뇨계통의 관 속으로 도관을 삽입하는 것
corpor/o		몸 · 체 body
extracorporeal 체외의 [ecks-trah-kor-POR-ee-al]	-eal = ~와 연관된 extra- = 바깥의, 여분의	체외의, 체외와 연관된
cortic/o		바깥층 · 외층 cortex, outer layer
cortical 피질의 [KOR-tih-kal]	-al = ~와 연관된	피질 또는 신장 외층과 연관된
cyst/o (vesic/o 참조)		방광 bladder
cystitis 방광염 [sis-TYE-tis]	-itis = 염증	방광의 감염
cystoscope 방광내시경 [SIS-toh-skope]	-scope = 시각적 검사를 위한 기구	방광의 시각적 검사를 위한 기구
cystoscopy 방광내시경술 [sis-TOS-koh-pee]	-scopy = 시각적 검사법	방광의 시각적 검사법
glomerul/o		사구체 glomerulus
glomerulonephritis 사구체신염 [glow-mer-yoo-low-neh-FRY-tis]	-itis = 염증 nephr/o = 신장	사구체의 염증
glomerulosclerosis 사구체경화증 [gloh-mer-yoo-loh-skleh-ROH-sis]	-sclerosis = 딱딱해짐	사구체의 경화
lith/o		돌 · 결석 stone
lithotripsy 쇄석술 [LITH-oh-trip-see]	-tripsy = 파쇄	체외충격파쇄석술(extracorporeal shock wave lithotripsy, ESWL)로 신장결석을 파쇄한다. 이 시술법은 초음파를 이용해 결석을 작은 조각으로 부순 후 요관으로 배출시키기 위해 시행한다.
meat/o		관 · 구 meatus
meatotomy 요도구절개술 [mee-ah-TOT-oh-me]	-tomy = 절개술	요도의 절개술(구멍을 넓히기 위함)
medull/o		수질 medulla
medullary 수질의 [MED-yoo-lar-ee]	-ary = ~와 연관된	수질과 연관된
nephr/o (ren/o 참조)		신장 kidney
nephrolithiasis 신결석증 [nef-roh-lih-THIGH-ah-sis]	-iasis = 비정상 상태	신장결석이 생성된 비정상 상태

nephrolithotomy 신장절개결석제거 [nef-roh-lih-THOT-oh-mee]	-tomy = 절개술 lith/o = 결석	신장을 절개해 결석을 제거하는 것
nephropathy 신병증 [neh-FROP-ah-thee]	-pathy = 병	신장의 병증
nephropexy 신고정술 [NEF-roh-peck-see]	-pexy = 외과적 고정술	신장의 외과적 고정술
nephroptosis 신장처짐 [nef-rop-TOH-sis]	-ptosis = 늘어짐 · 처짐 · 하수	신장이 아래로 처짐
nephrotomography 신장단층촬영 [nef-roh-toh-MOG-tah-fee]	-graphy = 기록과정, 영상생성법 tom/o = 자름	방사선을 이용해 다양한 깊이로 신장을 잘라서 촬영함
hydronephrosis 수신증 [high-droh-neh-FROH-sis]	-osis = 비정상 상태 hydr/o = 물	소변 경로가 폐쇄되어 신우에 소변이 축적된 비정상 상태
nephroblastoma 신장모세포종 [nef-roh-blas-TOH-mah]	-oma = 종양 -blast = 미성숙	신장의 악성종양. 일반적으로 소아에서 발생함. 빌름스 종양(Wilm's tumor)이라고도 함
pyel/o		신우 renal pelvis
pyelogram 신우조영사진 [PYE-eh-loh-gram]	-gram = 기록물, 영상	요관과 신장의 영상, 특히 신우의 영상
pyelonephritis 신우신염 [pye-eh-loh-neh-FRY-tis]	-itis = 염증 nephr/o = 신장	신장과 신우의 염증
ren/o (nephr/o 참조)		신장 kidney
renal hypoplasia 신장형성저하증 [REE-nal high-poh-PLAY-zee-ah]	-al = ~와 연관된 -plasia = 생성, 발달 hypo- = 아래의, 정상 이하의, 부족한	정상보다 미발달한 신장
trigon/o		삼각부 trigone
trigonitis 방광삼각염(삼각부염) [trig-oh-NIGH-tis]	-itis = 염증	방광삼각의 염증
ureter/o		요관 ureter
ureteral 요관의 [you-REE-ter-al]	-al = ~와 연관된	요관과 연관된
ureterectasis 요관확장증 [you-ree-ter-ECK-tah-sis]	-ectasis = 확장, 늘어남	요관의 확장
ureteroileostomy 요관회장문합술 [you-ree-ter-oh-il-ee-OS-toh-mee]	-stomy = 새로 만든 구멍	요관과 회장 사이에 새로 만든 구멍 [참고] 이 수술법은 요관에서 회장으로 소변을 우회시킴
ureterolith 요관결석 [you-REE-ter-oh-lith]	-lith = 돌, 결석	요관에 생성된 결석
ureterostenosis 요관협착증 [you&-ree-ter-oh-steh-NOH-sis]	-stenosis = 협착, 좁아짐	요관이 좁아짐
urethr/o		요도 urethara
cystourethrography 방광요도조영술 [sis-toh-yoo-ree-THROG-rah-fee]	-graphy = 기록법, 영상생성법 cyst/o = 방광	방사선을 이용해 방광과 요도의 영상을 생성하는 것. 환자가 소변을 볼 때 이 과정을 시행한 것을 배뇨방광요도조영술(voiding cystourethrography, VCUG)이라고 함
transurethral 경요도의 [trans-yoo-REE-thral]	-al = ~와 연관된 trans- = ~을 통한, ~을 경유한	요도를 통하는 것과 연관된
urethrorrhagia 요도출혈 [you-ree-throh-RAY-jee-ah]	-rrhagia = 과도한 출혈	요도출혈
urethroplasty 요도성형술 [you-REE-throh-plas-tee]	-plasty = 외과적 복구	요도의 외과적 복구

urin/o		요 · 소변 urine
urinary 소변의 [YOO-rih-nar-ee]	-ary = ~와 연관된	소변과 연관된
urinalysis 소변검사 [you-rih-NAL-ih-sis]	-lysis = 분해, 분리, 파괴 ana- = 부분	소변 속 내용물을 검사함
ur/o		요관 urinary tract; 소변 urine; 배뇨 urination
uremia 요독증 [you-REE-mee-ah]	-emia = 혈액 상태	신장기능을 잃어 혈액 내에 노폐물이 축적되는 것. 질소혈증(azotemia)
urogram 요로조영사진 [YOO-roh-gram]	-gram = 기록물	요로 기록물
urologist 비뇨기과의사, 비뇨기과 전문의 [you-ROL-oh-jist]	-logist = 전문가, 전문의	비뇨기과 전문의. 여성의 비뇨계통과 남성의 비뇨계통, 생식계통 구조물에 관한 질병을 다루는 전문가
vesic/o (cyst/o 참조)		방광 bladder
vesicosigmoidostomy 방광결장문합술 [ves-ih-koh-sig-moi-DOS-toh-mee]	-stomy = 새로 만든 구멍	방광과 결장을 잇는 구멍을 새로 만듦
vesicoureteral reflux 방광요관역류 [ves-ih-koh-you-REE-ter-al-REE-flucks]	-al = ~와 연관된 ureter/o = 요관 -flux = 흐름 re- = 뒤로	방광에서 요관으로의 소변 역류

접미사

용어	용어 분석	의미
-lysis		파괴 separate, breakdown, destruction
dialysis 투석 [dye-AL-ih-sis]	dia- = ~을 통한, 완전한	신장이 기능을 못 할 때 신장을 대신해 노폐물을 걸러냄 [참고] 종류: 혈액투석(hemodialysis, HD)과 복막투석 (peritoneal dialysis, PD)
-uria		소변 urine; 배뇨 urination
anuria 무뇨(증) [ah-NEW-ree-ah]	an- = 없는, 아닌, 부족한	소변 형성이 안 됨
bacteriuria 세균뇨 [back-tee-ree-YOU-ree-ah]	bacteri/o = 세균	소변 속에 세균이 존재함
dysuria 배뇨통, 배뇨장애 [dis-YOU-ree-ah]	dys- = 아픈, 힘든	배뇨 시 통증이 발생하거나 배뇨가 힘든 상태
hematuria 혈뇨 [hem-ah-TOO-ree-ah]	hemat/o = 혈액	소변으로 혈액이 배출됨
nocturia 야간뇨, 야뇨증 [nock-TOO-ree-ah]	noct/o = 밤	밤에 자주 소변을 봄
oliguria 소변감소, 요감소 [ol-ih-GOO-ree-ah]	olig/o = 부족한, 적은, 소량의	소변량 감소
proteinuria 단백뇨 [pro-teen-YOU-ree-ah]	protein/o = 단백질	소변으로 단백질이 배출됨. 알부민뇨라고도 함
pyuria 고름뇨 [pye-YOU-ree-ah]	py/o =고름	소변으로 고름이 배출됨

접두사

용어	용어 분석	의미
in-		반대의 no; not
incontinence 실금 [in-KON-tih-nens]	-continence = 정지	소변이나 대변의 배설 조절이 상실된 상태로서 각각 요실금과 변실금이라 함
poly-		많은 many
polyuria 다뇨 [pol-ee-YOU-ree-ah]	-uria = 소변, 배뇨	소변량 증가
polycystic kidney 다낭신장 [pol-ee-SIS-tick-ki-d-nee]	-ic = ~와 연관된 cyst/o = 주머니	신장에 많은 주머니가 있는 상태

5 비뇨계통 질환

신부전

신부전(renal failure)은 신장 기능을 상실한 상태를 말하며, 급성(acute, sudden onset)과 만성(chronic, gradual onset), 말기신장병(end-stage renal disease, ESRD)으로 나뉜다.

급성신부전

급성신부전(acute renal failure, ARF)은 몇 시간에서 며칠간에 신장이 혈액 내 노폐물을 배출하지 못하고 소변량이 감소(oliguria)하는 것을 말한다. 소변 배출이 적절하게 이루어지지 못하면 혈액에 노폐물이 쌓여 요독증(uremia)으로 사망하게 된다. 그러나 급성신부전은 가역적이다. 급성신부전은 여러 원인에 의해 발생하지만, 신장 혈류량 부족이 가장 흔한 원인이다. 신장 혈류량 부족은 심한 출혈(severe hemorrhage)이나 쇼크(shock)에 의해 발생하며, 이 경우 생존을 위해 혈압 증가와 수액 요법이 필요하다.

만성신부전

만성신부전(chronic renal failure, CRF)은 신장 기능이 비가역적으로 상실된 상태로서 장기간에 걸쳐 발생한다. 다낭신장(polycystic kidneys)이나 당뇨병(diabetes), 고혈압(hypertension) 같은 만성질환이 신장 조직을 손상해 발생한다. 투석이나 신장이식 등으로 치료하지 않으면 노폐물이 배출되지 못해 요독증으로 사망하게 된다.

말기신장병

신장 기능 상실의 미지막 단계를 말기신장병(end-stage renal disease, ESRD)이라 한다. 말기신장병은 신장 기능이 10% 이하만 남아 있는 상태를 말한다. 그러면 신장은 노폐물을 배출할 수 없으므로 치료하지 않으면 요독증으로 사망하게 된다.

신장투석(renal dialysis)은 신장 기능 상실로 신장이 혈액으로부터 노폐물을 제대로 배출하지 못할 때 신장 기능을 대신하는 치료법이며, 일반적으로 혈액투석(hemodialysis, HD)과 복막투석(peritoneal dialysis, PD)으로 나뉜다. 혈액투석은 혈액을 몸 밖으로 빼내 인공신장기(artificial kidney machine)를 통해 혈액 속 노폐물을 제거한 후 다시 몸속으로 넣어주는 치료법이다(그림 12.6). 복막투석은 작은 관을 통해 복강(abdominal cavity)에 투석액을 주입한 후(그림 12.7), 혈액 속 노폐물이 투석액으로 빠져나올 수 있도록 일정 시간을 둔 후 다시 배출시키는 치료법이다. 노폐물이 섞인 투석액은 카테터를 통해 체외로 배출시키는데, 복막투석은 낫

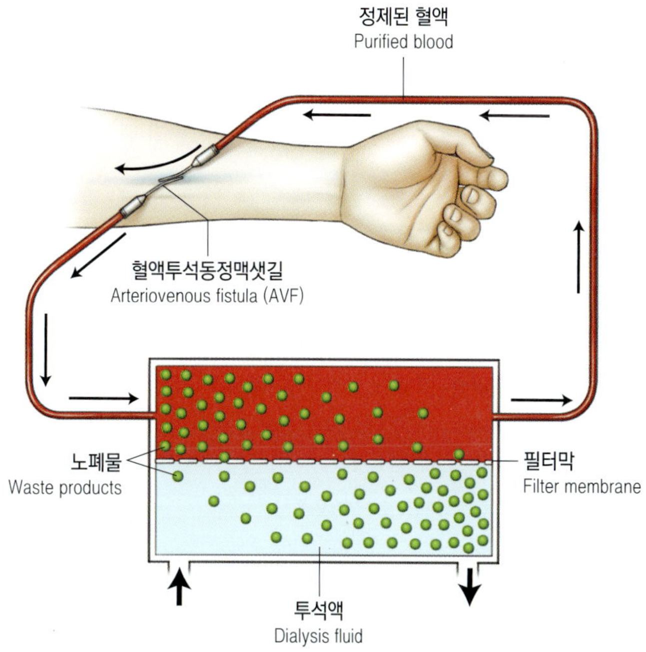

그림 12.6 혈액투석

동안에 지속해서 하기도 하고 밤에 환자가 잠자는 동안 하기도 한다. 만성신부전이나 말기신장병은 투석을 통해 관리하거나 신장이식(kidney transplantation)이 필요하다.

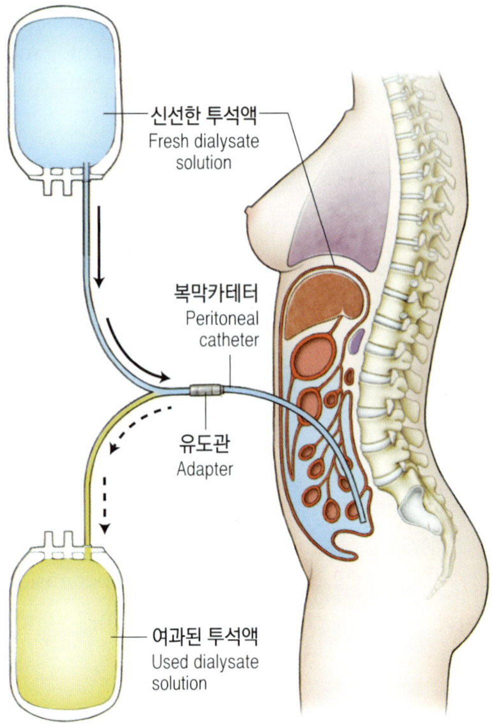

그림 12.7 복막투석

배뇨장애

요실금

요실금(urinary incontinence)은 소변의 불수의적 배출을 말한다. 복압요실금(stress incontinence)은 기침을 하거나 웃을 때 방광에 압력이 가해져 발생한다. 절박요실금(urge incontinence)은 소변 조절 기능이 떨어짐으로써 배뇨를 참지 못하고 원하는 시간보다 더 빨리 배뇨가 일어나는 것을 말한다.

요정체

요정체(urinary retention)는 배뇨 중 방광을 완전히 비우는 것이 불가능한 상태를 말한다. 남성의 경우, 요정체의 일반적인 원인은 양성전립샘비대(benign prostate hyperplasia, BPH)이다. 여성의 경우, 제 위치를 벗어난 직장이 요도에 압력을 가해 요정체를 유발하기도 한다. 다른 원인으로는 척수손상(spinal cord injury)이나 신경계 질환(neurological disease)을 들 수 있다. 필요하면 요도로 도관을 삽입(catheterization)해 소변을 배출시킨다.

6 약어

약어	의미
ARF	acute renal failure 급성신부전
BUN	blood urea nitrogen 혈액요소질소
CAPD	continuous ambulatory peritoneal dialysis 지속외래복막투석
CRF	chronic renal failure 만성신부전
cysto	cystoscopic examination 방광내시경검사
ESRD	end-stage renal disease 말기신장병
ESWL	extracorporeal shock wave lithotripsy 체외충격파쇄석술
GU	genitourinary 비뇨생식
HD	hemodialysis 혈액투석
IVP	intravenous pyelogram 정맥신우조영사진
IVU	intravenous urogram 정맥요도조영사진
KUB	kidney, ureter, and bladder 신장, 요관, 방광
PD	peritoneal dialysis 복막투석
PKU	phenylketonuria 페닐케톤뇨증
QNS	quantity not sufficient 양이 충분치 않음
RP	retrograde pyelogram 역행신우조영상
UA	urinalysis 소변검사
UTI	urinary tract infection 요로감염
VCUG	voiding cystourethrography 배뇨방광요도조영술

7 의학용어 복습

이 장에서 배운 용어들이 해부생리 용어와 질병 용어, 진단 · 수술 용어, 임상과 수술적 용어로 나뉘어 표로 정리되어 있다. 각 용어의 의미와 어느 범주에 속하는지 복습하시오.

해부생리 용어

1	bladder	2	calyceal	3	cortical
4	extracorporeal	5	kidney	6	medullary
7	nephron	8	renal pelvis	9	transurethral
10	ureteral	11	urethra	12	urinary

질병 용어

1	anuria	2	bacteriuria	3	caliectasis
4	cystitis	5	dysuria	6	glomerulonephritis
7	glomerulosclerosis	8	hematuria	9	hydronephrosis
10	incontinence	11	nephroblastoma	12	nephrolithiasis
13	nephropathy	14	nephroptosis	15	nocturia
16	oliguria	17	polycystic kidney	18	polyuria
19	proteinuria	20	pyelonephritis	21	pyuria
22	renal hypoplasia	23	trigonitis	24	uremia
25	ureterectasis	26	ureterolith	27	ureterostenosis
28	urethrorrhagia	29	vesicoureteral reflux		

진단 · 수술 용어

1	cystourethrography	2	nephrotomography	3	pyelogram
4	urinalysis	5	urogram		

임상과 수술적 용어

1	catheterization	2	cystoscope	3	cystoscopy
4	dialysis	5	lithotripsy	6	meatotomy
7	nephrolithotomy	8	nephropexy	9	ureteroileostomy
10	urethroplasty	11	vesicosigmoidostomy		

8 사례

영상진단결과지와 수술 보고서를 읽고 질문에 답하시오. 필요할 경우 교재나 용어사전, 기타 참고문헌을 사용하시오.

영상진단결과지

신장단층촬영을 통한 배설요로조영술(excretory urogram with nephrotomography): 이전 영상에서 다중 수술 클립이 우상복부(right upper quadrant, RUQ)에서 보이며 아마도 이는 이전 담낭절제술과 관련이 있는 것으로 보인다. 기관 비대 또는 방사선 불투과성 결석은 보이지 않는다. 조영제 정맥주사 후 양측으로 신속하고 똑같이 배설된다. 신장 윤곽과 신배, 요관은 정상이다. 방광은 정상 크기이고 모양과 위치도 정상이며 정상적으로 비워진다.

- **추정 진단명:** 정상 상부 요로(normal upper urinary tract)

수술 보고서

- **진행된 수술:** 요도경유전립샘절제술(transurethral resection of prostate)
- **수술 내용:** 척추마취(spinal anesthesia) 후 환자에게 골반내진자세(lithotomy position)를 취하게 했다. 하복부를 소독하고 멸균포를 씌웠다. 요도로 절제경(resectoscope)을 삽입했다. 양성으로 보이는 전립샘 조직 20g을 전립샘에서 절제하였다. 절제 후 출혈은 잘 조절되었고 요도에 카테터가 삽입되었다.
- **진단명:** 양성전립샘비대(benign prostatic hyperplasia, BPH)

질문

가장 적절한 답으로 빈칸을 채우시오.

1. CT 스캔은? ______
2. 이전 필름에서 제거된 것으로 보이는 기관은? ______
3. 조영제를 사용한 이유는? ______
4. 요로조영술은 양쪽에서 조영제가 정상적으로 배설되는 것을 보여주었다. 보고서에서 양측을 의미하는 의학용어는 무엇인가? ______
5. 영상결과지에서 어떤 구조물을 조사하여 정상 상부 요로라는 진단을 내렸는가? ______
6. 절제경(resectoscope)은 무엇인가? ______
7. 절제를 정의하시오. ______
8. 요도경유전립샘절제술 후 환자는 어떻게 소변을 보는가? ______
9. 요도경유전립샘절제술의 의미를 설명하시오. ______
10. 척추마취를 정의하시오. ______

9 연습문제

A. 짝짓기

■ 왼쪽 열의 구조물과 오른쪽 열의 기능을 연결하시오.

1. renal medulla	A. filter blood
2. renal pelvis	B. triangular area of the bladder
3. trigone	C. innermost portion of the kidney
4. renal fascia	D. membrane surrounding the kidney
5. glomeruli	E. dilated, upper portion of the ureter

B. 확인하기

■ 다음 용어의 접미사, 어근, 접두사를 작성하시오.

1. 신배를 의미하는 어근 ____________________
2. 방광을 의미하는 어근 ____________________
3. 결석을 의미하는 어근 ____________________
4. 신장을 의미하는 어근 ____________________
5. 신우를 의미하는 어근 ____________________
6. 소변을 의미하는 어근 ____________________
7. 요관을 의미하는 어근 ____________________
8. 탈장을 의미하는 어근 ____________________
9. 주위를 의미하는 접두사 ____________________
10. 밖, 외부를 의미하는 접두사 ____________________
11. 경화를 의미하는 접미사 ____________________
12. 좁아짐을 의미하는 접미사 ____________________
13. 절단을 의미하는 접미사 ____________________
14. 비정상적인 상태를 의미하는 접미사 ____________________
15. 혈관상태를 의미하는 접미사 ____________________
16. 수술적 고정을 의미하는 접미사 ____________________
17. 정상위치에서 아래로 처진 상태를 의미하는 접미사 ____________________
18. 기록을 의미하는 접미사 ____________________
19. 가로질러, ~넘어서 의미하는 접두사 ____________________
20. 정맥류 의미하는 어근 ____________________
21. ~을 통하여 의미하는 접두사 ____________________
22. 밤, 어두움 의미하는 접두사 ____________________
23. 질병을 의미하는 접미사 ____________________

C. 의학용어 완성

■ 접미사 '-uria'를 이용하여 다음 의미의 의학용어를 완성하시오.

1. 소변이 전혀 생성되지 않는 상태
2. 소변 속의 박테리아
3. 배뇨통
4. 피가 섞여 나오는 소변
5. 야간뇨
6. 소변의 배출량이 비정상적으로 감소한 상태
7. 단백뇨
8. 소변에 고름이 포함된 상태

■ 'nephr/o'를 이용하여 다음 의미의 의학용어를 완성하시오.

9. 신장결석
10. 신장절개결석제거
11. 신장질환
12. 신장 수술적 고정
13. 신장처짐
14. 신장단층촬영
15. 신장모세포종

D. 철자 연습

■ 다음 중 철자가 틀린 단어를 찾아 올바르게 수정하시오.

1. cysitis
2. caliseal
3. trigonitis
4. ureterorrhagia
5. incontinance
6. extracorporeal

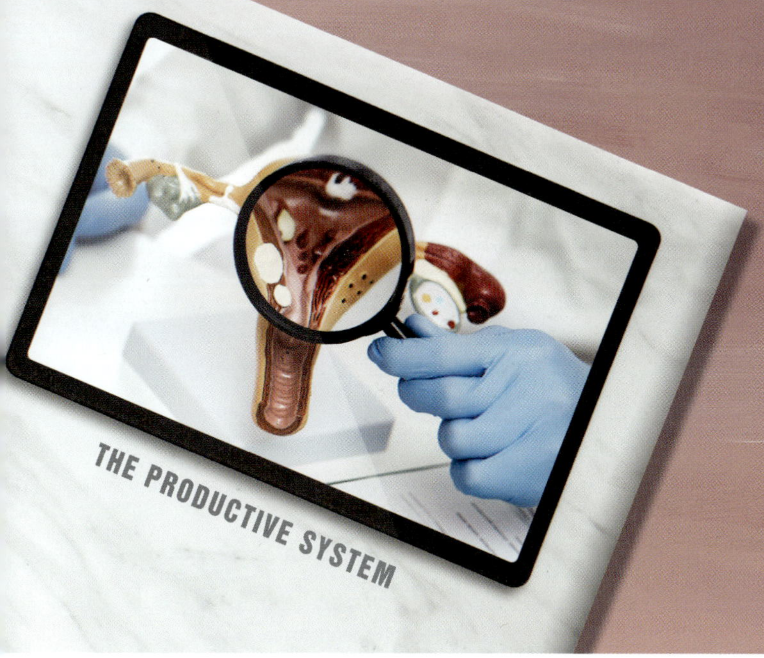

13 생식계통

학습목표

- 남성과 여성 생식계통을 구성하는 구조와 위치를 이해하고 설명할 수 있다.
- 남성과 여성 생식계통 용어를 결합형과 접두사, 접미사를 구분하고 그 의미를 설명할 수 있다.
- 남성과 여성 생식계통과 관련된 질환 용어를 설명할 수 있다.
- 남성과 여성 생식계통에서 자주 사용하는 약어를 설명할 수 있다.
- 남성과 여성 생식계통과 관련된 의학용어를 복습하고 활용할 수 있다.

1 한눈에 보는 생식계통

기능

남성과 여성의 생식계통의 구조는 다르지만, 생식세포를 생산하여 수정할 수 있게 이동시킨다는 같은 점이 있다. 남성과 여성의 생식계통은 종족을 보존하고, 유전자가 세대 간에 전달되도록 이루어져 있으며, 생식계통과 연계하여 생물학적 성장과 성행위, 성 특성의 발전과 유지, 생식계통 생리의 조절을 담당하고 있다.

기관

남성과 여성 생식계통은 아래의 기관으로 이루어져 있다.

남성 생식계통

- penis 음경
- ductus (vas) deferens 정관
- glans penis 귀두
- seminal vesicle 정낭
- testis 고환
- prostate 전립샘
- epididymis 부고환
- bulbourethral gland 망울요도샘
- scrotum 음낭
- cowper gland 쿠퍼샘

여성 생식계통

- mons pubis 불두덩(치구)
- ovary 난소
- labia majora 대음순
- fallopian tube 자궁관
- labia minora 소음순
- uterus 자궁
- clitoris 음핵
- vagina 질
- bartholin gland 바르톨린샘

용어 성분

생식계통 용어를 만드는 데 사용되는 대표적인 용어 성분은 다음과 같다.

결합형

남성 생식계통			
andr/o	남성 male	prostat/o	전립샘 prostate
balan/o	귀두 glans penis	sperm/o; spermat/o	정자 sperm · spermatozoa
epididym/o	부고환 epididymis	testicul/o	고환 testis · testicle
orchi/o; orchid/o	고환 testis · testicle	vas/o	수정관 vas deferens
여성 생식계통			
amni/o	양막 amnion	men/o	월경 menses · menstruation
cervic/o	자궁목 neck of the uterus	metr/o (uter/o 참조)	자궁 uterus
colp/o (vagin/o 참조)	질 vagina	nat/o	출산 birth
culd/o	직장자궁오목 cul de sac	o/o; ov/o	난자 egg
episi/o	음문 · 외음부 vulva external	oophor/o (ovari/o 참조)	난소 ovary
fibr/o	섬유(조직) fiber · fibrous tissue	ovari/o (oophor/o 참조)	난소 ovary
galact/o (lact/o 참조)	모유 milk	perine/o	회음부 perineum
gynec/o (lact/o 참조)	여성 woman · female	salping/o	난관 fallopian tube·uterine tube
hyster/o	자궁 uterus	thel/o	유두 nipple
labi/o	입술 lips	top/o	장소 place
lact/o (galact/o 참조)	모유 milk	uter/o (metr/o 참조)	자궁 uterus
lapar/o	복부 abdomen	vagin/o (colp/o 참조)	질 vagina
ligat/o	묶기 binding · tying	vulv/o	외부생식기 vulva · external genitalia
mamm/o, mast/o	가슴 breast		

접미사

남성 생식계통			
-cele	탈장 hernia	-spadias	열린, 분리된 opening, split
-potence	힘 power		

여성 생식계통			
-arche	시작 beginning	-metry	측정법 process of measuring
-cele	탈출 hernia	-opsy	눈으로 봄 to view
-cyesis	임신 pregnancy	-para	출산 to bear · offspring
-emesis	구토 vomit	-partum	분만 labor · delivery
-gravida	임신부 pregnant woman	-tocia, -tocin	진통 labor
-logy	학문 the study of	-salpinx	난관 fallopian (uterine) tube

접두사

남성 생식계통			
circum-	주위의 around		
여성 생식계통			
ante-	앞 · 전 before	ultra-	과도한 excess
retro-	뒤 · 후 back		

2 들어가기

남성과 여성의 생식계통 구조는 다르지만, 생식세포를 생산해 수정 가능한 장소로 이동시킨다는 공통점이 있다. 생식계통은 종족을 보존하고, 유전자를 세대 간에 전달하며, 남성과 여성 모두 호르몬을 생산해 성적 특성의 발현과 유지에 관여한다.

남성 생식계통은 고환과 부고환, 정관, 정낭, 전립샘, 망울요도샘, 요도, 음경으로 이뤄져 있다. 이 구조물들은 남성 생식세포인 정자를 생산하고 보존하며 수정을 위해 정자를 여성 생식기관에 전달하는 역할도 담당한다.

여성 생식계통은 자궁과 난소, 자궁관, 질, 외음부로 이뤄져 있고, 이 구조물들은 난자를 생산하고 보유하는 데 관여해 수정란의 착상 자리를 제공한다. 또한 태아를 출산할 때까지 보호하고 키우는 역할도 담당한다. 남성 생식계통의 치료가 비뇨의학과(urology)로 통합되는 것과 달리 여성 생식계통의 치료는 부인과(gynecology)와 산과(obstetrics)로 나누어져 있다.

이 장에서는 남성 생식계통과 여성 생식계통의 주요 생식계통 구조물과 용어에 관해 설명한다.

3 생식계통 해부생리

남성 생식계통

주요 남성 생식계통은 외부로 노출된 음낭(scrotum) 속에 들어있는 고환(testis)이다. 고환은 정자(sperm)를 생성하는 중추기관이다. 이외의 남성 생식계통으로는 부속 생식기관(accessory reproductive organs)과 외부 성기(external genitalia)를 들 수 있다(그림 13.1). 음낭(scrotum)이 감싸고 있는 고환 내부의 정세관(seminiferous

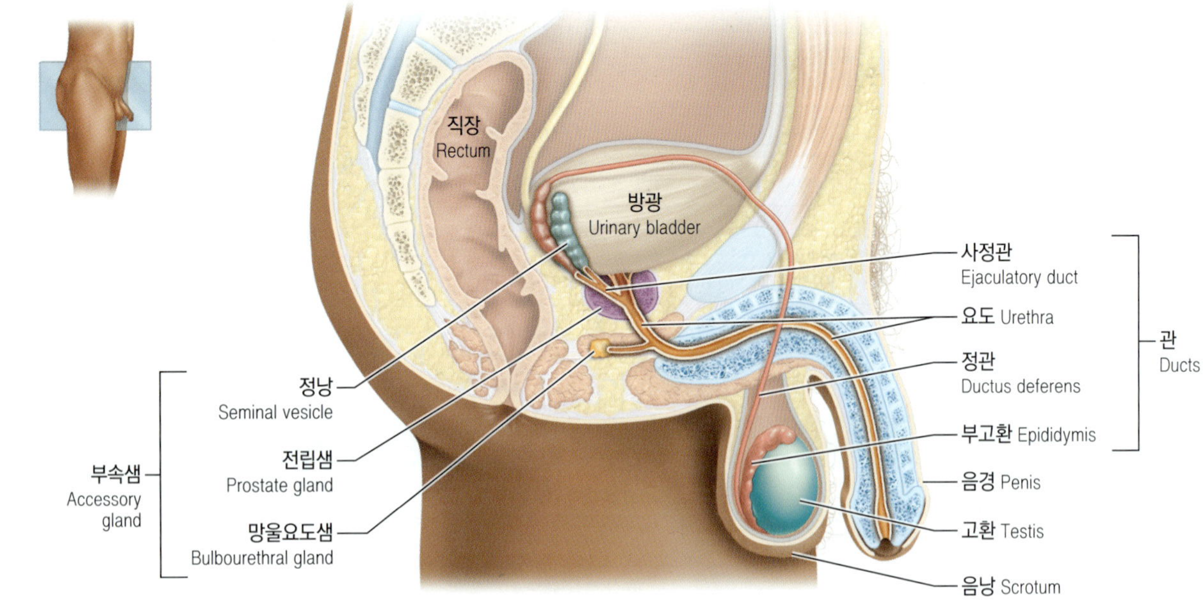

그림 13.1 남성 생식계통

tubules)에서 정자발생(spermatogenesis)이 이뤄진다(그림 13.2). 또한 고환 속 간질세포(leydig)에서는 남성의 이차성징 발현에 꼭 필요한 성호르몬인 테스토스테론(testosterone)이 생산된다.

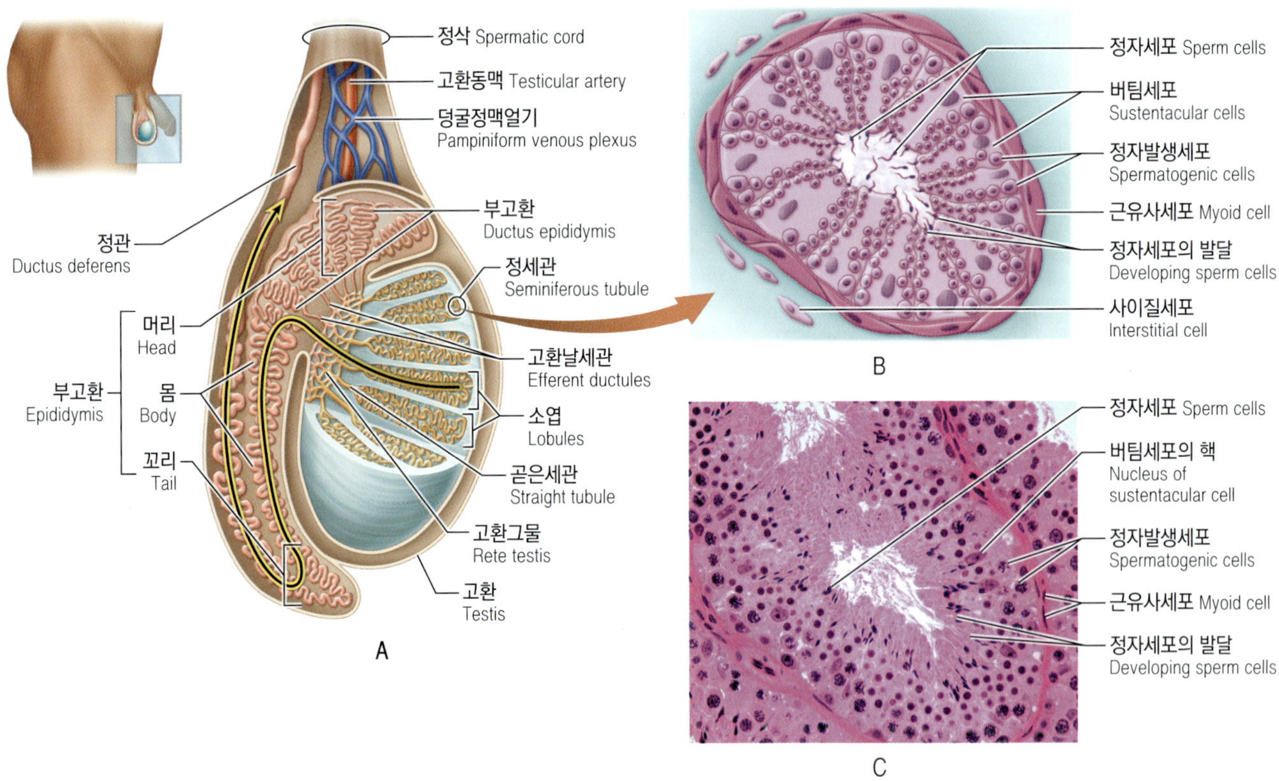

그림 13.2 고환과 부고환의 내부 구조(정자의 이동은 화살표 표시).
A: 정삭에 부착된 고환을 통과하는 부분, B: 정세관의 단면, C: 정세관의 현미경 사진

핵심 내용

- 남성 생식계통은 고환과 생식관, 부속 생식기관, 외부 성기로 이뤄져 있다.
- 고환은 음낭 속에 위치한다.
- 고환의 정세관에서 정자발생이 이뤄진다.
- 고환의 간질세포에서 성호르몬인 테스토스테론이 생산된다.

고환 위 표면에 꼬어진 형태로 있는 부고환(epididymis)에서 생식관이 시작된다. 부고환은 정자를 저장하고, 정관[ductus (vas) deferens]으로 정자를 유도하는데, 특히 정관은 방광에서 원 모양으로 정낭(seminal vesicle)에서부터 사정관(ejaculatoryduct)까지 이어진 관으로서 이곳에서 전립샘(prostate gland)을 통해 요도로 이어진다.

정낭과 전립샘, 망울요도샘(bulbourethral; 쿠퍼샘, cowper gland)을 합쳐 부속관이라 한다. 이 분비샘들이 분비하는 물질들은 액체 형태로 정자와 함께 사정되는데, 이를 정액(semen)이라 한다. 정액은 정자를 성숙시키고 보호하는 역할을 한다.

핵심 내용

- 생식관은 부고환에서 시작해 정관을 이루고 정낭에서 사정관까지 연결되어 있으며, 계속해서 전립샘을 지나 요도까지 연결되어 있다.
- 부속관은 정낭과 전립샘, 망울요도샘(쿠퍼샘)을 말하며, 정액을 이루는 여러 물질들을 분비한다.

외부 성기에는 음낭과 음경이 있다. 음경귀두(glans penis)는 음경 끝을 말하며, 배뇨와 사정을 위한 개구부를 요도구[urethral orifice (meatus)]라 한다. 귀두는 연한 음경꺼풀(foreskin, prepuce)로 덮여 있는데, 이것을 외과적 처치로 제거하는 것을 포경수술(circumcision)이라 한다.

핵심 내용

- 외부 성기는 음경과 음낭을 말한다.
- 음경귀두는 음경 끝을 말한다.
- 음경의 개구부는 요도구라고 한다.
- 음경꺼풀(포피)은 음경귀두를 덮고 있는 여분의 피부이다.

여성 생식계통

여성 생식계통은 난소(ovary)와 난관(fallopian tube), 자궁(uterus), 질(vagina) 등으로 구성되어 있다(그림 13.3). 여성 생식계통은 생식세포인 난자(ova)를 생산하고, 수정 장소로 난자를 운반하며, 여성호르몬을 생산하고, 임신과 출산 동안 태아에게 안전한 환경을 제공하는 역할을 한다. 난소는 여성호르몬인 에스트로젠(estrogen)과 프로제스테론(황체호르몬, progesterone)을 분비하는데, 이들은 여성의 이차성징과 월경주기, 임신 등에 주요한 역할을 한다. 특히 에스트로젠은 피부계통과 비뇨계통, 심혈관계통, 근육뼈대계통, 신경계통 등에 다양한 영향을 미친다.

난소

난소(ovary)는 아몬드 모양의 분비샘(gland)으로서 골반안(골반강, pelvic cavity)에 자리 잡고 있으며, 자궁 양쪽에 하나씩 위치한다. 난소는 자궁넓은인대(자궁광인대, broad ligament)와 난소인대(ovarian ligament), 걸이인대(지지인대, suspensory ligament)에 의해 고정되어 있다. 난소는 난자(egg, ovum)와 여러 호르몬을 생산하는 역할을 한다. 갓 태어난 여아의 난소에는 평생 공급할 미성숙 난자들이 존재한다. 사춘기가 되면 28일 주기로 한쪽

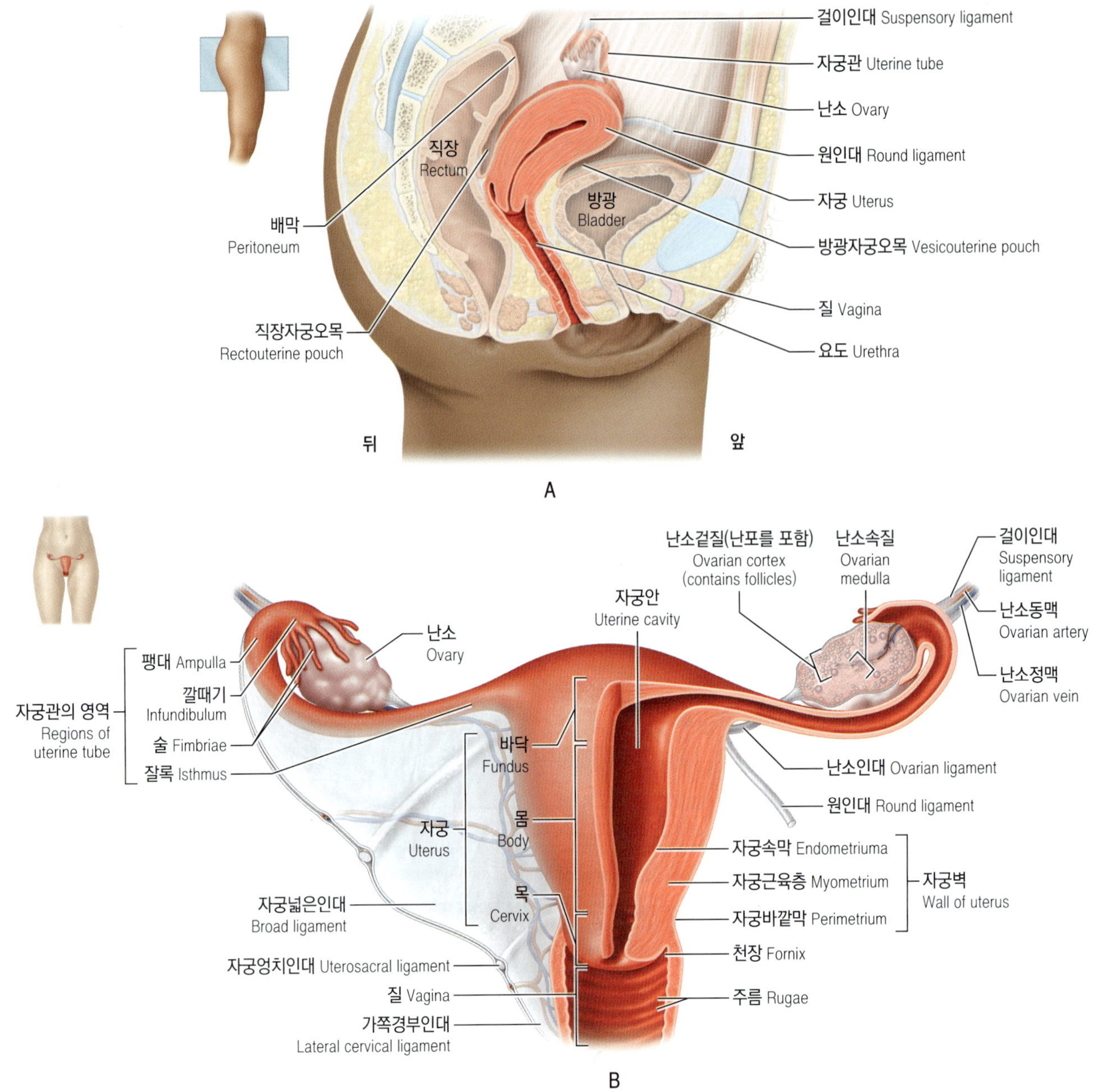

그림 13.3 여성 생식계통. A: 여성 골반안의 정중시상면, B: 내부기관(앞쪽 면)

난소씩 번갈아 가며 난자를 배출하는데, 이 과정을 배란(ovulation)이라 한다.

난소는 성호르몬인 에스트로젠(여성호르몬, estrogen)과 프로제스테론(황체호르몬, progesterone)을 분비해 월경주기(menstrual cycle)를 조절한다. 에스트로젠은 유방(breast)과 음모(pubic hair) 성장과 같은 여성의 이차 성징 발현을 담당한다. 프로제스테론은 난자가 수정되면 필요해지는 혈액 공급을 위해 자궁 내 혈관 성장을 자극하고, 에스트로젠은 수정란 착상을 준비하기 위해 자궁 내벽이 두꺼워지도록 자극한다. 수정이 이뤄지지 않으면 자궁 내막 조직이 무너져내리게 되는데, 이것을 월경(menstruation)이라 한다. 45세에서 55세 사이에 난소는 배란을 종료해 생식주기가 끝나는데, 이것을 폐경(menopause)이라 한다.

핵심 내용

- 난소는 난자와 여성호르몬을 생산한다. 난자 배출 과정을 배란이라 한다.
- 에스트로젠과 프로제스테론의 자극으로 자궁내막은 수정란 착상을 위해 더 두꺼워지고 혈관도 증가하게 된다. 수정이 이뤄지지 않으면 월경이 일어난다.

자궁관

두 개의 난소를 자궁과 이어주는 두 개의 자궁관(fallopian tube)은 그림 13.3B에서 볼 수 있다. 각 자궁관의 먼 쪽 끝은 깔때기 모양을 하고 있어 이를 깔때기(infundibulum)라고 한다. 자궁관은 자궁관술(fimbria of uterine tube)이라 불리는 가느다란 돌출부를 내어 난소를 감싸고 있으며, 자궁관술은 파도에 일렁이는 해초처럼 계속 움직인다. 이러한 자궁관술의 움직임은 난자를 난관에서 자궁으로 운반하는 데 도움을 준다. 수정이 일어나면 난자는 접합자(접합체, zygote)가 되어 발달을 시작한다. 수정이 일어나지 않으면 난자는 48시간 이내에 소멸한다.

핵심 내용

- 자궁관은 난소와 자궁을 연결한다.
- 자궁관 끝에 있는 깔때기 모양의 자궁관술은 움직임을 통해 난자를 자궁관 속으로 밀어 넣는다.
- 수정된 난자를 접합자라고 한다.

자궁

자궁(uterus)은 두꺼운 근육과 벽으로 이뤄진 속이 빈 장기로서 거꾸로 선 서양 배와 비슷한 모양을 하고 있다. 자궁은 인대에 의해 골반 안에 위치한다. 상부 자궁을 이루는 둥근 부위를 바닥(기저부, fundus)이라 하며, 중간 부위를 자궁몸통(자궁체부, body)이라 한다. 하부 자궁은 질 쪽으로 돌출된 자궁경부(자궁목, uterine cervix)라 한다. 자궁경부의 상하 개구부를 각각 외자궁경부(ectocervix)와 자궁경관내막(endocervix)이라 한다(그림 13.3B). 자궁과 직장 사이에는 복강 중 가장 낮은 부위인 직장자궁오목(rectouterine pouch, cul de sac)이 있다(그림 13.3A). 이 부위는 미생물이 모이는 장소로서 골반염증질환(pelvic inflammatory disease, PID)이 잘 발생하는 부위이다.

질

자궁경부에서 바깥까지 이어진 근육성 관을 질(vagina)이라 한다. 길이는 약 15cm이며, 점막으로 덮여 있다. 질 입구(introitus)는 점막이 접혀 만들어진 처녀막(hymen)으로 덮여 있다.

핵심 내용

- 자궁은 바닥과 몸통, 목 부위로 나뉜다.
- 자궁목 부위의 위아래 개구부를 각각 내경부와 외경부라 한다.
- 질은 근육성 관으로서 자궁목 부위에서 외부까지 이어져 있다.

외부생식기

외부생식기(external genitalia) 또는 외음부(vulva)는 음핵(clitoris)과 대음순(labia majora), 소음순(labia minora), 불두덩(치구, mons pubis), 그리고 성교 시에 윤활 성분을 분비하는 바르톨린샘(bartholin gland)으로 구성되어 있다(그림 13.4). 회음부(perineum)란 외음부에서 항문까지를 말한다.

핵심 내용

- 외부생식기는 회음부라 불리며 음핵과 대음순, 소음순, 치구, 바르톨린샘으로 이뤄져 있다.
- 회음부는 외음부에서 항문까지를 말한다.

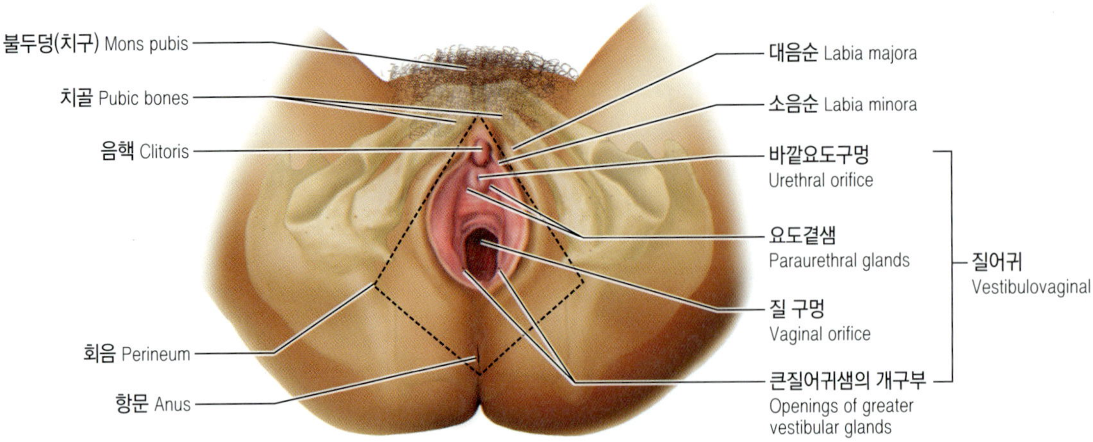

그림 13.4 외부생식기

유방

그림 13.5는 유방(breast)과 젖샘(mammary gland)의 구조를 나타낸 것이다. 젖꼭지(nipple)는 젖꽃판(areola)이라 불리는 동그랗고 어두운 피부로 둘러싸여 있으며, 모유는 분만 후에 젖샘에서 생산된다. 모유는 젖샘관팽대(lactiferous sinus)에 저장되며, 젖샘관(lactiferous duct)을 통해 젖꼭지의 작은 개구부로 이동한다. 젖꽃판샘(areolar gland)에서 분비되는 지방은 수유로 인해 젖꼭지 주위의 피부가 건조되는 것을 최소화해 준다.

핵심 내용

- 유방은 젖꼭지(유두)와 젖꽃판(유륜), 젖샘관팽대(유관동), 젖샘관(유관)으로 이뤄져 있다.

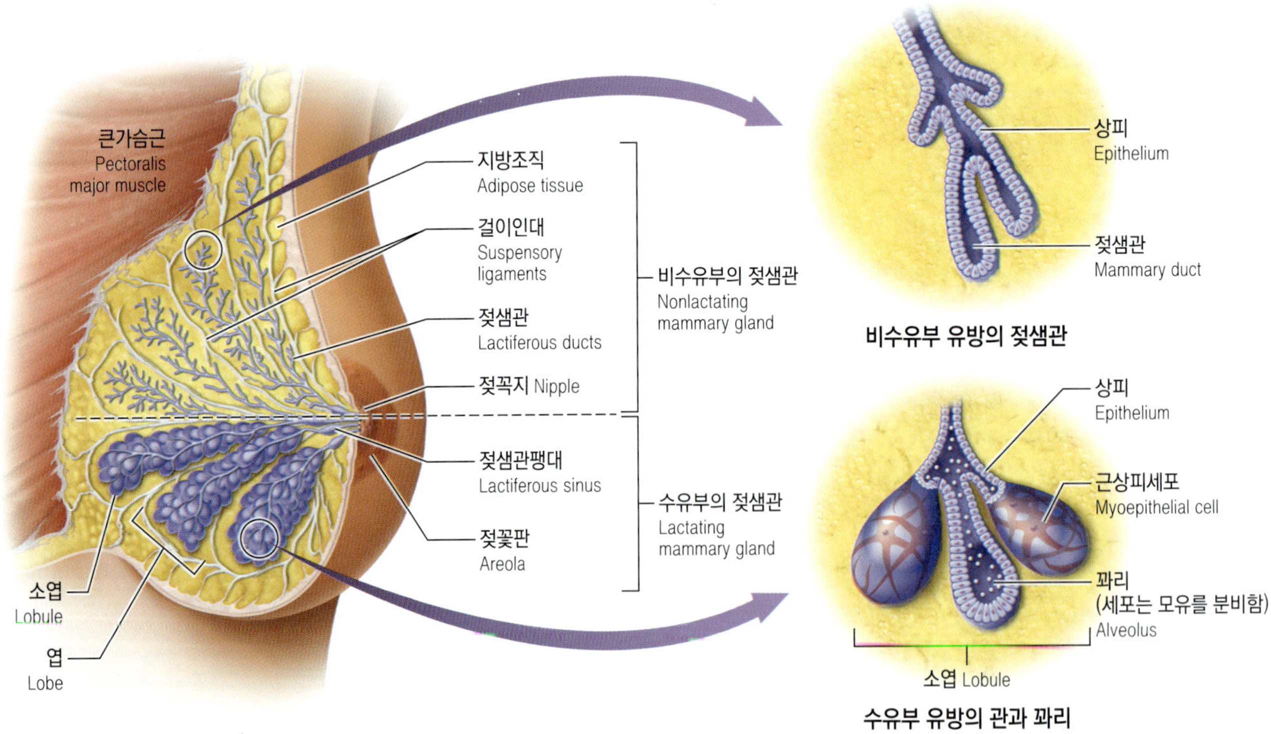

그림 13.5 유방

월경주기

월경(mens, menstruation, period)은 임신기간을 제외한 약 40년 동안 계속되는데, 월경주기(menstrual cycle)의 평균 기간은 28일이며, 월경기(menstrual period)와 배란기(ovulatory period), 분비기(secretory period)로 나뉜다. 첫 월경을 초경(menarche)이라 한다. 수정란을 보호하기 위한 준비로서 자궁내막(자궁 안쪽 부위)은 더 두껍게 변하고, 더 많은 혈관이 발달하게 된다. 임신 되지 않으면 자궁내막은 불필요해지므로 탈락하여 혈액과 함께 배출되는데, 이를 월경이라 한다. 월경은 일반적으로 3일에서 6일까지 지속된다. 배란 동안 난자는 난소에서 복강안으로 배출된 후난관을 향해 천천히 움직인다. 이 현상은 대략 월경주기 14일쯤 발생하며 이것을 배란(ovulation)이라 한다. 분비기 동안 난소에서 에스트로젠과 프로제스테론이 혈류 내로 분비되며, 이들은 수정란을 위해 자궁내막 비후와 혈관 증가를 유발한다. 임신되지 않으면 이들 호르몬은 감소하게 되고 자궁내막은 유지되지 않고 탈락되어 나오면서 월경기가 다시 시작된다.

폐경

폐경(menopause)은 월경이 완전히 멈추는 것을 말하며, 이 폐경이 일어나는 시기를 갱년기(climacteric)라 한다. 폐경은 대개 45~55세에 일어나며, 이 기간에 난소의 호르몬 분비는 감소하고, 배란이 정지된다. 많은 여성이 갱년기를 큰 어려움 없이 지나지만, 여성호르몬 감소로 인한 홍조(가슴과 목 그리고 머리를 포함한 신체 부위의 갑작스런 화끈거림)나 질 건조함 등의 변화를 경험하기도 한다. 최소 12개월 동안 월경이 없을 때를 '폐경'이라 한다.

핵심 내용

- 월경기 동안 두꺼워진 자궁내막은 탈락한다.
- 배란기 동안 난자는 난관으로 이동한다.
- 폐경기는 월경이 완전히 멈추는 것이다.

산과

임신

자궁관에서 수정이 일어나면, 수정란(접합체)은 자궁 속으로 이동해 자궁벽에 착상하며 자궁은 커진다. 수정란은 임신 2주에서 8주까지 배아(embryo)라 불리고, 그 이후의 임신(pregnancy, gestation) 기간 동안은 태아(fetus)라 불린다. 임신은 수정(conception, fertilization)에서 출생까지를 말하며, 기간은 평균 40주 정도이다.

임신 초기 태반(placenta)은 자궁벽에 붙어서 발달한다. 태반은 배아조직으로 만들어진 발육하는 배아와 모체 사이에서 영양분과 노폐물을 교환할 수 있도록 해주는 기관이다. 융모막(융털막, chorion)은 배아를 둘러싸고 있는 가장 바깥층이고, 양막(amnion)은 가장 안쪽층이다(그림 13.6). 양막은 배아가 양수(amniotic fluid)에 떠 있게 하는 양막공간(amniotic cavity)

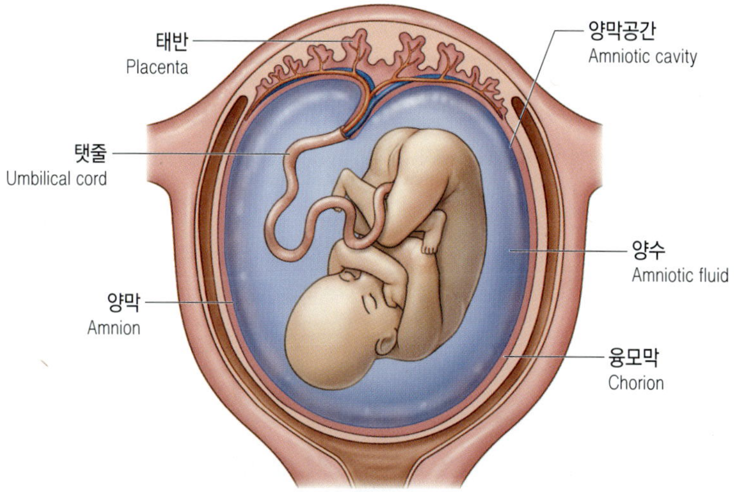

그림 13.6 양막공간

을 만든다. 따라서 배아(나중에 태아가 됨)는 충격 흡수기로 작용하는 양수 속에서 발육하게 된다. 출산이 가까우면 양막이 파열되어 양수가 흘러나오면서 분만 시기가 되었음을 알려주고, 분만 후에 태반은 자궁에서 분리되는데, 이를 후산태반(afterbirth)이라 한다.

태반이 발달하는 동안, 융모막융모(chorionic villus)라고 불리는 손가락처럼 생긴 돌기가 형성되어 융모막에서 모체의 자궁내막 조직으로 뻗어 나오는데, 이로 인해 배아 혈관(융모막융모)이 모체 혈관과 나란히 배열될 수 있게 한다. 임신기간 동안 영양분과 노폐물의 교환은 이루어지지만, 태아 혈액이 모체 혈액과 섞이는 때는 없다.

교환되는 물질들은 탯줄(umbilical cord)을 통해 배아나 태아에서 모체로, 모체에서 배아나 태아로 이동한다. 탯줄은 모체와 태아 사이의 생명줄이 되어 발육하는 배아나 태아에게 영양을 공급하고, 배아나 태아의 노폐물을 제거하며, 탯줄 속에는 두 개의 동맥(정맥혈 포함)과 한 개의 정맥(동맥혈 포함)이 들어있다.

태반은 사람융모생식샘자극호르몬(human chorionic gonadotropin, HCG)을 분비하는데, 이것은 임신 초기에 분비되는 호르몬이다. 사람융모생식샘자극호르몬은 임신 가능성이 있을 때 검사하는 표적 호르몬이다. 사람융모생식샘자극호르몬은 에스트로젠과 프로제스테론 분비를 자극하며, 이 호르몬들은 태아 발육에 중요한 자궁벽을 유지한다. 사람융모생식샘자극호르몬 수치가 낮은 경우 자연유산(spontaneous abortion, miscarriage)의 원인이 된다.

핵심 내용

- 접합체는 배아가 되고, 그 후에 태아가 된다.
- 임신 동안 태반은 배아와 모체 사이에서 영양분과 노폐물을 교환한다.
- 태반은 양막과 융모막으로 구성된다.
- 사람융모생식샘자극호르몬은 임신 초기에 태반에서 분비되는 호르몬이다.

태아 기형의 탐지는 그림 13.7에서 보는 것과 같이 두 가지 진단적 검사, 즉 양수천자(amniocentesis)와 융모막융모생검(chorionic villus sampling, CVS)에 의한다. 양수천자는 임신 15주에서 18주 사이에 검사실 분석을 위해 양막주머니에서 양수를 뽑는 것을 말한다. 융모막융모생검은 임신 9주에서 11주 사이에 화학검사와 현미경검사를 위해 태반조직을 채취하는 것을 말한다.

분만

출산 과정을 흔히 분만(parturition)이라고 한다. 임신 9개월에 접어들면서 자궁근육은 수축하기 시작하는데 이것이 진통의 시작이며, 분만은 자궁목 확장(cervical dilatation)과 태아분만(fetal delivery), 태반분만(placental delivery)으로 나눠진다. 경부확장 동안 경부는 넓어져 지름이 약 10.2cm에 다다르게 된다. 태아분만 시에는 자궁수축으로 인해 태아가 자궁목과 질을 통해 밖으로 나오게 된다. 이때 탯줄이 태아와 태반을 이어주고 있는데 일단 태아분만이 일어난 후 잘라준다. 태반은 태반분만 시기에 자궁으로부터 방출된다.

태아는 머리가 가장 먼저 나오는데 만일 엉덩이가 먼저 보이는 경우는 볼기태위(둔위, breech position)라고 한다. 이러한 경우 혹은 태아가 질식분만(viginal delivery)을 하기에 너무 큰 경우는 제왕절개(cesarean section)라고 알려진 수술적 방법이 사용될 수 있다. 이 방법은 복부와 자궁의 절개 부위를 통해 태아를 꺼내는 것이다.

핵심 내용

- 출산 과정을 분만이라 한다.
- 분만은 자궁목 확장과 태아분만, 태반분만으로 나뉜다.
- 태아가 너무 크거나 볼기태위를 하는 경우, 제왕절개를 통해 분만할 수 있다.

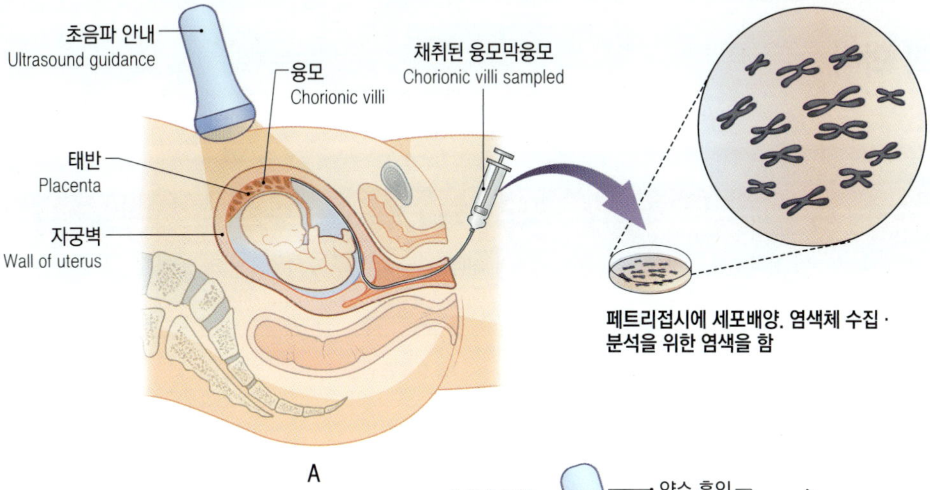

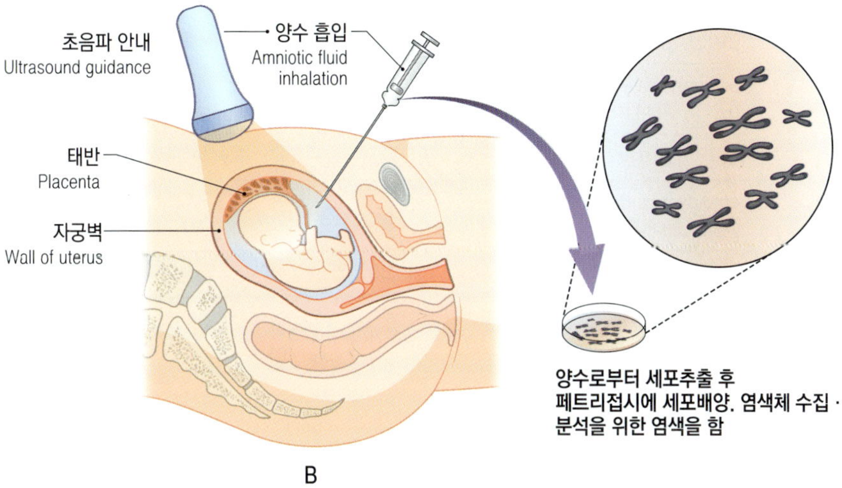

그림 13.7 A: 융모막융모생검, B: 양수천자

신생아의 상태는 출생 1분 이내와 15분 후에 평가된다. 아프가점수(APGAR score)라 불리는 수치 평가는 피부색(Appearance)과 맥박(Pulse), 반사 · 과민성(Grimace), 근긴장도(Activity), 호흡(Respiration)에 대해 각각 2점 척도로 평가하는데, 2점이 최고 점수이므로 총 10점이 최고 점수가 된다. 분만 후 6주에서 8주 사이를 분만후기간(postpartum period)이라 한다. 이 기간에 자궁은 정상 크기로 돌아오는데, 이를 퇴축(involution)이라 한다. 젖샘(mammary gland)은 젖 생산을 위해 자극을 받는데, 이를 젖분비(수유, lactation)라 한다. 처음 며칠 동안에는 젖샘이 신생아를 보호하는 항체를 함유한 고 영양성 액체인 초유(colostrum)를 생산한다.

임신부(gravida)와 출산부(분만부, para)라는 용어는 여성의 산과력을 서술하기 위해 사용된다. 임신부는 임신한 여성을 이르는 용어이고, 출산부는 출생한 아기의 생존 여부와는 상관없이 임신 20주 이후의 아기를 낳은 여성을 이르는 용어이다.

핵심 내용

- 아프가점수(APGAR score)는 피부색(A)과 맥박(P), 반사 · 과민성(G), 근긴장도(A), 호흡(R)에 대해 점수를 부여한 것으로 각 항목에 최고점수는 2점이며, 총 최고점수는 10점이다.
- 초유는 분만 후 며칠 동안만 젖샘에서 생산된다.
- Gravida는 출산과 상관없이 현재 임신을 포함한 총 임신 횟수를 말한다.
- Para는 아기의 생존 여부와 상관없이 임신 20주 이후의 분만 횟수를 말한다.

4 의학용어 분석과 의미

남성 생식계통

결합형 어근

용어	용어 분석	의미
andr/o		남성 male
androgenic 남성화 [an-droh-JEN-ick]	-genic = 만드는	남성화 효과를 만듦
balan/o		음경귀두 glans penis
balanitis 귀두염 [bal-ah-NIGH-tis]	-itis = 염증	음경귀두의 염증
balanorrhea 귀두분비물 [bal-an-oh-REE-ah]	-rrhea = 분비물	음경 귀두로부터 나오는 분비물
epididym/o		부고환 epididymis
epididymitis 부고환염 [ep-ih-did-ih-MY-tis]	-itis = 염증	부고환의 염증
orchi/o, orchid/o (testicul/o 참조)		고환 testicle; testis
cryptorchism 잠복고환 [krip-TOR-kih-diz-um]	crypt/o = 숨음 -ism = 과정	고환이 제 위치로 내려오지 않은 상태 [참고] 태아 발육 동안 고환이 음낭으로 하강하지 않고 복강 내에 머물러 있는 상태. 치료하지 않으면 불임을 초래함
orchidopexy 고환고정술 [OR-kid-oh-peck-see]	-pexy = 외과적 고정	고환을 내려 음낭에 외과적으로 고정하여 잠복고환을 치료함
orchitis 고환염 [or-KYE-tis]	-itis = 염증	고환의 염증
prostat/o		전립샘 prostate
prostatitis 전립샘염 [pros-tah-TYE-tis]	-itis = 염증	전립샘의 염증
prostatectomy 전립샘절제술 [pros-tah-TECK-toh-mee]	-ectomy = 절제, 외과적 제거	전립샘의 절제
sperm/o, spermat/o		정자 spermatozoa, sperm
aspermatogenesis 무정자증 [ay-sper-mah-toh-JEN-eh-sis]	-genesis = 생성, 형성 a- = 없는, 부족한	정자가 만들어지지 않음 [참고] spermatozoa의 단수형은 spermatozoon
oligospermia 정자감소증 [ol-ih-goh-SPER-mee-ah]	oligo- = 부족한, 적은	정자 수의 감소
spermatic cord 정삭 [sper-MAT-ick ko-rd]	-ic = ~와 연관된 cord = 길고 둥글고 가는 구조물	고샅굴에서 고환까지 연결된 구조물로서 혈관과 신경, 정관을 포함하고 있으며 섬유성 외피로 덮여 있음
spermatocidal 살정자제 [sper-mah-toh-SYE-dal]	-cidal = 죽임	정자를 죽이거나 파괴하는 약물
testicul/o (orchi/o, orchid/o 참조)		고환 testicle, testis
testicular 고환의 [tes-TICK-yoo-lar]	-ar = ~와 연관된	고환과 연관된
vas/o		수정관 vas deferens
vasectomy 정관절제술 [vah-SECK-toh-mee]	-ectomy = 절제, 외과적 제거	수정관의 절제

접미사

용어	용어 분석	의미
-cele		탈출 hernia
hematocele 음낭혈액낭종 [HEE-mah-toh-seel]	hemat/o = 혈액	고환 주위에 혈액이 축적된 것
hydrocele 음낭수종 [HIGH-droh-seel]	hydr/o = 물	고환 주위에 물이 축적된 것
spermatocele 정액류 [SPER-mah-toh-seel]	spermat/o = 정자	고환 또는 부고환의 머리 부분에 우윳빛 액체가 축적된 것
varicocele 덩굴정맥류 [VAR-ih-koh-seel]	varic/o = 정맥류, 정맥 확장, 정맥 꼬임	음낭 속 고환정맥의 확장
-potence		힘 power
impotence 발기부전 [IM-poh-tens]	in(m) = 아닌	발기와 유지 불능
-spadias		열린 opening, 찢긴 split
epispadias 요도상열 [ep-ih-SPAY-dee-as]	epi- = 위에	선천적으로 음경 상부면에 개구부가 존재함
hypospadias 요도하열 [high-poh-SPAY-dee-as]	hypo- = 아래에	선천적으로 음경 하부면에 개구부가 존재함

접두사

용어	용어 분석	의미
circum-		주위의 around
circumcision 포경수술 [ser-kum-SIZH-un]	-ion = 과정 cis/o = 자름	포피 제거 수술접두사

여성 생식계통

결합형 어근

용어	용어 분석	의미
amni/o		양막 amnion, 자궁 내 태아를 감싼 주머니 sac in which the fetus lies in the uterus
amniocentesis 양막 [am-nee-oh-sen-TEE- sis]	-centesis = 외과적 천자	분석을 위해 양막주머니에서 양수를 흡입하거나 외과적 천자를 통해 추출하는 것
cervic/o		목 neck, 자궁목 cervix uteri
cervicitis 자궁경부염 [ser-vih-SIGH-tis]	-itis = 염증	자궁경부의 염증
cervical polyp 자궁경부폴립 [SER-vih-kal POL-up]	-al = ~와 연관된 polyp = 돌출된 점막	자궁경부 점막의 폴립 형성
colp/o (vagin/o 참조)		질 vagina
colporrhaphy 질봉합술 [kol-POR-ah-fee]	-rrhaphy = 봉합	질의 봉합
colposcopy 질확대경술 [kol-POS-koh-pee]	-scopy = 육안검사법	질의 육안검사

culd/o		직장자궁오목 cul de sac
culdocentesis 직장자궁오목천자 [kul-doh-sen-TEE-sis]	-centesis = 외과적으로 구멍을 내 액체를 뽑아냄	외과적으로 구멍을 내 직장자궁오목으로부터 액체를 제거함
culdoscopy 골반안경검사 [KUL-doh-skohp]	-scope = 육안적 검사기구	직장자궁오목을 육안적으로 검사하기 위해 사용되는 기구
episi/o		음문 · 외부생식기 · 외음부 vulva · external genitalia · pudendum
episiotomy 회음절개술 [eh-piz-ee-OT-oh-mee]	-tomy = 절개술	회음부를 절개함 [참고] 회음절개술은 태아분만을 돕기 위해 사용함
episiorrhaphy 회음봉합술 [eh-piz-ee-OR-ah-fee]	-rrhaphy = 봉합술	음문과 회음부의 봉합
fibr/o		섬유질 · 섬유조직 fiber · fibrous tissue
uterine fibroid 자궁섬유종 [YOO-ter-in FYE-broid]	-oid = 닮음 -ine = ~와 연관된 -uter/o = 자궁	자궁의 양성 평활근 종양 평활근종(leiomyoma)이라고도 함
galact/o (lact/o 참조)		모유 milk
galactorrhea 유즙분비과다 [gah-lack-toh-REE-ah]	-rrhea = 분비물, 흐름	모유를 중단한 뒤에도 유방에서 젖이 나옴
gynec/o (lact/o 참조)		여성 woman · female
gynecologist 부인과전문의 [guy-neh-KOL-oh-jist]	-logist = 전문의, 전문가	여성 생식계통의 질병 치료와 연구를 담당하는 전문의
gynecology 부인과 [guy-neh-KOL-oh-jee]	-logy = ~학	여성 생식계통의 질병 치료를 다루는 전문 분야
hyster/o		자궁 uterus
hysterectomy 자궁절제술 [hiss-ter-ECK-toh-mee]	-ectomy = 절제, 외과적 제거	복부 또는 질을 통한 자궁의 외과적 제거(배자궁절제술, 질자궁적제술) [참고] 자궁절제술의 유형은 자궁과 경부까지 제거하는 전자궁절제술(total hysterectomy)과 경부가 정상이면 제거하지 않는 부분자궁절제술(subtotal hysterectomy)이 있음.
hysterotomy 자궁절개술 [his-ter-OT-oh-mee]	-tomy = 절개	자궁 절개(보통 태아를 꺼내기 위해)
labi/o		입술 lips
labial 음순 [LAY-bee-al]	-al = ~와 연관된	입술과 연관된
lact/o (galact/o 참조)		모유 milk
lactogenesis 젖생성 · 유즙생성 [lack-toh-JEN-ih-sis]	-genesis = 생산, 생성	유방을 통한 젖의 생산과 분비
lapar/o		복부 abdomen
laparoscopy 복강경술 [lap-ar-OS-koh-pee]	-scopy = 시각적 검사법	복강 속 구조물을 시각적으로 검사하는 것 [참고] 복강경에 사용되는 레이저는 복강을 개복하지 않고 조직을 제거하거나 파괴하는 데 사용됨
ligat/o		봉합; 묶기 binding; tying
tubal ligation 난관결찰 [TOO-bal lye-GAY-shun]	-ion = 과정 -al = ~와 연관된 tub/o = 관, 자궁관	불임을 유도하기 위해 자궁관을 묶는 것
mamm/o, mast/o		유방 breast
mammary 유방 [MAM-ah-ree]	-ary = ~와 연관된	유방과 연관된

mammography 유방조영술 [mam-OG-rah-fee]	-graphy = 기록과정, 영상 생성 과정	질병을 진단하기 위한 유방 방사선검사
mammoplasty 유방성형술 [MAM-oh-plas-tee]	-plasty = 외과적 복구 · 재건	유방의 외과적 재건 [참고] 유방절제술 후 재건과 가슴확대를 포함함
mastectomy 유방절제술 [mas-TECK-toh-mee]	-ectomy = 절제, 외과적 제거	유방 절제
mastopexy 유방고정술 [MAS-toh-peck-see]	-pexy = 외과적 고정	유방의 외과적 고정 [참고] 유방의 외과적 고정은 유방이 처졌을 때 유방 모양을 보기 좋게 함
men/o		생리 · 월경 menses · menstruation
amenorrhea 무월경 [ah-men-oh-REE-ah]	-rrhea = 분비물 a- = 없는, 아닌, 부족한	월경 없음
dysmenorrhea 월경통 [dis-men-oh-REE-ah]	dys- = 아픈, 어려운, 나쁜	월경 통증
menopause 폐경 [MEN-oh-pawz]	-pause = 중지, 정지	폐경은 대개 45~55세에 발생함
menorrhea 월경 [men-oh-REE-ah]	-rrhea = 분비물	정상적인 월경(기)
menorrhagia 과다월경 [men-oh-RAY-jee-ah]	-rrhagia = 과도한 출현	월경 시 과도한 자궁출혈
oligomenorrhea 희발월경 [ol-ih-goh-men-oh-REE-ah]	-rrhea = 분비물 oligo- = 적은, 부족한	월경량이 부족하거나 월경 횟수가 적음
menometrorrhagia 불규칙과다월경 [men-oh-met-roh-REE-jee-ah]	-rrhagia = 과도한 출혈 metr/o = 자궁	월경 시 과도한 출혈과 일정치 않은 월경
metr/o (uter/o 참조)		자궁 uterus
endometriosis 자궁내막증 [en-doh-mee-tree-OH-sis]	-osis = 비정상 상태	자궁내막 조직이 자궁이 아닌 다른 부위에 분포함
endometrium 자궁내막 [en-doh-MEE-tree-um]	endo- = 내부 -ium = 구조물	자궁내막
metroptosis 자궁하수증 [meh-troh-TOH-sis]	endo- = 내부 -ptosis = 처짐	질을 통한 자궁 처짐, 자궁하수
metrorrhagia 자궁출혈 [meh-troh-RAY-jee-ah]	-rrhagia = 과도한 출혈	월경 이외의 자궁출혈
myometrium 자궁근층 [my-oh-MEE-tree-um]	-ium = 구조물 my/o = 근육	자궁의 근육 벽
parametrium 자궁주위조직 [par-ah-MEE-tree-um]	-ium = 구조물 para- = 곁에	지지인대와 같은 자궁 근처에 있는 구조물
perimetrium 자궁외막 [per-ih-MEE-tree-um]	-ium = 구조물 peri- = 주위에	자궁의 가장 외막
nat/o		출생 birth
postnatal period 출생후기 [pohst-NAY-tal PEE-rie-d]	-al = ~와 연관된 post- = 후에	출생 후에 속하는 기간(신생아라 함)
prenatal 출생전 [pre-NAY-tal]	-al = ~와 연관된 pre- = 전에	출생 전에 속하는(태아라 함)
o/o; ov/o		난자 egg
oocyte 난자 [OH-oh-sight]	-cyte = 세포	난자세포 egg cell 발달 중인 난자 the developing ovum
ovoid 난형 [OH-void]	-oid = 닮은	달걀 모양과 비슷한

oophor/o (ovari/o 참조)		난소 ovary
oophororrhagia 난소출혈 [oh-of-oh-RAY-jee-ah]	-rrhagia = 과도한 출혈	난소 출혈
ovari/o (oophor/o 참조)		난소 ovary
ovarian cyst 난소낭종 [oh-VAR-ree-an-SIST]	cyst = 액체나 고체, 반고체 물질을 포함한 주머니	난소에서 생성된 낭종
perine/o		회음부 perineum
colpoperineoplasty 질회음성형술 [kol-poh-per-in-EE-oh-plas-tee]	-plasty = 외과적 재건 · 복원 colp/o = 질	질과 회음부의 외과적 복원
perineorrhaphy 회음봉합술 [per-ih-nee-OR-ah-fee]	-rrhaphy = 봉합	회음부의 봉합
salping/o		자궁관 · 난관 fallopian tube · uterine tube
hysterosalpingectomy 자궁자궁관절제 [his-ter-oh-sal-pin-JECK-toh-mee]	-ectomy = 절제, 외과적 제거 hyster/o = 자궁	자궁과 자궁관 절제
hysterosalpingogram 자궁자궁관조영상 [his-ter-oh-sal-PING-oh-gram]	-gram = 기록물 hyster/o = 자궁	조영제 주입 후 방사선을 이용해 자궁과 자궁관 영상을 촬영함
salpingopexy 자궁관고정 · 난관고정 [sal-PING-oh-peck-see]	-pexy = 외과적 고정	자궁관의 외과적 고정
salpingooophorectomy 자궁관난소절제 [sal-ping-goh-oh-of-oh-RECK-toh-mee]	-ectomy = 절제, 외과적 제거 oophor/o = 난소	자궁관과 난소의 절제(양쪽이나 한쪽)
thel/o		유두 nipple
polythelia 다유두 [pol-ee-THEE-lee-ah]	-ia = 상태 poly- = 많은	유방에 한 개 이상의 유두가 존재함
thelitis 유두염 [thee-LYE-tis]	-itis = 염증	유두의 염증
top/o		장소 place
ectopic pregnancy 자궁외임신 [eck-TOP-ick-PREG-nan-see]	-ic = ~와 연관된 ec- = 밖	자궁관 등의 자궁 외 부위에 수정란이 착상한 것
uter/o (metr/o 참조)		자궁 uterus
intrauterine 자궁내 [in-trah-YOO-ter-in]	intra- = ~안에	자궁내부
rectouterine 직장자궁 [reck-toh-YOO-ter-in]	rect/o = 직장	직장 및 자궁과 연관된
uterovesical 방광자궁 [yoo-ter-oh-VES-ih-kal]	-al = ~와 연관된 uter/o = 자궁	자궁 및 방광과 연관된
vagin/o (colp/o 참조)		질 vagina
vaginitis 질염 [vaj-ih-NIGH-tis]	-itis = 염증	질의 염증
vaginomycosis 곰팡이질염 [vaj-in-oh-mye-KOH-sis]	-osis = 비정상 상태 myc/o = 곰팡이	질의 곰팡이 감염
vulv/o		음문 · 외부생식기 · 회음부 vulva · external genitalia · pudendum
vulvectomy 음문절제술 [vul-VECK-toh-mee]	-ectomy = 절제, 외과적 제거	음문의 절제
vulvorectal 질직장의 [vul-voh-RECK-tal]	-al = ~와 연관된 rect/o = 직장	음문 및 직장과 연관된

접미사

용어	용어 분석	의미
-arche		시작 beginning
menarche 초경 [men-AR-kee]	men/o = 월경	대략 13세에 나타나는 규칙적인 월경주기의 시작
-cele		탈출(정상적 기관을 담고 있는 구조물로부터 장기의 돌출) hernia (protrusion of an organ from the structure that normally contains it)
cystocele 방광류 [SIS-toh-seel]	cyst/o = 방광	질의 벽 쪽으로 방광 탈장
rectocele 직장류 [RECK-toh-seel]	rect/o = 직장	질의 벽 쪽으로 직장 탈장
-cyesis		임신 pregnancy
pseudocyesis 상상임신 [soo-doh-sigh-EE-sis]	pseudo- = 가짜의	가짜 임신
-emesis		구토 vomit
hyperemesis gravidarum 입덧 [high-per-EM-eh-sis grav-ih-DAR-um]	hyper- = 과도한 gravidarum = 임신	임신기간에 생기는 과도한 구역질
-gravida		임산부 pregnant woman
multigravida 다임신부 · 경임부 [mul-tih-GRAV-ih-dah]	multi- = 여러 번	2회 이상 임신한 여성
nulligravida 미임신부 [nul-ih-GRAV-ih-dah]	nulli- = 없는	임신한 적이 없는 여성
primigravida 첫임신부 · 초임부 [prih-mih-GRAV-ih-dah]	primi- = 첫 번째	처음으로 임신한 여성
secundigravida 2회임신부 [see-kun-dih-GRAV-ih-dah]	secundi- = 두 번째	2회째 임신한 여성
-logy		학문(학) the study of
cytology 세포학 [sigh-TOL-oh-jee]	cyt/o = 세포	세포를 연구하는 학문
-metry		측정법 process of measuring
pelvimetry 골반측정 [pel-VIM-eh-tree]	pelv/i = 골반	산도가 태아 만출을 허용하는지 알아보기 위해 산모의 골반 직경을 측정하는 것
-opsy		보다 to view
biopsy 생검 [BYE-op-see]	bi/o = 생명	진단을 목적으로 살아 있는 조직을 채취하는 것
-para		출산 to bear · offspring
multipara 다출산부 · 다분만부 [mul-TIP-ah-rah]	multi- = 여러 번	여성이 생존 가능한 아기를 2회 이상 분만함
nullipara 미분만부 [nul-LIP-ah-rah]	nulli- = 없는	여성이 생존 가능한 아기를 분만한 적이 없음
primipara 초산부 [prye-MIP-ah-rah]	primi- = 첫 번째	여성이 생존 가능한 아기를 처음 분만함
secundipara 2번째 산부 [see-kun-DIP-ah-rah]	secundi- = 두 번째	여성이 생존 가능한 아이를 2회 분만함
-partum		분만 labor · delivery · childbirth
antepartum 분만전 [an-tee-PAR-tum]	ante- = 전	분만 전의(산모와 연관된)

postpartum 산후 [pohst-PAR-tum]	post- = 후	분만 후의(산모와 연관된)
-tocia, -tocin		진통 labor
dystocia 난산 [dis-TOH-see-ah]	dys- = 아픈, 힘든, 나쁜	힘든 분만
oxytocin 옥시토신 [ock-see-TOH-sin]	oxy- = 날카로운	자궁수축과 출산 개시에 관여하는 뇌하수체후엽 호르몬
-salpinx		자궁관 · 난관 fallopian tube · uterine tube
hematosalpinx 자궁관혈종 [hem-ah-toh-SAL-pinks]	hemat/o = 혈액	자궁관에 혈액이 고임
hydrosalpinx 물자궁관증 · 수난관증 [high-dro-SAL-pinks]	hydr/o = 물	자궁관에 물이 고임
pyosalpinx 고름자궁관 · 고름난관 [pye-oh-SAL-pinks]	py/o = 고름	자궁관에 고름이 고임

접두사

용어	용어 분석	의미
ante-		전 before
anteflexion 앞굽이 · 전굴 [an-tee-FLECK-shun]	-ion = 과정 flex/o = 구부러짐	장기가 앞쪽으로 구부러짐
anteversion 앞방향경사 · 전방경사 [an-tee-VER-shun]	-ion = 과정 versi/o = 굽음, 기움	
retro-		후 back
retroflexion 뒤굽이 [ret-roh-FLECK-zhun]	-ion = 과정 flex/o = 구부러짐	장기가 뒤쪽으로 구부러짐
retroversion 뒤방향경사 · 후방경사 [ret-roh-VER-zhun]	-ion = 과정 versi/o = 굽음. 기움	
ultra-		과잉의 excess·beyond
pelvic ultrasonography 골반초음파검사 [PEL-vick ul-trah-son-OG-rah-fee]	-graphy = 기록법 son/o = 소리 pelvic = 골반과 연관된	초음파를 이용해 골반 구조물을 관찰하는 진단법접두사

5 생식계통 질환

남성 생식계통의 질환

양성전립샘비대

양성전립샘비대(benign prostatic hypertrophy, BPH)는 전립샘의 비암성 비대이다. 남성 요도의 일부 구간은 전립샘 속을 통과하므로 전립샘이 비대해지면 요도를 압박해 소변의 흐름을 막게 된다. 이 경우 소변 정체의 원인이 되며, 이런 상태는 일반적으로 50세 이상의 남성에서 많이 나타난다. 수술이 필요할 경우, 요도경유전립샘절제술(transurethral resection of the prostate)을 시도할 수 있다. 요도를 통해 절제경(resectoscope)을 삽입해 전립샘을 절제할 수 있다(그림 13.8).

비대된 전립샘을 수술로 제거해야 할 때는 전립샘절제술(prostatectomy)을 시행할 수 있는데, 이 시술 후에는 발기부전과 실금 가능성이 증가한다. 전립샘은 두덩뼈(pubic bone) 바로 윗부분의 복부 절개를 통해 제거한다. 조직을 기화시키는 전기와 같은 다양한 형태의 높은 강도의 열을 이용하는 다수의 새로운 BPH 치료술이 개발되었다. 레이저와 극초단파 열요법도 사용된다.

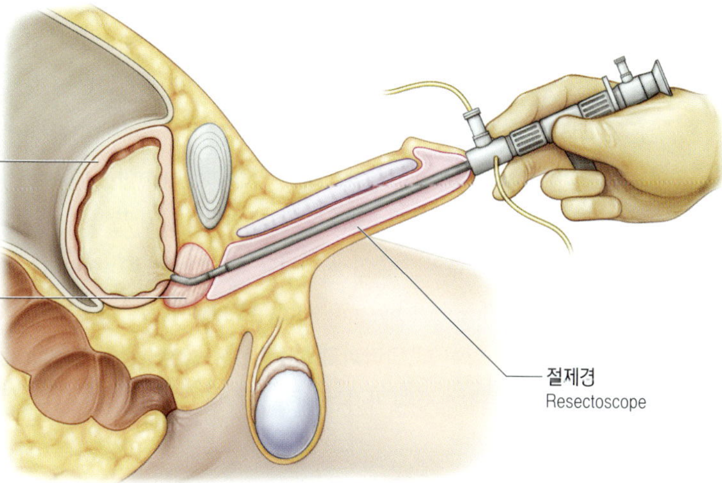

그림 13.8 경요도전립샘절제술

전립샘암

전립샘암(prostatic cancer)은 주로 50세 이상의 남성에게 발생하는 전립샘의 악성종양(malignant tumor)이다. 직장손가락검사(digital rectal examination, DRE)는 초기 전립샘암을 발견하는 데 유용한데, 정상 전립샘은 매끈하게 느껴지는 데 반해 전립샘암은 딱딱하게 느껴진다. 전립샘특이항원(prostatic-specific antigen, PSA) 검사는 혈액 내 PSA 수치를 측정하는 검사실 검사인데, PSA는 전립샘에서 생산되는 단백질이다. 대부분의 PSA가 인체로부터 제거됨에도 불구하고, 소량은 혈류 내로 들어가므로 측정할 수 있다. 증가한 PSA는 전립샘암을 의미할 수도 있다. 전립샘암 치료를 위해 방사선치료(radiation therapy)와 호르몬박탈요법(hormonal deprivation therapy), 전립샘절제술이 사용된다. 방사선치료는 암세포를 제거하기 위해 방사성 물질을 사용하는 것이다. 호르몬박탈요법은 전립샘의 성장을 자극하는 테스토스테론(testosterone) 생산을 차단시키는 항안드로젠제(anti-androgen drug)를 사용하는 방법이다.

여성 생식계통의 질환

유방암

유방암(breast cancer)은 유방에 생기는 악성종양(malignant tumor)이다. 치료하지 않으면, 유방암은 유방 주위 조직으로 퍼지게 되며 그 후 혈액과 림프를 통해 인체의 다른 부위로 퍼진다. 확실한 원인은 불분명하지만 높은 에

스트로젠 수치와 나이, 알코올, 담배, 유방암 가족력 같은 몇 가지 위험 요소들과 관계가 있다. 두 가지 유방암 유전자가 밝혀졌는데 BRCA1과 BRCA2가 그것이다. 흔치는 않지만, 이 두 유전자 중 하나라도 결손이 있는 경우 유방암의 발생 가능성은 커진다. 덩이절제(lumpectomy)에 의한 종양제거 수술이 치료에 이용되는데, 암조직은 제거되지만 남은 유방조직들은 보존된다. 동시에, 림프절 생검을 통해 암이 유방 이외의 조직으로 퍼졌는지 확인한다. 이 수술 후에 남은 암세포들을 죽이기 위해 방사선요법이 시행된다.

다른 외과적 처치는 유방절제술(mastectomy)인데, 이는 유방을 외과적으로 제거하는 것이다. 이는 전체 유방을 잘라내는 것인데, 가장 일반적인 유방절제술은 변형근치유방절제술(modified radical mastectomy)과 단순유방절제술(simple mastectomy)이다. 변형근치유방절제술에서는 유방과 겨드랑이 림프절들이 제거되지만 가슴근육(chest muscle)은 유방재건(breast reconstruction)을 위해 남겨진다. 단순유방절제술은 겨드랑 림프절을 제거하지 않는다. 유방절제술 후에는 화학요법(chemotherapy)과 방사선요법이 시행된다.

자궁(내막)암

자궁내막암(unterine cancer)은 자궁내막에 생기는 악성종양인데, 생식계통 암 중 가장 흔한 것이 자궁암이다. 자궁암은 여성의 신체에 순환하는 높은 에스트로젠 수치와 연관된 것으로 생각된다. 에스트로젠 증가의 대표적인 원인은 에스트로젠 대치요법(estrogen–replacement theraphy)과 비만(obesity; 지방세포가 에스트로젠을 생산함), 빠른 초경(early menarche), 늦은 폐경(late menopause) 등이 있다. 또 다른 요인은 유방암이나 난소암 가족력이다. 수술과 방사선요법, 호르몬요법, 화학요법의 병용이 가장 흔한 치료법이다. 암이 얼마나 멀리까지 퍼졌는지에 따라 다른 종류의 수술이 시행된다. 자궁절제술(hysterectomy)을 할 수 있는데, 일부 경우에는 복식전체자궁절제(total abdominal hysterectomy, TAH)와 양쪽자궁관난소절제(bilateral salpingooophorectomy)가 필요한 경우도 있다. 암이 더 멀리까지 퍼진 경우, 근치자궁절제술(radical hysterectomy)이 시행될 수도 있는데, 이 수술은 주위의 림프절까지 제거하는 것을 말한다.

성매개병

성매개병(sexually transmitted disease) 질이나 구강, 항문 성교를 포함한 어떤 유형의 성적 활동을 통해서라도 전염되는 모든 종류의 질환을 이른다. AIDS 역시 성매개병이다. 대표적인 성매개병으로는 클라미디아(Chlamydia)와 생식기사마귀(genital warts), 생식기헤르페스(genital herpes), 임질(gonorrhea), 매독(syphilis) 등을 들 수 있다.

클라미디아

클라미디아(Chlamydia)는 클라미디아트라코마티스(*Chlamydia trachomatis*)라는 세균에 의해 발생한다. 이 질환은 여성의 자궁경부(cervix)와 요도를 손상시키며, 남성에서는 음경분비물을 발생시킨다. 클라미디아 감염 환자의 대부분은 수 주 동안 무증상이므로 자신들이 감염되었는지 알기 전에 영구적 손상을 입을 수 있다. 클라미디아는 항생제(antibiotics)를 이용해 치료할 수 있다.

생식기헤르페스

생식기헤르페스(genital herpes)는 단순포진바이러스 1형 또는 2형(herpes simplex viruse 1 or 2)에 의해 발생한다. 이 질병은 생식기 부위와 항문직장 부위(anorectal areas)에 통증성 수포(vesicle)를 형성하며, 남성과 여성 모두에게서 발생한다. 생식기헤르페스는 완치되지 않고 바이러스가 인체에 영원히 남아 있게 되어 수포가 어느 때든지 발생할 수 있다. 증상을 완화하고 수포 발생을 줄이기 위해 항바이러스제를 복용할 수 있다.

임질

임질(gonorrhea)은 임균(*Neisseria gonorrhoeae*)에 의해 발생하며, 요도와 자궁경부, 직장, 인두(pharynx), 눈에 감염될 수 있으며, 항생제를 이용해 치료한다.

매독

매독(syphilis)은 매독균(*Treponema pallidum*)에 의해 발생하는데, 피부나 점막을 통해 침입한 후 인체에 퍼져서 어떤 장기에도 영향을 미칠 수 있는 감염병이다. 질병 초기에는 굳은궤양(chancre)이라 불리는 병소(lesion)가 생식기와 항문직장 부위에 나타난다. 질병 후기에는 피부 발진(skin rash)과 림프절병증(lymphadenopathy), 장기 손상이 발생하고 항생제로 치료하지 않으면 사망할 수 있다.

사람유두종바이러스

사람유두종바이러스(human papilloma virus, HPV)의 종류는 100가지 이상인데, 이들 중 30여 종 이상이 성적 접촉으로 전염되므로 사람유두종바이러스에 의한 감염이 가장 흔한 성매개병으로 여겨진다. 성적 접촉을 통해 전염되는 다수의 유두종바이러스는 경부암과 밀접한 연관성이 있다(고위험). 다수의 다른 유두종바이러스는 사마귀(wart)를 유발하고, 이들 중 최소 2종의 바이러스는 음경과 외음(vulva), 항문직장 등에 사마귀를 유발한다. 이러한 종류들은 일반적으로 경부암과 연관성이 없다(저위험). 일부 감염된 사람들은 전혀 사마귀가 생기지 않을 수도 있고 사람유두종바이러스에 감염되었을 때 사마귀 이외의 다른 증상들이 없으므로 자신이 감염된 것을 모르고 전염을 시킬 수도 있다. 사람유두종바이러스는 치료할 수 없으나 증상은 치료될 수 있다. 국소 요법(topical therapy)이 한 가지 방법인데, 사마귀에 직접 약을 바르는 방법이다. 또 다른 치료법은 냉동요법(한랭요법, cryotherapy)인데, 극단적인 저온(extreme cold)을 이용해 사마귀를 파괴하는 방법이다. 최근 고위험 사람유두종바이러스에 의한 경부조직 감염을 차단함으로써 경부암을 예방하노록 하는 백신(vaccine)이 개발되었다. 백신은 11세에서 12세 소녀들에게 사용하는 것이 제안되고 있으나 모든 나이대에 사용할 수 있다.

산과와 관련된 문제들

전치태반

전치태반(placenta previa)은 태반이 자궁 상부에 있는 자궁벽 대신 자궁경부 근처에 부착된 상태를 말한다. 전치태반은 모체와 아기를 위험하게 할 수 있는 출혈과 조기산통(premature labor)의 원인이 될 수 있다. 이 경우 제왕절개가 필요하다.

자간전증과 자간증

자간전증(전자간증, preeclampsia)은 임신 20주에서 분만 후 1주 사이에 발생할 수 있는 문제로서 혈압 증가와 알부민뇨(albumiuria), 과도한 부종(excessive edema)이 나타난다. 치료하지 않으면, 경련(발작, convulsion)과 혼수(coma)가 발생할 수 있는데, 이 상태에 이르면 자간증(eclampsia)이라 하며 사망할 수 있다. 치료는 약물과 태아분만을 포함한다.

자궁무력증

자궁무력증(uterine inertia)은 진통하는 동안 자궁의 수축이 약하거나 느린 것으로서 진통이 느려졌거나 없어진 것 같으면 옥시토신 호르몬 주사를 사용해 진통을 촉진할 수 있다.

6 약어

남성 생식계통

약어	의미
BPH	benign prostatic hypertrophy 양성전립샘비대
TUR	transurethral resection 요도경유절제술
TURP	transurethral resection of the prostate 요도경유전립샘절제술
DRE	digital rectal exam 직장손가락검사
PSA	prostatic-specific antigen 전립샘특이항원

여성 생식계통

약어	의미
AB	abortion 유산
BSO	bilateral salpingooophorectomy 양쪽자궁관난소절제
CPD	cephalopelvic disproportion 머리볼반불균형
CS, C-section, C-S	cesarean section 제왕절개
CVS	chorionic villus sampling 융모막융모생검
D&C	dilatation and curettage 자궁긁어냄, 자궁소파술
DOB	date of birth 출생일
EDC	expected date of confinement 분만예정일
FHS	fetal heart sound 태아심음
G	gravida 임신부
Gyn, Gyne	gynecology 부인과
HCG	human chorionic gonadotrophin 사람융모생식샘자극호르몬
HPV	human papilloma virus 사람유두종바이러스
HRT	hormone replacement therapy 호르몬대체요법
HSG	hysterosalpingogram 자궁자궁관조영상, 자궁난관조영상
IUD	intrauterine device 자궁내장치(피임기구의 일종)
LMP	last menstrual period 최종월경주기
NB	newborn 신생아
Ob, OB	obstetrics 산과
P	para 출산부
Pap smear	papanicolaou smear 파파니콜로펴바른표본, 자궁경부질세포펴바른표본
PID	pelvic inflammatory disease 골반염증질환, 골반염
STD	sexually transmitted disease 성매개병
TAH	total abdominal hysterectomy 복식전체자궁절제
UC	uterine contractions 자궁수축
VD	venereal disease 성병

7 의학용어 복습

이 장에서 배운 용어들이 해부생리 용어와 질병 용어, 진단 · 수술 용어, 산과 용어로 나뉘어 표로 정리되어 있다. 각 용어의 의미와 어느 범주에 속하는지 복습하시오.

해부생리 용어

남성 생식계통

1	androgenic	2	testes	3	Cowper's gland
4	semen	5	prepuce	6	vas deferens
7	seminiferous tubules	8	interstitial cells of Leydig		

여성 생식계통

1	endometrium	2	estrogen	3	fallopian tube
4	fimbriae	5	gynecology	6	internal os
7	Intrauterine	8	introitus	9	labial
10	lactogenesis	11	mammary	12	menarche
13	menopause	14	menorrhea	15	myometrium
16	oocyte	17	ovary	18	ovoid
19	parametrium	20	perimetrium	21	perineum
22	progesterone	23	rectouterine	24	uterovesical
25	vulvorectal				

질병 용어

남성 생식계통

1	aspermatogenesis	2	balanitis	3	balanorrhea
4	benign prostatic hypertrophy	5	cryptorchidism	6	epididymitis
7	epispadias	8	hematocele	9	hydrocele
10	hypospadias	11	impotence	12	oligospermia
13	orchitis	14	prostatitis	15	spermatocele
16	spermatocidal	17	varicocele		

여성 생식계통

1	amenorrhea	2	anteflexion	3	anteversion
4	cervical polyp	5	cervicitis	6	chlamydia
7	cystocele	8	dysmenorrhea	9	endometriosis

10	galactorrhea	11	hematosalpinx	12	hydrosalpinx
13	menometrorrhagia	14	menorrhagia	15	metroptosis
16	metrorrhagia	17	oligomenorrhea	18	oophororrhagia
19	ovarian cyst	20	polythelia	21	pyosalpinx
22	rectocele	23	retroflexion	24	retroversion
25	syphilis	26	thelitis	27	uterine fibroids
28	vaginitis	29	aginomycosis		

진단 · 수술 용어

남성 생식계통

1	circumcision	2	orchidopexy	3	prostatectomy
4	transurethral resection	5	vasectomy		

여성 생식계통

1	amniocentesis	2	colpoperineoplasty	3	colporrhaphy
4	colposcopy	5	conization biopsy	6	culdocentesis
7	cytology	8	episiorrhaphy	9	episiotomy
10	hysterectomy	11	hysterosalpingectomy	12	hysterosalpingogram
13	hysterotomy	14	laparoscopy	15	mammography
16	mammoplasty	17	mastectomy	18	mastopexy
19	Pap smear(Papanicolaou)	20	perineorrhaphy	21	perineorrhaphy
22	punch biopsy	23	salpingo- oophorectomy	24	salpingopexy
25	tubal ligation	26	ultrasonography	27	vulvectomy

산과 용어

1	antenatal	2	antepartum	3	dystocia
4	ectopic pregnancy	5	hyperemesis gravidarum	6	multigravida
7	multipara	8	nulligravida	9	nullipara
10	oxytocin	11	prenatal	12	postnatal
13	postpartum	14	primigravida	15	primipara
16	pseudocyesis	17	secundigravida	18	secundipara

8 사례

퇴원요약서를 읽고 질문에 답하시오. 필요할 경우 교재나 용어사전, 기타 참고문헌을 사용하시오.

퇴원요약서

- **입원 시 진단명:** grade I endometrial carcinoma of the uterus(자궁내막암 1기)
- **임상 병력:** 48세(gravida 2, para 1) 여성이 복식전체자궁절제와 양쪽자궁관난소절제를 받기 위해 입원하였다. 질 출혈에 대한 자궁내막생검을 포함한 검사에서 자궁내막암 1기로 밝혀졌다. 이 환자는 8년 전 유방암으로 좌측 유방절제술을 받았다. 재발 위험 때문에 타목시펜을 처방받아 복용하였다.
- **검사:** 헤모글로빈은 13.4, 혈소판 186, 백혈구수는 5.4였다. 수술 후 헤모글로빈은 11.45였다.
- **치료 및 경과:** 환자는 수술실로 이송되었다. 수직 정중선 절개 후 복식전체자궁절제와 양쪽자궁관난소절제는 합병증 없이 잘 마무리되었다. 총 혈액 손실은 210mL였다. 수술 후 발열 없이 잘 지냈다. 복막 세척에서 양성종양의 소견을 보였고, 최종 병리검사에서 양측 부속기관 소견은 악성이 아닌 난관염이었다. 자궁은 1기 선암이었다. 자궁내막은 평활근종과 함께 국소적인 증식 소견을 보였다. 환자는 타이레놀을 복용하였고 집으로 퇴원했다. 그녀는 4주 후 외래에서 후속 치료를 받을 예정이다.
- **최종 진단명:** 자궁선암 1기(grade 1 adenocarcinoma of the uterus)

질문

퇴원요약서에 적힌 정보를 활용해 질문에 답하시오.

1. 자궁 부속기관에는 이떤 구조물이 포함되는가?
   a. fallopian tubes
   b. leiomyomas
   c. uterus
   d. 모두 포함

2. 어느 부위에 악성종양이 발생했는가?
   a. uterus
   b. fallopian tubes
   c. ovaries
   d. vagina

3. 이 환자의 산과 병력은?
   a. one pregnancy, one set of twins
   b. two pregnancies, one viable birth
   c. one pregnancy, two viable births
   d. two viable births, one pregnancy

4. 생검은 어느 부위에서 시행되었는가?
   a. inner lining of the uterus
   b. muscle layer of the uterus
   c. outer lining of the uterus
   d. vagina

5. 이번 수술에서 어떤 부위들의 제거(절제)가 포함되었는가?
   a. fallopian tubes
   b. both ovaries
   c. uterus
   d. all the above

6. 혈소판 수는 얼마인가?
   a. 13.4
   b. 5.4
   c. 11.45
   d. 186

7. 수술 후 환자는 어떤 상태인가?
   a. was emotional
   b. had a fever
   c. was alert
   d. none of the above

8. 병리보고서에 기술된 내용은 무엇인가?
   a. increase in the number of normal cells
   b. benign tumor of smooth muscle
   c. inflammation of the fallopian tubes
   d. all the above

9 연습문제

A. 짝짓기

■ 왼쪽 열의 의미를 오른쪽 열에서 찾아 빈칸에 해당 기호를 작성하시오.

______	1. estrogen	A. fingerlike projections at the distal ends of the fallopianu tubes
______	2. fundus	B. secrete lubricant for intercourse
______	3. parturition	C. store milk produced by mammary glands
______	4. progesterone	D. birth process
______	5. introitus	E. provides fetus with nourishment
______	6. fimbriae	F. stimulates development of secondary female characteristics
______	7. Bartholin's glands	G. entrance to the vagina
______	8. lactiferous sinuses	H. area from the vulva to the anus
______	9. placenta	I. superior rounded portion of the uterus
______	10. perineum	J. stimulates the growth of blood vessels in the uterus

B. 관련 용어와 짝짓기

■ 각 용어의 뜻을 따라 관련 용어를 연결하시오. (모든 용어가 사용되는 것은 아님)

Amnion	Leuteinizing hormone
Chorion	Para
Colostrums	Parturition
Estrogen	Postpartum
Gravida	Progesterone
Human chorionic gonadotropin	Prostatectomy
Involution	Transurethral resection of the prostate

1. 배아를 둘러싼 태반의 가장 바깥쪽 층 ______
2. 출산 과정 ______
3. 유방선에서 분비되는 체액으로, 항체를 함유하고 있음 ______
4. 배아를 둘러싸고 있는 태반의 가장 안쪽 층 ______
5. 임신한 여성 ______
6. 생존 가능한 자손을 낳은 임신을 한 여성 ______
7. 태아를 분만하고 난 후 자궁이 정상 크기로 돌아오는 것 ______
8. 임신 초기에 소변으로 배출되기 때문에 임신 테스트의 기초가 되는 호르몬 ______

C. 확인하기

- 다음 용어의 접미사, 어근, 접두사를 작성하시오.

1. 음경귀두를 의미하는 어근
2. 고환을 의미하는 어근
3. 정관을 의미하는 어근
4. 탈장을 의미하는 접미사
5. 열린, 찢긴을 의미하는 접미사
6. 주위를 의미하는 접두사
7. 질을 의미하는 어근
8. 외부 생식기를 의미하는 어근
9. 여성을 의미하는 어근
10. 모유를 의미하는 어근
11. 유방을 의미하는 어근
12. 생리, 월경을 의미하는 어근
13. 출생을 의미하는 어근
14. 난소를 의비하는 어근
15. 자궁관을 의미하는 어근
16. 장소를 의미하는 어근
17. 시작을 의미하는 접미사
18. 임신을 의미하는 접미사
19. 출산을 의미하는 접미사
20. 진통을 의미하는 접미사
21. 전, 앞을 의미하는 접두사

D. 의학용어 완성

- 1. '-cele'을 이용하여 다음 의미의 의학용어를 완성하시오.
  - (a) 고환 주위에 혈액이 축적됨 ______
  - (b) 고환 주위에 체액이 축적됨 ______
  - (c) 고환이나 부고환에 유백색 액체가 축적되는 현상 ______
- 2. '-men/o'를 이용하여 다음 의미의 의학용어를 완성하시오.
  - (a) 무월경 ______
  - (b) 월경통 ______
  - (c) 폐경 ______
  - (d) 정상적인 월경 ______
  - (e) 과다월경 ______
  - (f) 월경 주기가 비정상적으로 길거나 월경이 드물게 발생하는 상태 ______
  - (g) 월경과다, 부정출혈 ______
- 3. 'metr/o'를 이용하여 다음 의미의 의학용어를 완성하시오.
  - (a) 자궁탈출증 ______
  - (b) 월경 주기 외에 불규칙하게 발생하는 자궁 출혈(부정출혈) ______
  - (c) 자궁근육층 ______
  - (d) 자궁외막 ______
  - (e) 자궁내막 ______
- 4. 'gravida'를 이용하여 다음 의미의 의학용어를 완성하시오.
  - (a) 2회 이상 임신한 여성 ______
  - (b) 임신 경험이 없는 여성 ______
- 5. '-para'를 이용하여 다음 의미의 의학용어를 완성하시오.
  - (a) 처음으로 출산한 여성 ______
  - (b) 두 번 이상 출산을 경험한 여성 ______

E. 외과 및 임상적 시술 확인하기

- 외과적 및 임상적 시술을 의미하는 용어 옆에 ○를 표시하시오.

1. lactogenesis ______
2. menarche ______
3. colporrhaphy ______
4. oophororrhagia ______
5. orchidopexy ______
6. vasectomy ______
7. epispadias ______
8. circumcision ______

F. 철자 연습

- 다음 중 철자가 틀린 단어를 찾아 올바르게 수정하시오.

1. balanorhea ______
2. orchitis ______
3. prostratectomy ______
4. epididymus ______
5. cervixitis ______
6. mamography ______
7. oligomenorrhea ______
8. perimetrium ______
9. dismenorrhea ______
10. ocyte ______
11. colpoperineoplasty ______
12. polythilea ______
13. extopic ______
14. vulvoectomy ______
15. pseudocyesis ______
16. secundigravida ______
17. retroflextion ______
18. episiotomy ______
19. salpingo-oophorectomy ______

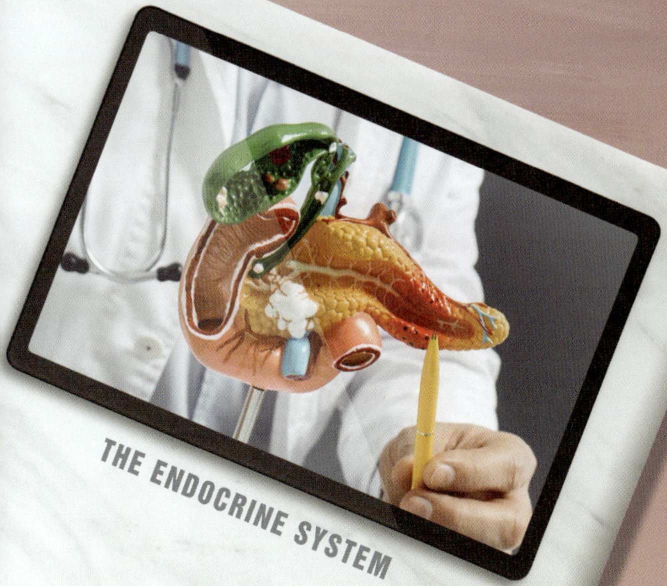

14

내분비계통

학습목표

- 내분비계통을 구성하는 구조와 위치를 이해하고 설명할 수 있다.
- 내분비계통 용어를 결합형 어근과 접두사, 접미사를 구분하고 그 의미를 설명할 수 있다.
- 내분비계통과 관련된 질환 용어를 설명할 수 있다.
- 내분비계통에서 자주 사용하는 약어를 설명할 수 있다.
- 내분비계통과 관련된 의학용어를 복습하고 활용할 수 있다.

1 한눈에 보는 내분비계통

기능

내분비샘은 호르몬을 생성 · 분비하여 대사율과 수분 평형, 전해질 평형, 성 기능 등의 여러 신체 활동을 조절함으로써 항상성을 조절한다.

기관

내분비계통을 구성하는 주요 구조물은 다음과 같다.

- **adrenal gland** 부신
- **hypothalamus** 시상하부
- **ovary** 난소
- **pancreas** 췌장
- **parathyroid** 부갑상샘
- **pineal gland** 솔방울샘
- **pituitary gland** 뇌하수체
- **testis** 고환
- **thymus gland** 가슴샘
- **thyroid gland** 갑상샘

용어 성분

내분비계통 용어를 만드는 데 사용하는 대표적인 용어 성분은 다음과 같다.

결합형

어근	의미	어근	의미
acr/o	맨 끝 extremity	lact/o	젖 milk
aden/o	분비샘 gland	myx/o	점액과 관련된 relating to mucus
adren/o	부신 adrenal gland	mineral/o	무기질 mineral
adrenal/o	부신 adrenal gland	natr/o	소듐 natrium
andr/o	남성 male	ophthalm/o	눈 eye
calc/o	칼슘 calcium	ovari/o	난소 ovary
cortic/o	피질 cortex	pancreat/o	췌장 pancreas
crin/o	분비함 to secrete	parathyroid/o	부갑상샘 parathyroid gland
estr/o	여성 female	pineal/o	솔방울샘 · 송과체 pineal gland
gluc/o	당 sugar	pituitar/o	뇌하수체 pineal gland
glyc/o	당 sugar	radi/o	방사선 radiation
glycogen/o	당원 glycogen	somat/o	몸 · 체 body
gonad/o	생식샘 sex gland	testicul/o	고환 testis
gynec/o	여성 woman	thym/o	가슴샘 · 흉선 thymus gland
home/o	유사함 likeness, 같은 same	thyr/o	갑상샘 thyroid gland
iod/o	아이오딘 iodine	thyroid/o	갑상샘 thyroid gland
kal/i	포타슘 potassium	toxic/o	독약 · 독물 poison
ket/o	케톤 ketone		

접미사

접미사	의미	접미사	의미
-assay	분석(법) · 측정(법) analysis	-phagia	식사 상태 eating condition
-crine	분비함 to secrete	-physis	성장함 to grow
-dipsia	갈증 thirst	-pressin	아래로 누름 to press down
-emia	혈액 상태 blood condition	-tropic	자극하는 stimulating
-gen	생산하는 producing	-tropin	호르몬의 자극 효과 stimulating effect of a hormone
-genesis	생성 · 생산 production	-uria	소변 상태 urine condition
-in	효소 enzyme		

접두사

접두사	의미	접미사	의미
eu-	정상 normal, good	poly-	다수의 many, 많은 much, 과도한 excessive
oxy-	예리한 sharp; 신속한 quick		

2 들어가기

내분비계통은 도관 없는 분비샘의 집합으로서 호르몬(hormone)이라 불리는 화학물질을 분비하여 신체 기능을 조절한다. 내분비샘은 호르몬을 직접 혈액 속으로 분비한다. 호르몬은 표적 장기의 활동을 조절하는 화학물질이다. 내분비계는 호르몬의 작용을 통해 항상성(homeostasis)을 유지하는 데 중요한 역할을 한다.

우리 몸에는 외분비샘과 내분비샘이라는 두 종류의 분비샘이 존재한다. 외분비샘(exocrine gland)은 도관 속으로 분비물을 분비하며, 이러한 분비물들은 신체 바깥 또는 신체 바깥과 연결된 통로를 통해 운반된다. 예를 들어, 땀샘(sweat gland)은 땀을 신체 표면과 이어져 있는 땀관 속으로 분비한다. 그러나 내분비샘(endocrine gland)은 호르몬을 직접 혈액 속으로 분비한다. 예를 들어, 갑상샘은 갑상샘호르몬을 직접 혈액 속으로 분비한다. 내분비샘은 도관 없는 분비샘(ductless gland)이다.

의학 분야 중 내분비계를 연구하고 내분비질환을 다루는 분야를 내분비학(endocrinology)이라 한다. 내분비학을 전공하는 전문가를 내분비학자(endocrinologist) 또는 내분비전문의(endocrinologist)라 한다.

이 장에서는 시상하부와 뇌하수체, 솔방울샘 그리고 갑상샘과 부갑상샘, 가슴샘, 부신, 췌장, 난소, 고환 등의 내분비샘에 대해 다룬다. 각 분비샘은 해부생리를 먼저 다루고 이어서 각 분비샘이 분비하는 호르몬을 다룬다.

3 내분비계통 해부생리

내분비계통에 속하는 우리 몸의 주요 기관은 뇌하수체, 갑상샘, 부갑상샘, 솔방울샘, 부신, 췌장, 가슴샘, 고환, 난소 등이 포함된다(그림 14.1).

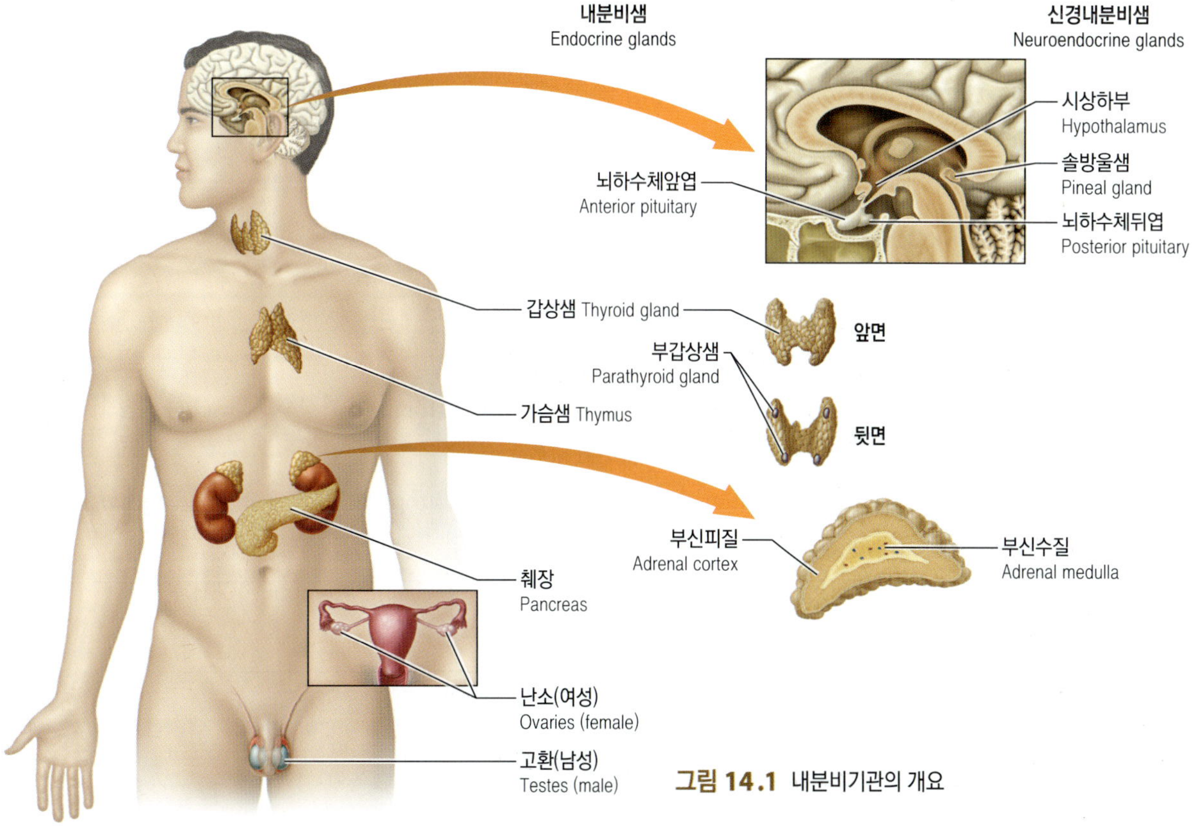

그림 14.1 내분비기관의 개요

시상하부

시상하부(hypothalamus)는 간뇌(diencephalon)에 속하는 중추신경계 구조물이지만, 내분비샘을 조절하는 최상위 분비샘 역할도 한다. 시상하부는 부신피질자극호르몬방출호르몬(corticotropin−releasing hormone, CRH)과 갑상샘자극호르몬방출호르몬(thyrotropin−releasing hormone, TRH), 생식샘자극호르몬방출호르몬(gonadotropin−releasing hormone, GnRH), 성장호르몬방출호르몬(growth hormone releasing hormone, GHRH), 소마토스타틴(somatostatin), 도파민(dopamine)을 분비하여 뇌하수체앞엽호르몬 분비를 조절한다. CRH와 TRH, GnRH에서 '−tropin'은 '호르몬 분비를 자극함'이라는 뜻을 나타낸다. 또한 시상하부는 뇌하수체뒤엽에서 분비되는 옥시토신(oxytocin)과 항이뇨호르몬(antidiuretic hormone, ADH; vasopressin)을 합성하는 역할도 한다.

핵심 내용

- 시상하부는 자극호르몬(tropic hormone)을 분비하여 뇌하수체 활동에 영향을 미친다.
- 시상하부는 ADH와 옥시토신을 생산하여 뇌하수체뒤엽에 저장한다.

뇌하수체

뇌하수체(pituitary gland)는 콩알 크기의 분비샘으로서 깔때기(infundibulum)를 통해 시상하부와 이어져 있다. 이 분비샘은 앞엽(anterior lobe)과 뒤엽(posterior lobe)으로 나뉜다. 또한 앞엽은 샘뇌하수체(adenohypophysis)라 불리기도 하고, 뒤엽은 신경뇌하수체(neurohypophysis)라 불리기도 한다. 앞엽은 배아기에 구강상피 천장(라트케주머니, Rathke pouch)이 위[上]로 확장해 형성되고, 뒤엽은 깔때기 돌기(infundibular process)가 아래[下]로 확장해 형성된다(그림 14.2).

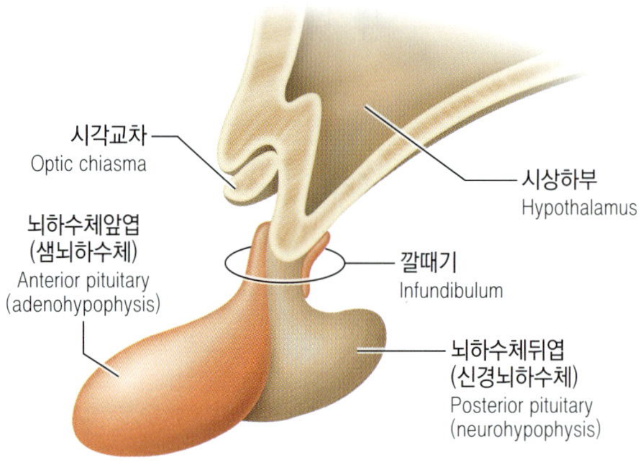

그림 14.2 시상하부와 뇌하수체의 구조

뇌하수체앞엽은 시상하부의 방출호르몬 작용을 통해 7종의 호르몬을 분비한다(그림 14.3).

① 부신피질자극호르몬(adrenocorticotropic hormone, ACTH)은 부신피질을 자극하여 코티솔(cortisol)과 알도스테론(aldosterone), 코티코스테론(corticosterone)이 생산·분비되게 한다.

② 성장호르몬(growth hormone, GH; somatotropin)은 성장자극호르몬(somatotropic hormone, STH)이라 불리기도 하며, 뼈와 근육, 기타 신체 조직의 성장을 조절한다.

③ 갑상샘자극호르몬(thyroid−stimulating hormone, TSH; thyrotropin)은 갑상샘(thyroid gland)의 정상 성장·발달을 촉진·유지하고 갑상샘호르몬(thyroid hormone) 분비를 촉진한다.

④ 난포자극호르몬(follicle−stimulating hormone, FSH; gonadotropin)은 여성에서 에스트로젠(estrogen) 분비를 촉진하고 난소의 난자 발달을 촉진하며, 남성에서 고환의 정자 생산을 촉진한다.

⑤ 황체형성호르몬(luteinizing hormone, LH; interstitial cell stimulating hormone, ICSH)은 여성에서 배란을 촉진하고, 남성에서 테스토스테론(testosterone) 분비를 촉진한다.

⑥ 프로락틴(prolactin)은 임신 시 유방발달을 촉진하고 출산 후 모유 분비를 촉진한다.

⑦ 멜라닌세포자극호르몬(melanocyte−stimulating hormone, MSH)은 피부 색소세포의 색소침착 정도를 조절한다.

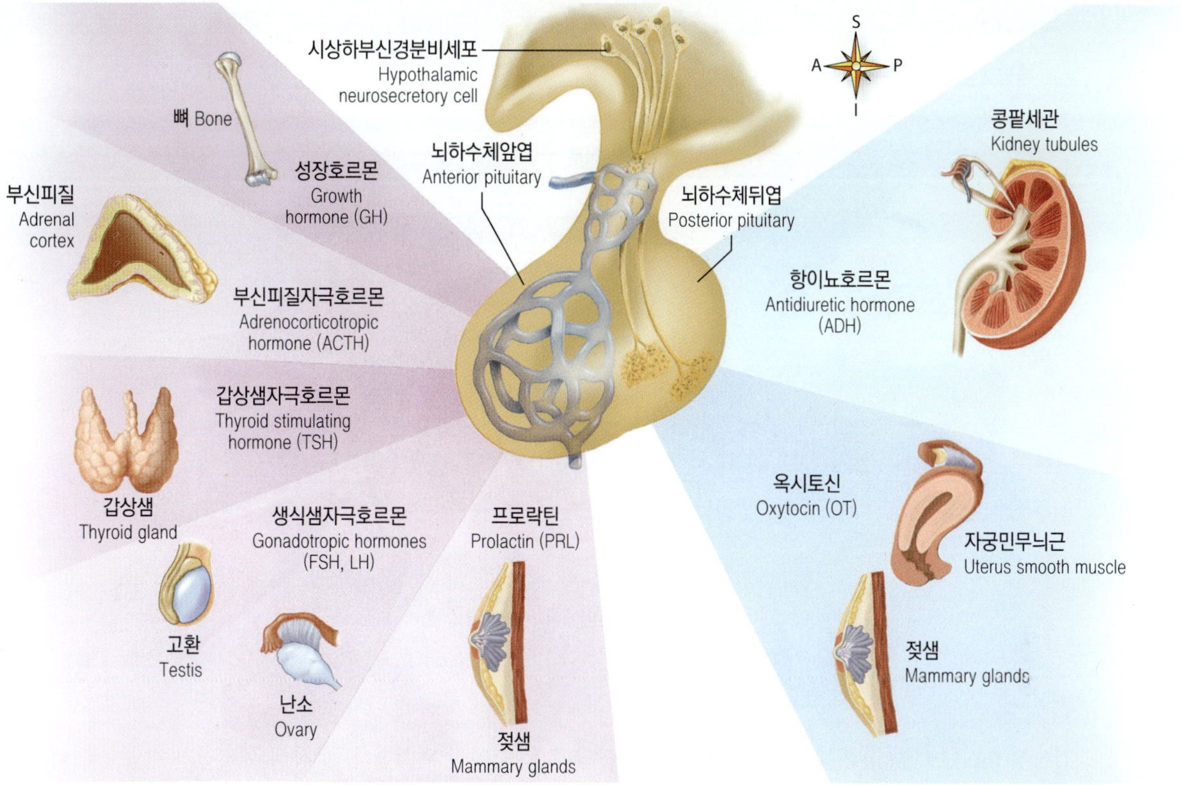

그림 14.3 뇌하수체에서 분비되는 호르몬과 각 호르몬의 표적기관

뇌하수체앞엽호르몬 중 5종(①~⑤)은 다른 분비샘의 호르몬 분비를 촉진하는 자극호르몬(tropic hormone)이다. 나머지 2종(⑥~⑦)은 다른 내분비샘 자극과는 무관한 호르몬이다.

뇌하수체뒤엽은 시상하부 신경분비세포핵에서 생산된 2종의 호르몬을 저장하였다고 자극에 반응하여 분비한다.

① 항이뇨호르몬은 신세관의 물 재흡수를 촉진함으로써 소변 배설량을 감소시킨다. 이를 통해 신체의 수분 평형을 유지하는 데 이바지한다.

② 옥시토신은 분만 시 자궁 수축을 촉진하고, 수유반사(suckling reflex)를 통해 젖분비를 촉진한다.

핵심 내용

- 뇌하수체앞엽은 ACTH와 GH, TSH, FSH, LH, prolactin, MSH를 생산 · 분비한다.
- 뇌하수체뒤엽은 ADH와 옥시토신을 저장 · 분비한다.

솔방울샘

솔방울샘(pineal gland)은 솔방울 모양의 작은 분비샘으로서 시상 뒤쪽에 위치한다(그림 14.4). 솔방울샘의 기능은 정확히 알려져 있지 않지만, 부분적으로 인체의 생물학적 시계를 보조하는 역할을 함으로써 섭식과 수면, 생식 패턴 조절에 관여하는 것으로 여겨지고 있다. 솔방울샘은 수면을 유도하는 것으로 여겨지는 멜라토닌(melatonin)을 분비한다.

핵심 내용

- 솔방울샘은 멜라토닌을 생산 · 분비한다.

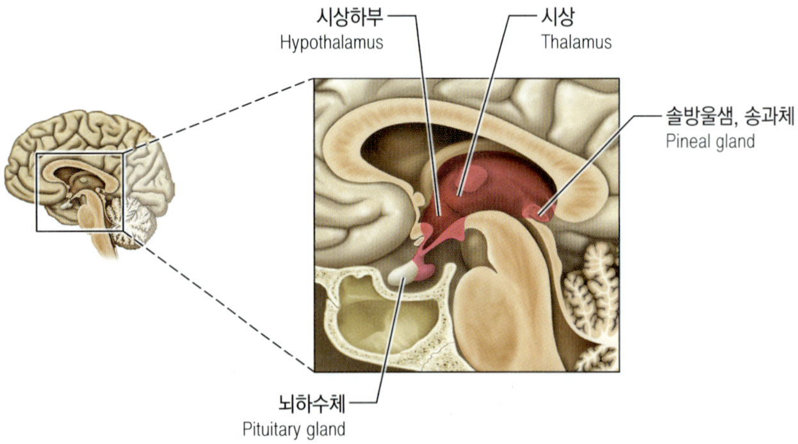

그림 14.4 솔방울샘

갑상샘

갑상샘(thyroid gland)은 후두 바로 아래의 기도 양쪽 목 앞면에 위치한다. 갑상샘은 우엽과 좌엽으로 나뉘어 있으며, 두 엽은 기도 앞면을 가로지르는 좁다란 잘록(isthmus)을 통해 이어져 있다(그림 14.5). 갑상샘이 비정상적으로 커진 것을 갑상샘종(goiter)이라 한다(그림 14.6). 갑상샘종의 원인은 생활 수준에 따라 다르다. 개발도상국에서는 갑상샘종이 아이오딘 결핍(iodine deficiency)에 의해 가장 흔히 발생하지만, 선진국에서는 하시모토병(Hashimoto disease)이나 그레이브스병(Graves disease), 갑상샘염(thyroiditis) 등의 여러 원인에 의해 발생한다.

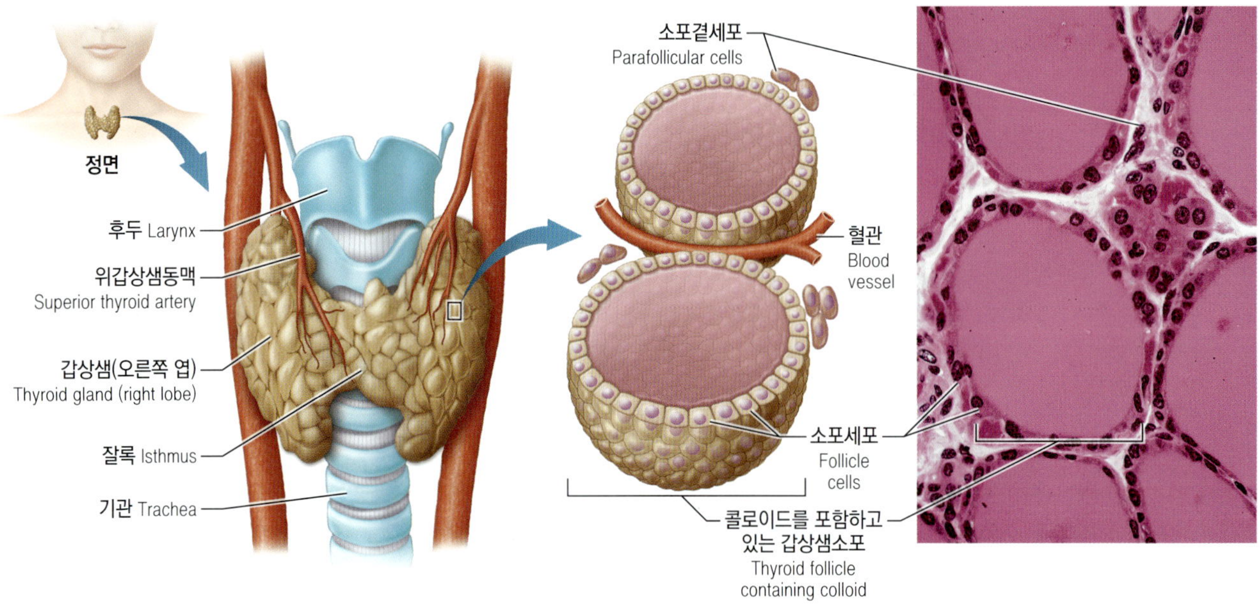

그림 14.5 갑상샘의 구조. A: 갑상샘의 총체적 구조, B: 갑상샘소포

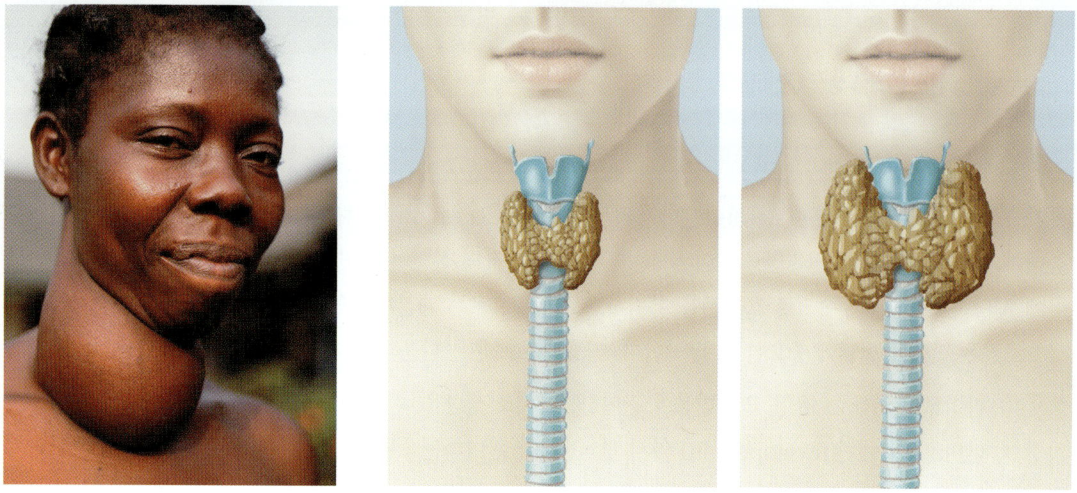

그림 14.6 갑상샘종

갑상샘은 다음 호르몬을 분비한다.

- 트라이아이오도타이로닌(triiodothyronine, T_3)은 인체의 성장(growth) · 발달(development)을 보조하고, 대사(metabolism)와 체온(body temperature)을 조절한다.
- 타이록신(thyroxine, T_4)은 인체의 정상 대사(normal metabolism)를 유지하는 데 이바지한다.
- 칼시토닌(calcitonin)은 혈액 속 Ca^{2+} 수준을 조절한다.

핵심 내용

- 갑상샘은 T_3와 T_4, 칼시토닌을 생산 · 분비한다.

부갑상샘

부갑상샘(parathyroid gland)은 갑상샘 뒷면에 위치한 작고 둥근 4개의 분비샘이다(그림 14.7).

부갑상샘은 부갑상샘호르몬(parathyroid hormone · parathormone, PTH)을 분비함으로써 혈액 속 Ca^{2+} 수준을 조절한다. Ca^{2+}은 뼈(bone)에 저장된다. 혈액 속 Ca^{2+} 수준이 너무 낮으면(저칼슘혈증, hypocalcemia), 부갑상샘은 PTH 분비를 높이므로 뼈에 저장돼 있던 Ca^{2+}이 혈액으로 빠져나옴으로써 혈액 속 Ca^{2+}이 정상 수준을 회복한다. 한편, 혈액 속 Ca^{2+} 수준이 너무 높으면(고칼슘혈증, hypercalcemia), 부갑상샘은 PTH 분비를 줄이므로 혈액 속 과잉 Ca^{2+}이 뼈로 들어가 저장됨으로써 혈액 속 Ca^{2+}이 정상 수준을 회복한다.

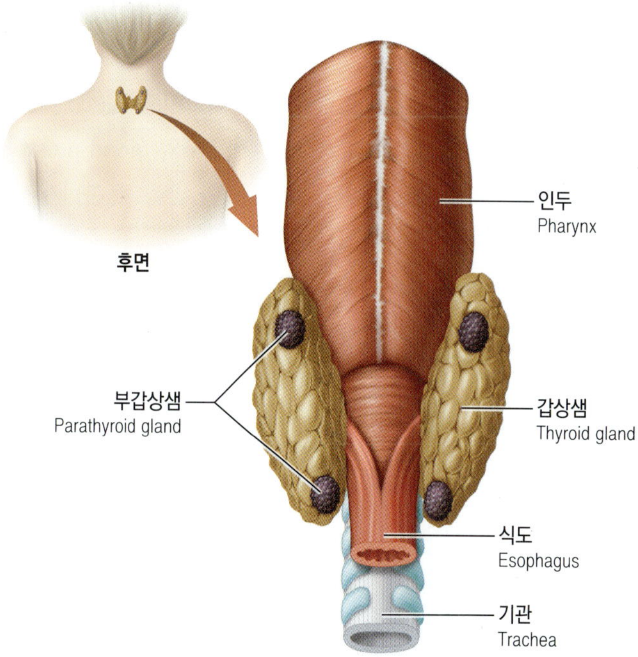

그림 14.7 부갑상샘

핵심 내용

- 부갑상샘은 PTH를 생산 · 분비한다.

가슴샘

가슴샘(thymus)은 복장뼈(sternum) 아래의 세로칸(mediastinum)에 위치한 단일 분비샘이다. 가슴샘의 크기는 태아와 소아 시기에는 크지만, 그 이후에는 작아지기 시작해 성인이 되면 아주 작아진다. 가슴샘은 림프계 분비샘에 해당하지만, 혈액 속으로 호르몬을 분비하므로 한편으로는 내분비샘으로 간주하기도 한다. 가슴샘이 분비하는 호르몬은 면역계 발달에 중요한 역할을 한다. 가슴샘 호르몬은 다음과 같다.

- 타이모신(thymosin)은 면역반응에 관여하는 T세포 생산을 촉진하는 것으로 생각된다.
- 타이모포이에틴(thymopoietin) 역시 면역반응에 관여하는 T세포 생산을 촉진하는 것으로 생각된다.

핵심 내용

- 가슴샘은 타이모신과 타이모포이에틴을 생산 · 분비한다.

부신

부신(adrenal gland)은 신장(kidney) 꼭대기에 위치한 두 개의 작은 분비샘이다(그림 14.8). 각 부신은 부신피질(adrenal cortex; 바깥 부분)과 부신수질(adrenal medulla; 안 부분)로 이뤄져 있으며, 피질과 수질은 독립적인 기능을 수행한다. 부신은 adrenal gland 또는 suprarenal gland라 한다.

부신피질은 부신의 바깥 부분을 차지하며 수질보다 크다. 부신피질(adrenal cortex)은 코티코스테로이드(corticosteroid)라 불리는 스테로이드호르몬을 분비한다.

- 무기질부신피질호르몬(mineralocorticoid)은 신체 내 무기염류 처리를 조절한다. 무기염류(mineral salts)는 전해질(electrolytes)이라고도 한다. 우리 몸에서 분비되는 주요 무기질부신피질호르몬은 알도스테론(aldosterone)이며, 이 호르몬은 Na^+ 재흡수(이것은 수분 재흡수를 일으킴)와 K^+ 분비를 조절함으로써 체액 및 전해질 평형을 담당한다.
- 당질부신피질호르몬(글루코코티코이드, glucocorticoid)은 체내 탄수화물과 지방, 단백질 대사에 영향을 미친다. 글루코코티코이드는 정상 혈압(blood pressure) 유지에도 관여한다. 글루코티코이드는 항염증효과를 나타낼 뿐만 아니라, 스트레스를 받을 때 분비가 증가하여 '싸움도피반응(fight-or-flight response)'에 관여하는 골격근에 포도당(glucose) 공급을 증가시킨다. 체내에서 분비되는 주요 글루코코티코이드는 코티솔(cortisol) 또는 하이드로코티손(hydrocortisone)이다.
- 부신 안드로젠(adrenal androgen)은 부신피질에서 분비되는 성호르몬(sex hormone)이다. 성호르몬은 주로 남성의 고환이나 여성의 난소에서 분비되지만, 부신피질에서도 소량 분비되어 남성과 여성의 이차성징에 발현에 관여한다.

부신수질은 부신의 안쪽 부분을 차지한다. 부신수질은 카테콜아민(catecholamine)이라 불리는 비스테로이드호르몬을 분비한다.

- 에피네프린(epinephrine, adrenaline)은 심박수 증가와 심근수축력 증가, 폐 기관지 확장, 소장 연동운동 감소, 혈당 증가(간에 저장된 당원을 포도당으로 전환함)를 일으킨다. 이 호르몬은 교감신경계 작용을 모방함으로써 스트레스에 대한 인체 반응(심박수 증가, 기관지 확장, 혈당 증가)에 중요한 역할을 한다. 그런 이유로 에피네프린을 교감신경작용제(sympathomimetic agent)라 한다.

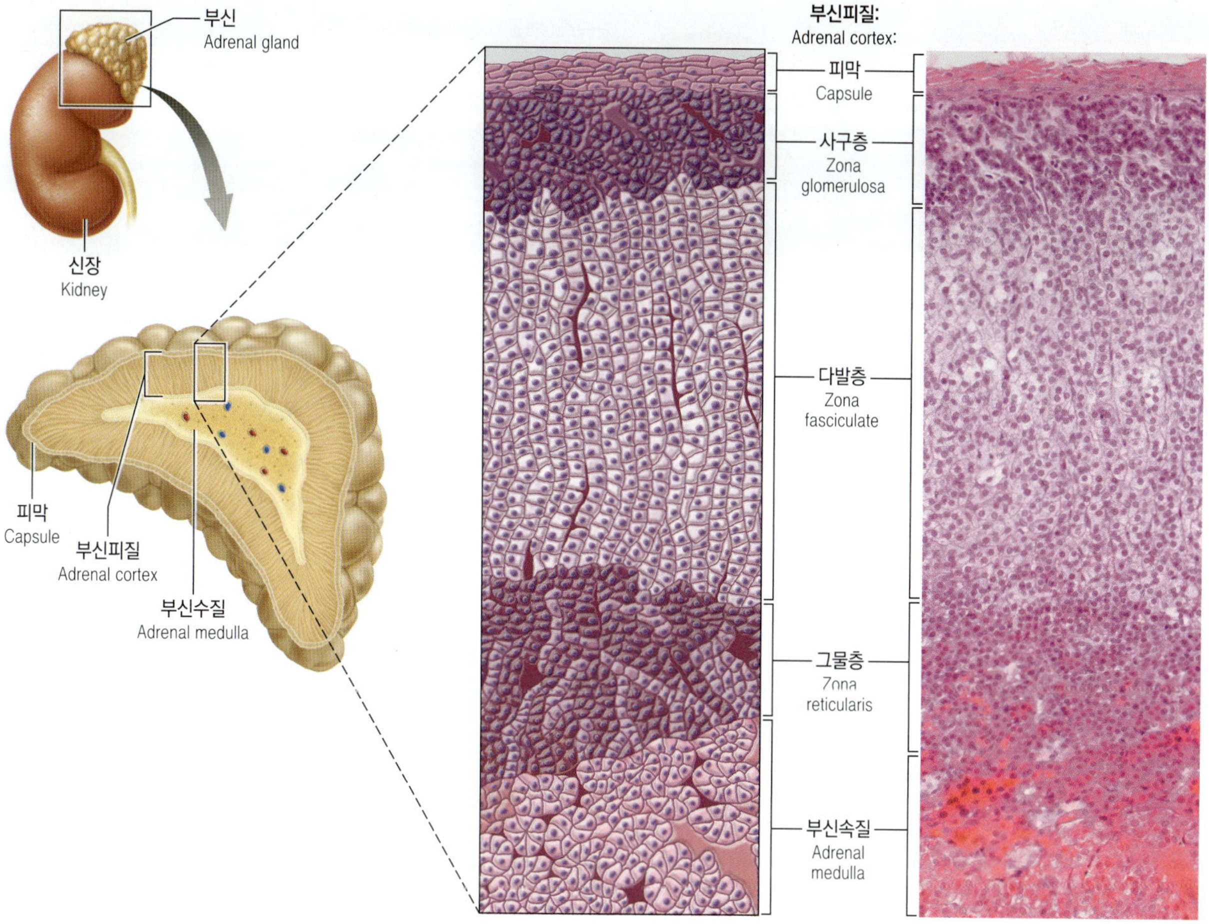

그림 14.8 부신. A: 부신의 총체적 구조, B: 부신의 조직학

- 노르에피네프린(norepinephrine, noradrenaline)은 혈관 수축 효과를 나타내므로 혈압 증가를 유발한다. 이 호르몬은 교감신경계를 모방함으로써 스트레스에 대한 인체 반응(혈압 증가)에 중요한 역할을 한다. 그런 이유로 노르에피네프린 역시 교감신경작용제라 한다.

핵심 내용

- 부신피질은 무기질부신피질호르몬과 당질부신피질호르몬, 부신 안드로젠을 생산 · 분비한다.
- 부신수질은 에피네프린과 노르에피네프린을 생산 · 분비한다.

췌장

췌장(pancreas)은 복부 좌상 사분역의 위[胃] 뒤쪽에 위치한 기다란 분비샘이다(그림 14.9). 췌장은 십이지장(duodenum)에서 비장(spleen)까지 수평으로 기다랗게 자리 잡고 있다.

췌장은 랑게르한스섬(islets of Langerhans)이라 불리는 특수한 세포 군집을 포함하고 있는데, 랑게르한스섬은 몇 가지 중요한 호르몬들을 생산한다.

- 글루카곤(glucagon)은 랑게르한스섬의 α 세포에서 생산되며, 간을 자극하여 당원(glycogen)을 포도당(glucose)으로 전환함으로써 혈당 농도(blood glucose level)를 증가시킨다. 당원은 인체에 저장된 주요 탄수화물이다. 당원은 포도당을 이용해 생산되며, 필요할 때 사용하기 위해 주로 간에 저장된다. 혈당 농도가 매우

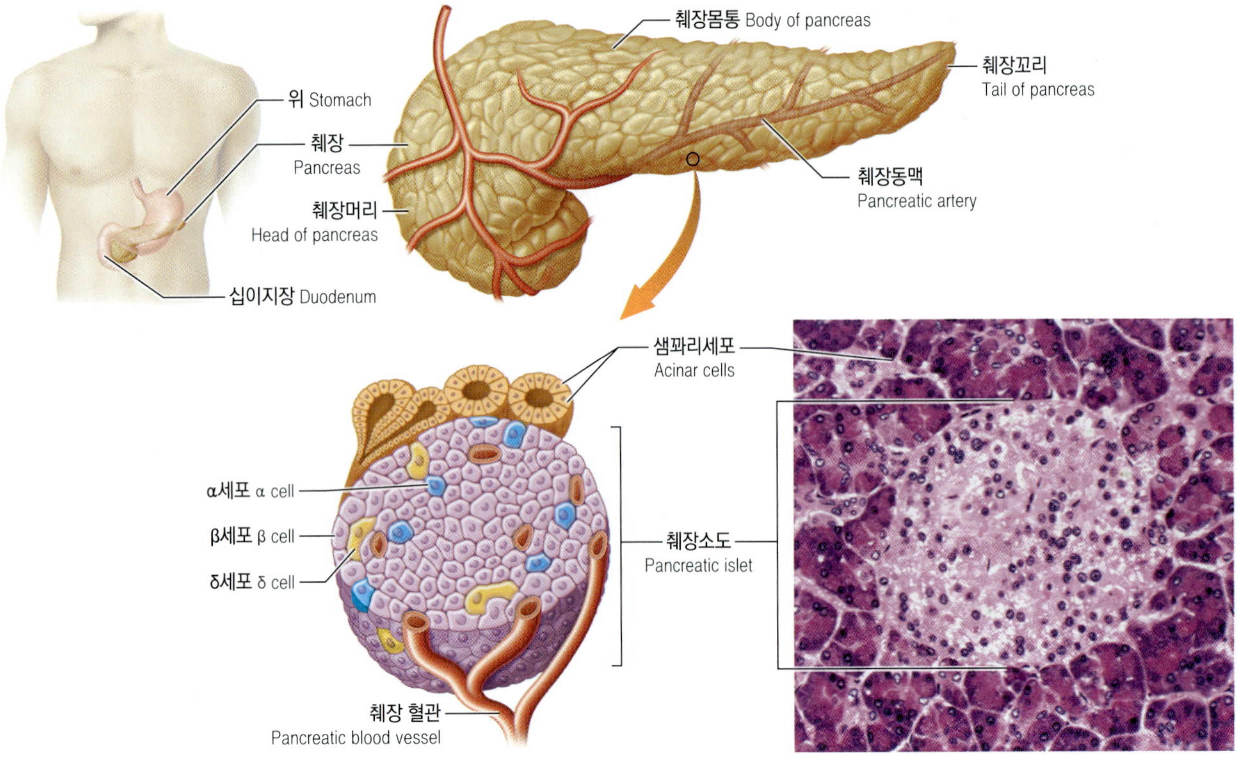

그림 14.9 췌장. A: 췌장의 총체적 구조, B: 췌장섬과 샘꽈리세포의 조직

낮으면(저혈당, hypoglycemia) 췌장은 글루카곤을 혈액으로 분비하여 간에 저장된 당원을 포도당으로 전환한다. 포도당은 이어서 혈액으로 방출됨으로써 혈당 농도가 상승한다. 이 과정을 당원분해(glycogenolysis)라 한다.

- 인슐린(insulin)은 랑게르한스섬의 β세포에서 생산되며, 인슐린 존재 시에만 혈액 속 포도당이 세포막을 통해 세포로 운반될 수 있다. 인슐린은 과잉 포도당을 필요할 때 사용하기 위해 간에 당원으로 저장하는 과정 역시 촉진하는데, 이 과정을 당원생성(glycogenesis)이라 한다. 혈당 농도가 높으면(고혈당, hyperglycemia) 췌장은 혈액으로 인슐린을 분비하여 포도당을 에너지로 활용하기 위해 세포로 이동시키며 과잉 포도당은 저장형으로 전환함으로써 혈당 농도를 낮춘다.

핵심 내용

- 췌장은 혈당 농도 조절에 중요한 글루카곤과 인슐린을 생산 · 분비한다.
- 인슐린은 포도당을 세포로 운반하는 데 관여하며, 포도당을 당원으로 저장한다.
- 글루카곤은 간을 자극하여 당원을 포도당으로 전환한다.

난소

난소(ovary, female gonad)는 아몬드 모양의 여성 생식샘으로서 좌우에 하나씩 존재한다. 난소는 자궁 양쪽의 상부 골반강에 위치한다(그림 14.10).

난소는 약 한 달 간격으로 성숙 난자를 생산하여 배란을 통해 배출한다. 난소는 여성의 정상 성장 · 발달 및 임신 유지에 필요한 호르몬도 생산한다.

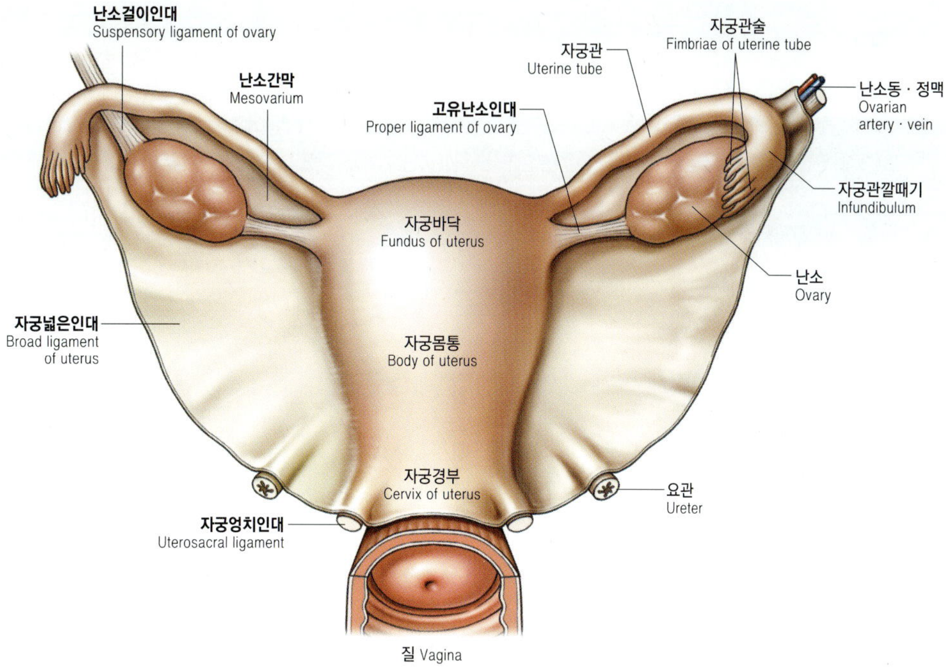

그림 14.10 난소. 난소는 난자를 생산하고, 여성호르몬인 에스트로젠과 프로게스테론을 생산 · 분비한다.

- 에스트로젠(estrogen)은 난소의 난자 성숙을 촉진하고, 수정란이 착상할 수 있도록 자궁내막을 준비한다. 에스트로젠은 사춘기 시작과 함께 여성에서 일어나는 신체 변화인 이차성징 발현에도 관여한다. 이러한 변화에는 유방의 샘 조직 발달과 유방의 지방 침착을 통한 여성형 유방 발달, 엉덩이와 허벅지 지방 침착, 여성형 굴곡 형성, 골반 확장, 음모 및 겨드랑털 성장, 골격 급성장, 여성 생식기관 성장 등이 포함된다. 사춘기에 일어나는 가장 뚜렷한 변화는 월경 개시(초경, menarche, onset of menstruation)이다.
- 프로제스테론(progesterone)은 주로 수정란 도착에 대비한 자궁 내 변화와 수정란 착상 후 모체 태반 발달을 담당한다.

핵심 내용

- 난소는 에스트로젠과 프로제스테론을 생산 · 분비한다.

고환

고환(testis, male gonad, testicle)은 두 개의 타원형 분비샘으로서 태아기에 신장 근처의 복강 내에서 발생한다(그림 14.11). 출생 1~2개월 전 또는 출생 직후에 고환은 고샅굴(inguinal canal)을 통해 음낭(scrotum)으로 하강한다.

고환은 남성 생식계통의 주요 기관이다. 고환은 정자 생산과 남성호르몬 분비를 담당한다. 고환이 생산하는 남성호르몬은 테스토스테론(testosteron)으로서 사춘기 개시와 함께 일어나는 남성 이차성징을 담당한다. 이러한 변화에는 수염과 음모 발달, 저음의 목소리, 뼈대근 성장, 음경 · 음낭 · 고환 성장 등이 포함된다. 테스토스테론은 정자 성숙에도 관여한다.

핵심 내용

- 고환은 테스토스테론을 생산 · 분비한다.

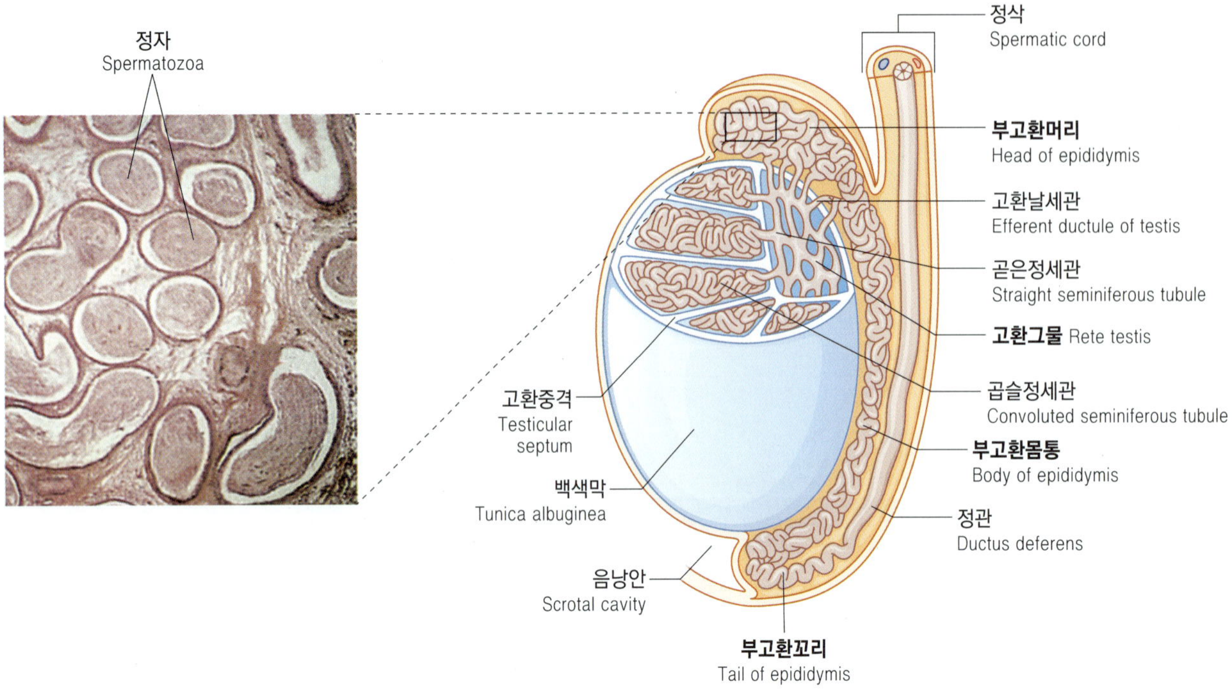

그림 14.11 **고환.** 고환은 정자를 생산하고, 남성호르몬인 테스토스테론을 주로 생산 · 분비한다.

4 의학용어 분석과 의미

결합형 어근

용어	용어 분석	의미
acr/o		맨 끝 extremity
acromegaly 말단비대증 [ak-ruh-MEG-uh-lee]	-megaly = 비대 · 커짐	신체 말단(손, 발, 이마, 턱, 코 등)이 커짐
aden/o		분비샘 gland
adenoma 샘종 [ad-n-OH-muh]	-oma = 종양, 덩이	분비샘 양성종양
adenohypophysis 샘뇌하수체 [ad-n-oh-hahy-POF-uh-sis]		뇌하수체앞엽의 다른 명칭
adenopathy 샘병증 [ad-n-OP-uh-thee]	-pathy = 병	비대를 특징으로 하는 분비샘의 모든 질병
adren/o, adrenal/o		부신 adrenal gland
adrenalectomy 부신절제 [ad-ree-nal-EK-toh-mee]	-ectomy = 외과적 절제	부신절제
adrenocorticotropic hormone (ACTH) 부신피질자극호르몬 [ad-ree-noh-KOR-tih-ko-TROP-ik]	cortic/o = 피질 -tropic = 자극하는	뇌하수체전엽에서 분비되는 호르몬으로서 부신피질을 자극함
andr/o		남성 male
androgen 남성호르몬, 안드로겐 [AN-droh-jen]	-gen = 생산	남성 특징을 나타내게 하는 물질(예: testosterone)
calc/o		칼슘 calcium
hypercalcemia 고칼슘혈증 [high-per-kal-SEE-mee-ah]	hyper- = 과도한 -emia = 혈액 상태	혈액 속 칼슘이 증가한 상태
hypocalcemia 저칼슘혈증 [high-poh-kal-SEE-mee-ah]	hypo- = 부족한 -emia = 혈액 상태	혈액 속 칼슘이 정상보다 낮은 상태
crin/o		분비함 to secret
endocrinogist 내분비학자, 내분비전문의 [en-doh-kruh-NOL-uh-jist]	endo- = 안에 -logist = 전문가 · 전문의	내분비학 전문가, 내분비 전문의
endocrinology 내분비학 [en-doh-kruh-NOL-uh-jee]	endo- = 안에 -logy = 학문	내분비샘의 정상과 비정상을 연구하거나 진단 · 치료하는 학문
estr/o		여성 female
estrogen 에스트로젠 [ES-truh-juhn]	-gen = 생산	여성 특징을 나타내게 하는 물질(예: estradiol)
gluc/o, glyc/o		포도당 · 당 sugar
glucogenesis 포도당생성 [gloo-koh-JEN-uh-sis]	-genesis = 생산 · 생성	포도당을 생성함
gluconeogenesis 포도당신생성 [gloo-koh-nee-uh-JEN-uh-sis]	ne/o = 새로운 -genesis = 생산 · 생성	새로이 포도당을 생성함
glycolysis 포도당분해 · 당분해 [glahy-KOL-uh-sis]	-lysis = 분해	포도당 또는 당 분해
glycosuria 당뇨 [glahy-kohs-yoo-REE-uh]	-uria = 소변 상태	소변에 당뇨 존재하는 상태

hyperglycemia 고혈당 [hahy-per-glahy-SEE-mee-uh]	hyper- = 과도한 -emia = 혈액 상태	혈액 속 포도당이 증가한 상태
hypoglycemia 저혈당 [hahy-poh-glahy-SEE-mee-uh]	hypo- = 부족한 -emia = 혈액 상태	혈액 속 포도당이 정상보다 낮은 상태
glycogen/o		당원 glycogen
glycogenolysis 당원분해 [glahy-kuh-je-NOL-y-sis]	lysis = 분해	당원 분해
gonad/o		생식샘 gonad
gonadotropic hormone 생식샘자극호르몬 [goh-nad-uh-TROP-ik]	-tropic = 자극하는	뇌하수체앞엽에서 분비되는 호르몬으로서 생식샘을 자극함
hypergonadism 생식샘항진증 [hahy-per-GOH-na-diz-uhm]	hyper- = 과도한 -ism = 상태	조기 성 발달로 인해 생식호르몬이 증가한 상태
gynec/o		여성 woman
gynecomastia 여성형유방(증) [gahy-ni-koh-MAS-tee-uh]	mast/o = 유방 -ia = 상태	남성 유방이 여성과 유사하게 커진 상태
home/o		유사성 likeness, 같은 same
homeostasis 항상성 [hoh-mee-uh-STEY-sis]	-stasis = 안정된	균형을 이루고 있지만, 여전히 약간은 변동하는 상태
kal/i		포타슘 · 칼륨 potassium
hyperkalemia 고칼륨혈증 [hahy-per-kuh-LEE-mee-uh]	hyper- = 과도한 -emia = 혈액 상태	혈액 속 포타슘이 정상보다 높은 상태
hypokalemia 저칼륨혈증 [hahy-poh-key-LEE-mee-uh]	hypo- = 부족한 -emia = 혈액 상태	혈액 속 포타슘이 정상보다 낮은 상태
myx/o		점액 관련 relating to mucus
myxedema 점액부종 [mik-si-DEE-muh]	-edema = 부종 · 부기	성인에서 발생하는 갑상샘저하증의 가장 심한 형태로서 손 · 얼굴 부종과 피부 부종, 혀 비대, 느린 말투, 탈모, 추위 민감성, 졸음, 무감동(냉담)을 나타냄.
natr/o		소듐 · 나트륨 natrium
hypernatremia 고나트륨혈증 [hahy-per-nuh-TREE-mee-uh]	hyper- = 과도한 -emia = 혈액 상태	혈액 속 소듐이 정상보다 높은 상태
hyponatremia 저나트륨혈증 [hahy-poh-nuh-TREE-mee-uh]	hypo- = 부족한 -emia = 혈액 상태	혈액 속 소듐이 정상보다 낮은 상태
neur/o		신경 nerve
neurohypophysis 신경뇌하수체 [noor-oh-hahy-POF-uh-sis]		뇌하수체뒤엽의 다른 명칭
ophthalm/o		눈 eye
exophthalmos 안구돌출(증) [ek-sof-THAL-muhs] 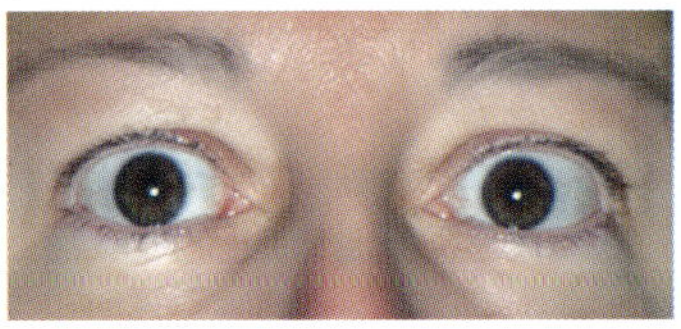	ex- = 밖으로 향하는 -os = 명사형 접미사	안구가 비정상적으로 돌출된 상태
parathyroid/o		부갑상샘 parathyroid gland
hyperparathyroidism 부갑상샘항진증 [hahy-per-par-uh-THAHY-roi-diz-uhm]	hyper- = 과도한 -ism = 상태	4개의 부갑상샘 중 하나 이상의 분비샘이 과잉 활성화한 상태로서 부갑상샘호르몬이 과잉 분비됨

pituitar/o		뇌하수체 pituitary gland
hyperpituitarism 뇌하수체항진증 [hahy-per-pi-TOO-i-tuh-riz-uhm]	hyper- = 과도한 -ism = 상태	뇌하수체앞엽이 과잉 활성화한 상태
somat/o		몸 · 체 body
somatotropic hormone 성장자극호르몬 [suh-mat-uh-TROH-pik]	-tropic = 자극하는	뇌하수체앞엽에서 분비되는 호르몬으로서 정상 신체 성장에 필요한 세포 과정을 조절함. 대개 성장호르몬(growth hormone)이라 함
thym/o		가슴샘 · 흉선 thymus gland
thymopoietin 타이모포이에틴 [thahy-muh-POI-eet-n]		가슴샘에서 분비되는 호르몬으로서 T세포 생성을 촉진하는 것으로 여겨짐
thymosin 타이모신 [THAHY-muh-sin]		가슴샘에서 분비되는 호르몬으로서 T세포 생산을 촉진하는 것으로 여겨짐
thyroid/o, thyr/o		갑상샘 thyroid gland
euthyroidism 정상갑상샘기능 [yoo-THAHY-roi-diz-uhm]	eu- = 정상, 좋은 ism = 상태	갑상샘 기능이 정상인 상태
hyperthyroidism 갑상샘항진(증) [hahy-per-THAHY-roi-diz-uhm]	hyper- = 과도한 -ism = 상태	갑상샘이 과잉 활성화한 상태. 그레이브스병(Graves disease)이라고도 함
hypothyroidism 갑상샘저하증 [hahy-puh-THAHY-roi-diz-uhm]	hypo- = 부족한 -ism = 상태	갑상샘 활성이 정상보다 낮은 상태
thyroiditis 갑상샘염 [thahy-roi-DAHY-tis]	-itis = 염증	갑상샘의 염증
thyroidectomy 갑상샘절제 [thahy-roi-DEK-tuh-mee]	-ectomy = 절제	갑상샘을 외과적으로 절제해 제거함
thyroidotomy 갑상샘절개 [thahy-roi-DO-tuh-mee]	-otomy = 절개	갑상샘을 절개함
thyroxine 타이록신 [thahy-ROK-seen]		약어는 T4. 갑상샘에서 분비되는 호르몬으로서 정상 신체 대사 유지에 이바지함
triiodothyronine 트라이아이오도타이로닌 [trahy-ahy-oh-doh-THAHY-ruh-neen]	tri- = 셋 iod/o = 아이오딘	약어는 T3. 갑상샘에서 분비되는 호르몬으로서 신체 성장 · 발달 조절과 대사 제어, 체온 제어에 이바지함
diabetes mellitus 당뇨병 [dahy-uh-BEE-tis MEL-i-tuhs]		당뇨와 고혈압을 초래하는 만성 탄수화물 대사이상. 1형당뇨병(인슐린의존당뇨병)과 2형당뇨병(인슐린비의존당뇨병)으로 나뉨
insulin shock 인슐린쇼크 [IN-suh-lin]		인슐린의존당뇨병 환자가 인슐린 과잉이나 음식 섭취 감소, 과잉 운동으로 혈당 농도가 극도로 낮아져 쇼크가 일어난 상태. 심한 저혈당은 응급상황이다.
medulla 수질 [muh-DUHL-uh]		기관이나 구조물의 안쪽 부위
metabolism 대사 [muh-TAB-uh-liz-uhm]		체내에서 일어나는 모든 물리적 · 화학적 과정
norepinephrine 노르에피네프린 [nawr-ep-uh-NEF-rin]		부신수질에서 분비되는 호르몬으로서 혈압 증가를 통해 스트레스에 의한 신체 반응에 중요한 역할을 함
progesterone 프로제스테론 [proh-JES-tuh-rohn]		난소가 분비하는 여성호르몬으로서 주로 자궁내막의 수정란 착상 준비와 수정란 착상 후 모체 태반 발달을 담당함
syndrome 증후군 [SIN-drohm]	syn- = 일련의, 함께 -drome = 함께 나타나는 것	특정 질병 또는 이상 시 더불어 발생하는 증상과 징후 집합
tetany 테타니 [TET-n-ee]		근육의 심한 경련 · 연축, 그리고 손목 · 발목의 과도한 굴곡을 가리키며, 대개 저칼슘혈증 부작용으로 나타남

접미사

용어	용어 분석	의미
-assay		분석(법) · 측정(법) analysis
radioimmunoassay 방사면역측정 [rey-dee-oh-im-yuh-noh-as-ey]	radi/o = 방사선 immun/o = 면역	혈액 속 호르몬 수준을 알아내는 데 사용하는 검사법
-crine		분비함 to secrete
endocrine gland 내분비샘 [EN-duh-krin]	endo- = 안으로	호르몬을 생산하는 도관 없는 분비샘으로서 직접 혈액 속으로 분비함
exocrine gland 외분비샘 [EK-suh-krin]	exo- = 밖으로	도관을 통해 체외로 물질을 분비하는 분비샘(예: 소화샘과 땀샘, 피지샘)
-dipsia		갈증 thirst
polydipsia 다음증, 다음다갈증 [pol-ee-DIP-see-uh]	poly- = 많은, 과잉의	갈증이 과도한 상태
-ism		상태 condition
hirsutism 남성형다모증 [HUR-soo-tiz-uhm]		털이 과도하게 자라는 상태. 일반적으로 성인 남성형 털을 가진 여성을 설명할 때 사용함. 호르몬 불균형으로 발생할 수 있음
virilism (여성의) 남성화 [VIR-uh-liz-uhm]		여성이 나타내는 남성적 특징(수염과 체모, 피지샘 분비, 저음의 목소리, 음핵 크기 증가 등)을 말하며, masculinization이라고도 함. 부신 장애에 의해 나타날 수 있으며, 이를 부신남성화(adrenal virilism)라 함
-phagia		식사 상태 eating condition
polyphagia 다식증 [pol-ee-FEY-jee-uh]	poly- = 많은, 과잉의	식사량이 과도하게 많은 상태
-uria		소변 상태 urine condition
polyuria 당뇨 [pol-ee-YOOR-ee-uh]	poly- = 많은, 과잉의	과량의 소변을 배설하는 상태

접두사

용어	용어 분석	의미
anti-		대항하는 against
antidiuretic hormone 항이뇨호르몬 [an-tee-dahy-uh-RET-ik]	dia- = 통하여 ure/o = 소변 -tic = ~와 연관된	소변 생성을 감소시키는 호르몬
eu-		정상 normal, 좋은 good, well
euthyroidism 정상갑상샘기능 [yoo-THAHY-roi-diz-uhm]	thyroid/o = 갑상샘 ism = 상태	갑상샘 기능이 정상인 상태
oxy-		신속한 rapid, 예리한 shart
oxytocin 옥시토신 [ok-si-TOH-suhn]	toc/o = 분만 -in = 효소	뇌하수체뒤엽에서 분비되는 호르몬으로서 분만 시 자궁 수축을 촉진하고, 수유 시 젖 분출을 촉진함

5 내분비계통 질환

당뇨병

당뇨병(diabetes mellitus, DM; diabetes라고도 함)은 췌장 속 랑게르한스섬(islets of Langerhans)에 분포하는 β 세포에서 충분한 양의 인슐린(insulin)을 분비하지 못하거나 인슐린이 세포에 적절히 작용하지 못해 탄수화물 대사에 이상이 발생한 상태를 말한다.

당뇨병의 전형적 특징은 고혈당(hyperglycemia)이다. 고혈당이 생기는 이유는 체내에서 포도당을 에너지로 이용할 수 없기 때문이다. 인슐린은 세포가 포도당을 에너지원으로 이용하는 데 필요하다. 포도당을 에너지원으로 이용할 수 없게 되면 우리 몸은 지방과 단백질을 에너지원으로 이용하기 위해 분해하기 시작한다. 그 와중에 생성되는 케톤(ketones)이 혈액 속으로 쏟아져 나오며, 이 중 일부는 소변으로 배설된다.

당뇨병의 전형적 증상은 당뇨(glycosuria; 소변으로 당이 배설됨)와 다뇨(polyuria; 소변량이 과도한 상태), 다음증(polydipsia; 갈증이 과도한 상태)이다. 다른 증상으로는 다식증(polyphagia; 식사량이 증가한 상태)과 체중감소, 케톤뇨(ketonuria; 소변으로 케톤이 배설됨), 가려움증(itching, pruritus), 근력약화, 피로 등을 들 수 있다(그림 14.12).

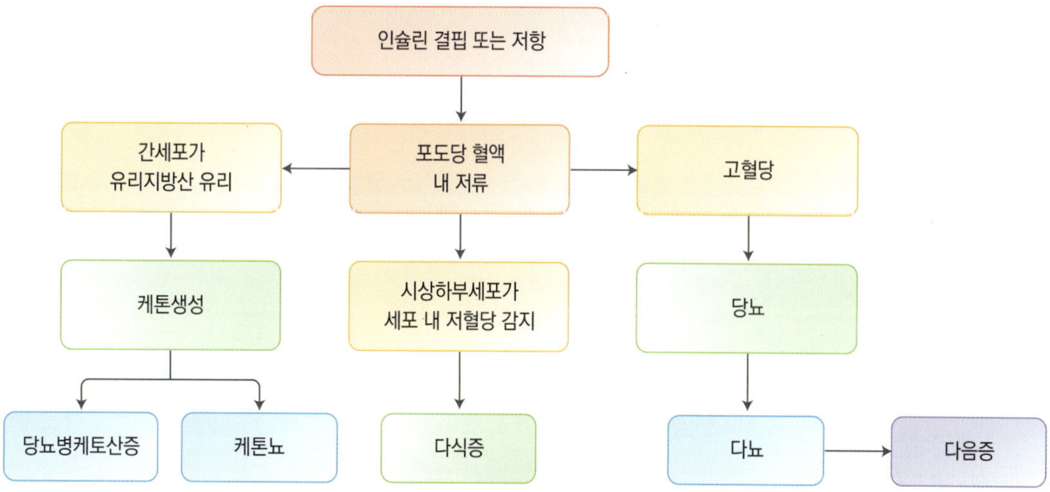

그림 14.12 당뇨병 병태생리

당뇨병은 1형(type I DM; 인슐린의존당뇨병, insulin-dependent DM)과 2형(type II DM; 인슐린비의존당뇨병, non-insulin-dependent DM)으로 나뉜다. 1형당뇨병과 2형당뇨병의 차이점과 공통점은 표 14.1과 같다.

표 14.1 1형당뇨병과 2형당뇨병 비교

1형당뇨병	2형당뇨병
• 췌장에서 인슐린을 충분히 생산하지 못해 발병함 • 어린 나이에 발병하는 경향을 보임 • 예방할 수 없음 • 인슐린 치료 필요함	• 인슐린저항성으로 인해 발병함 • 중년기 이상에서 발병하는 경향을 보임 • 생활양식 변화를 통해 예방할 수 있음 • 조기 진단하면 생활양식 변화만으로도 조절할 수 있음
• 당뇨병 환자는 빈뇨와 갈증, 허기, 체중 감소, 피로, 흐릿한 시야, 상처 치유 지연, 손 · 발의 무딘 감각 · 저린감을 나타내는 경우가 많음 • 당뇨병 환자는 건강식이와 운동, 혈당 관리, 스트레스 관리, 동반 질환 관리 등의 생활양식 변화를 통해 도움을 받을 수 있음	

1형당뇨병(type I diabetes)은 자가면역질환(autoimmune disorder)으로서 대개 30세 이전에 발병하며, 바이러스 감염(예: 감기)이나 극심한 스트레스를 겪은 후 갑자기 발병하는 양상을 보인다. 1형당뇨병 환자는 췌장에서 인슐린을 거의 생성하지 못하므로 당뇨병 조절을 위해서는 인슐린을 주사로 투여받아야 한다. 1형당뇨병 환자는 당뇨병케토산증(diabetic ketoacidosis, DKA)이 발생하는 경향을 보인다. 2형당뇨병(type II diabetes)은 대개 30세 이후에 발병하며, 점진적 발병 양상을 나타낸다. 2형당뇨병 환자들은 대부분 비만(obesity)이다. 2형당뇨병 환자는 대개 췌장에서 약간의 인슐린을 생산하지만, 세포들은 인슐린저항성(insulin resistance; 대부분의 세포가 인슐린에 잘 반응하지 않는 상태)을 나타낸다. 2형당뇨병 환자가 체중을 줄이고 근육량을 늘리면 신체는 더 효과적으로 인슐린에 반응한다. 당뇨병 식사(diabetic diet)와 적절한 신체운동을 하면서 경구혈당강하제를 사용하면 혈당 조절에 도움이 된다. 당뇨병 환자의 약 90%는 2형당뇨병이다.

1형당뇨병의 치료는 당뇨병 식사와 운동, 인슐린으로 구성된다. 2형당뇨병의 치료는 당뇨병 식사와 운동, 그리고 약물을 이용해 췌장의 인슐린 분비를 증가시키거나 인슐린저항성을 감소시키는 방법을 사용하며, 일부에서는 인슐린 주사가 필요할 때도 있다.

6 약어

약어	의미
ACTH	adrenocorticotropic hormone 부신피질자극호르몬
ADH	antidiuretic hormone 항이뇨호르몬
BMR	basal metabolic rate 기초대사율
Ca	calcium 칼슘
DI	diabetes insipidus 요붕증
DKA	diabetic ketoacidosis 당뇨병케토산증
DM	diabetes mellitus 당뇨병
FBS	fasting blood sugar 공복혈당
FSH	follicle-stimulating hormone 난포자극호르몬
GH	growth hormone 성장호르몬
GTT	glucose tolerance test 포도당내성검사
HDL	high-density lipoprotein 고밀도지단백질
HgbA1C	hemoglobin A1C A1c혈색소, 당화혈색소
IDDM	insulin-dependent DM (type I DM) 인슐린의존당뇨병(1형당뇨병)
K	potassium 포타슘(칼륨)
LTH	lactogenic hormone 젖분비호르몬
MSH	melanocyte-stimulating hormone 멜라린세포자극호르몬
LH	luteining hormone 황체형호르몬
Na	sodium 소듐(나트륨)
NIDDM	non-insulin-dependent DM (type II DM) 인슐린비의존당뇨병(2형당뇨병)
OT	oxytocin 옥시토신
PBI	protein-bound iodine 단백질결합아이오딘
PTH	parathyroid hormone 부갑상샘호르몬
RAI	radioactive iodine 방사성아이오딘
RAIU	radioactive iodine uptake 방사성아이오딘섭취율
T_3	triidodothyronine 갑상샘호르몬
T_4	thyroxine 갑상샘호르몬
TFT	thyroid function test 갑상샘기능검사
TSH	thyroid-stimulating hormone 갑상샘자극호르몬
VLDL	very-low-density lipoprotein 초저밀도지단백질

7 의학용어 복습

이 장에서 배운 용어들이 해부생리 용어와 병리 용어, 진단 · 수술 용어로 나뉘어 표로 정리되어 있다. 각 용어의 의미와 각 용어가 어느 범주에 속하는지 복습하시오.

해부생리 용어

1	adenohypophysis	2	adrenocorticotropic hormone	3	androgen
4	antidiuretic hormone	5	endocrine hormones	6	endocrinologist
7	endocrinology	8	estrogen	9	exocrine glands
10	glucogenesis	11	gluconeogenesis	12	glycogenolysis
13	glycolysis	14	gonadotropic hormone	15	homeostatis
16	hypothalamus	17	neurohypophysis	18	oxytocin
19	pancreas	20	pancreatogenic	21	pineal gland
22	pituitary gland	23	somatotropic hormone	24	thyroid gland
25	tropic hormones				

병리 용어

1	acromegaly	2	adenoma	3	euthyroid
4	gynecomastia	5	hypercalcemia	6	hyperglycemia
7	hypergonadism	8	hyperkalemia	9	hyperparathyroidism
10	hyperthyroidism	11	hypoglycemia	12	hypoinsulinism
13	hyponatremia	14	panhypopituitarism	15	polydipsia
16	thyroiditis				

진단 · 수술 용어

1	adrenalectomy	2	radioimmunoassay	3	thyrotomy

8 사례

퇴원요약서를 읽고 질문에 답하시오. 필요할 경우 교재나 용어사전, 기타 참고문헌을 사용하시오.

퇴원요약서

- **퇴원 시 진단명:** 2형당뇨병(type II diabetes)으로 인한 왼쪽 가운뎃발가락(let middle toe)의 괴저(gangrene)와 연조직염(cellulitis), 골수염(osteomyelitis)
- **수술:** 왼쪽 가운데발가락의 발가락뼈사이관절 근위부 절단(proximal interphalangeal amputation, left middle toe)
- **병력:** 환자는 65세 여성으로 극도로 비만하며, 체중은 평생 그런 상태였다고 한다. 그녀는 당뇨병을 제대로 조절하지 않은 채 지내왔다. 혈당 수치는 285~423mg/dL이다. 그녀는 바늘에 찔리는 것이 무서워 인슐린 주사가 싫었다고 말한다. 왼쪽 발가락과 왼쪽 아래 다리는 거무칙칙하며 피부궤양과 출혈을 보인다. 그녀는 피부밑조직 염증과 궤양, 괴저 소견을 나타낸다. 감염은 왼쪽 가운뎃발가락의 뼈와 골수로 퍼진 상태이다. 입원 전에 복용한 항생제는 염증을 줄이는 데 아무런 도움이 되지 못한 것으로 보인다.
- **진찰:** 환자는 당뇨병을 제대로 조절하지 않고 지낸 탓에 만성 2형당뇨병에 부합하는 신경병증(neuropathy)과 망막병증(retinopathy), 동맥경화증(arteriosclerosis)을 나타낸다. 환자는 극도로 비만하며 움직이면 호흡곤란(dyspnea on exertion)을 나타낸다. 환자의 왼발등에서는 맥박이 촉진되지 않으며, 꾹 눌러도 환자는 압력감각을 느끼지 못한다. 기관비대는 관찰되지 않는다. 왼 발가락에서는 궤양과 염증, 괴저가 관찰된다. 가운뎃발가락에서는 피부 괴사도 관찰된나.
- **검사실 수치:** 혈당 수치는 한 번은 423mg/dL이고, 다른 한 번은 278mg/dL이다. 혈색소 농도는 15.2이다. 왼쪽 가운뎃발가락 피부배양에서 포도알균(Staphylococcus aureus)이 자랐다.
- **병원 경과:** 정맥주사로 환자에게 항생제를 투여하기 시작했고, 침대에 누워있게 했다. 그녀의 혈당은 세심하게 조절되었다. 결국 발가락뼈사이관절(interphalangeal joint) 근위부를 절단하였고, 수술 부위에서는 부기(swelling)와 발적(redness)이 있다.
  수술 3일 후, 환자는 그녀의 딸(간호사라고 하며, 집에서 환자의 발을 관리해 줄 수 있을 것으로 보임)과 함께 퇴원하였다.

질문

퇴원요약서에 적힌 정보를 활용해 질문에 답하시오.

1. 뼈와 골수의 염증을 나타내는 의학용어는?
   a. cellulitis
   b. osteoarthritis
   c. osteomyelitis
   d. myeloencephalitis

2. 혈당 수치 285~423mg/dL를 의학용어로 표현하는 용어는 무엇인가?
   a. hyperglycemia
   b. hypoglycemia
   c. hyperinsulinism
   d. a와 c

3. 환자에게 항생제를 투여하는 것은 무엇을 해결하기 위한 것인가?
   a. obesity
   b. dyspnea
   c. infection
   d. diabetes

4. 가운뎃발가락의 괴저를 일으킨 원인으로서 가장 가능성이 높은 것은?
   a. arterioscelerosis
   b. retinopathy
   c. neuropathy
   d. inflammation

5. 환자의 왼발에서 맥박이 촉진되지 않는 이유는?
   a. arterioscelerosis
   b. retinopathy
   c. inflammation
   d. dyspnea on exertion

6. 'erythematous'는 무엇을 말하는가?
   a. 동맥경화
   b. 피부가 붉게 변함
   c. 궤양 형성
   d. 괴저

7. 환자는 비만으로 인해 어떤 어려움을 겪고 있는가?
   a. 식사
   b. 수면
   c. 호흡
   d. 보행

8. 궤양이란?
   a. close cavity or sac filled with fluid
   b. blister
   c. elevated area of skin filled with pus
   d. open sore

9 연습문제

A. 확인하기

■ 다음 호르몬과 같은 의미의 다른 용어를 적으시오.

1. growth hormone ____________________
2. thyroid-stimulating hormone ____________________
3. follicle-stimulating hormone ____________________
4. luteinizing hormone ____________________
5. hydrocortisone ____________________
6. adrenaline ____________________

B. 짝짓기

■ 분비샘(왼쪽 열)과 그 분비샘이 분비하는 호르몬(오른쪽 열)을 연결하시오.

1. 뇌하수체전엽	A. growth hormone
2. 뇌하수체후엽	B. calcitonin
3. 갑상샘	C. luteinizing hormone
4. 부갑상샘	D. oxytocin
5. 부신피질	E. melatonin
6. 부신수질	F. cortisol
7. 솔방울샘	G. aderenocorticotropic hormone
8. 내분비췌장	H. insulin
	I. antidiuretic hormone
	J. glucagon
	K. prolactin
	L. parathormone
	M. aldosterone
	N. adrenaline

■ 호르몬(왼쪽 열)과 그 기능(오른쪽 열)을 연결하시오.

1. luteinizing hormone	A. 젖 생산을 촉진함
2. prolactin	B. 칼슘과 인 조절
3. thyroxine	C. 항체 생산
4. oxytocin	D. 포도당을 당원으로 전환
5. parathormone	E. 여성에서 배란 유발
6. aldosterone	F. 당원을 포도당으로 전환
7. cortisol	G. 대사율 조절
8. epinephrine	H. 소변 농축 촉진
9. insulin	I. 혈액 속 소듐과 포타슘 조절
10. glucagon	J. 스트레스를 받는 동안 육체 활동에 대한 신체 준비

C. 의학용어 완성

■ 접미사 '-tropic'을 이용하여 다음 의미의 의학용어를 완성하시오.

1. 부신피질호르몬 분비를 촉진하는 뇌하수체호르몬 ______
2. 생식샘호르몬분비를촉진하는뇌하수체호르몬 ______
3. 신체 성장을 촉진하는 뇌하수체호르몬 ______
4. 갑상샘호르몬 분비를 촉진하는 뇌하수체호르몬 ______

■ 접미사 '-emia'를 이용하여 다음 의미의 의학용어를 완성하시오.

5. 혈액 속 포도당 농도가 과도한상태 ______
6. 혈액 속 포도당 농도가 부족한 상태 ______
7. 혈액 속 포타슘 농도가 과도한 상태 ______
8. 혈액 속 소듐 농도가 부족한 상태 ______
9. 혈액 속 칼슘 농도가 과도한 상태 ______

■ 접미사 '-ism'을 이용하여 다음 의미의 의학용어를 완성하시오.

10. 생식샘호르몬의 과잉 분비를 특징으로 하는 상태 ______
11. 인슐린 분비량 감소를 특징으로 하는 상태 ______
12. 부갑상샘호르몬의 과잉 분비를 특징으로 하는 상태 ______
13. 모든 뇌하수체호르몬의 결핍을 특징으로 하는 상태 ______
14. 갑상샘호르몬의 과잉 분비를 특징으로 하는 상태 ______

D. 의학용어

■ 다음 정의에 해당하는 의학용어를 작성하시오.

1. 포도당 생성 ______
2. 포도당 분해 ______
3. 정상 갑상샘 기능 ______
4. 균형을 이루고 있지만 여전히 약간은 변동하는 상태 ______
5. 과도한 갈증 ______
6. 남성 유방이 비정상적으로 커진 상태 ______
7. 분비샘 종양 ______

E. 철자 연습

- 다음 중 철자가 틀린 단어를 찾아 올바르게 수정하시오.

1. pancrease
2. gynecomastia
3. epinephrine
4. endocrene
5. lutenizing
6. oxytocin
7. hypothalmus
8. euthyroid
9. adenohypophysis
10. hypercalcimia

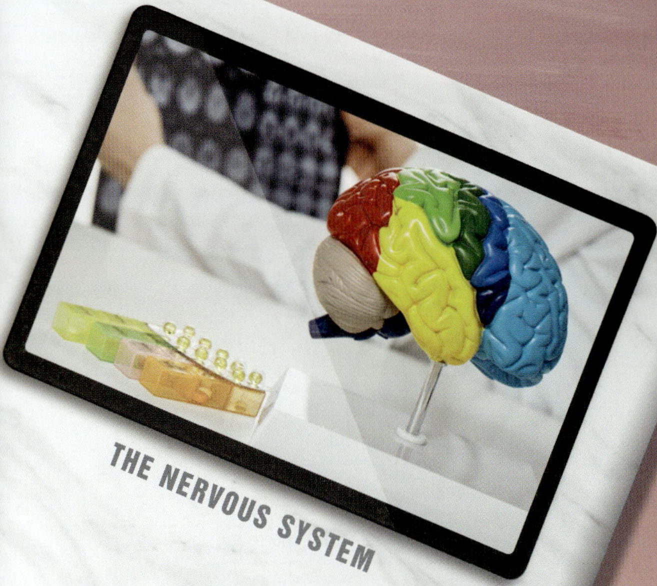

15 신경계통

학습목표

- 신경계통을 구성하는 구조와 위치를 이해하고 설명할 수 있다.
- 신경계통 용어를 결합형 어근과 접두사, 접미사를 구분하고 그 의미를 설명할 수 있다.
- 신경계통과 관련된 질환 용어를 설명할 수 있다.
- 신경계통에서 자주 사용하는 약어를 설명할 수 있다.
- 신경계통과 관련된 의학용어를 복습하고 활용할 수 있다.

1 한눈에 보는 신경계통

기능

신경계통은 신체 기능을 통합하고 제어한다. 신경계통은 감각 정보를 받아들이고, 결정을 내리며, 적절한 신체 반응을 명령한다.

기관

신경계통을 구성하는 주요 구조물은 다음과 같다.

- **brian** 뇌
- **nerve** 신경
- **spinal cord** 척수

용어 성분

신경계통 용어를 만드는 데 사용하는 대표적인 용어 성분은 다음과 같다.

결합형

어근	의미	어근	의미
astr/o	별 star	graph/o	쓰기 · 기록 record
caus/o	불에 덴 듯 화끈거림 burn, burning	hydr/o	물 water
cephal/o	머리 head	kinesi/o	운동 · 움직임 movement
cerebell/o	소뇌 cerebellum	mening/o	수막 meninges
cerebr/o	대뇌 cerebrum	myel/o	척수 spinal cord, 골수 bone marrow
cortic/o	피질 cortex	narc/o	수면 sleep
crani/o	머리뼈 skull · cranium	neur/o	신경 nerve
dipl/o	두 개로 된 double, two-sided	radicul/o	신경뿌리 nerve root
dur/o	경막 dura mater	spin/o	척추 spine
encephal/o	뇌 brain	thalam/o	시상 thalamus
esthesi/o	감각 sensation, feeling	ton/o	장력 tension, 긴장도 tone
gli/o	신경교세포 neuroglia, 접착제 glue	ventricul/o	뇌실 ventricle
gnos/o	앎 to know		

접미사

접미사	의미	접미사	의미
-algesia	통각 pain sense	-lexia	읽기 reading, 단어 word
-algia	통증 pain	-oma	종양 tumor
-cele	탈출 · 돌출 protrusion, 헤르니아 hernia	-opia	시각 상태 vision condition
-esthesia	감각 sensation · feeling	-paresis	부분 마비 partial paralysis
-graphy	기록법 process of recording	-phasia	말하기 · 연설 speech
-kinesia	운동 · 움직임 movement	-plegia	마비 paralysis
-kinesis	운동 · 움직임 movement	-praxia	실행 perform
-lepsy	발작 seizure, 발병 attack	-taxia	순서 · 정돈 · 질서 order

접두사

접두사	의미	접두사	의미
circum-	주위의 around	di-	둘 two, twice, double
ante-	앞 · 전 before	pachy-	두꺼운 thick
retro-	뒤 · 후 back		

2 들어가기

인간의 수명 증가와 더불어 신경계질환에 관한 지식은 그 중요성이 날로 증가하고 있다. 따라서 의학뿐 아니라 간호학, 물리치료학 등의 분야에서도 신경계통 용어는 활용 빈도가 점점 더 높아지고 있다. 신경계통 의학용어를 제대로 활용하려면 신경계와 연관된 용어 성분을 잘 알고 있어야 한다.

신경계통은 뇌와 척수, 신경으로 이뤄져 있다. 신경계는 신체 내 · 외부 환경 변화를 감지하고 평가하는 감각 기능뿐 아니라 감각 자극에 반응하여 신체 활동을 조절하는 운동 기능도 수행한다. 신경계는 사고와 학습, 기억을 포함한 모든 정신 활동의 중추이기도 하다.

신경계를 연구하고 신경계 질병의 진단과 치료를 담당하는 분야를 neurology(신경학)라 한다. 신경계 질환을 치료하는 전문의를 neurologist(신경과의사, 신경과전문의)라 한다. 뇌나 척수, 말초신경과 관련된 수술을 담당하는 분야를 neurosurgery(신경외과학)라 하며, 이를 담당하는 전문의를 neurosurgen(신경외과의사, 신경외과전문의)이라 한다. 그 외에 다양한 분야에 neur/o(신경을 의미하는 결합형)를 활용해 명칭을 부여한다.

3 신경계통 해부생리

신경계통은 중추신경계[central nervous system, CNS; 뇌(brain)와 척수(spinal cord)]와 말초신경계[peripheral nervous system, PNS; 뇌신경(cranial nerve)과 척수신경(spinal nerve)]로 나뉜다(그림 15.1).

중추신경계는 감각 정보와 운동 정보를 처리하고 저장하는 역할과 학습 · 기억 · 의식과 관련된 기능을 관장한다. 말초신경계는 중추신경계 밖의 말초 부위에서 중추신경계로 감각 신호를 전달하거나 중추신경계에서 말초 부

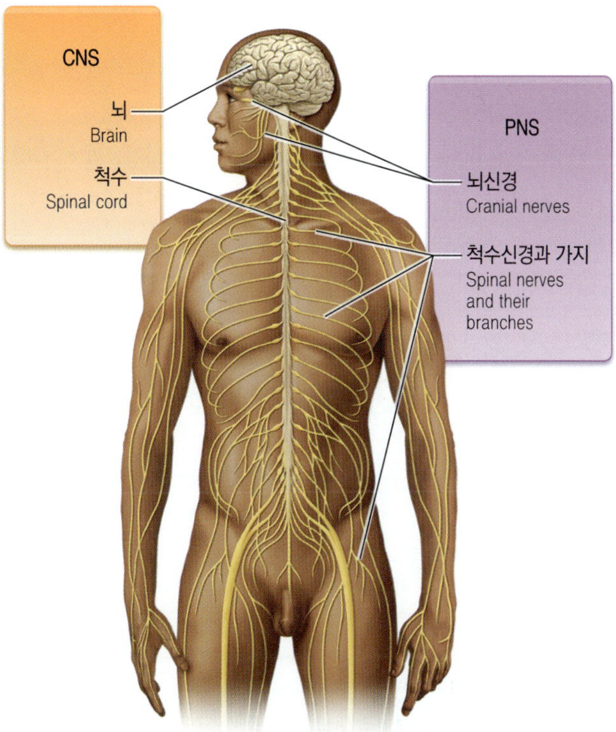

그림 15.1 신경계통의 구조

위로 운동 신호를 전달하는 역할을 한다(그림 15.2).

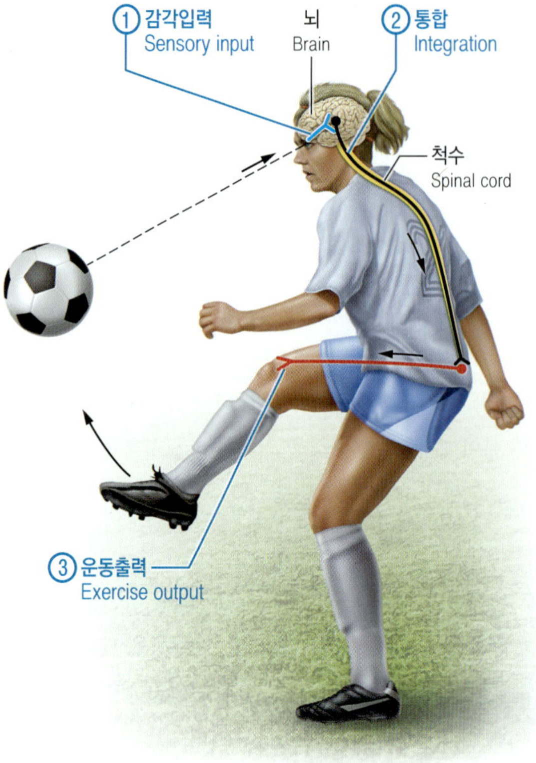

그림 15.2 신경계통의 기능

말초신경계

말초신경계(PNS)는 신경과 신경절로 이뤄져 있다. 신경(nerve)은 신경섬유 다발로서 뇌 및 척수와 다른 신체 부위 사이에서 흥분파를 전달한다. 신경은 현미경의 도움 없이 맨눈으로도 볼 수 있다. 신경절(ganglion)은 중추신경계 바깥에 분포하는 신경세포체 덩어리로서 매듭처럼 보인다.

말초신경계는 들신경(afferent nerve, sensory nerve, 감각신경; 말초에서 중추신경계로 흥분파를 전달함)과 날신경[efferent nerve, motor nerve, 운동신경; 중추신경계에서 표적기관(근육, 분비샘)으로 흥분파를 전달함]으로 이뤄져 있다(그림 15.3).

말초신경계는 다시 몸신경계(somatic nervous system, SNS)와 자율신경계(autonomic nervous system, ANS)로 나뉜다(그림 15.3). 몸신경계는 뼈대근육 수축의 자발제어(voluntary control)를 담당하고, 자율신경계는 평활근과 심근, 분비샘 활동의 비자발제어(involuntary control)를 담당한다. 부교감신경계는 다시 교감신경과 부교감신경으로 나뉜다. 교감신경은 심박수 증가와 혈관 수축, 혈압 증가와 같은 신체의 필수적인 비자발 기능을 조절한다. 싸움도피반응(fight-or-flight response)이라 불리는 이러한 반응을 통해 신체는 내환경에 대한 당면한 위협에 대비한다. 부교감신경은 심박수 감소와 장 연동운동 증가, 분비샘 활동 증가, 조임근 이완과 같은 신체의 필수적인 비자발 기능을 조절한다.

핵심 내용

- 말초신경계는 들신경과 날신경으로 이뤄져 있다.
- 말초신경계 날신경은 몸신경계와 자율신경계로 이뤄져 있다.
- 자율신경계는 교감신경계와 부교감신경계로 이뤄져 있으며, 장신경계는 위장관계를 제어한다.

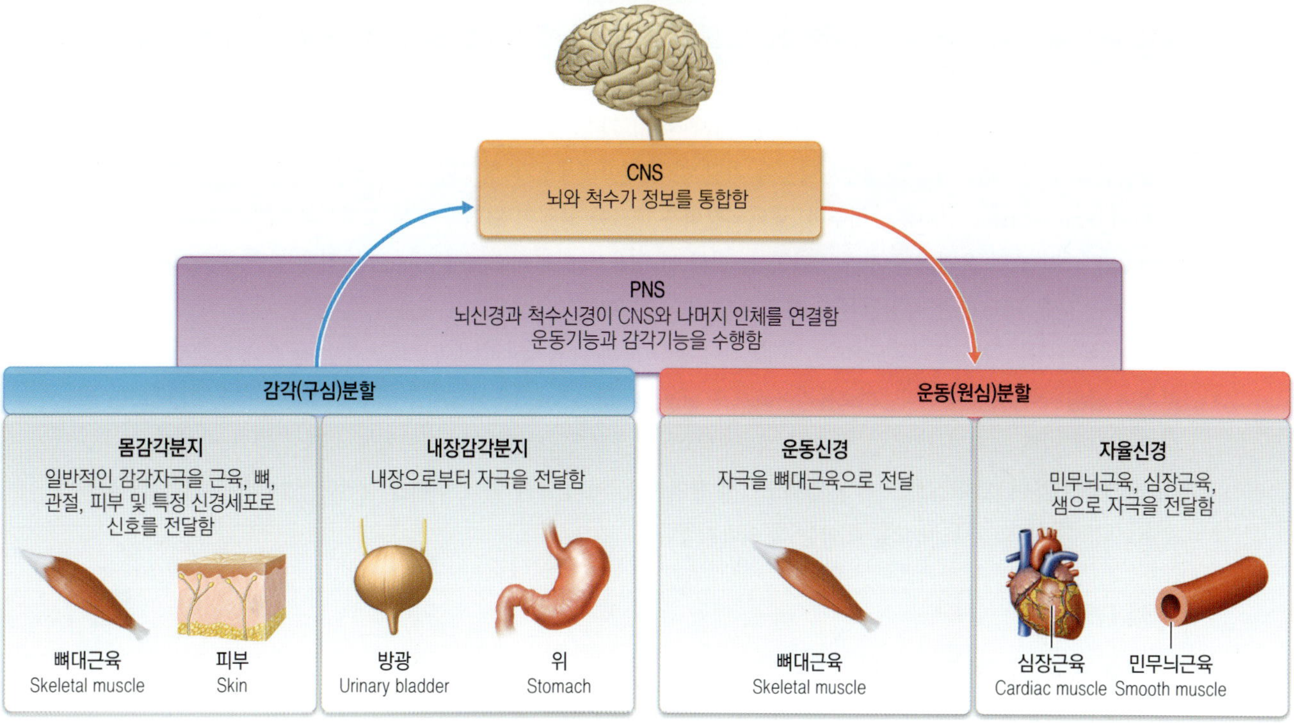

그림 15.3 신경계통의 구조적 · 기능적 분류

신경계 세포

신경계에 분포하는 두 가지 세포 유형은 신경세포와 신경교세포(신경아교세포, neuroglia)이다. 신경세포(neuron)는 신경 기능을 수행하는 세포이다. 신경세포는 세포체(하나 존재)와 축삭(하나 존재), 가지돌기(수상돌기; 하나 이상 존재) 등 세 부위로 나뉜다. 그림 15.4는 신경세포를 보여준다. 세포체(cell body)는 핵과 세포질이 분포하는 구조물이다. 축삭(aon)은 세포체에서 뻗어 나온 하나의 길쭉한 돌기이다. 축삭은 세포체에서 축삭 말단 방향으로 흥분파(impulse)를 전달한다. 일부 축삭은 말이집(myelin sheath)으로 싸여 있으며, 말이집은 축삭을 보호하고 흥분파 전달 속도를 증가시키는 역할을 한다. 말이집으로 싸여 있는 축삭은 백색으로 보이므로 신경계의 백질(white matter)을 구성한다. 말이집으로 싸여 있지 않은 축삭은 회색으로 보이므로 신경계의 회색질(gray matter)를 구성한다. 가지돌기(dendrite)는 세포체에서 여러 방향으로 뻗어 나오므로 마치 작은 나뭇가지처럼 보인다. 가지돌기는 세포체 쪽으로 흥분파를 전달한다. 신경세포는 다른 신경세포와 직접 연결되지 않는다. 그 대신 한 신경세포의 축삭과 다른 신경세포의 가지돌기 사이에는 좁은 공간이 존재한다. 두 신경세포 사이에 존재하는 이 좁은 공간은 연접(시냅스, synapse)이라 하며, 한 신경세포에 다른 신경세포로 흥분파가 전달되려면 연접을 건너가야 한다. 화학물질들이 시냅스로 방출되어 시냅스를 건너는 신경 흥분파를 활성화하거나 억제한다. 이러한 화학물질들을 신경전달물질(neurotransmitter)이라 한다.

신경은 흥분파 전달 방향으로 구분된다. 들신경(afferent nerve; 중추신경계를 향해 들어가는 신경)은 뇌 및 척수 방향으로 흥분파를 전달한다. 들신경은 감각신경(sensory nerve)이라고도 한다. 날신경(efferent fiber; 중추신경계에서 나가는 신경)은 뇌 및 척수에서 멀어지는 방향으로 흥분파를 전달한다. 날신경은 운동신경(motor nerve)이라고도 불린다. 중추신경계는 들신경에서 날신경으로 흥분파를 전달해 주는 연결 신경세포인 사이신경세포(개재신경세포, interneuron)도 포함하고 있다.

신경교세포(neuroglia)는 신경계의 결합조직을 이루는 특수한 세포로서 신경세포 기능을 돕는 역할을 한다. 신경교세포는 흥분파를 전달하는 데 관여하지 않는다. 신경교세포에 속하는 세포는 별아교세포와 미세아교세포, 희소돌기아교세포이다. 별아교세포(astrocyte)는 별 모양의 세포로서 다른 세포에 부착하는 데 사용되는 방사상 돌기를 가지고 있다. 이 세포는 중추신경에서만 발견되며, 가장 크고 가장 많은 신경교세포이다. 별아교세포는 뇌 모세혈관을 감싸 치밀 피복을 형성한다. 이 치밀 피복(별아교세포가 형성함)과 모세혈관벽이 합쳐져 혈액뇌장벽(blood-brain barrier, BBB)을 이루며, 혈액뇌장벽은 해로운 물질이 혈액에서 뇌 조직이나 뇌척수액(cerebrospinal fluid, CSF)으로 유입되는 것을 차단한다. 미세(아)교세포(소교세포, microglia)는 작은 간질 세포로서 세포체에서 뻗어 나온 가느다란 가지들을 가지고 있다. 미세아교세포는 신경조직 내에서 존재하는 세포 찌꺼기나 폐기물, 병원체를 잡아먹는 포식세포이다. 신경조직이 손상 또는 감염되면 미세아교세포 수는 급격하게 증가하여 손상 부위나 감염 부위로 이동한다. 희소돌기아교세포(oligodendrocyte)는 신경계 간질조직에 분포한다. 이 세포는 별아교세포에 비해 크기가 작고 돌기 수도 적다. 희소돌기아교세포의 돌기는 세포체에서 뻗어 나와 말이집(myelin sheath)을 이루며, 말이집은 여러 신경세포에서 뻗어 나온 여러 개의 축삭 주위를 감싼다. 말이집은 전기절연물질로서 신경 흥분파의 전도 속도를 높이는 데 이바지한다.

핵심 내용

- 신경계에는 신경세포와 신경교세포가 분포한다.
- 신경세포는 신경 기능을 수행한다.
- 신경교세포는 신경세포를 돕는 역할을 하며, 별아교세포와 미세교세포, 희소돌기아교세포 등을 들 수 있다.

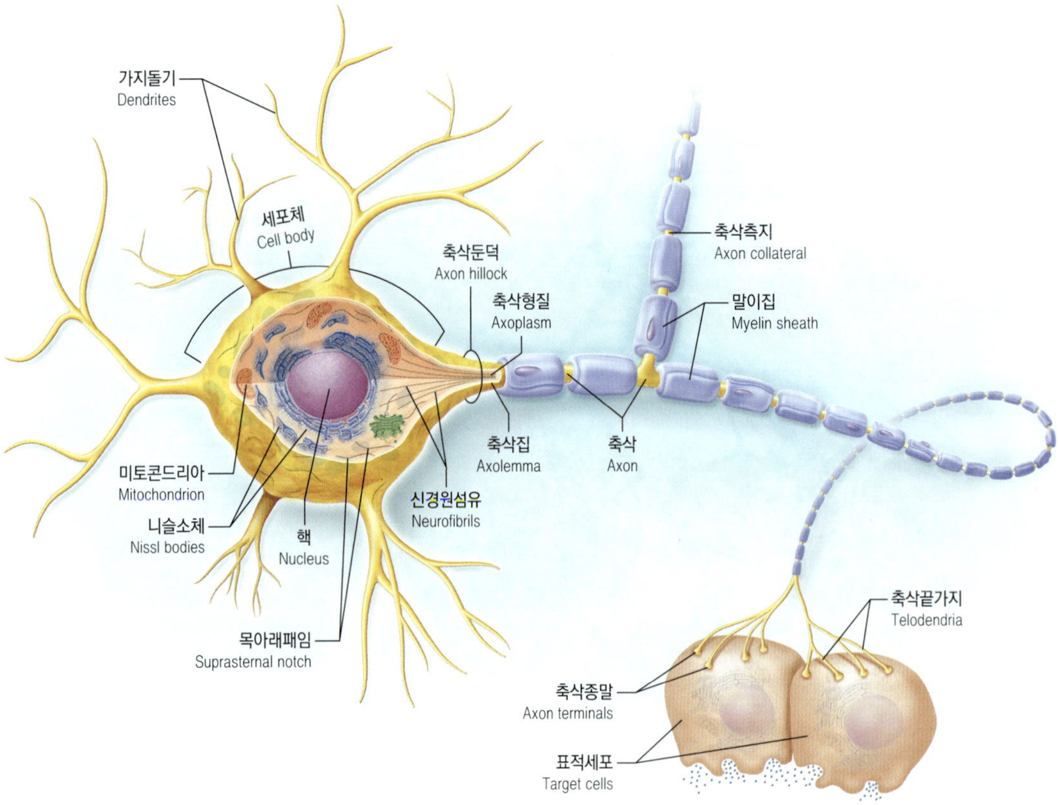

그림 15.4 신경세포의 구조

중추신경계

뇌(brain)와 척수(spinal cord)로 이뤄진 중추신경계(CNS)는 그 구조와 기능이 매우 복잡하다. 먼저 뇌와 척수를 감싸고 있는 보호 구조물을 살펴보고 이어서 구조물을 살펴보기로 하자.

뇌와 척수는 보호 목적으로 뼈에 의해 둘러싸여 있다. 뇌는 머리뼈(cranium)에 의해, 척수는 척추[vertebrae; 척추가 쭉 이어져 척주(vertebral column)를 이룸]에 의해 둘러싸여 있다. 뇌와 척수는 머리뼈와 척추 이외에도 수막과 뇌척수액에 의해 둘러싸여 있다.

수막(meninges)은 3층의 보호막으로서 뇌와 척수를 감싸고 있다. 맨 바깥 수막은 단단한 흰색 결합조직인 경막(dura mater)이다. 경막 안쪽에는 장액(serous fluid)으로 채워진 경막밑공간(subdural space)이 존재한다. 경막 바깥에는 지방과 결합조직 쿠션 층을 포함하는 경막외공간(경막바깥공간, epidural space)이 존재한다. 중간 수막은 마치 거미줄처럼 생긴 거미막(arachnoid membrane)이다. 거미막은 매우 얇은 막으로서 수많은 가느다란 줄을 통해 맨 안쪽 수막에 부착되어 있다. 거미막 안쪽에는 뇌척수액으로 채워져 있는 거미막밑공간(subarachnoid space)이 존재한다. 뇌척수액은 충격흡수재 역할을 함으로써 뇌와 척수를 추가로 보호한다. 맨 안쪽 수막은 뇌나 척수 표면에 단단히 결합하는 연막(pia mater)이다.

뇌척수액(cerbrospinal fluid, CSF)은 중추신경계 구조물 내부와 주위를 흐르는데, 그 경로는 '혈액 → 뇌실 → 중심관 → 거미막밑공간(뇌 · 척수 주변 공간) → 혈액'이다. 뇌척수액은 단백질과 포도당, 요소, 염분, 소수의 백혈구를 포함하고 있다. 뇌척수액은 중추신경계 내에서 일정한 속도로 생성되고 흡수되므로 일정한 양을 유지한다. 뇌척수액 흡수가 방해되면 뇌척수액 증가로 수두증(hydrocephalus)이 발생할 수 있다.

핵심 내용

- 중추신경계는 뇌와 척수로 이뤄져 있으며, 뼈조직(머리뼈와 척추)과 수막에 의해 둘러싸여 있다.
- 수막은 경막과 거미막, 연막으로 이뤄져 있다.
- 수막에는 경막외공간과 경막밑공간, 거미막밑공간이 존재한다.

뇌 구조물

뇌(brain)는 성인에서 가장 큰 기관 중 하나이다. 뇌 무게는 대략 체중의 2%(1.4kg)를 차지한다. 뇌는 출생 후 9세에 이를 때까지 급속히 커지며, 18세쯤 성장이 완료된다. 뇌는 매우 복잡한 구조물로서 거의 모든 신체 활동과 정신 활동을 조정한다. 뇌는 대뇌와 소뇌, 사이뇌, 뇌줄기로 나눌 수 있다(그림 15.5).

대뇌(cerebrum)는 뇌에서 가장 큰 부위이다. 대뇌는 의식(consciousness)과 기억(memory), 감각(sensation), 감정(emotion), 자발운동(voluntary movement)을 조절한다. 대뇌 표면은 대뇌피질(cerebral cortex)이라 불린다. 대뇌피질은 울퉁불퉁하게 생겼는데, 튀어나온 부분을 이랑(gyrus)이라 하고, 움푹 들어간 부분을 고랑(sulcus)이라 한다. 대뇌는 세로틈새(longitudinal fissure; 뇌 등쪽에서 앞뒤로 쭉 이어져 있는 깊게 파인 고랑)에 우반구(right hemisphre)와 좌반구(left hemisphere)로 나뉜다. 소뇌(cerebellum)는 뇌줄기 뒤에 붙어 있다. 소뇌는 근 긴장도와 조화운동, 평형 유지에 필수적 역할을 한다.

사이뇌(diencephalon)는 대뇌와 중뇌 사이에 위치한다. 사이뇌는 시상과 시상하부, 솔방울샘을 포함한다. 시상(thalamus)은 일부 후각을 제외한 모든 감각을 받아들인 후 대뇌피질로 전달하는 중계 핵이다. 시상 바로 아래에 위치하는 시상하부(hypothalamus)는 자율신경계와 내분비계를 활성화 · 조절 · 통합하고 체온 · 수면 · 식욕 등을 제어하는 역할을 한다. 솔방울샘(pineal gland)은 솔방울 모양의 분비샘으로서 시상 뒷부분에 매달려 있다. 솔방울샘은 신체의 생물학적 시계를 조절하는 데 관여하는 것으로 여겨지고 있다. 또한 솔방울샘은 일주기 조절과 사춘기 및 월경주기 개시에 관여하는 것으로 여겨지는 호르몬인 멜라토닌(melatonin)을 분비한다.

뇌줄기(brain stem)는 사이뇌와 척수 사이에 분포하는 구조물이다. 뇌줄기는 중뇌와 다리뇌, 숨뇌로 이뤄져 있다. 중간뇌(midbrain)는 뇌줄기 중 맨 위에 위치한다. 다리뇌(pons)는 중뇌와 숨뇌 사이에 위치한다. 숨뇌(medulla oblongata 또는 medulla)는 뇌줄기 중 맨 아래에 위치하며 척수(spinal cord)로 이어져 있다. 뇌줄기는 뇌와 척수 사이에서 오르내리는 흥분파를 전달하는 통로 역할을 한다. 또한 뇌줄기는 호흡과 혈압, 심박수와 같은 생명과 직결된 기능을 수행한다.

핵심 내용

- 뇌는 대뇌와 사이뇌, 뇌줄기, 소뇌 등으로 이뤄져 있다.
- 사이뇌는 시상과 시상하부, 솔방울샘 등으로 이뤄져 있다.
- 뇌줄기는 중뇌와 다리뇌, 숨뇌로 이뤄져 있다.

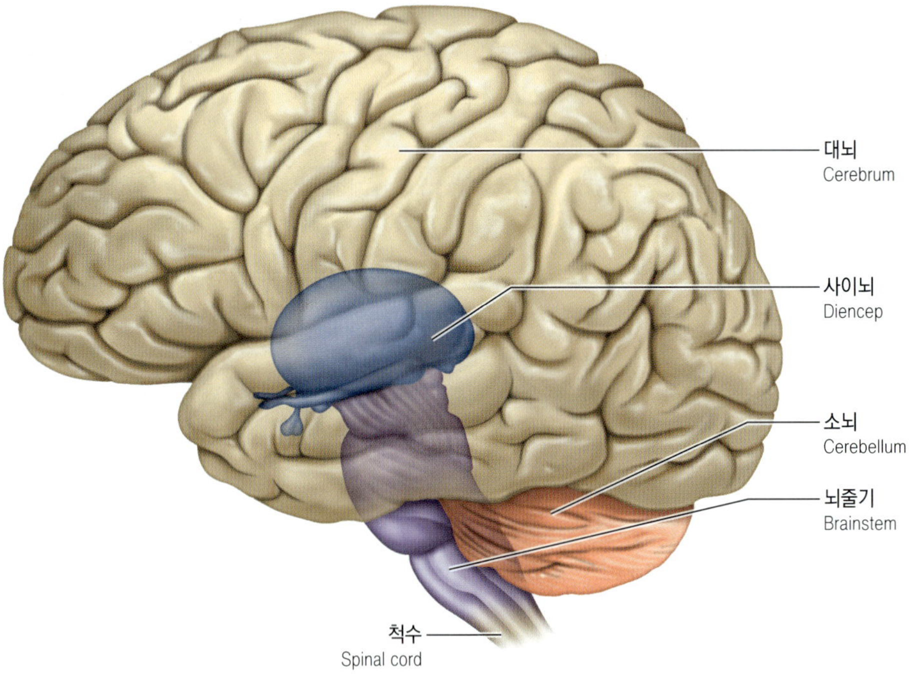

그림 15.5 뇌 구조물

척수

척수(spinal cord)는 뇌와 말초 사이에서 오르내리는 흥분파를 전달하는 통로 역할을 한다. 척수는 31쌍의 척수신경을 통해 팔다리와 몸통의 감각 정보와 운동 정보를 전달한다. 척수는 뇌척수액과 수막(3층으로 이뤄져 있음), 척추에 의해 보호를 받는다.

4 의학용어 분석과 의미

결합형 어근

용어	용어 분석	의미
astr/o		별 star
astrocyte 별아교세포 [AS-truh-sahyt]	-cyte = 세포	중추신경계에 분포하는 별 모양의 신경교세포
caus/o		불에 덴 듯 화끈거림 burn, burning
causalgia 작열통 [kaw-SAL-jee-uh]	-algia = 통증	말초신경섬유 손상으로 인해 신경로를 따라 나타나는 불타는 듯한 통증 감각으로서 피부홍반을 동반하기도 함
cephal/o		머리 head
cephalagia 두통 [sef-uh-LAL-juh]	-algia = 통증	머리 통증
hydrocephalus 수두증 [hahy-druh-SEF-uh-luhs]	hydr/o = 물 -us = 명사형 접미사	뇌척수액이 뇌실에 과도하게 축적되는 상태
cerebell/o		소뇌 cerebellum
cerebellum 소뇌 [ser-uh-BEL-uhm]	-um = 명사형 접미사	뇌간 뒤쪽에 붙어 있는 중추신경 구조물로서 자발 조화운동을 담당함
cerebr/o		뇌 brain, 대뇌 cerebrum
cerebral concussion 뇌진탕 [suh-REE-bruhl kuhn-KUHSH-uhn]	concuss/o = 함께 흔들림 -al = ~와 연관된(형용사형 접미사)	뇌 기능이 일시적으로 정지하는 것을 말하며, 대개 수 초 동안 의식을 소실함. 대개 머리 타박상에 의해 발생함
cerebral contusion 뇌타박상, 뇌좌상 [suh-REE-bruhl kuhn-TOO-zhuhn]	contus/o = 멍듦 -al = ~와 연관된(형용사형 접미사)	뇌가 머리뼈의 안쪽과 부딪혀 발생하는 뇌 소식의 멍(bruise)으로서 뇌에 산발적인 작은 정맥출혈이 나타남
cerebral cortex 대뇌피질 [suh-REE-bruhl KAWR-teks]	cortic/o = 피질 -al = ~와 연관된(형용사형 접미사)	대뇌 표면을 덮고 있는 얇은 신경조직 층으로서 회질(gray matter)이라고도 함
cerebrospinal fliuid 뇌척수액 [suh-ree-broh-SPAHYN-l FLOO-id]	spin/o = 척추 -al = ~와 연관된(형용사형 접미사)	뇌와 척수(주위)를 통해 흐르는 체액으로서 구조물이 뼈와 부딪히는 것을 방지함
cerebrum 대뇌 [suh-REE-bruhm]	-um = 명사형 어미	뇌에서 가장 크고 가장 상부에 위치한 구조물로서 의식과 기억, 감각, 감정, 자발운동을 제어함
cortic/o		피질 cortex
cerebral cortex 대뇌피질 [suh-REE-bruhl KAWR-teks]	cerebr/o = 뇌, 대뇌 -al = ~와 연관된(형용사형 접미사)	대뇌 표면을 덮고 있는 얇은 신경조직 층으로서 회질(회색질, gray matter)이라고도 함
crani/o		머리뼈 skull
craniotomy 머리뼈절개 [krey-nee-OT-uh-mee]	-tomy = 절개	외과적으로 머리뼈를 절개함
dipl/o		두 개로 된 double, two-sided
diplopia 복시, 겹보임 [dih-PLOH-pee-uh]	dipl/o = 두 개로 된 -opia = 시각	하나의 상의 두 개로 보임. ambiopia라고도 함
dur/o		경막 dura mater
dura mater 경막 [DOOR-uh-MEY-ter]	-a = 명사형 접미사	뇌와 척수를 감싸는 수막 중 맨 바깥막
epidural space 경막외공간, 경막바깥공간 [ep-i-DOO-ruhl speys]	epi- = 위의 -al = ~에 관한(형용사형 접미사)	경막외공간으로서 지방과 기타 결합조직으로 이뤄진 충격 흡수 쿠션을 포함하고 있음
subdural space 경막밑공간 [sub-DOO-ruhl speys]	sub- = 아래의 -al = ~에 관한(형용사형 접미사)	경막 바로 아래에 있는 공간으로서 장액(serous fluid)이 분포함

encephal/o		뇌 brain
diencephalon 사이뇌, 간뇌 [dahy-en-SEF-uh-lon]	di- = 둘	대뇌와 중뇌 사이에 있는 구조물로서 시상과 시상하부, 솔방울샘 등으로 이뤄져 있음
electroencephalogram 뇌파 [ih-lek-troh-en-SEF-uh-luh-gram]	electr/o = 전기 -gram = 기록물 -graph = 기록기 -graphy = 기록법	뇌의 전기활동을 기록한 그림
electroencephalograph 뇌파기 [ih-lek-troh-en-SEF-uh-luh-graf]		뇌파를 기록하는 기계
electroencephalography 뇌파검사 [ih-lek-troh-en-SEF-uh-luh-grafee]		뇌파기를 이용해 뇌파를 기록하는 검사
encephalitis 뇌염 [en-sef-uh-LAHY-tis]	-itis = 염증	뇌의 염증
encephalopathy 뇌병증 [en-sef-uh-LOP-uh-thee]	-pathy = 병	뇌의 질병
esthesi/o		감각 sensation, feeling
anesthesia 마취, 무감각 [an-uhs-THEE-zhuh]	an- = 없는, 아닌 -a = 명사형 접미사	감각을 느끼지 못하는 상태
dysesthesia 1. 감각이상 2. 불쾌감각 [dis-uhs-THEE-zhuh]	dys- = 아픈, 장애가 있는 -a = 명사형 접미사	정상 자극을 통각으로 느끼는 상태
hyperesthesia 감각과민 [hahy-per-uhs-THEE-zhuh]	hyper- = 과도한 -a = 명사형 어미	통증이나 접촉 같은 감각 자극에 과도하게 예민한 상태
hypoesthesia 감각저하 [hahy-poh-es-THEE-zhuh]	hypo- = 부족한 -ia = 상태	감각이 저하된 상태
paresthesia 감각이상 [par-uhs-THEE-zhuh]	para- = 비정상 -ia = 상태(명사형 접미사)	무디거나 저린 감각
gli/o		신경교세포 neuroglia, 접착제 glue
neuroglia 신경교세포 [nyoo-ROG-lee-uh]	neur/o = 신경 -a = 명사형 접미사	신경계를 구조적 · 기능적으로 지지하는 세포
gnos/o		앎 to know
agnosia 실인증 [ag-NOH-zhuh]	a- = 없는, 아닌 -ia = 상태(명사형 접미사)	감각기가 온전한데도 불구하고 감각 자극(이미지, 소리, 접촉)을 해독하는 정신 능력 소실
graph/o		쓰기 · 기록 record
agraphia 실서증, 쓰기언어상실증 [uh-GRAF-ee-uh]	a- = 없는, 아닌 -ia = 상태(명사형 접미사)	자기 생각을 글로 표현하지 못함
hydr/o		물 water
hydrocephalus 수두증 [hahy-druh-SEF-uh-luhs]	cephal/o = 머리 -us = 명사형 접미사	뇌실에 뇌척수액이 축적되어 머리가 커지는 것. 뇌에서 복강으로 뇌척수액을 배출하는 션트를 만들어 치료함. 치료하지 않으면 발작과 정신지체를 유발할 수 있음
kinesi/o		운동 · 움직임 movement
kinesiology 운동학 [ki-nee-see-OL-uh-jee]	-logy = 학문	근육운동을 다루는 학문
mening/o		수막 meninges
meninges 수막 [mi-NIN-jeez]	-es = 명사형 접미사	뇌와 척수를 감싸는 3층의 보호막 구조물
meningitis 수막염 [men-in-JAHY-tis]	-itis = 염증	수막의 염증
meningoencephalitis 수막뇌염 [muh-NING-guh-en-sef-uh-LAHY-tis]	encephal/o = 뇌 -itis = 염증	수막과 뇌의 염증

myel/o		척수 spinal cord, 골수 bone marrow
myelogram 척수조영상 [MAHY-uh-luh-gram]	-gram = 기록물	X-선으로 촬영한 척수 기록물
myelomeningocele 척수수막탈출증, 척수수막류 [MAHY-uh-luh-muh-NING-guh-seel]	mening/o = 수막	척수와 척수막이 원래 위치에서 벗어난 상태
narc/o		수면 sleep
narcolepsy 기면병 [NAHR-kuh-lep-see]	-lepsy = 발작	조절할 수 없는 갑작스러운 수면 발작
neur/o		신경 nerve
neuritis 신경염 [nyoo-RAHY-tis]	-itis = 염증	신경의 염증
neuroglia 신경교세포 [nyoo-ROG-lee-uh]	gli/o = 신경교세포 -a = 명사형 접미사	신경계를 구조적 · 기능적으로 지지하는 세포
neurologist 신경과전문의 [nyoo-ROL-uh-jist]	-logist = 전문의 · 전문가	신경계 질환과 이상을 진단하고 치료하는 의사
neurology 신경학 [nyoo-ROL-uh-jee]	-logy = 학문	신경계와 신경계 질환을 다루는 학문
neuroma 신경종 [nyoo-ROH-muh]	-oma = 종양	신경이나 신경 주위 결합조직 막의 종양
neuropathy 신경병증 [nyoo-ROP-uh-thee]	-pathy = 병	신경병이나 신경 손상을 나타내는 일반 용어
neurosurgeon 신경외과전문의 [nyoor-oh-SUR-juhn]		신경계 수술을 전문적으로 담당하는 의사
neurosurgery 신경외과학 [nyoor-oh-SUR-juh-ree]		뇌나 척수, 말초신경과 같은 신경계 부위의 수술
neurotransmitter 신경전달물질 [nyoor-oh-TRANS-mit-er]		연접에서 신경 흥분파 전달을 촉진하거나 억제하는 체내 화학물질
radicul/o		신경뿌리 nerve root
radiculalgia 신경뿌리통증 [ra-dik-yuh-LAL-juh]	-algia = 통증	신경뿌리가 눌려 나타나는 통증
radiculectomy 신경뿌리절제 [ra-dik-yuh-LEK-tuh-mee]		문제가 발생한 척수신경뿌리를 선택적으로 절제하는 수술
radiculitis 신경뿌리염 · 신경근염 [ra-dik-yuh-LAHY-tis]	-itis = 염증	신경뿌리의 염증. 추간판탈출에 의해 발생하는 경우가 많음
spin/o		척추 spine
corticospinal tract 피질척수로 [KAWR-ti-ko-SPAHYN-l]	cortic/o = 피질	대뇌피질에서 시작하여 척수로 내려가는 신경다발. 팔다리와 몸통 움직임을 제어함
spinothalamic tract 척수시상로 [spahy-nuh-THAL-uh-mik]	thalam/o = 시상 -ic = ~와 연관된(형용사형 접미사)	척수에서 시작해 시상으로 올라가는 신경다발. 팔다리와 몸통의 통각을 전달함
thalam/o		시상 thalamus
hypothalamus 시상하부 [hahy-puh-THAL-uh-muhs]	hypo- = 아래의 -us = 명사형 접미사	시상의 아래에 있는 뇌구조물로서 몸의 항상성을 유지하는 핵심기관. 자율신경계와 호르몬 분비 등을 조절함
ton/o		긴장도 tone, 장력 tension
atonia 무긴장증 [uh-TOH-nee-uh]	a- = 없는 -ia = 상태(명사형 접미사)	근 긴장도가 감소 또는 소실된 상태
hypertonia 근긴장항진 [hahy-per-TOH-nee-uh]	hyper- = 과도한 -ia = 상태(명사형 접미사)	근 긴장도가 항진된 상태

hypotonia 근긴장저하 [hahy-poh-TOH-nee-uh]	hypo- = 부족한 -ia = 상태(명사형 접미사)	근 긴장도가 저하된 상태
ventricul/o		뇌실 · 심실 ventricle
circumventricular organ 뇌실주위기관 [ser-kuhm-ven-TRIK-yuh-ler]	circum- = 주위의 -ar = ~와 연관된(형용사형 접미사)	제3뇌실과 제4뇌실 주위에 있는 여러 구조물을 합쳐서 부르는 용어. 혈액뇌장벽의 발달이 매우 약해서 물질이 뇌세포로 자유롭게 드나듦

접미사

용어	용어 분석	의미
-algesia/-algia		통증 pain
analgesia 진통, 무통각증 [an-l-JEE-zee-uh]	an- = 없는, 아닌	통증을 느끼지 못함
arthralgia 관절통 [ahr-THRAL-juh]	arthr/o = 관절	관절 통증
neuralgia 신경통 [noo-RAL-juh]	neur/o = 신경	하나 이상의 신경로를 따라 퍼지는 저리거나 쥐 나는 듯한 통증
-cele		탈출 protrusion, 헤르니아 hernia
myelomeningocele 척수수막탈출증, 척수수막류 [MAHY-uh-luh-muh-NING-guh-seel]	myel/o = 척수, 골수 mening/o = 수막	척수와 척수막이 원래 위치에서 벗어난 상태
meningocele 수막탈출증, 수막류 [muh-NING-guh-seel]	mening/o = 수막	수막이 원래 위치에서 벗어난 상태
-esthesia		감각 sensation, feeling
anesthesia 마취, 무감각 [an-uhs-THEE-zhuh]	an- = 없는, 아닌	감각을 느끼지 못하는 상태
dysesthesia 1. 감각이상 2. 불쾌감각 [dis-uhs-THEE-zhuh]	dys- = 아픈, 장애가 있는	정상 자극을 통각으로 느끼는 상태
hyperesthesia 감각과민 [hahy-per-uhs-THEE-zhuh]	hyper- = 과도한	통증이나 접촉 같은 감각 자극에 과도하게 예민한 상태
hypoesthesia 감각저하 [hahy-poh-es-THEE-zhuh]	hypo- = 부족한	감각이 저하된 상태
paresthesia 감각이상 [par-uhs-THEE-zhuh]	para- = 비정상	무디거나 저린 감각
-graphy		기록법 process of recording
electroencephalography 뇌파검사 [ih-lek-troh-en-SEF-uh-luh-grafee]	electr/o = 전기 encephal/o = 뇌	뇌파기를 이용해 뇌파를 기록하는 검사
-kinesia/-kinesis		운동 · 움직임 movement
bradykinesia 운동완만 [BRAD-i-kahy-NEE-zhuh]	brady- = 느린	움직임이 비정상적으로 느린 상태
dyskinesia 운동이상증, 이상운동증 [dis-ki-NEE-zhuh]	dys- = 장애가 있는	운동 이상
hyperkinesia 운동과다(증) [hahy-per-ki-NEE-zhuh] = hyperkinesis	hyper- = 과도한	근육 활동과 신체 활동이 과도한 상태. 과다활동(hyperactivity)이라고도 함
-lepsy		발작 seizure, 발병 attack
epilepsy 뇌전증 [EP-uh-lep-see]	epi- = 위의	뇌 신경세포가 일시적으로 이상을 일으켜 과도한 흥분상태를 유발하여 뇌 기능의 일시적 마비 증상이 반복적으로 발생하는 뇌 질환

narcolepsy 기면병 [NAHR-kuh-lep-see]	narc/o = 잠	일상생활 중 발작적으로 졸음에 빠져드는 신경계 질환 및 수면장애
-lexia		읽기 reading, 단어 word
alexia 실독증, 읽기언어상실증 [uh-LEK-see-uh]	a- = 없는, 아닌	심한 읽기 능력 저하
dyslexia 읽기장애, 난독증 [dis-LEK-see-uh] = paralexia[par-uh-LEK-see-uh]	dys- = 나쁜, 아픈, 비정상인	문자를 읽고 철자를 구분하거나 내용을 이해하는 데 장애를 보이는 학습장애
-phasia		말하기 · 언어 speech
aphasia 실어증, 언어상실증 [uh-FEY-zhuh]	a- = 없는, 아닌	말이나 글, 수화를 통해 의사소통할 수 없는 상태
dysphasia 언어장애 [dis-FEY-zhuh]	dys- = 어려운, 장애가 있는 -phasia = 말하기 · 언어	말하기 장애
-plegia		마비 paralysis
hemiplegia 반신마비 [hem-i-PLEE-jee-uh]	hemi- = 절반	한쪽 신체(우측 또는 좌측)의 마비
paraplegia 하반신마비 [par-uh-PLEE-jee-uh]	para- = 두 개로 한쌍을 이룬	신체 하부 혹은 양쪽 다리 마비
quadriplegia 팔다리마비, 사지마비 [kwod-ruh-PLEE-jee-uh]	quadri- = 넷	모든 팔다리의 마비
-praxia		실행 perform
apraxia 실행증 [uh-PRAK-see-uh]	a- = 없는, 아닌	감각이나 운동 장애가 없는 상태에서 조화운동을 할 수 없거나 물건을 적절히 사용할 수 없는 상태
-taxia		순서 ordering, 배열 arrangement
ataxia 실조(증) [uh-TAK-see-uh]	a- = 없는, 아닌	근육의 조화운동이 안 되는 상태
dystaxia 조화운동장애, 부분실조 [dis-TAK-see-uh]	dys- = 어려운, 장애가 있는	경증 실조. 근육의 조화운동이 불충분한 상태

접두사

용어	용어 분석	의미
a-/an-		없는 without, 아닌 not
aphasia 실어증, 언어상실증 [uh-FEY-zhuh]	a- = 없는, 아닌	말이나 글, 수화를 통해 의사소통할 수 없는 상태
analgesia 진통, 무통각증 [an-l-JEE-zee-uh]	an- = 없는, 아닌 algesia = 통증	통증을 느끼지 못함
brady-		느린 slow
bradykinesia 운동완만 [BRAD-i-kahy-NEE-zhuh]	-kinesia = 운동 · 움직임	운동이 비정상적으로 느린 것
de-		부족한 lack of, 없는 without
decerebrate rigidity 대뇌제거경축, 제뇌경축 [dee-SER-uh-breyt]	cerebr/o = 대뇌	의식이 없는 환자가 나타내는 특징적 자세로서 중뇌 손상이 있을 때 발생할 수 있음. 팔은 안쪽으로 돌아가 있고 발목은 굽힌 자세를 보이며 팔다리와 몸통은 뻣뻣하게 펴짐
decorticate rigidity 피질제거경축, 제피경축 [dee-KAWR-ti-keyt]	cortic/o = 피질	의식이 없는 환자가 나타내는 특징적 자세로서 상부 중뇌 손상이 있을 때 나타날 수 있음. 적절한 자극을 가할 경우 다리는 펴고 팔은 구부림

pachy-		두꺼운 thick
pachycephalia 머리뼈비후 [pa-kee-SEF-uh-lee-uh]	cephal/o = 머리 -ia = 상태(명사형 접미사)	머리뼈가 비정상적으로 두꺼워지는 병
pachygyria 큰뇌이랑증 [pa-kee-JAHY-ree-uh]	gyrus = 이랑	대뇌이랑이 비정상적으로 두꺼워지는 선천기형

5 신경계통 질환

알츠하이머병

알츠하이머병(Alzheimer disease, AD)은 사람의 지적 기능을 악화시키는 병으로서 65세 이상에서 빈발한다. 발병 초기에는 심하지 않은 기억상실을 나타내지만, 질병이 진행하면 정신 기능과 감정 기능, 신체 기능을 완전히 상실한다(표 15.1).

표 15.1 알츠하이머병

양상	• 진행성 • 초기: 기억상실을 나타냄, 언어장애와 시공간장애를 나타낼 수 있음 • 후기: 실행증을 나타냄
검사	• 신경학적 검사: 정상 • 신경정신검사: 기억상실과 실독증, 실서증
영상	• 해마 크기 감소
치료	• 콜린에스터분해효소억제제(경증~중증) • NMDA억제제(중등도~중증)

알츠하이머병은 3단계로 나뉘며, 자세한 설명은 다음과 같다.

- 1단계

  1단계는 1~3년간 지속되며, 증상으로는 단기기억 상실; 새로운 정보에 관한 학습 능력 및 집중력 저하; 점진적인 성격 변화(과민성, 부인, 우울); 심도지각(거리지각, depth perception) 장애 등을 나타낸다. 1단계 알츠하이머 환자는 자신의 정신기능 오류를 인식하며 그 오류를 바로잡으려고 한다.

- 2단계

  2단계는 약 2~10년간 지속되며, 환자는 이 기간에 글을 쓰는 능력과 촉각에 의한 물체 파악 능력, 의도한 운동 능력, 단순한 과제(예: 옷 입기) 수행 능력을 상실한다. 이 단계는 병이 점차 악화하는 시기로서 무엇보다 환자를 안전하게 보호하는 것이 주요 관심사가 된다. 또한 이 시기에는 상대방과의 사회적 소통 능력도 상실한다. 환자는 대화 시 틀린 단어를 사용하거나 짧은 구절을 반복해서 말할 수 있으며, 심하면 언어 기능을 완전히 상실(실어증, aphasia)한다.

- 3단계

  3단계는 8~10년간 지속되는데, 이 단계의 환자는 시간과 장소, 사람을 구분하지 못하므로 상대방과 사회적 소통 능력이 극히 제한된다. 요실금(urinary incontinence; 소변을 가리지 못함)과 대변실금(fecal incontinence;

대변을 가리지 못함)을 나타내며, 자세는 앞으로 굽힘(flexion), 팔다리는 경직(rigidity)된다. 이로 인해 환자는 기본적 생활을 위해 다른 사람의 도움을 받아야 한다. 이 단계의 환자는 가족의 도움을 받거나 요양시설에 입소해 생활한다. 또한 이 단계의 환자는 영양실조(malnutrition)와 탈수(dehydration), 폐렴(pneumonia) 등의 합병증을 나타낸다.

알츠하이머병 증상을 유발하는 화학적 변화와 구조적 변화가 밝혀져 있지만, 이 병을 진단할 수 있는 단일 검사법은 확립되어 있지 않다. 진단 전에 유사한 증상을 나타내는 다른 질환을 먼저 배제해야 한다. 알츠하이머병의 임상 진단은 신체검사와 심리검사, 신경학적 검사, 정신검사와 함께 여러 가지 실험실 검사를 기초로 한다. 진단 도구와 기준을 활용하면 약 90% 정확도로 알츠하이머병을 진단할 수 있다. 알츠하이머병은 사망 후 부검을 통한 뇌 조직 채취와 조직병리검사를 통해 확진할 수 있다.

알츠하이머병 치료는 콜린에스터분해효소억제제(cholinesterase inhibitor; 아세틸콜린 분해를 억제하여 아세틸콜린 작용 시간을 늘림)를 사용하는데, 이 약물은 약 40%에서 기억력이 증가하는 경증에서 중등도 환자에게 사용할 수 있다. 항우울제(antidepressant)와 신경안정제(tranquilizer)도 증상 개선을 위해 흔히 사용된다.

뇌진탕

뇌진탕(cerebral concussion)은 잠깐 뇌 기능이 멈춘 상태로서 대개 수 초 동안 의식소실을 나타낸다. 이러한 의식소실은 대개 머리가 물체(고정된 물체나 주먹 등)에 부딪혀 발생한다. 뇌진탕이 심한 경우 의식소실 기간이 길어지거나 발작(seizure), 호흡정지, 저혈압(hypotension) 등이 발생하기도 한다.

뇌진탕을 경험한 사람은 의식 회복 후 두통(headache)을 나타내는 경우가 많으며, 외상을 입은 상황을 기억하지 못한다. 그 외에 흐려보임(blurred vision; 시야가 흐려 보임)이나 졸음(drowsiness), 혼동(confusion; 상황을 제내로 알지 못함), 시야장애(visual disturbance; 시야의 일부가 보이지 않음), 어지럼(dizziness) 등이 나타날 수 있다.

뇌진탕이 발생했을 때는 두개내압(intracranial pressure, ICP) 증가 징후나 두개내출혈(intracranial bleeding) 징후가 있는지를 의식소실 기간뿐 아니라 의식 회복 후 수 시간 동안 관찰해야 한다. 이러한 징후가 나타나면 추가 검사와 치료가 필요하다(그림 15.6).

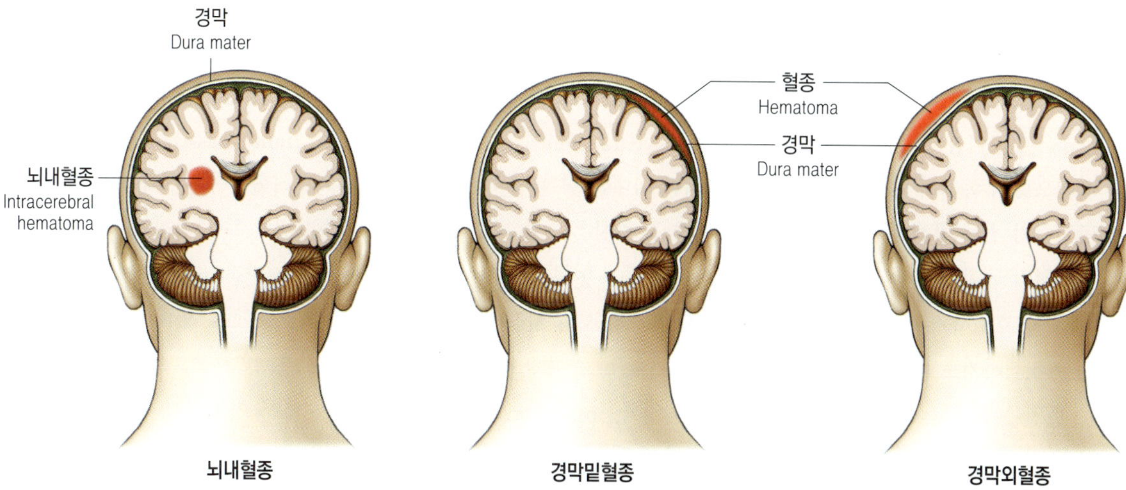

그림 15.6 뇌진탕, 뇌타박상

뇌타박상

뇌타박상(cerebral contusion)은 뇌가 머리뼈 내부와 부딪혀 뇌에 작은 산발적 정맥출혈(뇌 조직에 멍이 들었다고 설명함)이 일어난 것이다. 뇌타박상은 뇌부종(brain edema; 혈액뇌장벽의 누수로 인한 뇌 조직 팽창)을 일으킬 수 있다. 뇌부종은 손상 후 12~24시간에 최고도에 도달한다.

증상은 뇌타박상의 크기와 부위에 따라 달라지지만, 두개내압(ICP) 증가와 폭력성 증가, 의식 수준(level of consciousness, LOC) 변화 등이 발생할 수 있다(그림 15.6).

뇌타박상 환자가 병원에 왔을 때는 두개내압 증가 징후와 의식 수준 변화를 포함한 이차 효과가 나타나는지 주의 깊게 관찰해야 한다. 입원 시에는 대개 두개내압을 감시함으로써 뇌관류(brain perfusion)를 유지해야 하며, 이를 위해 코티코스테로이드(corticosteroids)와 삼투이뇨제(osmotic diuretics)를 투여할 수 있다.

뇌성마비

뇌성마비(cerebral palsy, CP)는 선천 뇌 손상을 설명하는 데 사용하는 총칭으로서 영구적 손상이지만 진행하지는 않는다. 뇌성마비는 맘대로근(수의근) 조절 능력을 상실하는 것이 특징이다.

뇌성마비 때 나타나는 맘대로근 조절 능력 상실은 출생 전이나 출생 시, 생후 3~5세에 발생한 대뇌(cerebrum) 손상으로 발생한다. 뇌성마비 증상과 유형은 손상된 대뇌 부위에 따라 달라진다. 뇌성마비는 4가지로 분류된다.

- 경직뇌성마비(spatic CP)는 대뇌피질 손상으로 발생하며, 근긴장도 증가를 나타내는 것이 특징이다. 발뒤꿈치 근긴장도가 매우 증가하므로 이 유형의 뇌성마비 환자는 발끝으로 걷는다. 뇌성마비 중 가장 흔한 유형이다.
- 실조뇌성마비(ataxic CP)는 대뇌 손상으로 발생하며, 떨림과 평형장애, 조화운동 소실, 비정상적 움직임을 나타낸다. 이 유형의 뇌성마비 환자는 비틀거리며 걷는다.
- 느린비틀림운동뇌성마비(athetoid CP)는 바닥핵(기저핵, basal ganglia) 손상으로 발생하며, 비틀림(twisting)이나 갑작스러운 움직임(jerky movement)을 나타낸다.
- 혼합뇌성마비(mixed CP)은 3가지 유형의 뇌성마비 증상이 섞여 있는 유형이다.

지능은 정상인 경우부터 정신지체가 동반되는 경우까지 다양하다. 뇌성마비 환자는 눈운동장애나 발작장애, 청각장애, 언어장애 등의 다른 증상을 나타내기도 한다.

뇌졸중

뇌졸중(cerebrovascular accident, CVA; stroke)은 혈류량 감소로 인해 특정 뇌 부위에 혈액이 공급되지 않아 죽은 것을 말한다. 뇌졸중은 뇌출혈(cerebral hemorrhage)이나 혈전증(thrombosis; 혈전 생성), 색전증(embolism; 혈전 이동)으로 발생한다. 일과성허혈발작(transient ischemic attack, TIA; mini-stroke)은 혈액 공급이 일시적으로 부족해져 발생하며, 발생 후 24시간 이내에 회복되는 것을 말한다. 일과성허혈발작은 본격적인 뇌경색이 발병하기 전에 발생하는 경우가 많다. 신경학적 증상은 허혈 정도나 허혈이 발생한 위치 등에 따라 다양하다. 일과성허혈발작 환자는 감각 둔화(numbness; 예리하지 않고 남의 살을 만지는 느낌)나 저린감(tingling; 쥐 났을 때의 느낌)을 호소하거나 한쪽 팔다리 근력약화, 한쪽 입꼬리 처짐, 의사소통 어려움을 호소할 수 있다. 때로는 시야장애를 경험하기도 한다.

혈전증(혈전뇌졸중, thrombotic CVA; 뇌경색, infarction)은 모든 뇌졸중의 50%를 차지하며, 주로 50세 이상에서 발생하고, 종종 휴식 중 또는 수면 중에 발생한다. 혈전(피떡, blood clot)은 대개 죽상경화증(atherosclerosis)에 의해 발생하는데, 죽상경화증은 혈관 내벽에 지방이 쌓여[이것을 죽상판(plaque)또는 죽종(atheroma)이라 함] 혈관 지름을 줄이고 심한 경우 혈관을 막는다. 혈전뇌졸중은 대개 본격적인 증상 발현에 앞서 한 차례 이상의 일과성허혈발작을 나타낸다. 뇌졸중은 갑작스럽게 발생하지만, 진행은 느리다.

색전증(embolism; 뇌경색, infarction)은 혈전이나 지방, 세균, 종양 등이 떨어져 나와 뇌혈관을 막음으로써 발생한다. 이러한 혈관 폐쇄는 해당 혈관이 혈액을 공급하던 부위의 허혈을 유발한다. 심내막염이나 심방세동, 판막 이상 등의 심장 이상도 색전증을 유발할 수 있다. 지방색전증(fat embolism)은 긴뼈 골절로 인해 발생할 수 있다. 대뇌색전증은 즉각적인 신경학적 증상을 유발한다. 색전이 부서지거나 없어지면 증상은 소실된다. 색전이 그대로 유지되면 증상은 소실되지 않는다. 색전이 부서지더라도 해당 부위의 혈관은 약한 경우가 많으므로 뇌출혈 가능성이 커진다.

뇌출혈(cerebral hemorrhage)은 혈관 파열로 발생하며, 혈액은 뇌척수액이나 뇌 조직, 거미막밑공간으로 흘러 들어간다. 뇌출혈의 가장 흔한 원인은 고혈압이다. 증상은 대개 심한 두통과 함께 갑작스럽게 나타나며 이때 다른 신경학적 증상도 나타난다.

뇌졸중 증상은 잘 모르고 지나가는 예도 있고, 감각 둔화와 혼동, 어지럼 등을 나타내는 일도 있으며, 의식소실[혼미(stupor), 혼수(coma)]이나 마비, 실어증과 같은 심각한 이상을 나타내는 예도 있다.

뇌졸중 치료는 원인과 결과에 따라 정해진다. 예후는 손상 영역의 위치와 범위 그리고 치료 개시 시간 등에 따라 달라진다.

다발경화증

다발경화증(multiple sclerosis, MS)은 척수와 뇌에 분포하는 말이집을 공격하는 중추신경계 퇴행성 염증 질환으로서 신경에 흉터[이것을 경화(sclerosis, hardened, scared)라 함]를 남김으로써 신경 흥분파 전파를 방해한다. 다발경화증(MS)은 20~40세 젊은 성인에서 주로 발병하며, 남성보다는 여성에서 더 흔하다. 첫 발병은 수주나 수개월, 수년에 걸쳐 점진적으로 일어나기도 하고 수분이나 수 시간에 걸쳐 일어나기도 한다. 다발경화증의 생존 기간은 발병 후 대략 30년 정도이지만, 수개월 내에 사망하는 예도 있다. 다발경화증은 악화-완화형(exacerbation-remission type; 증상의 악화와 완화를 반복하는 유형)과 만성진행형(chronic progressive type; 계속해서 증상이 악화하는 유형)으로 나눌 수 있다. 말이집 흉터는 신경 흥분파 전파를 지연시키거나 완전히 차단할 수 있다. 다발경화증의 증상은 다음과 같다.

- 불안정한 평형 기능과 불완전한 조화운동(불안정한 불규칙 움직임을 동반함), 어지럼
- 저림감과 근력약화(하나 이상의 팔다리에서 나타남)
- 언어장애와 시각장애, 청각장애
- 요실금 또는 절박뇨
- 얼굴 통증 · 저린감, 저작장애, 삼킴장애
- 피로, 경직(spasticity), 근육소모/근위축
- 온도 감각 장애
- 발기부전
- 감정장애

다발경화증 환자는 발작이나 치매, 실명, 요로감염, 요실금, 대변실금, 호흡기감염, 낙상과 같은 합병증을 나타낼 가능성이 크다. 치료법은 없지만, 일부 약물은 증상 악화를 막고 증상을 완화하는 데 도움을 준다. 약물 치료의 목표는 염증 반응과 면역 반응을 감소시키고 근 이완을 촉진하는 것이다. 보살핌의 목표는 증상을 완화하고 가능하면 오랫동안 독립적으로 생활하게 하는 것이다.

파킨슨병

파킨슨병(Parkinson disease, PD)은 느리게 진행하는 퇴행성 신경질환으로서 구부정한 자세와 발을 질질 끌며 걷는 걸음걸이, 알약을 굴리는 듯한 손가락 움직임, 마스크를 쓴 듯 무표정한 얼굴, 삼킴장애 등을 나타낸다(그림 15.7).

파킨슨병의 원인은 알려지지 않았지만, 파킨슨병 환자에서 도파민 결핍이 보고돼 있다. 파킨슨병은 남성에서 더 흔하며, 증상은 50~60세에 나타나기 시작한다. 임상증상은 세 그룹으로 나눌 수 있다.

- 운동기능이상(motor dysfunction)은 안정떨림(resting tremor; 알약을 굴리는 듯한 손가락 떨림)과 느린 움직임, 운동 시작 지연/불능, 언어장애, 근육 경축(muscle rigidity), 보행장애, 자세 이상 등을 나타낸다.
- 자율신경기능이상(autonomic system dysfunction)은 얼룩덜룩한 피부, 기름흐름(지루, seborrhea)/심한 땀분비(얼굴 · 윗목 부위)/땀분비 결핍(아래 몸통)으로 인한 문제, 기립저혈압, 열불내성, 변비 등을 나타낸다.
- 정신 · 감정기능이상(mental and emotional dysfunction)은 기억상실과 정신기능 저하, 문제해결능력 저하, 불안과 걱정, 우울 등을 나타낸다.

파킨슨병 치료는 약물요법과 물리치료(증상 개선)로 이뤄져 있으며, 환자의 움직임을 유지하는 데 초점을 맞추고 있다. 최근에는 수술적 치료법이나 뇌심부자극술과 같은 기능적 치료법을 시행하기도 하지만, 결과가 항상 성공적인 것은 아니다.

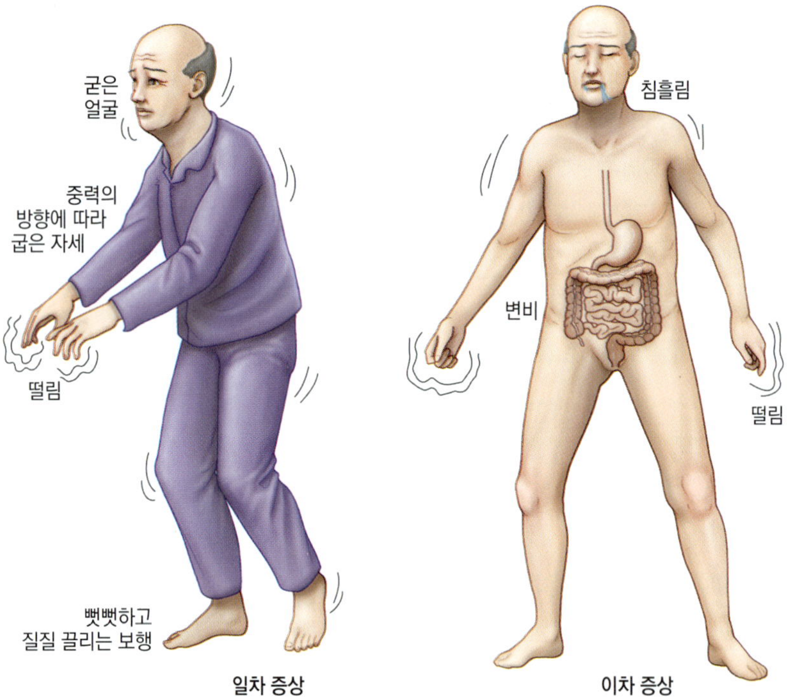

그림 15.7 파킨슨병 환자의 특징적인 자세

6 약어

약어	의미
ALS	amyotrophic lateral sclerosis 근위축측삭경화증
ANS	autonomic nervous system 자율신경계
BBB	blood-brain barrier 혈액뇌장벽
CNS	central nervous system 중추신경계
CSF	cerebrospinal fluid 뇌척수액
CT	computed tomography 컴퓨터단층촬영
CVA	cerebrovascular accident 뇌졸중
CTS	carpal tunnel syndrome 손목굴증후군
EEG	electroencephalogram 뇌파
EMG	electromyography 근전도검사
EST	electric shock therapy 전기충격요법
HNP	herniated nucleus pulposus 추간판탈출증
ICP	intracranial pressure 두개내압
LOC	level consciousness 의식수준
LP	lumbar puncture 허리천자
MRI	magnetic resonance imaging 자기공명영상
MS	multiple sclerosis 다발경화증
MSLT	multiple sleep latency test 수면잠복기반복검사
NCS	nerve conduction study 신경전도검사
NPH	normal-pressure hydrocephalus 정상압수두증
NREM	non-rapid eye movement 비급속눈운동, 비렘
PD	Parkinson disease 파킨슨병
PEG	pneumoencephalogram 공기뇌조영상
PET	positron emission tomography 양전자(방출)단층촬영
PNS	peripheral nervous system 말초신경계
PSG	polysomnogram 수면다원기록
REM	rapid eye movement 급속눈운동, 렘
SNS	somatic nervous system 몸신경계
TENS	transcutaneous electrical nerve stimulation 피부경유전기신경자극
TIA	transient ischemic attack 일과성허혈발작

7 의학용어 복습

이 장에서 배운 용어들이 해부생리 용어와 질병 용어, 진단 · 수술 용어로 나뉘어 표로 정리되어 있다. 각 용어의 의미와 어느 범주에 속하는지 복습하시오.

해부생리 용어

1	cerebellar	2	cerebral	3	cerebrospinal
4	cerbrovascular	5	conus medullaris	6	corpus callosum
7	cortical	8	corticospinal	9	dendrite
10	epidural	11	myoneural	12	nerve
13	neuroglia	14	neurologist	15	neurology
16	neuron	17	subdural	18	thalamocortical

질병 용어

1	aphasia	2	ataxia	3	bradykinesia
4	cerebellitis	5	demyelination	6	diplegia
7	dysesthesia	8	dyskinesia	9	dysphasia
10	encephalitis	11	encephalomalacia	12	encephalopathy
13	glioma	14	hematoma	15	hemiplegia
16	hydrocephalus	17	hyperesthesia	18	hyperkinesis
19	hypoesthesia	20	meningioma	21	meningitis
22	meningocele	23	meningoencephalitis	24	monoplegia
25	multiple sclerosis	26	myelomeningocele	27	myeloradiculitis
28	myeloschisis	29	neuralgia	30	pathymeningitis
31	paraplegia	32	Parkinson disease	33	paresthesia
34	poliomyelitis	35	polyneuritis	36	tetraplegia
37	seizure disorder				

진단 · 수술 용어

1	anesthesia	2	cerebral angiography	3	computed tomography
4	electroencephalogram	5	electroencephalograph	6	electroencephalography
7	myelogram	8	myelography	9	magnetic resonance imaging
10	neurolysis	11	spinal tap, lumbar puncture	12	ventriculostomy

8 사례

의무기록을 읽고 질문에 답하시오. 필요할 경우 교재나 용어사전, 기타 참고문헌을 사용하시오.

의무기록

50세 남자가 경추증(cervical spondylosis)으로 입원했다. 그는 팔과 다리에서 점진적인 근력약화(muscle weakness)를 나타내며 자기공명영상(MRI)에서 척수 압박 소견이 관찰된다. 그는 근전도검사(EMG)와 신경전도검사(NCS)에서 척수 압박(spinal cord compression)으로 인한 운동신경병증(motor neuropathy)을 나타낸다. 담당 의사는 환자 및 그 가족과 함께 이 환자가 정상 활동을 할 수 있는 상태로 회복할 수 있을지를 토론한다.

질문

의무기록에 적힌 정보를 활용해 질문에 답하시오.

1. Spondylosis는 어느 부위를 침범하는 질병인가?

a. 뇌
b. 신경뿌리
c. 척수
d. 척추

2. Compression은 무엇을 의미하는가?

a. 악회
b. 눌림
c. 전위
d. 넓어짐

3. EMG로 진단할 수 있는 것은?

a. 척수 압박
b. 운동신경병증
c. 척추증

4. 검사를 통해 확인된 이 환자가 나타내는 장애는?

a. 신체 내 · 외부 변화 감지 장애
b. 근육운동 장애
c. 감각 정보를 처리하는 정신 능력 장애

5. 근력약화는 무엇을 의미하는가?

a. bradykinesia
b. hypesthesia
c. myasthenia
d. myotonia

9 연습문제

A. 짝짓기

- 신경 구조물(왼쪽 열)과 해당하는 설명(오른쪽 열)을 연결하시오.

1. 세포체	A. 대뇌를 좌 · 우반구로 나눔
2. 축삭	B. 식욕과 갈증, 체온을 유지하는 데 관여함
3. 가지돌기	C. 세포소기관을 포함하고 있는 신경세포 부위
4. 대뇌피질	D. 감각 정보를 받아들여 다른 신경계 부위로 중계함
5. 신경교세포	E. 흥분파를 전달하는 신경세포 부위
6. 세로틈새	F. 나뭇가지처럼 생긴 신경세포 부위
7. 시상	G. 대뇌 표면을 덮고 있는 회색질
8. 시상하부	H. 신경계를 지지하고 보호함

B. 의학용어

- 다음 정의에 해당하는 의학용어를 작성하시오.

1. 신경 통증 ______
2. 신경계 질병을 진단하고 치료하는 전문가 ______
3. 신경 파괴 ______
4. 여러 신경의 염증 ______
5. 뇌의 전기 활동을 기록한 그림 ______
6. 수막 탈출 ______
7. 척수와 수막 탈출 ______
8. 감각 소실 ______
9. 감각 저하 ______
10. 감각 항진 ______
11. 정상 자극을 통증으로 느낌 ______
12. 감각 둔화(numbness; 남의 살을 만지는 듯한 감각의 둔화)와 저린감(쥐가 난 듯한 감각) 같은 비정상 감각 ______
13. 신체 양쪽 팔 또는 다리 등의 마비 ______
14. 신체 한쪽(오른쪽 또는 왼쪽) 마비 ______
15. 하나의 팔이나 다리 마비 ______
16. 신체 하부(몸통과 다리) 마비 ______
17. 모든 팔다리 마비 ______
18. 뇌 염증 ______
19. 뇌 연화 ______
20. 뇌에 발생한 어떤 병 ______

C. 철자 연습

■ 다음 중 철자가 틀린 단어를 찾아 올바르게 수정하시오.

1. thalmus
2. medula
3. corpus callosum
4. encephalomalasia
5. cerrebelum
6. epidurral space
7. myeloschises
8. ventricalostomy
9. disphasia
10. quadraplegia

D. 질병 용어

■ 다음 설명에 해당하는 질병명을 작성하시오.

1. 중추신경계 축삭에서 특징적인 말이집탈락을 보임

2. 주요 증상으로 떨림과 운동완만, 근육경축을 나타내는 병

3. 도파민을 투여해 치료할 수 있는 병

4. 혈전이 색전에 의해 발생할 수 있는 뇌 질환

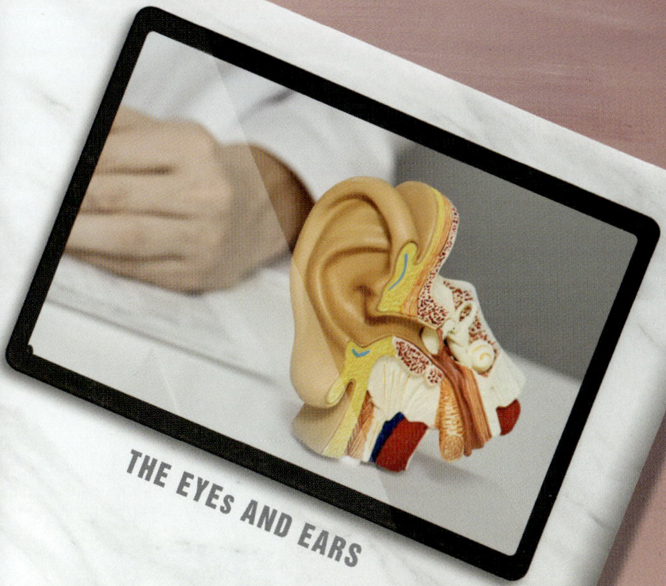

THE EYES AND EARS

16 눈과 귀

학습목표

- 눈과 귀의 명칭을 바르게 적고 발음할 수 있다.
- 눈과 귀의 주요 기능을 열거하고 이들의 기능을 설명할 수 있다.
- 눈과 귀의 용어를 결합형과 접미사, 접두사로 구분하고 그 의미를 설명할 수 있다.
- 눈과 귀에서 자주 사용하는 약어의 의미를 설명할 수 있다.

1 한눈에 보는 눈과 귀

기능

눈과 귀는 외부에서 들어오는 빛, 소리와 균형에 대한 정보를 제공한다.

기관

눈과 귀를 구성하는 주요 구조물은 다음과 같다(그림 16.1).

- **cornea** 각막
- **auricle** 귀바퀴
- **pupil** 동공
- **tympanic membrane** 고막
- **iris** 홍채
- **malleus** 망치뼈
- **lens** 수정체
- **incu** 모루뼈
- **retina** 망막
- **stapes** 등자뼈
- **choroid** 맥락막
- **oval window** 타원창
- **sclera** 공막
- **macula lutea** 황반
- **vestibule** 안뜰
- **optic nerve** 시각신경
- **semicircular canal** 반고리뼈관
- **cochlea** 달팽이

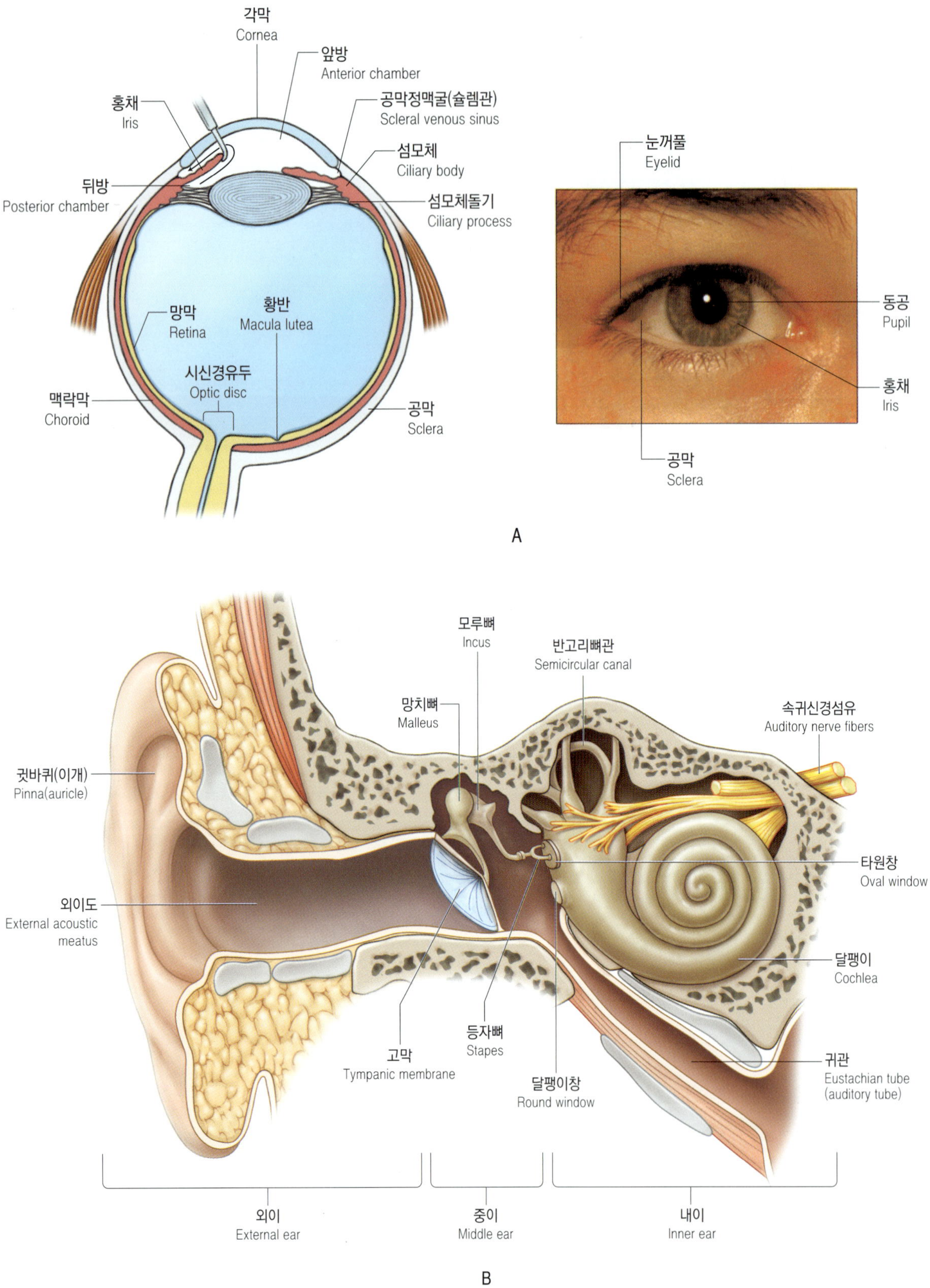
각막
Cornea
앞방
Anterior chamber
홍채
Iris
공막정맥굴(슐렘관)
Scleral venous sinus
섬모체
Ciliary body
뒤방
Posterior chamber
섬모체돌기
Ciliary process
망막
Retina
황반
Macula lutea
시신경유두
Optic disc
맥락막
Choroid
공막
Sclera
눈꺼풀
Eyelid
동공
Pupil
홍채
Iris
공막
Sclera
A
모루뼈
Incus
반고리뼈관
Semicircular canal
망치뼈
Malleus
속귀신경섬유
Auditory nerve fibers
귓바퀴(이개)
Pinna(auricle)
타원창
Oval window
외이도
External acoustic meatus
달팽이
Cochlea
등자뼈
Stapes
고막
Tympanic membrane
귀관
Eustachian tube (auditory tube)
달팽이창
Round window
외이
External ear
중이
Middle ear
내이
Inner ear
B

그림 16.1 A: 눈, B: 귀

용어 성분

눈과 관련된 용어를 만들 때 사용하는 대표적인 용어 성분은 다음과 같다.

결합형

어근	의미	어근	의미
aque/o	물	ocul/o	눈
blephar/o	눈꺼풀	ophthalm/o	눈
chori/o	맥락막	opt/o	시력; 시야
chroid/o	맥락막	palpebr/o	눈꺼풀
conjunctiv/o	결막	papill/o	유두
core/o	동공	phac/o; phak/o	수정체
corne/o	각막	phot/o	빛
cycl/o	섬모체	pupill/o	동공
dacry/o	눈물	retin/o	망막
dacryocyst/o	눈물주머니	scler/o	공막
goni/o	각도	ton/o	장력
irid/o; ir/o	홍채	trabecul/o	섬유주; 그물
larcrim/o	눈물	uve/o	포도막(맥락막, 섬모체, 홍채)
mi/o	수축; 적은	vitre/o	유리 같은

접미사

접미사	의미	접미사	의미
-chalasis	늘어짐	-tropia	돌리는
- opia; - opsia	시각; 시각조건	-tropion	돌리는

귀와 관련된 용어를 만들 때 사용하는 대표적인 용어 성분은 다음과 같다.

결합형

어근	의미	어근	의미
audi/o	청력	ossicul/o	귓속뼈
audit/o	청력	ot/o	귀
aur/o	귀	salping/o	귀관
cochle/o	달팽이관	staped/o	등자뼈
labyrinth/o	미로	tympan/o	고막
myring/o	고막		

접미사

접미사	의미
-cusis	청력

2 들어가기

특수감각은 머리부위에 위치한 감각기관으로부터 특정한 자극을 전기적 신호인 활동전위로 바꾸어 신경을 통해 뇌로 전달하여 사람의 의식에 변화를 일으킨다.

특수감각은 시각, 청각, 안뜰감각, 후각, 미각으로 분류할 수 있고 촉각, 통각 및 온도감각을 감지하는 일반감각과 달리 빛, 소리, 화학물질 같은 자극을 감지하여 활동전위로 변화시키고 뇌신경을 통해 자극을 전달한다.

3 눈과 귀의 해부생리

눈의 해부생리

안쪽 눈

눈은 동공을 통해 빛을 받아들인 뒤 동공 뒤에 위치한 수정체로 빛을 집중시키고, 신경자극으로 변화시켜 뇌로 보내는 일을 한다. 수정체는 모양을 조절하여 멀거나 가까운 물체를 볼 수 있도록 한다. 수정체에 의해 초점이 맞추어진 빛은 안구 뒤의 망막에 상을 만들고, 만들어진 상은 신경자극으로 전환되어 시신경을 따라 후두엽으로 전달된다. 눈은 안쪽 눈(안구)과 바깥쪽 눈(눈 주위의 얼굴 구조물과 눈의 근육)으로 구성된다(그림 16.2).

안쪽 눈(inner eye)은 바깥층, 중간층, 안층으로 구성된다.

바깥층은 빛을 눈 안으로 들어오게 하여 눈 뒷부분 위에 초점이 맺히도록 하는 역할을 하는 투명한 안쪽 부분인 각막(cornea)과 눈의 하얀 부분으로 두꺼운 보호막인 공막(sclera)으로 이루어졌다.

중간층은 맥락막(choroid), 섬모체(ciliary body), 홍채(iris)로 이루어졌으며, 포도막(uvea)이라고도 한다. 공막 속의 맥락막은 눈에 영양을 공급할 수 있도록 혈관이 분포되어 있다. 맥락막 앞 쪽 끝에 위치하는 섬모체는 섬모체근(ciliary muscles)과 섬모체돌기(ciliary process)로 이루어졌다. 섬모체근은 수정체의 모양을 조절하여 초점을 맞추고, 섬모체돌기는 방수(aqueous humor)라는 액체를 분비하여 안구의 앞쪽을 씻어준다. 홍채는 눈의 색채를 나타내는 부분으로 홍채 안의 중앙 부위에는 눈에 들어오는 빛의 양을 조절하는 동공(pupil)이 있다. 동공은 밝은 장소에서는 동공을 둘러싸고 있는 홍채의 근육섬유가 수축(constricting)하여 작아지고, 어두운 장소에서는 홍채의 근육이 이완하면서 정상적인 상태가 된다. 또한 홍채의 방선근은 스트레스를 받거나 흥분하였을 때 동공을 크게 만든다.

눈의 안층은 몇 겹의 신경조직으로 구성된 망막이 있으며, 신경조직에는 들어온 빛을 신경자극으로 전환시키는 원뿔세포(cones)와 막대세포(rods)가 있다. 원뿔세포는 중심 시야와 밝은 빛의 시각화에 관여하고, 황반(macula lutea)이라고 하는 조그만 부위 안에 망막의 오목한 부위인 중심오목(fovea centralis)에 집중되어 있다.

막대세포는 주변 시야와 어두운 빛의 시각화에 관여하는 세포로 황반에서 떨어져 망막의 주변부에 주로 분포 한다. 시신경유두(optic disc)를 맹점(blind spot)이라고도 하는데 망막과 중심오목 중간에 위치한 망막의 작은 부분이다. 이 부분은 막대세포와 원뿔세포가 없으므로 상을 만들지 못한다.

수정체는 홍채 뒤에 위치하며 걸이인대(지지인대, suspensory ligaments)에 의해서 지지되고 있으며 눈층으로 간주되지 않는다. 빛이 수정체를 통과하면서 방향이 꺾이게 되는 굴절(refraction)현상이 나타난다(그림 16.3). 이때, 선명한 상을 얻기 위해서 수정체가 그 모양을 조절하여 망막에 초점을 맞추도록 수정체 모양을 변화시키는 것을 수정체 조절(lens accommodation)이라고 한다.

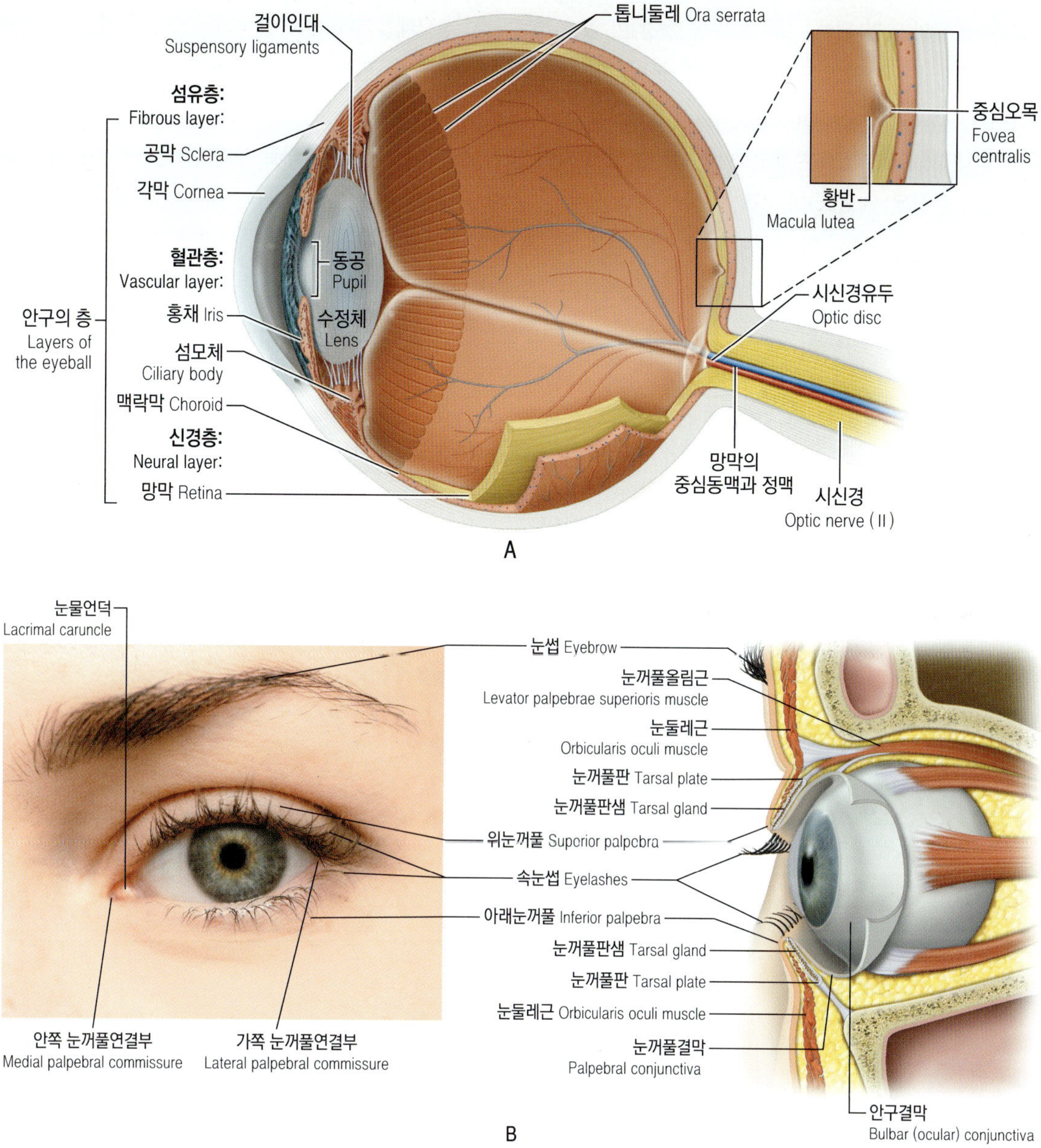

그림 16.2 A: 눈의 안쪽구조, B: 눈의 부속 구조

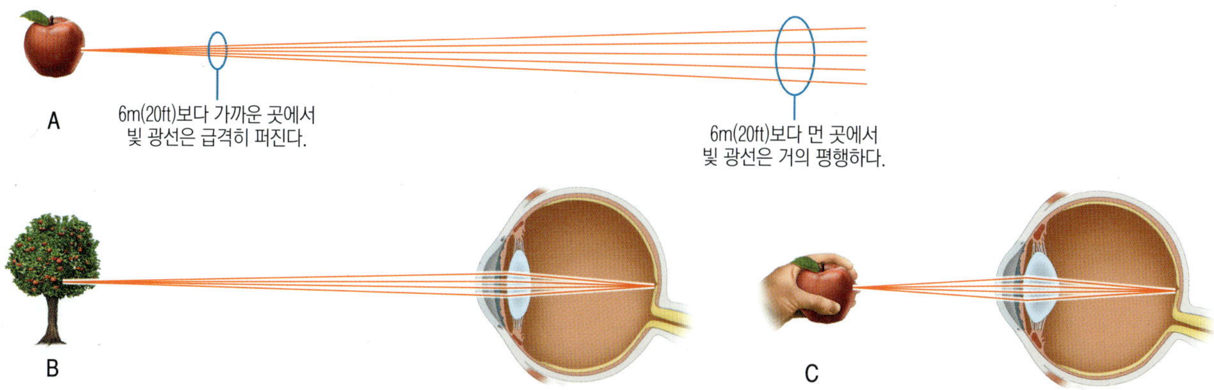

그림 16.3 수정체 조절.
A: 벌어지는 빛 광선, B: 정시안-수정체가 먼 곳의 시각을 위해 평평해짐, C: 조절-수정체가 가까운 곳의 시각을 위해 둥글게 됨

수정체의 앞과 뒤에는 두 개의 공간(강)이 있다. 앞공간은 섬모체돌기에 의해 분비되는 방수가 있고, 이 수액은 뒤에서 동공을 통해 앞으로 흐르는데, 분비되면 격자 모양의 망 구조물인 섬유주(trabecula)를 통해 공막정맥굴(실클렘관, canal of Schlemm)을 지나서 정맥으로 배수된다(그림 16.4).

녹내장(glaucoma)은 방수를 배수할 수 없게 되어 안구 내압이 증가하는 상태로 증가 한 압력에 의해 망막과 시신경이 손상될 수 있으)며, 시력 상실을 초래할 수 있다. 안구 내압의 균형(intraocular pressure, IOP)을 유지하기 위해서는 생산과 배수의 균형이 필요하다. 눈의 뒤공간은 유리체액(vitreous humor)이라고 부르는 젤리처럼 맑은 물질로 채워져 있는데, 이것은 안구의 형체를 유지시켜 주며, 맥락막 쪽으로 망막을 보조하여 빛을 전달한다.

핵심 내용

- 안쪽 눈은 바깥층, 중간층, 안층으로 구성된다.
- 수정체는 홍채 뒤에 위치하고 걸이인대가 수정체를 지지한다. 수정체는 빛을 구절시키고 망막에 선명한 상을 맺게 한다.
- 동공은 눈으로 들어오는 빛의 양을 조절한다.
- 앞공간은 방수가 포함되며, 뒤공간은 유리체액을 포함한다.

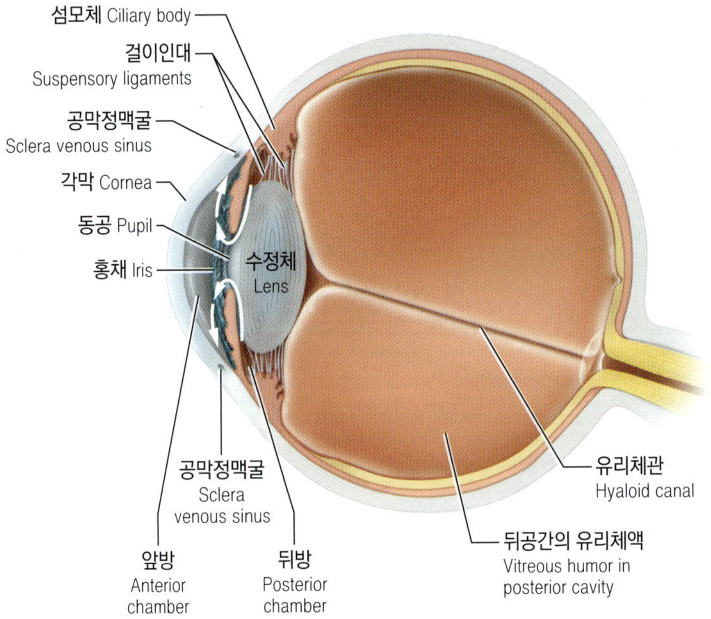

그림 16.4 안구방수

바깥쪽 눈

바깥쪽 눈(outer eye)은 안와 공간(orbital cavity), 바깥기원눈근육(extrinsic ocular muscles), 눈꺼풀(eyelids), 결막(conjunctival membrane), 눈물기관(lacrimal apparatus)으로 이루어졌다.

안와 공간은 안구가 들어가는 뼈로 된 움푹 파인 공간으로 안구를 보호하는 역할을 한다. 눈의 공막에 부착된 6개의 바깥기원눈근육은 위치와 방향에 따라 위곧은근(상직근), 아래곧은근(하직근), 안쪽곧은근(내측직근), 가쪽곧은근(외측직근), 위빗근(상사근), 아래빗근(하사근)이라고 하며 눈을 여러 방향으로 움직이게 한다.

핵심 내용

- 바깥쪽 눈은 안와 공간, 외눈근, 눈꺼풀, 결막, 눈물기관으로 이루어졌다.

귀의 해부생리

외이

외이(external ear)는 귓바퀴(auricle), 외이도(external auditory meatus), 고막(eardrum or tympanic membrane)으로 이루어진다. 머리 밖에 돌출되어 있는 귓바퀴는 바깥귀의 일부이다. 소리는 관 형태인 외이도를 통해 고막에 도달하고, 고막이 진동하면서 진동파가 발생해서 소리를 내이로 전달한다.

중이

중이(middle ear)는 망치뼈(추골, malleus), 모루뼈(침골, incus), 등자뼈(등골, stapes)로 이루어져 있다. 고막에 도달한 소리는 고막에서 망치뼈, 모루뼈, 등자뼈로 전달된다. 등자뼈는 중이와 내이 사이의 타원창을 울리게 하여 음파를 발생시키고 그 음파는 내이로 전달되어 전기적인 자극으로 바뀐 다음 뇌로 전달된다.

귀관(eustachian tube)은 중이와 목구멍을 연결해 주는 관으로 고막에 생긴 공기압력을 균일하게 유지한다. 중이염(otitis media)은 감염성 물질이 목구멍에서 귀관으로 들어와 발생하는 것으로 어린이에게서 흔히 볼 수 있다.

내이

내이(internal ear)는 뼈미로인 달팽이(cochlea), 안뜰(vestibule), 반고리뼈관(semicircular canal)으로 이루어졌다(그림 16.5). 달팽이에는 달팽이관이라는 막미로가 있어 청각에 관여한다. 안뜰에는 타원주머니와 둥근주머니가 있어 머리의 선형 움직임과 정적 평형을 탐지한다. 반고리뼈관에는 반고리관이 있어 머리의 회전 움직임을 탐지한다.

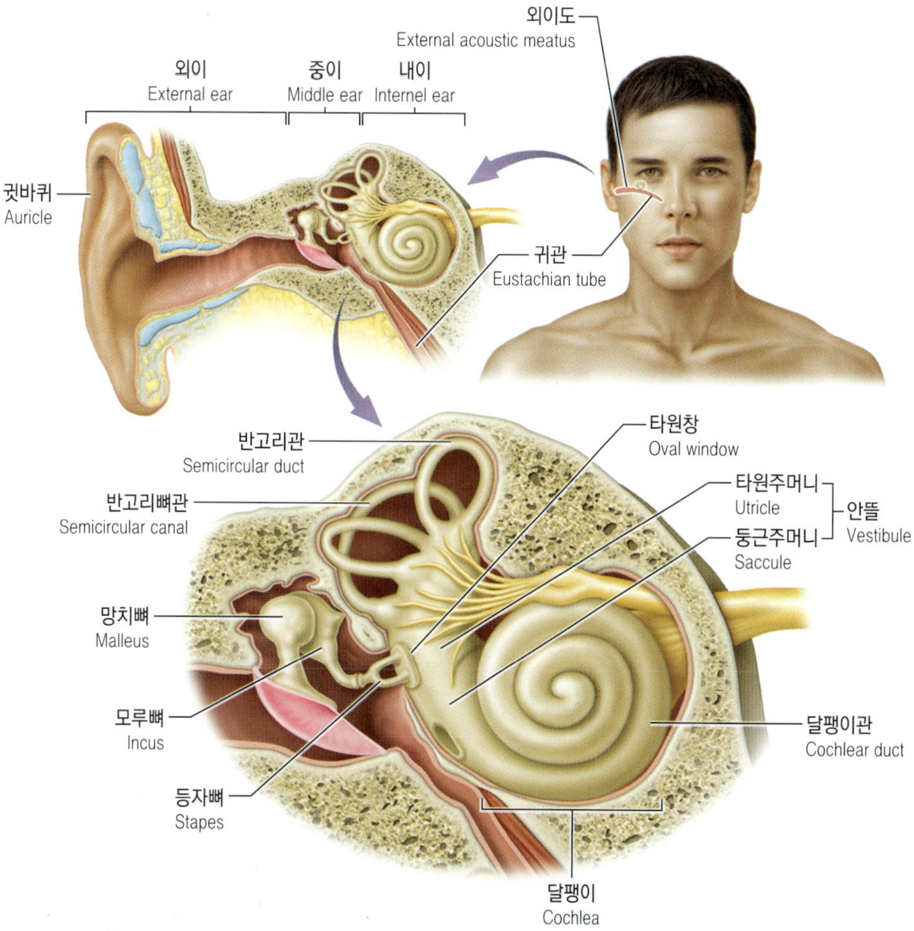

그림 16.5 내이

4 의학용어 분석과 의미

눈과 관련된 의학용어 분석과 의미

결합형 어근

용어	용어 분석	의미
aque/o		물 water
aqueous humor 방수 [AY-kwee-us HYOO-mer]	-ous = pertaining to ~에 속한 humor = body fluid 체액	안강에 있는 체액
blephar/o		눈꺼풀 eyelid
blepharopexy 눈꺼풀고정 [blef-ar-oh-PECK-see]	-pexy = surgical fixation 외과적 고정술	눈꺼풀을 수술로 고정하는 방법
blepharoplasty 눈꺼풀성형 [blef-ah-roh-PLAS-tee]	-plasty = surgical reconstruction 성형술 재건	눈꺼풀을 수술로 재건
symblepharon 결막붙음(증) [sim-BLEF-ah-ron]	sym- = together; with 같이	눈꺼풀과 안구가 결합한 상태
chori/o		맥락막 choroid
chorioretinitis 맥락망막염 [koh-ree-oh-ret-in-EYE-tis]	-itis = inflammation 염증 retin/o = retina 망막	맥락막과 망막의 염증
choroid/o		맥락막 choroid; membrane
choroiditis 맥락막염 [koh-roid-EYE-tis]	-itis = inflammation 염증	맥락막의 염증
conjunctiv/o		결막 conjunctiva
conjunctivitis 결막염 [kon-junk-tih-VYE-tis]	-itis = inflammation 염증	결막의 염증
core/o		동공 pupil
anisocoria 동공부동 [an-ih-so-KOH-ree-ah]	-ia = condition 상태 an- = no; not 없는 is/o = equal 같은	동공의 크기가 다른
coreometer 동공측정계 [koh-ree-OM-eh-ter]	-meter = instrument used to measure 측정계	동공의 크기를 측정하는 기계
corne/o		각막 cornea
corneal 각막의 [KOR-nee-al]	-eal = pertaining to ~에 속하는	각막에 속하는
cycl/o		섬모체 ciliary body
cycloplegia 섬모체근 마비 [sigh-kloh-PLEE-jee-ah]	-plegia = paralysis 마비	섬모체근의 마비
dacry/o (lacrim/o 참조)		눈물 tears
dacryogenic 최루성의 [dack-ree-oh-JEN-ick]	-genic = producing 나오는	눈물이 나는
dacryocyst/o		눈물주머니 lacrimal sac
dacryocystostenosis 눈물주머니 협착증 [dack-ree-oh-SIS-toh-steh-NOH-sis]	-stenosis = narrowing 좁아지는	눈물주머니 협착증
goni/o		각도 angle(of the anterior chamber)
gonioscopy 전방각경검사 [goh-nee-OS-koh-pee]	-scopy = process of visual examination 육안검사법	전방각경검사기로 앞방의 각도를 육안으로 검사하는 방법 [참고] 녹내장 검사기

irid/o; ir/o		홍채 iris
iridocyclitis 홍채섬모체염 [ir-ih-doh-seh-KLYE-tis]	-itis = inflammation 염증 cycl/o = ciliary body 섬모체	홍채와 섬모체의 염증
iritis 홍채염 [eye-RYE-tis]	-itis = inflammation 염증	홍채의 염증
iridectomy 홍채절제 [ir-ih-DECK-toh-mee]	-ectomy = excision 절제 surgical removal 수술적인 제거	홍채의 절제
larcrim/o		눈물 tears
nasolarcrimal 코눈물의 [nay-zoh-LACK-rih-mal]	-al = pertaining to ~에 속하는 nas/o = nose 코	코와 눈물기구에 속하는
mi/o		수축; 적은 contraction; less
mydriasis 동공확대 [mih-DRYE-ah-sis]	-iasis = condition 상태	동공의 확대
mydriatic 동공확대의, 동공확대제 [mid-ree-AT-ick]	-tic = pertaining to ~에 속하는	동공확대에 사용하는 약물
ocul/o		눈 eye
extraocular 눈바깥의 [ecks-trah-OCK-yoo-lar]	-ar = pertaining to ~에 속하는 extra- = outside 바깥	바깥 눈에 속하는
intraocular 안구내의 [in-trah-OCK-yoo-lar]	-ar = pertaining to ~에 속하는 intra- = within 안쪽	안쪽 눈에 속하는
ophthalm/o		눈 eye
exophthalmia 안구돌출증 [eck-sof-THAL-mee-ah]	-ia = condition 상태 ex- = outward 바깥	안구가 돌출하는 병
ophthalmologist 안과의사 [ahf-thal-MOL-eh-jist]	-logist = specialist 전문의	눈의 질환을 내과적 또는 외과적으로 치료하는 전문가
ophthalmology 안과(학) [ahf-thal-MOL-eh-jee]	-logy = study of 학문	눈에 관한 질병이나 치료법을 연구하는 학문
ophthalmoscopy 검안경검사 [ahf-thal-MOS-koh-pee]	-scopy = process of visual examination with the aid of an instrument 검안기기를 사용하는 시력검사법	눈의 시각적 검사 과정
opt/o		시력; 시야
optic 눈의, 시각의 [OP-tick]	- ic = pertaining to ~에 속하는	시야의, 시력에 속하는
optician 안경사 [op-TISH-an]	-ician = specialist; one who specializes; expert 전문의; 전문가	안경, 콘택트렌즈 전문가
optometrist 눈측정사 [op-TOM-eh-trist]	-metrist = specialist in the measurement of 계측전문가	눈의 진단과 비수술적인 처치 및 시력테스트를 행하는 전문가 [참고] 눈측정사는 안경과 콘택트렌즈를 처방하며 어떤 분야에서는 약물도 처방하는 자격이 있지만, 의학학위는 없다.
palpebr/o		눈꺼풀 eyelid
palpebral 눈꺼풀의 [PAL-peh-bral]	-al = pertaining to ~에 속하는	눈꺼풀에 관련된
papill/o		시각원판 optic disc
papilledema 시신경유두부종 [pap-ill-eh-DEE-mah]	-edema = accumulation of fluid 부종	시각원판의 부종
phac/o; phak/o		수정체 lens
aphakia 무수정체증 [ah-FAY-kee-ah]	a- = no; not; lack of 없는	수정체가 없음

phacomalacia 수정체연화증 [fack-oh-mah-LAY-shee-ah]	-malacia = softening 연화증	수정체가 부드러워지는 상태
phot/o		빛 light
cyclophotocoagulation 섬모체빛응고 [sigh-kloh-foh-toh-koh-ag-yoo-LAY-shun]	-ion = process 방법 cycl/o = ciliary body 섬모체 coagulati/o = to condense; to clot 응고	레이저를 사용해서 섬모체의 일부를 파괴하는 방법
photocoagulation 빛응고 [foh-toh-koh-ag-yoo-LAY-shun]	-ion = process 방법 coagulati/o = to condense; to clot 응고	레이저로 망막의 상처(망막손상 또는 박리)를 응고해서 치료하는 방법
photophobia 눈부심, 빛공포증 [foh-toh-FOH-bee-ah]	-phobia = fear 공포	빛을 참을 수 없는; 빛에 예민한
pupill/o		동공 pupil
pupillary 동공의 [PYOO-pih-lar-ee]	-ary = pertaining to ~에 속하는	동공에 속하는
retin/o		망막 retina
retinal detachment 망막박리 [RET-ih-nal]	-al = pertaining to ~에 속하는	망막이 아래 조직에서 떨어져 나간 상태 [참고] 망막박리는 망막이 아래 조직으로부터 떨어져 나간 상태이며, 당뇨로 인해 유리체액이 노화와 함께 줄어들 경우에 일어난다
retinopathy 망막병증 [ret-ih-NOP-ah-thee]	-pathy = disease 질병	망막에 생기는 질환 [참고] 가장 흔한 망막병증은 당뇨가 원인이다.
retinopexy 망막유착 [RET-ih-noh-peck-see]	-pexy = surgical fixation 외과적인 고정	수술로 망막을 고정시키는 방법
retinoschisis 망막층간분리 [ret-ih-NOS-kih-sis]	-schisis = splitting; cleft 분리	망막분리
scler/o		공막 sclera
sclerectomy 공막절제 [skleh-RECK-toh-mee]	-ectomy = excision 절제 surgical removal 수술적인 제거	수술로 공막을 제거
ton/o		장력 tension
tonometry 안압측정 [toh-NOM-eh-tree]	-metry = process of measuring 측정법	안구의 압력을 측정 [참고] 녹내장 진단기기
trabecul/o		섬유주; 그물 meshwork; lattice
trabeculoplasty 섬유주성형 [trah-BECK-yoo-loh-plas-tee]	-plasty = surgical reconstruction 성형술	실클렘관의 섬유주망을 수술로 재건하는 방법 [참고] 이 수술은 레이저로 행해지고, 방수가 바깥으로 흐르는 것을 증가시키며 안압을 낮춘다. 녹내장의 치료에 사용된다.
uve/o		포도막(맥락막, 섬모체, 홍채) uvea(includes the choroid, ciliary body, and iris)
uveitis 포도막염 [yoo-vee-EYE-tis]	-itis = inflammation 염증	포도막의 염증
vitre/o		유리 같은 glasslike; gel- like
vitrectomy 유리체절제 [vih-TRECK-toh-mee]	-ectomy = surgical removal 외과적 제거	유리체의 일부 혹은 전부를 제거하는 수술 [참고] 이 수술은 당뇨성 망막질환에 의해 손상된 조직이 축적됐을 때 필요
vitreous humor 유리체액 [VIT-ree-us-HYOO-mer]	-ous = pertaining to ~에 속하는 humor = body fluid 체액	뒤공간에 있는 젤 또는 유리 같은 물질

접미사

용어	용어 분석	의미
-chalasis		늘어짐 relaxation
blepharochalasis 눈꺼풀피부이완(증) [blef-ar-oh-KAL-ah-sis]	blephar/o = eyelid 눈꺼풀	눈꺼풀이 늘어진 상태
-opia; -opsia		시각; 시각조건 visual condition; vision
amblyopia 약시 [am-blee-OH-pee-ah]	ambly/o = dull; dim 흐린	시력이 약한
diplopia 복시 [dih-PLOH-pee-ah]	dipl/o = double 둘	복시
hemianopsia; hemianopia 반맹 [hem-ee-an-OP-see-ah]; [hem-ee-ah-NOH-pee-ah]	hemi- = half 반 an- = no; not; lack of 없는	시야의 반이 상실된
presbyopia 노안 [pres-bee-OH-pee-ah]	presby- = old age 나이 먹은	노화에 의한 시력감퇴
hyperopia 원시 [high-per-OH-pee-ah]	hyper- = above 위에, beyond 과도한, excessive 지나친	망막 뒤에 초점이 맺히는 상태
myopia 근시 [my-OH-pee-ah]	myein- = to shut 내리다, 닫다 [참고] my는 그리스어 'myein(닫다)'에서 유래	망막 앞에 초점이 맺힘
-tropia		돌리는 turning
emmetropia 정시 [em-eh-TROH-pee-ah]	emmetr/o = in proper measure 정상, 적정	정상시
esotropia 내사시 [es-oh-TROH-pee-ah]	eso- = inward 안쪽으로	안구가 안쪽으로 돌아간 상태
exotropia 외사시 [eck-soh-TROH-pee-ah]	exo- = outward 바깥쪽으로	안구가 바깥쪽으로 돌아간 상태
hypertropia 상사시 [high-per-TROH-pee-ah]	hyper- = above 위	안구가 위로 돌아간 상태
hypotropia 하사시 [high-poh-TROH-pee-ah]	hypo- = below 아래	안구가 아래로 돌아간 상태
-tropion		돌리는 turning
ectropion 겉말림, 외번 [eck-TROH-pee-on]	ec- = out 바깥	눈꺼풀겉말림, 안검외번
entropion 속말림, 내번 [en-TROH-pee-on]	en- = inward 안쪽	눈꺼풀속말림, 안검내번

귀와 관련된 의학용어 분석과 의미

결합형 어근

용어	용어 분석	의미
audi/o (audit/o 참조)		청력 hearing
audiogram 청력도 [AW-dee-oh-gram]	-gram = record 기록	환자의 청력기록
audiometry 청력검사 [aw-dee-OM-eh-tree]	-metry = process of measuring 검사법	환자의 청력측정검사
audit/o		청력 hearning
auditory 청각의 [AW-dih-tor-ee]	-ory = pertaining to ~에 속하는	청력의

aur/o (ot/o 참조)		귀 ear
aural 귀의 [AW-ral]	-al = pertaining to ~에 속하는	귀의
cochle/o		달팽이관 cochlea
cochlear 달팽이 [KOCK-lee-ar]	-ear = pertaining to ~에 속하는	달팽이관(외부)에 속하는
electrocochleography 전기달팽이도검사 [ee-leck-troh-kock-lee-OG-rah-fee]	-graphy = process of recording 검사방법 electr/o = electric 전기	달팽이관의 전기활동 기록법
labyrinth/o		미로 inner ear; labyrinth
labyrinthitis 미로염 [lab-ih-rin-THIGH-tis]	-itis = inflammation 염증	내이의 염증 [참고] 어지럼증과 균형감각의 이상이 함께 온다.
myring/o (tympan/o 참조)		고막 tympanic membrane; eardrum
myringotomy 고막절개 [mir-in-GOT-oh-mee]	-tomy = process of cutting; to cut 절개	중이에서 액을 제거하기 위해 고막 제거
ossicul/o		귓속뼈(망치뼈, 모루뼈, 등자뼈) ossicles(malleus, incus, and stapes, collectively)
ossiculoplasty 귓속뼈성형 [oss-ICK-yoo-loh-plas-tee]	-plasty = surgical repair; surgical reconstruction 외과적 복원, 성형술	귓속뼈의 성형수술
ot/o		귀 ear
otalgia 귀통증 [oh-TAL-gee-ah]	-algia = pain 귀의 통증	earache 귀통증
otitis media 중이염 [oh-TYE-tis-ME-dee-ah]	-itis = inflammation 염증 media = middle 중간	중이의 염증, 염증으로 맑은 액체가 고이면 장액성 중이염(serous otitis media)이라고 한다. 화농성 고름이 고이면 화농성 중이염(purulent otitis media)이라 한다.
otorrhea 귓물 [oh-toh-REE-ah]	-rrhea = discharge; flow 흐르다	귀에서 흐르는 분비물
otosclerosis 귀경화증 [oh-toh-skleh-ROH-sis]	-sclerosis = hardening 경화	귀가 딱딱해지는 병 [참고] 중이에 흔하게 일어나는 질병, 귀경화증은 등자뼈가 이상상태로 움직일 수 없게 됨으로써 전도귀먹음을 초래한다. 보통 귓속뼈를 다시 연결하기 위해 중이 보형물을 삽입해서 치료한다.
otoscope 이경 [OH-toh-skope]	-scope = instrument used to visually examine 육안으로 보는 기구	귀를 육안으로 검사하기 위해 사용하는 기구
salping/o		귀관 eustachian tube
salpingoscope 이관경 [sal-PING-goh-skohp]	-scope = instrument 기구 used to visually examine 육안으로 보는 기구	귀관을 육안으로 보는 기구
staped/o		등자뼈 stapes
stapedectomy 등자뼈절제 [stay-peh-DECK-toh-me]	-ectomy = excision; surgical removal 절제, 외과적 제거	등자뼈의 제거
tympan/o		고막 tympanic membrane; eardrum
tympanoplasty 고실성형 [tim-pah-no-PLAS-tee]	-plasty = surgical repair; surgical reconstruction 성형술	고막을 수술로 재건하는 방법 또는 myringoplasty

접미사

용어	용어 분석	의미
-cusis		청력 hearing
presbycusis 노년난청 [pres-beh-KOO-sis]	pesby- = old age 나이 먹음	노화에 따라 청력이 감퇴하는 현상 [참고] 노안은 종종 이명(tinnitus)과 함께 온다.

5 눈과 귀의 질환

눈과 관련된 질환

백내장

백내장(cataract)은 노화와 관련한 대표적인 질환으로 나이가 듦에 따라서 수정체의 투명도가 떨어져 생기는 질환이다(그림 16.6). 수정체는 점점 두꺼워지며 조밀해지고, 이에 따라서 점차 혼탁해져 빛의 굴절을 방해한다. 백내장은 심각한 시력 상실의 주요한 원인이었으나, 최근에는 수술로 제거할 수 있게 되었다. 수정체유화라는 수술은 초음파를 통해서 백내장을 파괴하며 파괴 후에 남은 찌꺼기는 흡입해 제거한다.

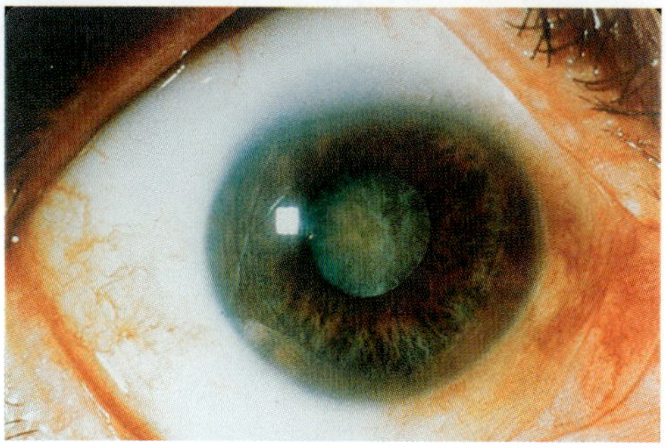

그림 16.6 백내장

굴절이상

굴절이상(errors of refraction)은 빛이 굴절하여 망막 위에 초점이 맺히는 방법에 문제가 있는 것이다. 눈으로 들어간 빛은 망막 위에 하나의 점으로 동시에 모아져야 한다. 만약 빛이 망막 위가 아닌 선이나 후에 보아진다면 시력이 손상된다.

두 가지 가장 흔한 굴절이상은 원시와 근시이다(그림 16.7). 원시는 빛이 망막 뒤에서 초점을 맺는 것이고, 근시는 빛이 망막 앞에서 초점을 맺는 것이다. 난시는 각막의 곡선이 고르지 못해 이에 따라 빛이 망막에 초점을 맺는 것을 방해해서 물체가 흐리게 보인다. 굴절이상으로 인한 시력문제는 안경을 사용하면 교정이 가능하다. 레이저수술은 빛을 굴절하는 방법을 교정하는 수술적인 방법 중에 하나로 각막의 모양을 변화시킨다. 환자의 굴절이상 정도에 따라 PRK(굴절교정레이저각막절제), 라식(laser-assisted in situ keratomileusis, LASIK), 라섹(laser-assisted subepithelial keratomileusis, LASEK)과 같은 수술방법을 결정한다.

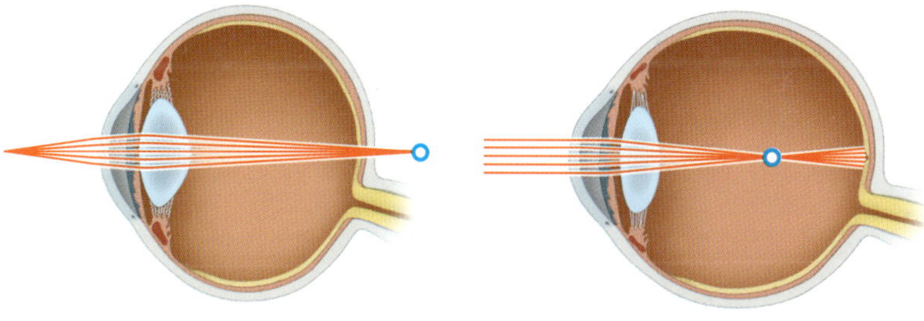

그림 16.7 굴절이상. A: 원시안구, B: 근시안구

녹내장

녹내장(glaucoma)은 안압이 증가하여 망막과 시신경이 손상되는 것이다. 안압 증가는 섬모체에 의해 분비되는 방수의 양이 유리체방을 통해 눈 밖으로 흘러나가는 양보다 클 경우 발생한다(그림 16.8). 따라서 방수가 앞방 안에서 차게 되고 눈의 모양을 왜곡시키며 시력을 감소시킨다. 외압에 의한 망막과 시신경의 손상을 일으키는 녹내장은 시력을 완전히 잃을 수 있다.

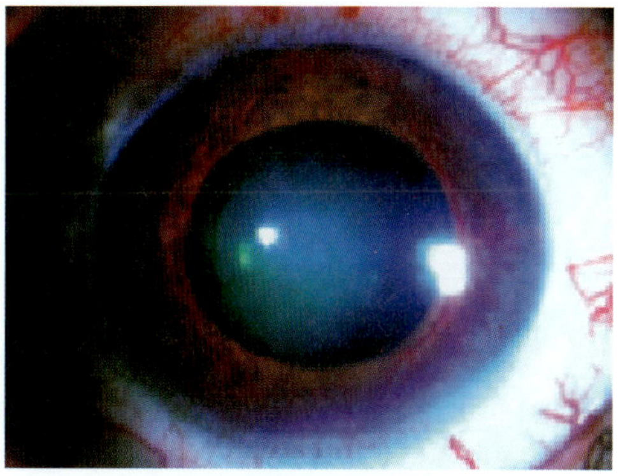

그림 16.8 녹내장

황반변성

황반변성(macular degeneration)은 노화로 인해 황반 부위의 신경세포가 서서히 퇴화하는 것이다(그림 16.9).

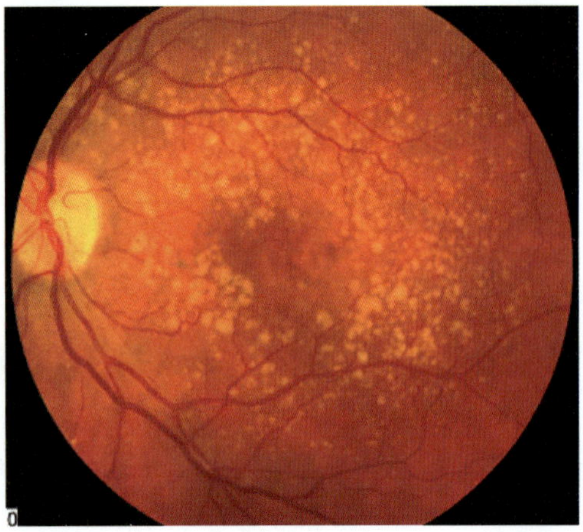

그림 16.9 황반변성

귀와 관련된 질환

귀먹음, 난청

청력의 감퇴 혹은 손실은 전도난청(conductive deafness)과 감각신경난청(sensorineural deafness)으로 나눌 수 있다.

전도난청은 외이에서 내이까지의 경로가 막히는 경우이다. 귓밥이나 외이도로 들어온 팝콘 같은 이물질이 경로를 막을 수 있다. 감각신경난청은 청각신경이나, 달팽이관 등의 손상에 의해 내이에서 뇌로 이르는 신경자극이 전달되지 않는 것으로 노화나 기계음, 음악, 종양, 감염, 부상 등에 의해서 생길 수 있다.

메니에르병

메니에르병(Meniere's disease)은 내이의 기능이상으로 발생한다. 청력감소, 귀먹먹함, 어지럼증, 귀울림 등의 증상이 갑작스럽고 반복적으로 생기는 질병으로 원인은 아직 밝혀지지 않았다.

중이염

중이염(otitis media)은 중이 공간의 염증으로 대부분 상부 호흡기 감염이 선행된다. 주요 증상으로 귀 통증, 발열, 청력장애, 자극과민, 구토를 나타낸다. 어린이의 귀관이 성인보다 훨씬 짧고 일직선이기 때문에 급성 중이염에 더 쉽게 노출된다.

귓물

외이도를 통해 나오는 액체 분비물인 귓물(otorrhea)이 외이에서 발생하는 경우와 중이에서 발생하는 경우로 나눌 수 있다. 다양한 원인이 있을 수 있기 때문에 원인 질환을 파악하여 적절한 치료를 해야 한다.

노년난청

노년난청(presbycusis)은 노화에 따라 발생하는 점진적인 청력감소를 말하며, 양쪽 고음 영역에 청력감소가 나타나고 대개 남자가 여자보다 빨리 시작하고 진행속도도 2배 정도 빠르다.

6 약어

눈과 관련된 약어

약어	의미
accom	accommodation 조절
ARMD	age-related macular degeneration 노화로 인한 황반변성
OD (oculus dextra)	right eye 오른쪽 눈
OS (oculus sinistra)	left eye 왼쪽 눈
OU (oculus unitas)	both eyes 양쪽 눈
PERLA	pupils equal, react to light and accommodation 양쪽 동공이 같고 빛에 반응하며 조절한다.
PERRLA	pupils equal, round, regular, react to light and accommodation 양쪽 동공이 같고 둥글며, 규칙적으로 빛에 반응하며 조절한다.
PRK	photorefractive keratectomy 굴절교정레이저각막절제
EOM	extraocular movement 눈바깥운동
IOL	intraocular lens 인공수정체
IOP	intraocular pressure 안압
LASIK	laser-assisted in situ keratomileusis 레이저각막절삭성형
LASEK	laser-assisted subepithelial keratomileusis 레이저각막상피절삭성형
VA	visual acuity 시력
VF	visual field 시야

귀와 관련된 약어

약어	의미
AC	air conduction 공기전도
AD (auris dextra)	right ear 오른쪽 귀
AS (auris sinistra)	left ear 왼쪽 귀
AU (auris unitas)	both ears 양쪽 귀
BC	bone conduction 뼈전도
EENT	eyes, ears, nose, throat 눈, 귀, 코, 목구멍
ENT	ears, nose, throat 귀, 코, 목구멍
HD	hearing distance 청력거리
HZ	hertz (a unit of frequency, equal to one cycle per second; measurement used in audiograms) 헤르츠(주파수의 단위, 초당 1사이클과 동일, 청력도를 측정하는 단위)
NIHL	nerve-induced hearing loss 신경에 의한 청력손실
TM	tympanic membrane 고막

7 의학용어 복습

이 장에서 배운 용어들이 해부생리 용어와 질병 용어, 진단 · 수술 용어로 나뉘어 표로 정리되어 있다. 각 용어의 의미와 어느 범주에 속하는지 복습하시오.

눈과 관련된 의학용어 복습

해부생리 용어

1	accommodation	2	aqueous humor	3	corneal
4	emmetropia	5	extraocular	6	intraocular
7	lens	8	miotic	9	nasolacrimal
10	ophthalmologist	11	ophthalmology	12	optic
13	optic disc	14	optician	15	optometrist
16	palpebral	17	punctae	18	pupillary
19	trabeculae	20	vitreous humor		

질병 용어

1	amblyopia	2	anisocoria	3	aphakia
4	blepharochalasis	5	blepharoptosis	6	blepharospasm
7	chorioretinitis	8	choroiditis	9	conjunctivitis
10	cycloplegia	11	dacryostenosis	12	diplopia
13	ectropion	14	entropion	15	esotropia
16	exophthalmia	17	exotropia	18	glaucoma
19	hemianopsia	20	hyperopia	21	hypertropia
22	hypotropia	23	iridocyclitis	24	iritis
25	keratoconjunctivitis	26	keratoconus	27	keratomycosis
28	miosis	29	mydriasis	30	myopia
31	papilledema	32	phacomalacia	33	photophobia
34	presbyopia	35	pseudophakia	36	retinal detachment
37	retinopathy	38	retinoschisis	39	symblepharon
40	uveitis				

진단 · 수술 용어

1	coreometer	2	funduscopy	3	gonioscopy
4	ophthalmoscopy	5	tonometry	6	blepharopexy
7	cyclophotocoagulation	8	iridectomy	9	keratoplasty
10	phacoemulsification	11	photocoagulation	12	retinopexy
13	sclerectomy	14	trabeculoplasty	15	vitrectomy

귀와 관련된 의학용어 복습

해부생리 용어

1	audiometer	2	auditory	3	aural
4	cochlear	5	endolymph	6	incus
7	malleus	8	perilymph	9	stapes

질병 용어

1	labyrinthitis	2	otalgia	3	otitis media
4	otorrhea	5	presbycusis		

진단 · 수술 용어

1	audiogram	2	audiometry	3	electrocochleography
4	otosclerosis	5	otoscope	6	salpingoscope
7	myringoplasty	8	myringotomy	9	stapedectomy
10	tympanoplasty				

8 사례

눈과 관련된 의학용어 복습

퇴원요약서를 읽고 질문에 답하시오. 필요할 경우 교재나 용어사전, 기타 참고문헌을 사용하시오.

퇴원요약서

- **병력:** Lubetz 여사는 OS에 몇 년에 걸쳐 점진적으로 악화되는 시력이 나타났다. 시신경유두와 말초 망막은 정상범위 내에 있었고 백내장으로 진단되었다. 4월에는 OD에 녹내장이 의심되었다. Gonioscopy 검사결과, 전방각의 협착이 나타났다. 그녀의 안압이 약간 높아져 miotics를 사용하였다. 5월에 그녀는 녹내장으로 홍채절제술(OD)을 받았다.
- **입원경과:** 6월 21일 Lubetz 여사는 인공 수정체를 삽입하여 왼쪽 수정체 유화 백내장 적출술을 받았다. 수술 후 첫 날, 그녀는 집으로 퇴원하였다.

질문

퇴원요약서에 적힌 정보를 활용하여 질문에 답하시오.

1. 백내장이 진단된 곳은?
  a. 왼쪽 눈
  b. 오른쪽 눈

2. Visual acuity가 의미하는 것은?
  a. 근거리 및 원거리 물체 수용
  b. 시야의 선명도
  c. 시야 범위
  d. 광선의 굴절

3. 눈 검사에서 환자의 시력은 정상 범위 내였다.
  a. blind spot
  b. fovea centralis
  c. optic nerve
  d. macula lutea

4. Glaucoma가 진단된 곳은?
  a. 왼쪽 눈
  b. 오른쪽 눈

5. Intraocular pressure 감소 방법은?
  a. 동공을 수축시키는 데 사용되는 약물
  b. 동공을 확장하는 데 사용되는 약물
  c. 홍채절개
  d. A와 C

6 Glaucoma는 무엇으로 진단될 수 있는가?
  a. 내시경
  b. 안압
  c. 홍채절개술
  d. 수정체 유화

7. Cataract 제거 방법은?
  a. 약제
  b. 레이저
  c. 방사능
  d. 초음파

귀와 관련된 의학용어 복습

수술기록지를 읽고 질문에 답하시오. 필요할 경우 교재나 용어사전, 기타 참고문헌을 사용하시오.

수술기록지

- **수술 전 진단:** 중이염
- **제안된 수술:** 양쪽 고막절개 및 튜브 삽입
- **수술 후 진단:** 재발중이염
- **수술 수행:** 양쪽 고막절제 및 튜브 삽입
- **수술 요약:** 환자는 supine 자세에서 전신 마취를 시행하였음. 수술 현미경을 사용하여 오른쪽 외이도에서 소량의 귀지를 제거하였으며 그 뒤에 화농성 물질이 쌓여 있는 비정상적인 고막이 드러났음. 고막절개를 시행하고 화농성 물질을 흡입하였음. 튜브를 삽입함. 그런 다음 왼쪽에서 유사한 기술로 절차를 수행했으며 장액중이염 소견이 관찰되었음. 그 후 환자는 양호한 상태로 회복실로 이송됨

질문

수술기록지에 적힌 정보를 활용하여 질문에 답하시오.

1. 환자가 otitis media를 진단받은 곳은?
   a. 양쪽 귀
   b. 왼쪽 귀
   c. 오른쪽 귀

2. 수술 중 환자의 자세는?
   a. 얼굴을 아래로 한 엎드린 자세
   b. 얼굴을 위로한 누운 자세
   c. 얼굴을 옆으로 한 옆으로 누운 자세
   d. 정중선을 향한 자세

3. 다음 중 고름이 축적된 곳은?
   a. external auditory canal
   b. labyrinth
   c. middle ear
   d. b와 c

4. 다음 중 myringotomies의 목적은?
   a. 고름 배출
   b. 묽은 액체 배출
   c. 등자뼈 운동
   d. 제거
   e. a와 b

5. 다음 중 wax가 축적된 곳은?
   a. external auditory meatus
   b. labyrinth
   c. middle ear
   d. b와 c

6 Purulent 및 serous:
   a. 중이염의 두 가지 유형이다.
   b. 각각, 고름과 물같은 액체로 채워진 것을 의미한다.
   c. 각각, 고름으로 채워지고 심각한 것을 의미한다.
   d. a와 b

9 연습문제

A. 짝짓기

- 눈 구조물(왼쪽 열)과 해당하는 설명(오른쪽 열)을 연결하시오.

1. cornea	A. 눈의 흰자위
2. iris	B. 눈으로 들어가는 빛의 양을 조절한다.
3. lens	C. 수정체를 제자리에 고정한다.
4. conjunctiva	D. 섬모체, 맥락막, 그리고 홍채
5. sclera	E. 굴절과 조절을 담당한다.
6. suspensory ligament	F. 눈의 색이 있는 부분
7. pupil	G. 수정체의 모양을 조절한다.
8. ciliary muscle	H. 안방수를 분비한다.
9. ciliary process	I. 눈의 앞부분, 광선 굴절
10. uvea	J. 눈꺼풀 라인

- 귀의 구조물(왼쪽 열)과 해당하는 설명(오른쪽 열)을 연결하시오. (오른쪽 열에 있는 의미는 한번 이상 연결될 수도 있음)

1. malleus	A. 기능은 균형이다.
2. utricle	B. 내이로 알려져 있다.
3. tympanic membrane	C. 막미로 안에 위치한다.
4. perilymph	D. 음파로 진동한다.
5. endolymph	E. 내이에 음파를 전달한다.
6. labyrinth	F. 뼈미로 사이에 위치한다.
7. incus	
8. vestibule	

B. 용어 분석

- 다음 용어를 요소별로 분석하고 의미를 작성하시오.

> **예: cycloplegia**
> **-plegia=paralysis**
> **cycl/o=ciliary body**
> **paralysis of the ciliary body**

1. gonioscopy ______________________________

2. anisocoria ______________________________

3. miosis
4. mydriatic
5. optician
6. tonometry
7. retinoschisis
8. hyperopia
9. presbyopia
10. entropion
11. electrocochleography
12. presbycusis
13. otitis media
14. audiometry
15. aural

C. 의학용어

■ 다음 정의에 해당하는 의학용어를 작성하시오.

1. 눈꺼풀의 외과적 고정
2. 눈꺼풀 처짐
3. 갑작스럽고 불수의적인 눈꺼풀 수축
4. 안구가 눈꺼풀에 유착됨
5. 홍채와 섬모체의 염증
6. 홍채 절제
7. 각막 및 결막의 염증
8. 각막의 비정상적인 원뿔형 돌출
9. 각막의 곰팡이 감염
10. 각막의 외과적 복구
11. 귀통증
12. 귀에서 분비물 배출
13. 고막의 외과적 복구
14. 고막을 자르는 과정
15. 등자뼈 제거

D. 철자 연습

■ 다음 중 철자가 틀린 단어를 찾아 올바르게 수정하시오.

1. synblepharon
2. goneoscopy
3. miosis
4. exopthalmia
5. papilledema
6. retinoschsis
7. uveitis
8. labyrinthitis
9. otalgia
10. presbycusis

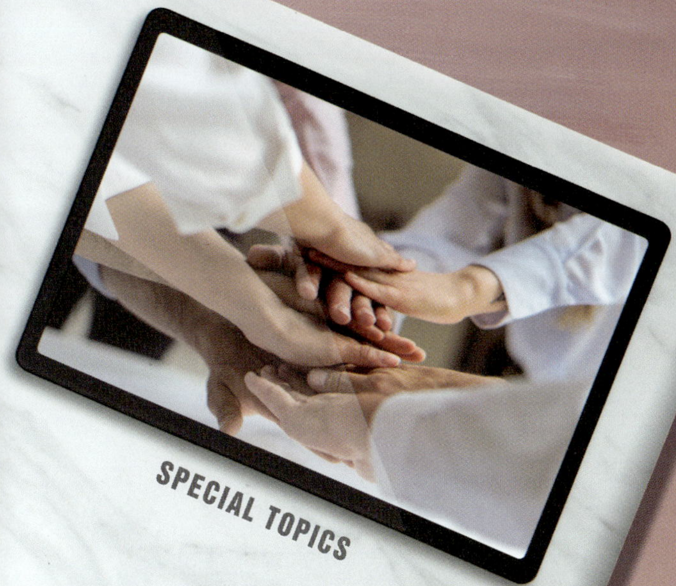

SPECIAL TOPICS

17 특별한 주제들

학습목표

- 약리학, 영상의학, 정신건강, 외과학, 재활서비스와 관련된 용어를 설명할 수 있다.
- 약리학, 영상의학, 정신건강, 외과학, 재활서비스 용어를 결합형 어근과 접두사, 접미사를 구분하고 그 의미를 설명할 수 있다.
- 약리학, 영상의학, 정신건강, 외과학, 재활서비스와 관련된 질환 용어를 설명할 수 있다.
- 특별한 주제들과 관련된 자주 사용하는 약어를 설명할 수 있다.
- 특별한 주제들과 관련된 의학용어를 복습하고 활용할 수 있다.

1 들어가기

의학에는 다양한 전문분야가 있으며, 각 전문분야에는 자주 사용되는 의학용어가 존재한다. 이 장에서는 아래의 다섯 분야와 연관된 의학용어를 설명한다.

1. 약리학
2. 영상의학
3. 정신건강
4. 외과학
5. 재활서비스

2 약리학

용어 성분

약리학 용어를 만드는 데 활용되는 용어 성분은 다음과 같다.

결합형

어근	의미	어근	의미
aer/o	공기	idi/o	독특한
alges/o	통증, 통각	hypn/o	잠, 수면
bacteri/o	세균	immun/o	면역, 방어
bi/o	생명	lingu/o	혀
bronch/o	기관지	lip/o	지방
bucc/o	뺨	muscul/o	근육
coagul/o	응고	or/o	입
cutane/o	피부	pharmac/o	약, 약물
derm/o	피부	plas/o	형성
enter/o	소장	rect/o	직장
esthesi/o	감각	rhythm/o	리듬
esthes/o,	감각	thec/o	피복, 수막
esthet/o	감각	topic/o	특정 영역
fung/o	곰팡이, 진균	toxic/o	독, 독약
gloss/o	혀	vagin/o	질
hal/o	숨쉬기	ven/o	정맥
iatr/o	의사, 의학, 치료		

접미사

접미사	의미	접미사	의미
-al, -ar, -ary, -ic, -ous, -tic	~와 연관된 (형용사형 접미사)	-esthesia	감각
-algesia, -algia	통증 pain	-genic	~에 의해 생성된
-e	명사형 접미사	-phylaxis	방어, 저항

접두사

접두사	의미	접두사	의미
anti-	~에 대항하는	neo-	새로운
bio-	생명	para-	~곁에
contra-	~에 대항하는	pro-	~이전에
hyper-	과도한	sub-	~아래에
in-, intra-	~안에	trans-	~을 가로질러

약리학

약리학(pharmacology)은 다양한 약물의 원천과 특징, 작용을 공부하는 전문분야이다. 약물은 음식에 포함된 것(예: 비타민)도 있고, 다른 동물의 분비물(예: 호르몬)이나 식물에서 추출된 것도 있으며, 곰팡이에서 추출(예: 항생제)된 것도 있고, 실험실에서 인공적으로 합성된 것도 있다.

약물명

모든 약물은 화학물질로 이뤄져 있다. 화학명(chemical name)은 약물의 화학구조나 분자구조를 나타낸다. 예를 들어, 일반명인 acetaminophen(아세트아미노펜; 일반의약품으로 판매되는 해열진통제)의 화학명은 para-acetylaminophenol이다. 이처럼 화학명은 대개 매우 길므로 좀 더 짧은 이름으로 바꿔 부르게 되는데, 이를 일반명(generic name, nonproprietary name)이라 하며 이것을 약물의 공식 명칭으로 사용한다.

각 약물은 단 하나의 일반명(예: acetaminophen)을 가지는데, 일반명은 특허로 보호하는 이름이 아니므로 어느 제약사(pharmaceutical manufacturer)라도 사용할 수 있다. 특정 약물을 최초로 개발한 제약회사는 그 약물을 한국에서는 6년간, 미국에서는 5년간, 유럽에서는 10년간 독점적으로 생산할 권리를 가진다. 특허 기간이 지나면 어느 제약사든 그 약물을 생산 · 판매할 수 있다. 어떤 제약사가 판매할 약물을 제조할 때는 반드시 상품명(brand name, proprietary name)을 부여해야 한다. 상품명은 특정 제약사가 부여한 해당 약물의 상표(trademark)이다. 예를 들어, acetaminophen은 Tyrenol™, Apra™, Panamax™ 등의 상품명으로 판매되고 있다.

일반적으로, 일반명으로 표시된 약물은 상품명으로 표시된 약물에 비해 가격이 저렴하다. 의사는 약사(pharmacist)가 상품명 약물을 일반명 약물로 대체 조제 할 수 있는지를 처방전에 표시할 수 있다. 의사들은 특정 상품명 약물이 일반명 약물보다 효과가 더 좋다고 생각하여 상품명 약물을 선호하기도 한다.

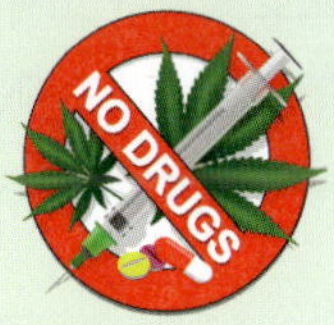

알아두기

*Drug*과 *medication*은 일반적으로 같은 의미로 사용된다. 그러나 일반인들은 종종 마약류를 drug이라 말한다. 마약이라는 의미로 사용하는 drug은 불법 약물을 의미하기도 한다. 의학용어에서 사용하는 *drug*은 *medication*과 같은 의미이다.

핵심 내용

- 약물명은 화학명과 일반명, 상품명으로 나뉜다.

약물의 법적 분류

처방약(prescription drug)은 의사나 치과의사 같은 면허를 가진 진료 의사의 지시로 처방되는 약물이다. 페니실린(penicillin) 같은 항생제나 디곡신(digoxin) 같은 심장약은 처방에 의해서만 판매할 수 있다. 처방(prescription)은 의사가 약사에게 약품명과 용량, 투약 시간에 관해 서면으로 지시하는 문서이다.

처방이 필요하지 않은 약물을 일반의약품[over-the-counter (OTC) drug]이라 한다. 아스피린이나 제산제, 지사제 같은 많은 약물은 처방 없이 구매할 수 있다. 그러나 아스피린은 쿠마딘(coumadin) 같은 항응고제와 함께 복용하면 내출혈 위험성을 증가시키고, 제산제는 처방약인 테트라사이클린(tetracycline)의 흡수를 방해한다. 의사나 약사는 처방약과 함께 사용할 수 있는 적절한 일반의약품에 관해 환자에게 조언해 주는 것이 좋다.

우리나라에서는 오 · 남용으로 인한 보건상의 위해를 방지하기 위해 일부 약물을 마약류로 지정해 관리하고 있다. 마약류는 「마약류 관리에 관한 법률」과 같은 법 「시행령」에서 정하고 있다. 마약류는 ① 마약, ② 향정신성의약품, ③ 대마를 합쳐 부르는 통칭이다(그림 17.1).

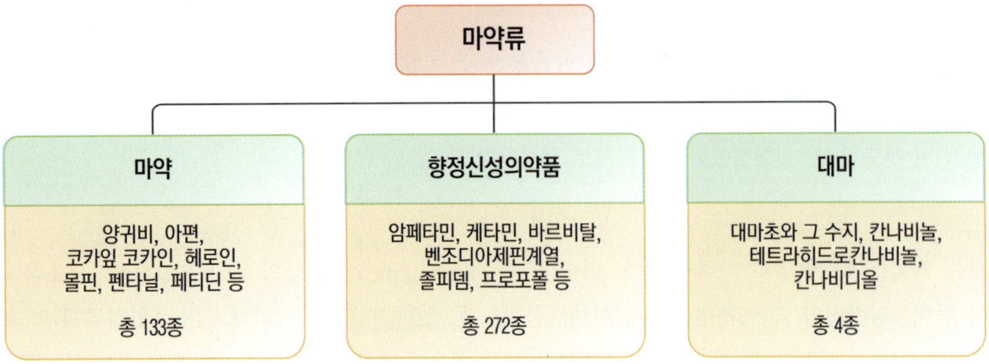

〈2020.6.4 기준〉

그림 17.1 마약류

처방전 읽는 법

처방에 사용하는 기호를 이해하면 처방전을 쉽게 읽을 수 있다. 처방전에는 처방 시간을 줄일 목적으로 라틴어와 그리스어를 기반으로 하는 다양한 기호와 약어가 사용되고 있다. 예를 들어, po는 '경구투여'를 의미하는데, 이 용어는 라틴어 *per os* (by mouth)에서 유래하였다.

우리나라 처방전과 미국 처방전의 예를 보여준다. 우리나라 처방전은 처방약품명과 1회 투약량, 1일 투여횟수, 총 투약일수 등을 알기 쉽게 표시하고 있다(그림 17.2). 미국 처방전을 보면 우리나라 처방전과는 다소 다른데, 처방약물(prescribed drug; 약어로 Rx라 함)은 650mg 용량의 acetaminophen(해열진통제의 일종)이다. 처방전의 지시 내용은 다음과 같다: 지시 내용(Sig; '말하다'는 의미임). 6시간마다(q6h) 1정(1 tab)을 경구복용(PO) 할 것. 약사가 조제(disp) 할 약의 개수는 28정(28 tabs 또는 #28)임. 처방전에는 같은 처방전으로 약사가 조제 할 수 있는 횟수(이 처방은 1회)와 다른 약으로 대체 조제 할 수 있는지에 관한 내용도 포함하고 있다. 처방전에는 반드시 처방한 날짜와 처방한 의사의 이름, 병 · 의원 주소, DEA 번호, 그리고 환자의 이름과 출생일이 포함되어 있어야 한다. 의사는 처방전 맨 아랫부분에 반드시 자신의 이름을 적어 서명해야 한다.

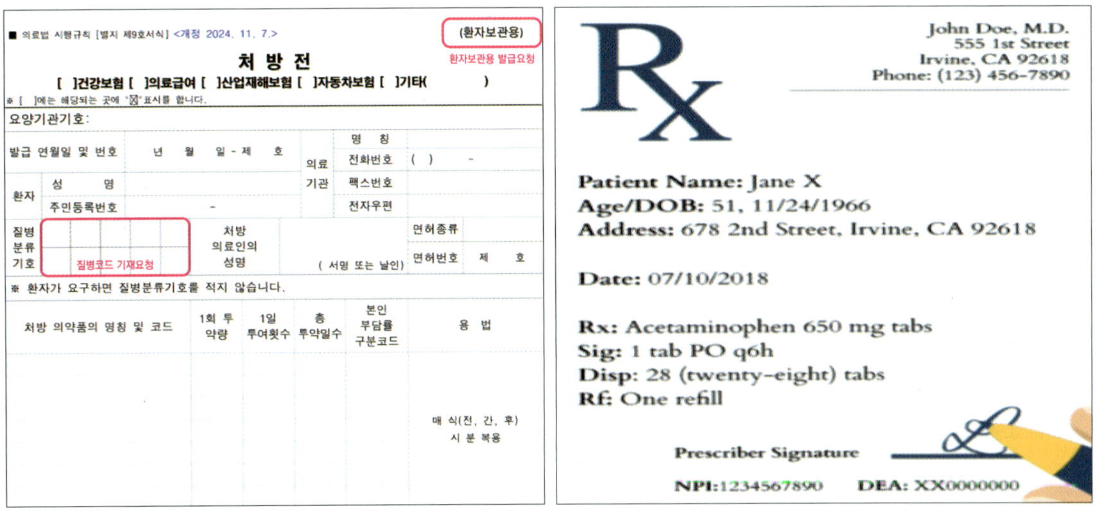
■ 의료법 시행규칙 [별지 제9호서식] <개정 2024. 11. 7.>
(환자보관용)
환자보관용 발급요청

처 방 전

[ ]건강보험 [ ]의료급여 [ ]산업재해보험 [ ]자동차보험 [ ]기타( )

※ [ ]에는 해당되는 곳에 "☒"표시를 합니다.

요양기관기호:

발급 연월일 및 번호	년 월 일 - 제 호	의료기관	명 칭	
환자 성 명			전화번호	( ) -
환자 주민등록번호	-		팩스번호	
			전자우편	
질병분류기호	질병코드 기재요청	처방 의료인의 성명	(서명 또는 날인)	면허종류 / 면허번호 제 호

※ 환자가 요구하면 질병분류기호를 적지 않습니다.

처방 의약품의 명칭 및 코드	1회 투약량	1일 투여횟수	총 투약일수	본인부담률 구분코드	용 법
					매 식(전, 간, 후) 시 분 복용

Rx

John Doe, M.D.
555 1st Street
Irvine, CA 92618
Phone: (123) 456-7890

Patient Name: Jane X
Age/DOB: 51, 11/24/1966
Address: 678 2nd Street, Irvine, CA 92618

Date: 07/10/2018

Rx: Acetaminophen 650 mg tabs
Sig: 1 tab PO q6h
Disp: 28 (twenty-eight) tabs
Rf: One refill

Prescriber Signature

NPI:1234567890 DEA: XX0000000

그림 17.2 처방전 형태

약물 투여 경로 및 방법

약물 투여 경로(route of administration)는 다양하다. 약물은 정해진 투여 경로로 투여되어야 한다. 어떤 약물은 여러 경로를 통해 투여되기도 한다. 예를 들어, 여성호르몬인 에스트로젠은 알약 형태로 경구(oral)나 경피(transdermal)로 투여될 수 있다. 흔히 사용되는 약물 투여 경로는 다음과 같다.

투여 경로	용어 성분	설명
aer/o		공기 air
aerosol 공기입자(에어로졸) [AIR-uh-sawl]		연무 형태로 투여하는 약물
bucc/o		뺨 cheek
buccal 구강점막투여 [BUHK-uhl]	-al = ~와 연관된	입술 아래나 뺨과 잇몸 사이에 약물을 투여하는 것
cutane/o		피부 skin
subcutaneous (SQ) 피부밑투여, 피하투여 [suhb-kyoo-TEY-nee-uhs]	sub- = 아래에 -ous = ~와 연관된	대개 위팔 바깥 부위나 복부 피부밑층에 주사하는 것으로서 인슐린 주사를 예로 들 수 있음. 비경구투여의 일종
derm/o		피부 skin
intradermal (ID) 진피내투여 [in-truh-DUR-muhl]	intra- = 인에 -al = ~와 연관된	표피 바로 아래의 매우 얇은 부위에 약물을 주입하는 것. 일반적으로 알레르기나 결핵을 검사하기 위한 피부검사에 이용됨. 비경구투여의 일종
transdermal 경피투여 [trans-DUR-muhl]	trans- = 통하여 -al = ~와 연관된	약물을 포함하고 있는 부착포를 피부에 접촉시켜 약물을 투여하는 것. 피임약이나 니코틴, 해독 부착포를 예로 들 수 있음
enter/o = 소장		소장 small intestine
parenteral 비경구투여 [pa-REN-ter-uhl]	para- = 이외에 -al = ~와 연관된	주사바늘을 피부를 통해 찔러 투약하는 침습적 투약법. 주사기에 부착된 주사바늘을 피부밑이나 근육, 정맥, 체강에 삽입함
hal/o		숨쉼 to breathe
inhalation 흡입투여 [in-huh-LEY-shuhn]	in- = 안으로	약물을 코와 입으로 직접 흡입함. 에어로졸(aer/o = 공기) 분무제는 이 경로로 투여됨
lingu/o		혀 tongue
sublingual 혀밑투여 [suhb-LING-gwuhl]	sub- = 아래 -al = ~와 연관된	약물을 삼키지 않고 혀 아래에 넣어 투약. 약물은 침에 녹아 혀밑에 분포하는 혈관을 통해 흡수됨. 흡수 속도는 경구투여보다 빠름. 협심증 치료에 사용하는 니트로글리세린을 이 경로로 투여함
muscul/o		근육 muscle
intramuscular (IM) 근육내투여 [in-truh-MUHS-kyuh-ler]	intra- = 안에 -ar = ~와 연관된	엉덩이나 허벅지, 위팔 근육에 직접 주사하는 것. 약물의 양이 많거나 자극성일 때 사용함. 비경구투여의 일종
or/o		입 mouth
oral 경구투여 [AWR-uhl]	-al = ~와 연관된	입을 통한 투약. 관리가 쉽고 위장 벽을 통해 천천히 흡수되는 것이 장점임. 흡수 속도가 느리고 위액에 의해 일부 성분이 파괴되는 것이 단점임. 아스피린과 같은 일부 약물은 위벽을 손상할 수 있음
rect/o		직장 rectum
rectal 직장내투여 [REK-tl]	-al = ~와 연관된	좌약이나 용액 형태의 약물을 직접 직장에 투여하는 것. 구역 · 구토가 심할 때나 수술로 인해 구강으로 약물을 투여할 수 없을 때 이용함

thec/o		피막 sheath, 수막 meninges
intrathecal 수막내투여 [in-truh-THEE-kuhl]	intra- = 안에 -al = ~와 연관된	뇌와 척수를 감싸는 수막 공간에 주사하는 것. 비경구투여의 일종
topic/o		특정 영역 a specific area
topical 국소투여 [TOP-i-kuhl]	-al = ~와 연관된	피부나 점막을 통해 약물을 투여하는 것. 연고나 크림, 로션 형태로 제작된 약물을 피부 감염이나 발진을 치료하는 데 이용함
vagin/o		질 vagina
vaginal 질내투여 [VAJ-uh-nl]	-al = ~와 연관된	질내 효모균 감염이나 기타 이상을 치료하기 위해 질내에 정제와 좌약을 투여하는 것
ven/o		정맥 vein
intravenous (IV) 정맥내투여 [in-truh-VEE-nuhs]	intra- = 안에 -ous = ~와 연관된	정맥 속에 주사하는 것. 약물을 신속하게 투여하거나 지속적으로 투여할 때 이용함. 비경구투여의 일종
intra-		안에 within
intracavitary 강내투여, 공간속투여 [in-truh-KAV-i-ter-ee]	cavity = 속이 빈 공간 -ary = ~와 연관된	약물을 복강이나 흉강 같은 체강 속에 투약하는 것. 비경구투여의 일종
일반 용어		
eyedrops 점안약투여 [ahy-DROPs]	eye = 눈	통증 완화나 감염 치료, 안압 조절, 안구 검사를 위해 안구에 직접 약물을 투여하는 것
eardrops 귀물약투여 [eer-DROPs]	ear = 귀	통증 완화나 감염 치료를 위해 외이도에 직접 물약을 투여하는 것

약리학 용어

용어	용어 성분	설명
bacter/o		세균 bacteria
bacteriostatic 균억제 [bak-teer-ee-uh-STA-tik]	static = 멈춤 또는 통제	세균 성장을 멈추거나 통제함
iatr/o		의사 physician, 의학 medicine, 치료 treatment
iatrogenic 의인–, 의원– [ee-a--truh-JEN-ik]	-genic = ~에 의해 생성된	대개 약물 복용으로 생기는 나쁜 반응을 의미함
idi/o		독특한 distinctive
idiosyncrasy 특이체질 [id-ee-uh-SIN-kruh-see]		약물이나 음식에 대한 일반적이지 않은 비정상 반응을 나타내는 것
tox/o, toxic/o		독 poison
toxicity 독성 [tok-SIS-i-tee]		어떤 물질의 유독한 정도
-phylaxis		방어 protection
prophylaxis 예방 [proh-fuh-LAK-sis]	pro- = 앞서	질병의 예방. 예를 들어, 항생제는 질병 예방에 사용됨
anti-		대항하는 against
antidote 해독제 [AN-ti-doht]		독소나 약물 부작용을 중화하는 약물
contra-		대항하는 against
contraindication 금기 [kon-truh-in-di-KEY-shuhn]		특정 약물을 사용할 수 없는 조건

일반 용어		
addiction 중독, 탐닉 [uh-DIK-shuhn]		약물 의존성이 생김
additive 부가작용, 부가효과 [AD-i-tiv]		두 가지 이상의 약물을 투여했을 때 약물의 총 강도가 각 약물 강도의 합과 동일함
controlled substances 규제 약물 [kuhn-TROHLD SUHB-stuhns]		남용 가능성과 정신적 · 신체적 의존성이 있는 약물. 우리나라에서는 마약류로 지정하여 관리함. 미국에서는 다섯 범주(schedule I–V)로 나눠 관리함
cumulative action 누적작용 [KYOO-myuh-luh-tiv AK-shuhn]		약물이 체내에 축적되어 나타나는 작용
drug interaction 약물상호작용 [druhg in-ter-AK-shuhn]		약물을 다른 약물과 동시에 투여했을 때 어떤 약물의 효과가 변하는 것
drug tolerance 약물내성 [druhgb TOL-er-uhns]		약물을 계속 투여했을 때 약물에 대한 감수성이 감소하는 것
habituation 습관화 [huh-bich-oo-EY-shuhn]		반복 사용으로 약물에 대한 정서적 의존이 생기는 것
placebo 위약 [pluh-SEE-boh]		약물에 대한 환자의 욕구를 충족하기 위해 사용하는 무해한 비활성 물질. 약물 효과를 관찰하기 위한 연구에서 대조군에 위약을 투여한 후 약물 효과와 위약 효과를 비교 · 관찰함
potentiation 강화작용, 상승작용 [puh-ten-shee-EY-shuhn]		환사에세 나른 약의 효과를 높이기 위해 제2의 약물을 투여하는 것. 약물의 총 강도는 개별 약물의 강도의 합보다 큼
side effect 부작용 [sahyd ih-FEKT]		원하는 효과 이외의 약물에 대한 반응. Adverse reaction이라고도 함
tolerance 내성 [TOL-er-uhns]		약물의 추가 용량에 대해 민감도가 감소하는 것. 부작용 없이 많은 양의 물질에 견딜 수 있는 능력을 의미하기도 함

약물 분류

약물은 신체에 미치는 주요 작용에 따라 분류된다. 일반명(generic name)은 소문자로 적고, 상품명(brand name)은 첫 알파벳을 대문자로 적는다.

약물 분류	용어 성분	작용	예시
alges/o 통증			
analgesic 진통제 [an-l-JEE-zik]	an- = 없는 -ic = ~와 연관된	통증 완화	acetylsalicylic acid (Aspirin, Bayer Children's Aspirin) acetaminophen (Tylenol)
bi/o 생명			
antibiotic 항생제 [an-ti-bahy-OT-ik]	anti- = 대항하는 -tic = ~와 연관된	감염을 일으키는 미생물의 성장을 정지시키거나 제어하는 약물	phenoxymethyl-penicillin sodium (Pen-Vee-K, Penicillin VK) trimethoprim and sulfamethoxazole (Bactrim, Bactrim DS)
bronch/o 기관지			
bronchodilator 기관지확장제 [brong-koh-dahy-LEY-ter]		기관지 평활근을 이완시켜 기관지를 확장시키는 약물	theophylline (Bronkldyl) aminophylline (Aminophylline)
coagul/o 응고			
anticoagulant 항응고제 [an-ti-koh-AG-yuh-luhnt]	anti- = 대항하는	혈액응고를 방해하는 약물	enoxaparin sodium (Lovenox) wafarin sodium (Coumadin)

fung/o 곰팡이			
antifungal 곰팡이약, 항곰팡이제 [an-ti-FUHNG-guhl]	anti- = 대항하는 -al = ~와 연관된	곰팡이 성장을 억제하거나 곰팡이를 죽이는 약물	miconazole (Monistat) fluconazole (Diflucan) clotrimazole (Gyne-Lotrimin)
esthet/o 감각			
anesthetic 마취제 [an-uhs-THET-ik]	an- = 없는 -ic = ~와 연관된	부분적으로 또는 완전히 감각을 없애는 약물로써 의식소실을 동반할 수도 있고, 동반하지 않을 수도 있음	lidocaine (Xylocaine)
hypn/o 수면			
hypnotic 수면제 [hip-NOT-ik]	-tic = ~와 연관된	수면을 유도하거나 감각을 무디게 만드는 약물	pentobarbital (Nembutal) secobarbital sodium (Seconal Sodium)
immun/o 면역			
immunosuppressant 면역억제제 [im-yuh-noh-suh-PRES-uhnt]		면역을 억제하는 약물	cyclosporine (Sandimmune) azathioprine (Imuran)
lip/o 지방, 지질			
lipid lowering agent 지질강하제 [LIP-id]		혈중 지질(지방) 농도를 낮추는 약물	atorvastatin (Lipitor) lovastatin (Mevacor)
plas/o 형성			
antineoplastic 항신생물제 [an-tee-nee-oh-PLAS-tik]	anti- = 대항하는 neo- = 새로운 -tic = ~와 연관된	암세포의 발달 · 성장 · 증식을 방해하는 약물	fluorouracil (Adrucil) methotrexate (Rheumatrex Dose Pack)
mucul/o 근육			
muscle relaxant 근이완제 [MUHS-uhl ri-LAK-suhnt]	-e = 명사형 접미사	근 긴장을 완화하는 약물	dantrolene sodium (Dantrium) carisprodol (Soma)
rhythm/o 리듬			
antiarrhythmic 항부정맥제 [an-tee-uh-RITH-mik]	anti- = 대항하는 ar- = 없는 -ic = ~와 연관된	심장의 불규칙 리듬인 부정맥을 치료하는 약물	amiodarone (Codarone) digoxin (Lanoxin)
anti- 대항하는			
anticonvulsant 항경련제 [an-tee-kuhn-VUHL-suhnt]		경련 혹은 발작을 방지하거나 완화하는 약물	clonazepam (Klonopin) phenobarbital (Luminal) diazepam (Valium)
antidepressant 항우울제 [an-tee-di-PRES-uhnt]		우울증을 예방 · 치료 · 완화하는 약물	fluoxetine (Prozac) imipramine HCl (Tofranil)
antidiabetic 항당뇨병제, 당뇨병약 [an-tee-dahy-uh-BET-ik]		혈당 농도 조절을 돕는 약물	chlorpropamide (Diabenese) metformin (Glucophage)
antidiarrheal 설사약, 지사제 [an-tee-dahy-uh-REE-uh]		설사를 예방하거나 치료하는 약물	diphenoxylate-atropine sulfate (Lomotil) loperamide HCl (Imodium)
antidiuretic 항이뇨제 [an-tee-dahy-uh-RET-ik]		소변 생성을 억제하는 약물	vasopressin (Pitressin)
antiemetic 구토약, 항구토제 [an-tee-uh-MET-ik]		오심 · 구토를 예방하거나 완화하는 약물	chlopromazine (Thorazine) meclizine HCl (Bonine, Dramamine II, Antivert)
antihistamine 항히스타민제 [an-ti-HIS-tuh-meen]		알레르기 반응으로 방출되는 히스타민 작용을 억제하는 약물	diphenhydramine HCl (Benadryl) cetirizine (Zyrtec)

antihypertensive 고혈압약 [an-tee-hahy-per-TEN-siv]	hyper- = 과도한	고혈압을 예방하거나 조절하는 약물	nadolol (Corgard) prazocin (Minipress) diltiazem HCl (Cardizem)
anti-infective 항감염제 (= antibiotic 항생제)		감염을 일으키는 미생물 성장을 멈추거나 통제하는 약물	amoxicillin (Amoxil, Polymox) doxycycline hyclate (Vibramycin)
anti-inflammatory 소염제 [an-tee-in-FLAM-uh-tawr-ee]		염증을 억제하는 약물	nabumetone (Relafen) naproxen sodium (Anaprox, Aleve)
antitussive 기침약, 진해제 [an-tee-TUHS-iv]		다양한 원인에 의해 발생하는 기침을 완화하는 약물	dextromethorphan HCl (Benylin DM, Robitussin Pediatric) pseudoephedrine HCl (Sudafed Expectorant)
antiulcer agent 항궤양제 [an-tee-UHL-ser]		소화궤양을 예방 · 치료하는 약물	ranitidine HCl (Zantac) nizatidine (Axid)
antiviral agent 항바이러스제 [an-tee-VAHY-ruhl]		바이러스질환을 치료하는 약물	acyclovir (Zovirax) oseltamivir (Tamiflu)
beta blocker 베타차단제 [BEY-tuh BLOK-er]		고혈압이나 협심증, 부정맥 등을 치료하는 데 사용되는 약물	metoprolol tartrate (Lopressor) cartelol HCl (Ocupress, Cartrol)
일반 용어			
calcium channel blocker 칼슘통로차단제		고혈압이나 협심증, 부정맥 등을 치료하는 데 사용되는 약물	amlodipine (Norvasc) bepridil HCl (Vascor)
diuretic 이뇨제 [dahy-uh-RET-ik]		소변량을 증가시키는 약물	furosemide (Lasix) hydrochlorothiazide (Hydro-Diuril)
hormone 호르몬제 [HΛWR mohn]		감소한 특정 호르몬을 보충하는 데 사용되는 약물	estrogen, conjugated (Primarin) glucagon (Glucagon)
laxative 변비약, 완화제, 설사제 [LAK-suh-tiv]		변비를 예방하거나 배변을 돕는 약물	docusate calcium (Surfax) bisadodyl (Dulcolax)
sedative 진정제 [SED-uh-tiv]		진정 또는 안정 효과를 나타내는 약물	phenobarbital (Nembutal) diazepam (Valium)
vitamin 비타민제 [VAHY-tuh-min]		비타민 결핍을 예방 · 치료하는 데 사용되는 약물	Vitamins A, D, E ascorbic acid (vitamin C) cyanocobalamin (vitamin B_{12})

약어

약어	의미	약어	의미
@	at 투여 시간	OTC	over the counter 일반의약품
ā	before 이전에	p.c. (pc)	post cibum, after meals 식후
a.c. (ac)	ante cibum, before meals 식전	p.o. (po, PO)	per os, by mouth 경구
ad lib	ad libitum, as desired 원할 때 사용	p.r.n. (prn)	pro re nata, as needed 필요할 때 사용
ante	before 이전에	q	quisque, every 마다
aq	aqueous 수용액	qhs	quisque hora somni, at bedtime 취침 시간에
b.i.d. (bid)	bis in die, twice a day 하루 2회	qid	quarter in die, four times a day 하루 네 번
c̄	with ~와 함께	Rx	recipe, take, prescription 처방
cap(s)	capsule(s) 캡슐	s̄	without 없이

약어	의미	약어	의미
d	day 일	Sig	label as follows/directions 다음/설명과 같이
d/c, DISC	discontinue 중단	sl	sublingual 혀밑
DC, disc	discontinue 중단	sol	solution 용액
dil	dilute 희석	stat	immediately 즉시
disp	dispense 조제	subc, subq	subcutaneous 피부밑, 피하
dtd	datur tales doses, give such doses 동량 투여	suppos, supp	suppository 좌약
Dx	diagnosis 진단	susp	suspension 현탁액
et	and 그리고	syr	syrup 시럽
gt, gtt	gutta(e), drop(s) 방울	tbsp	tablespoon 큰 스푼
h, hr	hour 시간	tsp	teaspoon 차 스푼
hs	hora somni, at bedtime 취침 시	tab	tablet 알약, 정
ID	intradermal 진피내주사	t.i.d. (tid)	ter in die, three times a day 하루 세 번
IM	intramuscular 근육(내)	VO	verbal order 구두지시
IV	intravenous 정맥(내)	x	times 횟수
n.p.o. (NPO)	nil per os, nothing by mouth 금식		

3 영상의학

용어 성분

영상의학 용어를 만드는 데 활용되는 용어 성분은 다음과 같다.

결합형

어근	의미	어근	의미
anter/o	앞, 전	radi/o	방사선, X-선
fluor/o	광채가 있는	roentgen/o	X-선
later/o	옆, 측	son/o	소리, 음파
poster/o	뒤, 후	tom/o	절단함

접미사

접미사	의미	접미사	의미
-al, -ior	~와 연관된	-lucent	투과하는
-graphy	기록법	-opaque	불투과하는
-logist	전문의, 전문가	-scopy	시각적 검사법
-logy	~학		

접두사

접두사	의미
ultra-	초과하여, 저편에

영상의학

영상의학(diagnostic radiology)은 다양한 방법으로 신체 내부 구조물에 관한 영상을 얻어서 진단 · 처치 · 치료에 활용하는 의학분야이다. 이전에는 방사선학(radiology, roentgenology)이라 하였으며, 학문의 영역이 다변화하면서 현재는 영상의학이라 한다. 이 분야는 1895년 독일 물리학자 빌헬름 뢴트겐(Wilhelm Roentgen)의 X-선으로 태동하여 발달한 후 초음파(ultrasound)와 자기공명(magnetic resonance) 등의 기술이 발달하면서 현대 의학에서 매우 중요한 분야가 되었다.

영상의학 용어

용어	용어 성분	설명
anter/o		앞, 전 front
anteroposterior view 앞뒤방향영상, 전후영상 [ei-pi-vyoo]	poster/o = 뒤, 후 -ior = ~와 연관된	X-선이 몸 앞쪽에서 뒤쪽으로 통과하도록 환자를 위치시켜 촬영한 영상
later/o		옆, 측 side
lateral view 측면영상 [LAT-er-uhl vyoo]	-al = ~와 연관된	
poster/o		뒤, 후 back
posteroanterior view 뒤앞방향영상, 후전영상 [pi-ei-vyoo]	anter/o = 앞, 전 -ior = ~와 연관된	X-선이 몸 뒤쪽에서 앞쪽으로 통과하도록 환자를 위치시켜 촬영한 영상
radi/o		방사선, 방사성 radiation
radiography (방사선)영상촬영 [rey-dee-OG-ruh-fee]	-graphy = 기록법	X-선을 이용해 신체 구조물을 촬영하는 기법
radioisotope 방사성동위원소 [rey-dee-oh-AHY-suh-tohp]		방사선을 내며 붕괴하는 동위원소
radiologist 영상의학과의사, 영상의학과전문의 [rey-dee-OL-uh-jist]	-logist = 전문의, 전문가	① 방사선영상을 이용해 질병을 진단하는 의사 ② 방사선에너지를 이용해 질병을 치료하는 의사
radiolucent 방사선투과 [rey-dee-oh-LOO-suhnt]	-lucent = 투과	X-선을 투과시킴으로써 사진용 판이 X-선에 노출되어 검게 보이는 구조물
radiopaque 방사선비투과 [rey-dee-oh-PEYK]	-opaque = 비투과	X-선을 투과시키지 않음으로써 사진용 판이 X-선에 비노출되어 희게 보이는 구조물
roentgen/o		X-선 X-ray
roentgen 뢴트겐, X-선, 방사선 [RENT-guhn]		방사선 피폭량을 나타내는 단위

일반 용어		
barium (Ba) 바륨 [BAIR-ee-uhm]		방사선 조영제(contrast dye)로 사용되는 부드러운 금속 원소
film 필름 [film]		방사선 영상을 촬영할 때 사용하는 감광물질이 입혀진 셀룰로오스 막. 현재는 영상이 대개 파일로 저장됨으로 필름 사용 빈도는 현저히 낮아짐
film badge 필름배지 [film baj]		방사선 피폭량을 측정하기 위해 방사선 관련자가 착용하는 배지
oblique view 경사영상 [uh-BLEEK vyoo]		X-선이 몸을 일정한 각도로 비스듬히 통과하도록 환자를 위치시켜 촬영한 영상
scan 스캔 [skan]		체내에 방사성물질을 주입한 후 방출되는 방사선을 사진판에 기록하는 것
shield 차폐 [sheeld]		방사선을 막는 데 사용하는 기구
tagging 표지하기 [TAG-ging]		체내에서의 이동을 추적하기 위해 화학물질에 방사성물질을 붙이는 것
uptake 흡수 [UHP-teyk]		방사성물질이나 의약품이 장기나 조직으로 흡수됨
X-ray X선 [EKS-rey]		고에너지파로서 물질 투과도가 달라 필름에 독특한 영상을 남김

영상의학 진단법

용어	용어 성분	설명
fluor/o		광채가 있는 luminious
fluoroscopy 투시술 [floo-ROS-kuh-pee]	-scopy = 시각적 검사법	투시기(fluoroscope)를 이용해 신체 부위나 장기 기능을 관찰하는 영상검사법
radi/o		방사선, 방사성 radiation
radiology 영상의학 [rey-dee-OL-uh-jee]	-logy = ~학	원래는 신체 구조물을 통과한 X-선을 사진판에 노출시켜 얻은 영상을 이용해 질병을 진단하는 전문분야를 의미하였지만, 현재는 초음파나 자기공명 등을 이용하여 신체 구조물을 영상화하는 모든 분야를 영상의학 범주에 포함함
son/o		음파 sound
Doppler ultrasonography 도플러초음파검사 [DOP-ler uhl-truh-suh-NOG-ruh-fee]	ultra- = 초과하여 -graphy = 기록법	초음파를 이용해 혈류를 관찰하는 검사. 혈전과 혈관폐쇄 등을 알아낼 수 있음
tom/o		절단함 to cut
computed tomography (CT scan) 컴퓨터단층촬영 [tuh-MUH-gra-fee]	-graphy = 기록법	신체의 횡단면 영상을 만들 수 있는 영상기법. 다양한 각도로 영상을 촬영할 수 있음. 컴퓨터가 촬영한 이미지를 이용해 횡단면 영상을 구축함
positron emission tomography 양전자(방출)단층촬영 [POZ-i-tron ih-MISH-uhn tuh-MUH-gra-fee]	-graphy = 기록법	양전자를 방출하는 동위원소를 표지한 의약품을 환자에게 정맥주사하여 전신에 고루 퍼지게 한 후, 관심 부위를 촬영하여 생화학적 변화와 해부학적 변화를 판단하여 질병을 진단하는 영상검사법
ultra-		초과하여, 저편에 beyond
ultrasound (US) 초음파검사 [UHL-truh-sound]		고주파 음파를 이용하여 신체 구조물을 영상화하는 검사. 트랜스듀서를 통해 신체로 들어간 음파는 내부구조물에 부딪힌 후 다시 트랜스듀서로 되돌아옴(에코, echo). 에코 속도는 조직 밀도에 따라 결정되므로 에코 속도를 밀도로 변환함으로써 신체 구조물을 영상화함

일반 용어		
contrast study 조영제주입검사 [KON-trast STUHD-ee]		방사선 비투과물질을 몸에 주입하거나 삼키게 한 후 방사선으로 신체 구조물의 윤곽을 촬영함. 혈관조영상(angiogram)을 예로 들 수 있음
magnetic resonance imaging (MRI) 자기공명영상		고주파를 쏘아 신체 부위에 분포하는 수소원자핵을 공명시켜 각 조직에서 나오는 신호 차이를 이용한 영상검사법

약어

약어	의미	약어	의미
AP	anteroposterior 앞뒤방향영상, 전후영상	LAT	lateral 측면영상
Ba	barium 바륨	LGI	lower gastrointestinal (series) 하부위장(관)조영
BE	barium enema 바륨관장	MRA	magnetic resonance angiography 자기공명혈관조영
CAT	computed axial tomography 컴퓨터축단층촬영	MRI	magnetic resonance imaging 자기공명영상
CT	computed tomography 컴퓨터단층촬영	NMR	nuclear magnetic resonance 핵자기공명
CXR	chest X-ray 가슴X선	PA	posteroanterior 뒤앞방향영상, 후전영상
decub	lying down 누운자세	PET	positron emission tomography 양전자(방출)단층촬영
DI	diagnostic imaging 진단영상	PTC, PTHC	percutaneous transhepatic cholangiography 피부경유간경유담관조영, 경피경담관조영
DSA	digital subtraction angiography 디지털감산혈관조영	Ra	radium 라듐
DSR	digital subtraction reconstructor 디지털감산화상 구성장치	rad	radiation absorbed dose 방사선흡수선량
ECHO	echocardiogram 심초음파영상, 심에코영상	RAI	radioactive iodine 방사성아이오딘
ERCP	endoscopic retrograde cholangiopancreatography 내시경역행담췌관조영	RIA	radioimmunoassay 방사면역측정
Fx, FX	fracture 골절	SBS	small bowel series 소장조영술
IVC	intravenous cholangiography 정맥담관조영	SPECT	single-photon emission computed tomography 단일광자(방출) 컴퓨터단층촬영
IVP	intravenous pyelogram 정맥신우조영사진	UGI	upper gastrointestinal (series) 상부위장(관)조영
KUB	kidneys, ureters, and bladder 신장요관방광단순촬영	u/s, US	ultrasonogram 초음파검사

4 정신건강

용어 성분

정신건강 용어를 만드는 데 활용되는 용어 성분은 다음과 같다.

결합형

어근	의미	어근	의미
amnes/o	건망증	ped/o	어린이, 발
anxi/o	두려움, 걱정	pharmac/o	약물
aut/o	자기	phob/o	비이성적 두려움
compuls/o	충동, 강박	phren/o	마음, 정신
delus/o	잘못된 신념	press/o	아래로 누름
depress/o	아래로 누름	psych/o	마음, 정신
electr/o	전기	pyr/o	불
hallucin/o	상상된 지각, 환각	schiz/o	분열, 나뉨
klept/o	훔치기	soci/o	사회
ment/o	마음, 정신	somat/o	몸
narc/o	혼미, 수면	somn/o	수면
neur/o	신경	vers/o	방향을 바꿈
obsess/o	어떤 생각에 집착하는		

접미사

접미사	의미	접미사	의미
-al, -ar, -ary, -ic, -ical, -ile, -ous, -tic	~와 연관된	-mania	광분, 광란
-ia	상태	-orexia	식욕
-iatric	의학 치료와 연관된	-philic	~에 끌리는 것과 연관된
-iatrist	치유자, 의사	-phoria	감정 상태, 느낌, 경향 등
-iatry	의학 치료	-therapy	치료
-ism	상태		
-lepsy	발작		
-logist	전문의, 전문가		
-logy	~학		

접두사

접두사	의미	접두사	의미
an-	없는	ex-	밖으로
anti-	대항하는	hyper-	과도한
auto-	자기	in-	아닌, 안으로
bi-	둘	para-	곁에, 정상이 아닌, 쌍을 이루고 있는 구조물
de-	없는	post-	후에
dis-	떨어져	pre-	전에
dys-	아픈, 어려운, 정상이 아닌		

정신건강

심리학과 정신의학은 정신건강과 밀접하게 연관된 학문이다. 심리학(psychology)은 인간의 행동과 사고 과정을 연구한다. 심리학은 주로 인간이 환경과 어떻게 상호작용하는지, 그리고 다른 인간과 어떻게 상호작용하는지에 관해 다룬다. 상호작용에 따른 행동은 정상 행동과 비정상 행동으로 분류된다. 정상 심리학(normal psychology)은 어떻게 인격이 발달하고, 어떻게 스트레스를 다스리며, 어떤 단계를 거쳐 사고가 발달하는지를 다룬다. 비정상 심리학(abnormal psychology)은 정상 범주에 속하지 않는 행동, 그리고 인간이나 사회에 해로운 행동을 다룬다. 이러한 부적응 행동은 스트레스에 대처하는 데 가끔 어려움을 나타내는 단계에서부터 괴상한 행동이나 신념을 보임으로써 사회에서 완전히 퇴출당하는 단계까지 다양하게 나타난다. 임상심리학사(clinical psychologist)는 정신장애 및 감정장애를 앓는 환자를 평가하고 치료하는 전문가이다. 정신의학(psychiatry)은 정신장애를 진단 · 치료 · 예방하는 의학 분야이다. 정신과의사(psychiatrist)는 정신장애 · 감정장애 · 행동장애를 앓고 있는 환자를 진단하고 치료하는 의사이다.

정신장애 용어

정신장애(mental disorder)의 법적 의미는 '판단력이 부족하고 스스로 조절할 수 없는 상태'를 말한다. 정신장애와 연관된 용어 및 분류 지침은 2013년 미국정신의학회에서 펴낸 '정신장애 진단 및 통계 편람' 최신판(DSM-5)을 따른다. DSM-5는 생애주기에 따라 정신장애를 분류한다. 앞에 서술된 장애일수록 아동기와 학령기에 나타나는 장애이고, 뒤에 서술된 장애일수록 성인기와 노년기에 많이 나타나는 장애이다.

용어	용어 성분	설명
신경발달장애 Neurodevelopmental Diseases		신경발달 문제로 인해 발생하는 장애
지능발달장애 intellectual development disorder		지능이 평균 이하인 장애
주의력결핍과다활동장애 attention deficit hyperactivity disorder (ADHD)		부주의하고 충동적인 행동을 나타냄
자폐증스펙트럼장애 autism spectrum disorder [AW-tiz-uhm]	aut/o = 자기 -ism = 상태	사회적 상호작용 결핍과 의사소통 결핍. 제한적인 행동 패턴을 나타내는 장애
조현병스펙트럼장애 및 기타 정신장애 Schizophrenia Spectrum and Other Psychotic Disorders	schiz/o = 분열 phren/o = 정신 -ia = 상태	망상이나 환각, 앞뒤가 맞지 않는 언어, 양성증상(긴장증), 음성증상(정서적 표현 소실, 사고 · 언어 감소, 목적 지향 행동 부재)을 나타내는 정신장애

용어	용어 성분	설명
조현병 schizophrenia		망상과 환청, 와해된 언어, 정서적 둔감 등의 증상과 더불어 사회적 기능에 장애를 일으킬 수 있는 질환
망상장애 delusional disorder	delus/o = 잘못된 신념 -al = ~와 연관된	틀렸다는 증거가 분명한데도 잘못된 신념을 고수함
환각 hallucination [huh-loo-suh-NEY-shuhn]	hallucin/o = 왜곡된 인식	존재하지 않은 무언가를 지각함
양극성장애 및 그 연관 질환 Bipolar and Related Disorders	bi- = 둘 -ar = ~와 연관된	우울증과 조증이 교대로 나타나는 장애로서 양극성장애와 순환기분장애를 포함함
양극성장애 bipolar disorder (BPD)		우울증과 조증이 교대로 나타남
우울장애 Depressive Disorders	depress/o = 아래로 누름 dis- = 떨어져	우울하고 슬픈 기분이 계속되는 장애
주요우울장애 major depressive disorder		절망감과 무력감, 무가치함을 느낌. 어떤 활동을 해도 즐겁지 않음. 자살 위험성이 높음
조증 mania [MEY-nee-uh]		극단적 의기양양함
불안장애 Anxiety Disorders [ang-ZAHY-i-tee]	Anxi/o = 불안 dis- = 떨어져	특정 대상이나 상황, 이전의 경험, 일상적 근심 등으로 인해 고통스러울 정도의 불안을 나타내는 장애
공황장애 panic disorder		예기치 않게 발생하는 재발성 공황발작을 특징으로 하는 장애. 적어도 한 달에 한 차례 이상 공황발작을 나타냄
범불안장애 general anxiety disorder		만성적이고 비현실적이며 과도한 불안과 걱정을 특징으로 하는 장애. 6개월 이상 지속되는 경우가 많으며 불안의 원인을 찾을 수 없음
공포증 phobias [FOH-bee-uhs]	phob/o = 극단적 두려움 -ia = 상태	특정 대상이나 활동, 신체적 상황에 대해 강박적이고 비합리적이며 심한 두려움을 특징으로 하는 장애. 예: 고소공포증(acrophobia), 비행공포증(aerophobia), 광장공포증(agoraphobia), 폐소공포증(claustrophobia)
강박장애 및 그 연관 장애 Obsessive-Compulsive and Related Disorders		강박적 사고와 이를 해소하기 위한 강박적 행동을 특징으로 하는 장애
강박장애 obsessive-compulsive disorder (OCD) [uhb-SES-iv kuhm-PUHL-siv]	obsess/o = 어떤 생각에 집착하는 compuls/o = 충동, 강박 dis- = 떨어져	불안을 줄이기 위해 특정 행위를 반복적으로 수행하는 것
외상연관장애 및 스트레스연관장애 Trauma-and Stressor-related Disorders		외상이나 재난 사건에 노출된 후 무쾌감증, 불쾌감, 분노, 공격성 등의 정서적 어려움을 나타내는 장애
외상후스트레스장애 posttraumatic stress disorder (PTSD)		사망이나 심한 손상, 성폭력에 노출된 후 발생함. 사람의 사회적 상호작용과 작업능력을 손상시킴
해리장애 Dissociative Disorders	dis- = 떨어져 soci/o = 사회	심각한 정서적 갈등이 과도하게 억압됨으로써 인격분열이나 기억상실을 나타내는 장애
해리기억상실 dissociative amnesia [am-NEE-zhuh]	amnes/o = 건망증 -ia = 상태	기억상실을 나타냄
해리정체성장애 dissociative identity disorder		두 가지 이상의 독립적 인격을 나타냄
신체증상장애 및 그 연관 질환 Somatic Symptom and Related Disorders	somat/o = 신체	몸에 이상은 없지만, 신체 이상 증상을 나타냄
신체증상장애 somatic symptom disorder (SSD)		일상생활을 방해하고 교란시키는 신체증상을 나타냄. 증상에 집착하고 증상에 따라 행동함

용어	용어 성분	설명
전환장애 conversion disorder	vers/o = 방향을 바꿈	불안이 두근거림이나 마비, 시각상실 같은 신체 증상으로 전환됨
섭식장애 Feeding and Eating Diseases		섭식과 관련된 비정상 행동
신경성식욕부진 anorexia nervosa [an-uh-REK-see-uh nur-vo-sa]	an- = 없는 -orexia = 식욕	왜곡된 신체 이미지를 특징으로 하는 장애로서 비만에 대한 병적 두려움으로 인해 과도한 식이요법을 함으로써 체중이 심각하게 감소하는 질환
폭식증 bulimia [byoo-LIM-ee-uh]		폭음과 폭식 후 고의로 토함
배설장애 Elimination Disorders		고의든 아니든 대소변 가리기를 제대로 못 하는 장애
유뇨증 enuresis [en-yuh-REE-sis]		배변 훈련을 획득한 사람이 부적절한 장소에서 소변을 보는 행위를 함
대변실금, 유분증 encopresis [en-kuh-PREE-sis]		배변 훈련을 획득한 사람이 부적절한 장소에서 대변을 보는 행위를 함
수면각성장애 Sleep-Wake Disorder		수면이나 각성과 관련된 장애
불면증 Insomnla [in-SOM-nee-uh]	in- = 아닌 somn/o = 수면 -ia = 상태	잠들지 못함
기면병 narcolepsy [NAHR-kuh-lep-see]	narc/o = 수면 -lepsy = 발작	주간에 잠드는 에피소드가 반복되고, 야간에는 잠드는 것이 어려움
성기능장애 Sexual Dysfunctions		정상 성행위의 모든 단계에서 장애를 나타내 삶의 질에 부정적 영향을 미침
발기장애 erectile dysfunction		발기를 일으키거나 유지하지 못함
조기사정 premature ejaculation		삽입 전이나 삽입 직후에 정액을 사정함
성별불쾌감 Gender Dysphoria	dys- = 비정상 -phoria = 감정 상태	출생 시 지정된 자신의 신체적 성별이나 성 역할에 대해 불쾌감을 느끼는 것
성별불쾌감 gender dysphoria [dis-FAWR-ee-uh]		어떤 사람의 출생한 성과 그 사람의 성 정체성이 다를 때 발생함. 남성으로 태어난 사람이 여성 정체성을 나타내기도 하고(트랜스여성, MTF), 여성으로 태어난 사람이 남성 정체성을 나타내기도 함(트랜스남성, FTM)
파탄행동, 충동조절장애 및 행동장애 Disruptive, Impulse Control, and Conduct Disorders		다른 사람에게 해로운 행위를 하고 싶은 충동을 억제하지 못함
절도벽 kleptomania [klep-tuh-MEY-nee-uh]	klept/o = 훔치기 -mania = 광분	물건을 훔침
방화벽 pyromania [pahy-ruh-MEY-nee-uh]	pyr/o = 불 -mania = 광분	불을 지름
폭발장애 explosive disorder		폭력적인 분노
물질남용장애 및 중독장애 Substance Use and Additive Disorders		
물질남용장애 substance use disorder		술과 마약, 처방약을 포함한 화학물질에 지나치게 의존함
도박장애 gambling disorder		도박을 멈출 수 없음
신경인지장애 Neurocognitive Disorders	neur/o = 신경 dis- = 떨어져	일시적 또는 영구적 뇌기능 장애로 인해 발생하는 정신기능 저하
치매 dementia [dih-MEN-shuh]	de- = 없이 ment/o = 마음, 정신 -ia = 상태	점진적 혼동과 지남력장애를 나타냄

용어	용어 성분	설명
알츠하이머병 Alzheimer disease (AD) [ALTS-hay-mer]		
인격장애 Personality Disorders		사회생활을 하는 데 필요한 사람의 능력에 영향을 미치는 유연하지 않거나 부적절한 행동 패턴
편집인격장애 paranoid personality disorder		괴롭힘을 당하고 있다고 과장되게 느낌
자기애성인격장애 narcissistic personality disorder		비정상적으로 자신이 중요하다고 느낌
반사회적인격장애 antisocial personality disorder	anti- = 대항하는 soci/o = 사회 -al = ~와 연관된	법적 규범이나 사회적 규범에 어긋나는 행동을 함
성도착장애 Paraphilic Disorder	para- = 비정상 -philic = 끌리는 것과 연관된	비정상적 성적 활동과 성기능 장애를 나타냄
어린이성애증, 소아성애증 pedophilic disorder [ped-uh-FIL-eek]	ped/o = 어린이 -philic = 끌리는 것과 연관된	어린이에게 성적 흥미를 나타냄
성피학증 sexual masochism disorder [MA-suh-ki-zm]		상처를 입거나 학대를 당하면서 성적 쾌감을 나타냄
관음증 voyeuristic disorder [vwah-yuh-RIS-tik]		다른 사람의 성행위를 보면서 성적 쾌감을 나타냄

치료법 용어

용어	용어 성분	설명
정신약리학 Psychopharmacology [sahy-koh-fahr-muh-KOL-uh-jee]	psych/o = 정신 pharmac/o = 약물 -logy = 학	정신장애 치료제에 관해 연구하는 학문
정신병약 antipsychotic [an-tee-sahy-KOT-ik]	anti- = 대항하는 psych/o = 정신	동의어: 강력신경안정제(major tranquilizer), 신경이완제(neuroleptic) 종류: chlorpromazine (Thorazine) haloperidol (Haldol) clozapine (Clozaril) 효능: 초조와 공황을 감소시키고 조현병 에피소드를 단축함 부작용: 불수의적 근육운동
항우울제 antidepressant [an-tee-di-PRES-uhnt]		분류: 각성제(stimulants) 종류: escitalopram (Cipralex, Lexapro) fluoxetine (Prozac, Sarafem) venlafaxine (Effexor) 효능: 뇌 신경전달물질 농도에 영향을 줘 기분을 변화시킴. 부작용: 구강건조, 체중증가, 시야흐림, 구역
부신경안정제 minor tranquilizer [TRANG-kwuh-lahy-zer]		분류: 중추신경계 억제제(CNS depressant) 종류: diazepam (Valium) alprazolam (Xanax) 효능: 불안 감소
리튬 lithium		양극성장애 치료제
정신요법 Psychotherapy	psych/o = 정신 -therapy = 치료	약물이나 물리적 수단이 아니라 심리적 방법으로 정신장애를 치료하는 것
정신분석 psychoanalysis [sahy-koh-uh-NAL-uh-sis]	psych/o = 정신	환자의 과거와 현재의 정서적 경험과 정신적 경험에 관해 자세한 설명을 들은 후 문제의 원인을 파악한 후 그 영향을 제거하는 정신요법. 지그문트 프로이트가 제안한 치료법

용어	용어 성분	설명
인본주의정신요법 humanistic psychotherapy		치료자는 환자가 자신의 내부자원을 활용하여 자신의 문제를 해결하는 방법을 배우게 함
가족 · 집단정신요법 family and group psychotheray		환자의 현재 상태에 집중하여 목표를 설정한 후 그 목표를 향해 나아가는 해결중심 정신요법

약어

약어	의미	약어	의미
AD	Alzheimer disease 알츠하이머병	MMPI	Minnesota Multiphasic Personality Inventory 미네소타다면인성검사
ADD	attention deficit disorder 주의력결핍과다활동장애	MTF	male to female 트랜스여성
BPD	bipolar disorder 양극성장애	OCD	obsessive-compulsive disorder 강박장애
CA	chronical age 실제연령 · 달력나이	PTSD	posttraumatic stress disorder 외상후스트레스장애
DSM	Diagnostic and Statistical Manual of Mental Disorders 정신장애 진단 및 통계 편람	SAD	seasonal affective disorder 계절정동장애
FTM	female to male 트랜스남성	SSD	somatic symptom disorder 신체증상장애
MA	mental age 정신연령		

5 외과학

용어 성분

외과학 용어를 만드는 데 활용되는 용어 성분은 다음과 같다.

결합형

어근	의미	어근	의미
alges/o	통증, 통각	hem/o	혈액
aspir/o	흡인	later/o	옆쪽
cis/o	절단	lith/o	돌
cry/o	찬, 얼린	recumb/o	뒤로 누움
cutane/o	피부	sect/o	절단
dilat/o	확장함	specul/o	관찰
electr/o	전기	tenacul/o	붙잡음
esthesi/o	감각, 느낌	ven/o	정맥
hal/o	숨쉼		

접미사

접미사	의미	접미사	의미
-al, -ic, -ous	~와 연관된(형용사형 접미사)	-otomy	절개
-ia	상태	-scopic	시각적 검사와 연관된
-ion	작용(명사형 접미사)	-stasis	일정한 상태를 유지함
-ist	전문의, 전문가	-stat	변화를 막는 기구나 물질
-logist	전문의, 전문가	-um	명사형 접미사

접두사

접두사	의미	접두사	의미
an-	없는	peri-	주위에
dis-	떨어져, 조각조각	post-	이후에
endo-	안에	pre-	이전에
ex-	밖으로	re-	다시
in-	안으로	sub-	아래에
intra-	안에		

외과학

외과학(surgery)은 수술을 통해 기형과 결함을 교정하고, 손상을 복구하며, 질병을 치료하는 의학 분야이다. 외과의사(surgeon)는 외과 분야에서 4~5년 이상의 교육을 마친 의사를 말한다. 외과학은 일반외과학(general surgery)과 정형외과학(orthopedics), 신경외과학(neurosurgey), 흉부외과학(thoracic surgery), 부인과학(gynecology), 성형외과학(plastic surgery), 안과학(ophthalmology), 비뇨의학(urology) 등을 포함한다.

외과학 용어는 마취와 수술기구, 수술절차, 절개법, 봉합재료 등과 관련된 용어를 포함한다. 수술명은 신체 부위를 나타내는 결합형과 수술내용을 나타내는 접미사를 조합하여 만든다. 예를 들어, 대동맥을 절개하는 수술은 대동맥절개(aortotomy; aort/o = 대동맥, −tomy = 절개)라 하고, 혈관을 절제하는 수술은 혈관절제(angiectomy; angi/o = 혈관, −ectomy = 절제)라 하며, 얼굴을 외과적으로 복구하는 수술은 얼굴성형(facioplasty; faci/o = 얼굴, −plasty = 외과적 복구)이라 한다.

마취

마취과의사(anesthesiologist)는 마취제를 전문적으로 투여하는 의사이다. 마취(anesthesia)란 약물 등을 이용해 통증 감각을 없애거나 가역적으로 의식소실을 유도하는 것을 말한다. 흔한 마취 유형으로는 전신마취와 국소마취를 들 수 있다.

마취 유형	용어 성분	설명
esthesi/o		감각 sensation, 느낌 feeling
general anesthesia 전신마취	an- = 없는 -ia = 상태	약물 등을 투여하여 통증을 없애고 의식상실을 유도함. 전신마취 중에는 환자의 활력징후(심박수, 호흡수, 혈압, 체온)를 잘 감시해야 함
inhalation 흡입마취	in- = 안으로 hal/o = 숨쉼	흡입을 통해 약물을 투여하여 전신마취함
intravenous (IV) 정맥마취	intra- = 안에 ven/o = 정맥 -ous = ~와 연관된	정맥에 약물을 투여하여 전신마취함
local 국소마취		원하는 신체 부위의 감각소실을 유도하며, 대개 의식은 유지됨
regional 부위마취	-al = ~와 연관된	신경차단(nerve block)이라고도 함. 팔이나 다리 같은 특정 신체 부위의 통증을 차단하는 데 사용함. 감각을 전달하는 신경 주위에 약물을 주사하여 마취를 유도하며, 대개 의식은 유지됨
subcutaneous 피부밑마취	sub- = 아래에 cutane/o = 피부 -ous = ~와 연관된	피부밑에 약물을 주입하여 국소마취함. 열상을 봉합하기 전에 피부를 마취하는 데 사용함
topical 도포마취	topic/o = 특정 부위 -al = ~와 연관된	특정 피부 부위에 액체나 젤 상태의 약물을 발라 국소부위를 마취함. 피부나 각막, 점막에 사용함

수술기구

수술기구로는 외과용 칼과 톱, 클램프, 드릴, 바늘 등을 들 수 있다.

수술기구	용어 성분	설명
aspir/o		흡인 to breathe in
aspirator 흡인기 [AS-puh-rey-ter]		체액을 빨아들이는 기구
dilat/o		확장함 to widen
dilator 확장기 [dahy-LEY-ter]		늘려 구멍을 확장하는 기구
hem/o		혈액 blood
hemostat 지혈물개 [HEE-muh-stat]	-stat = 변화를 막는 기구	출혈을 막기 위해 혈관을 집는 기구
specul/o		관찰 to look at
speculum 경, 벌리개 [SPEK-yuh-luhm]		
tenacul/o		붙잡음 to hold
tenaculum 당기개 [tuh-NAK-yuh-luhm]	-um = 명사형 접미사	긴 손잡이가 달린 클램프

일반 용어		
clamp 클램프		조직을 집거나, 출혈을 막는 기구
curette 소파기 [kyoo-RET]		조직을 긁어 제거하는 기구
forceps 집게 [FAWR-suhps]		조직을 집는 기구
probe 탐색자, 더듬자 [prohb]		조직을 탐색하는 기구
scalpel 작은칼 [SKAL-puhl]		조직을 잘라 분리하는 기구
trephine 원형절제기, 천공기 [trih-FAHYN]		조직이나 뼈를 둥글게 제거하는 톱

수술자세

외과의사는 수술 부위에 쉽게 접근하기 위해 환자에게 적합한 자세를 취하게 한다.

수술자세	용어 성분	설명
lith/o		돌 stone
lithotomy 결석제거자세, 돌제거자세 [li-THOT-uh-mee]	-otomy = 절개	엉덩관절과 무릎관절을 90° 구부린 채 얼굴을 위로 향하고 누움
recumb/o		뒤로 누움 to lie back
lateral recumbent 반엎드린자세, 심즈자세 [LAT-er-uhl ri-KUHM-buhnt]	later/o = 옆쪽 side -al = ~와 연관된	왼쪽 또는 오른쪽으로 누움
일반 용어		
Fowler 파울러자세 [FOU-ler]		윗몸을 45° 일으킨 채 앉음
prone 엎드린자세		얼굴을 아래로 향한 채 반듯하게 엎드림
supine 바로누운자세		얼굴을 위로 향한 채 반듯하게 누움
Trendelenberg 트렌델렌부르크자세 [TREN-deh-len-berg]		얼굴을 위로 향한 채 누운 상태에서 얼굴을 내리고 다리를 높임

외과학 용어

용어	용어 성분	설명
alges/o		통증 pain
analgesic 진통제 [an-l-JEE-zik]	an- = 없는 -ic = ~와 연관된 (형용사형 접미사)	통증을 완화하는 약물
cis/o		절단 to cut
incision 절개 [in-SIZH-uhn]	in- = 안으로 -ion = 작용 (명사형 접미사)	장기나 조직을 자름
excision 절제 [ek-SIZH-uhn]	ex- = 밖으로 -ion = 작용 (명사형 접미사)	장기나 조직의 일부 혹은 전부를 외과적으로 잘라 내 제거함. 동의어 = resection
cry/o		차가운 cold
cryosurgery 냉동수술 [krahy-oh-SUR-juh-ree]		조직을 얼려 세포손상을 일으켜 제거하는 치료법. 악성종양이나 통증, 출혈 치료에 사용됨

용어	용어 성분	설명
electr/o		전기 electricity
electrocautery 전기지짐, 전기지짐기 [ih-lek-troh-KAW-tuh-ree]		전기를 이용해 혈관 폐쇄를 유도함으로써 출혈을 멈추게 하는 것 혹은 그 기구
esthesi/o		감각 sensation, 느낌 feeling
anesthetic 마취제 [an-uhs-THET-ik]	an- = 없는 -ic = ~와 연관된 (형용사형 접미사)	부분적 또는 완전한 감각소실을 유발하는 약물
hem/o		혈액 blood
hemostasis 지혈 [hee-muh-STEY-sis]	-stasis = 일정한 상태를 유지함	기구나 압력, 약물을 이용해 출혈을 멈추게 함
sect/o		절단 to cut
dissection 해부, 박리, 절개, 절제	dis- = 떨어져, 조각조각 -ion = 작용 (명사형 접미사)	학습 목적으로 혹은 조직 분리 목적으로 조직을 외과적으로 절단함
resection 절제	re- = 다시 -ion = 작용 (명사형 접미사)	장기나 조직의 일부 혹은 전부를 외과적으로 잘라 내 제거함. 동의어 = excision
일반 용어		
circulating nurse 순환간호사		수술 중 필요한 재료를 공급하고, 수술 표본을 취급하며, 수술간호사를 돕는 간호사
draping 덮개 [DREY-ping]		수술 부위만 노출시키고, 다른 부위를 덮는 멸균된 천
scrub nurse 수술에 직접 참여하는 간호사		외과의사에게 수술기구를 건네주는 역할을 함. 멸균된 수술복을 입고 수술영역을 멸균 상태로 유지함
suture material 봉합재료 [SOO-cher]		상처나 절개 부위를 봉합하는 데 사용하는 재료. 면이나 고양이창자, 실크, 스테이플 등이 있음. 흡수되는 재료도 있고, 흡수되지 않는 재료도 있음
-scopic		시각적 검사와 연관된 pertaing to visually examining
endoscopic surgery 내시경수술 [en-duh-SKOH-pik]	endo- = 안에	체강 내부를 관찰할 수 있는 광학장비를 이용한 수술법
intra-		안에 within
intraoperative 수술중~ [in-truh-OP-er-uh-tiv]		수술 시간
peri-		주위에 around
perioperative 수술전후~ [peer-ee-OP-er-uh-tiv]		수술 시간과 그 전후 시간
post-		이후에 after
postoperative 수술후~ [pohst-OP-er-uh-tiv]		수술 후 시간
pre-		이전에 before
preoperative 수술전~ [pree-OP-er-uh-tiv]		수술 전 시간

약어

약어	의미	약어	의미
D & C	dilation and curettage 자궁긁어냄, 자궁소파술	PARR	postanesthetic recovery room 마취후회복실
Endo	endoscopy 내시경술	post-op	postoperative 수술후~
EUA	exam under anesthesia 마취후검사	preop, pre-op	preoperative 수술전~
GA	general anesthesia 전신마취	prep	preparation 수술준비
I & D	incision & drainage 절개배농, 절개배액	TAH	total abdominal hysterectomy 복식전체자궁절제
MUA	manipulation under anesthesia 마취후처치	TURP	transurethral resection of the prostate 요두경유전립샘절제
OR	operating room 수술실		

6 재활서비스

용어 성분

재활서비스 용어를 만드는 데 활용되는 용어 성분은 다음과 같다.

결합형

어근	의미	어근	의미
cry/o	찬, 얼린	my/o	근육
cutane/o	피부	orth/o	똑바른, 올바른
electr/o	전기	phon/o	소리
erg/o	작업, 일	physic/o	신체
habilitat/o	능력	prosthet/o	부가물
hydr/o	물	therm/o	열, 온도

접미사

접미사	의미	접미사	의미
-al, -ic, -ous, -tic	~와 연관된 (형용사형 접미사)	-nomics	법과 연관된
-graphy	기록법	-phoresis	전달
-ion	작용 (명사형 접미사)	-therapy	치료법

접두사

접두사	의미	접두사	의미
re-	다시	ultra-	초과하는
trans-	가로질러		

재활서비스

재활은 장애를 예방하고, 질병이나 부상을 겪은 후 신체 기능을 최대한 회복시키는 것을 목표로 한다. 재활서비스는 물리치료와 작업치료를 들 수 있다.

물리치료

물리치료(physical therapy)는 물리적 수단과 방법을 이용해 장애를 치료하는 것을 말한다. 물리치료사(physical therapist)는 관절운동과 근력, 근지구력, 심폐기능, 일상생활에 필요한 활동수행능력, 기타 작업수행능력을 평가한다. 물리치료는 보행훈련과 치료운동, 마사지, 관절 가동화, 열요법, 냉동요법, 전기자극, 초음파치료, 물치료 등을 이용한다. 이 치료법은 근육을 강화하고 운동과 순환을 개선하며 통증을 줄이고 신체기능을 향상시킨다.

작업치료

작업치료(occupational therapy)는 환자가 독립적 일상생활을 할 수 있도록 일상생활에 필요한 술기를 회복시키고 발달시키며 개선하도록 돕는다. 작업치료사(occupational therapist)는 질병을 앓고 있는 사람이나 부상을 입은 사람, 발달장애나 심리적 장애를 가진 사람들에게 개인위생과 일, 여가 활동과 관련하여 독립적이고 생산적이며 만족스러운 삶을 영위하는 데 필요한 술기를 전문적으로 훈련시키는 일을 한다.

재활서비스 용어	용어 성분	설명
erg/o		작업, 일 work
ergonomics 인간공학 [ur-guh-NOM-iks]	-nomics = 법과 연관된	스트레스와 근육과다 사용, 나쁜 자세, 반복 작업으로 인한 부상을 줄이는 디자인 작업
habilitat/o		능력 ability
rehabilitation 재활 [ree-huh-bi-luh-TAY-shn]	re- = 다시 -ion = 작용(명사형 접미사)	장애인의 소실된 기능을 최대한 회복시키는 것을 돕는 치료 및 운동 과정
orth/o		똑바른 straight, 올바른 correct
orthotics 보조기학 [awr-THOT-iks]	-tic = ~와 연관된	마비된 근육을 지지하고 특정 동작을 촉진하며 근골격계 기형을 교정하는 부모고가 보조기 등의 장비를 다루는 분야
physic/o		신체 body
physical medicine 재활의학	-al = ~와 연관된	기능 회복에 중점을 두는 의학 분야. 주로 근골격계 및 신경계 환자를 돌봄
prosthet/o		추가물 addition
prosthetics 보철학, 의지학 [pros-THET-iks]	-ic = ~와 연관된	소실된 신체 부위(예: 팔이나 다리, 관절)를 대체하는 인공장치를 다루는 분야
일반 용어		
activities of daily living (ADLs) 일상생활활동		식사나 옷 입기, 씻기 같은 일상생활에 필요한 활동을 수행하는 능력
adaptive equipment 적응장비		장애인의 독립성과 기능을 개선하기 위해 고안된 장비나 기구
fine motor skills 미세운동기술		글쓰기나 버튼 누르기, 자르기 같은 활동에 필요한 정교한 협동운동 기술
gait 보행 [geyt]		걷는 것
gross motor skills 대운동기술		걷기나 달리기, 점프하기, 균형잡기 같은 신체의 협동운동
rage of motion (ROM) 운동범위		관절을 완전히 굽혔다 펴는 정도

치료법

치료법 용어	용어 성분	설명
cry/o		찬, 얼린 cold
cryotherapy 냉동요법 [krahy-oh-THER-uh-pee]	-therapy = 치료	냉기를 이용해 치료함
cutane/o		피부 skin
transcutaneous electrical nerve stimulation (TENS) 피부경유전기신경자극	trans- = 가로질러 -ous = ~와 연관된 electr/o = 전기 -ical = ~와 연관된	통증을 완화하기 위해 말초신경에 전류를 가하는 치료법
electr/o		전기 electricity
electromyography (EMG) 근전도검사	my/o = 근육 -graphy = 기록법	전기로 근육을 자극한 후 근육 반응을 기록하는 검사법
hydr/o		물 water
hydrotherapy 수치료 [hahy-druh-THER-uh-pee]	-therapy = 치료	치료 목적으로 물을 이용하는 것. 욕조나 수영장, 소용돌이 욕조에 물을 채워 치료에 이용함
phon/o		소리 sound
phonophoresis 음파영동법	-phoresis = 전달	초음파를 이용해 피부와 피부밑조직에 약물을 투여하는 방법
therm/o		열 heat
thermotherapy 열요법	-therapy = 치료	신체에 열을 가해 치료 효과를 얻는 것
ultra-		초과하는 beyond
ultrasound (US) 초음파치료		초음파를 이용해 피부밑조직에 열을 발생시켜 근육연축과 근육 · 힘줄 · 인대 부상을 치료하는 것
일반 용어		
active exercise 능동운동		환자가 도움을 받지 않고 직접 수행하는 운동
active range of motion (AROM) 능동운동범위		환자가 도움을 받지 않고 관절을 움직일 수 있는 범위
active-resistive exercise 능동저항운동		환자가 근육에 가해지는 저항에 대항하면서 수행하는 운동. 근력 증가를 일으킴
debridement 죽은조직제거, 데브리망 [dih-BREED-muhnt]		상처 부위 주변에 있는 손상되거나 죽은 조직을 제거하는 것. 주로 염증 부위나 화상 부위를 치료할 때 시행함
gait training 보행훈련		환자가 다시 걸을 수 있게 돕거나 환자에게 보행 보조기를 사용하는 방법을 알려주는 것
massage 마사지		환자의 신체 일부를 손으로 주무르거나 압력을 가해 근긴장을 감소시키고 근 이완을 촉진하는 것
mobilization 가동화		운동이나 마사지를 통해 관절과 연조직의 움직임을 회복시키는 치료법
moist hot packs 온습포		신체 부위를 촉촉하고 따뜻하게 해 피부혈관을 확장하는 치료법. 근 이완과 혈류량 증가를 통해 치료 효과를 냄
nerve conduction velocity 신경전도속도		신경전도속도를 측정해 신경 손상 여부를 판단하는 검사. 신경 손상 시 신경전도속도는 감소함
pain control 통증조절		다양한 방법을 통해 통증을 완화함
passive range of motion (PROM) 수동운동범위		치료사가 환자의 관절을 움직일 때의 운동범위

치료법 용어	용어 성분	설명
postural drainage 체위배액법		중력을 이용해 기관지나 폐 분비물을 배출시키는 것. 손바닥을 오목하게 해 가슴을 두드려 주면 분비물과 점액이 떨어져 나오는 것을 도와줌
therapeutic exercise 치료적운동		운동범위나 근육 강도, 심혈관 기능 향상 같은 목적으로 행해지는 계획된 운동
traction 견인		기계장치 등을 이용해 뼈나 관절 등을 천천히 당기는 것

약어

약어	의미	약어	의미
AAROM	active assistive range of motion 능동보조운동범위	PROM	passive range of motion 수동운동범위
ADLs	activities of daily living 일상생활활동	PT	physical therapy 물리치료
AROM	active range of motion 능동운동범위	ROM	range of motion 운동범위
EMG	electromyogram 근전도, electromyography 근전도검사	TENS	transcutaneous electrical nerve stimulation 피부경유전기신경자극
e-stim	electrical stimulation 전기자극	UE	upper extremity 팔
LE	lower extremity 다리	US	ultrasound 초음파치료
OT	occupational therapy 작업치료		

7 연습문제

A. 대답하기

■ 다음 질문에 맞는 답을 작성하시오.

1. 약물을 조제하는 전문가는 ______________ 이다.
2. 약물의 공식 명칭은 ______________ 이다.
3. 약물의 상품명을 나타내는 영문은 ______________ 와 ______________ 이다.
4. 약물의 화학명을 나타내는 영문은 ______________ 이다.

B. 약물 투여 경로 용어

■ 다음 약물 투여 경로의 의학용어를 작성하시오.

1. 혀밑투여 ______________
2. 직장내투여 ______________
3. 진피내투여 ______________
4. 근육내투여 ______________
5. 피부밑투여 ______________
6. 경구투여 ______________
7. 비경구투여 ______________
8. 정맥내투여 ______________

C. 의미 적기

■ 빈칸에 용어의 의미를 작성하시오.

1. idiosyncrasy ______________
2. placebo ______________
3. toxicity ______________
4. side effect ______________
5. habituation ______________
6. contraindication ______________
7. prophylaxis ______________

D. 짝짓기

■ 왼쪽 열에 해당하는 병증을 오른쪽 열에서 찾아 연결하시오.

1. 우울장애	a. 조증
2. 불안장애	b. 유뇨증
3. 신체증상장애	c. 신경성식욕부진
4. 섭식장애	d. 자기애성인격장애
5. 배설장애	e. 절도벽
6. 수면각성장애	f. 불면증
7. 충동조절장애	g. 공황장애
8. 신경인지장애	h. 전환장애
9. 인격장애	i. 치매

■ 왼쪽 열의 의미를 오른쪽 열에서 찾아 연결하시오.

1. 초음파(ultrasound)	a. 방사선 비투과물질을 이용해 신체 구조물의 윤곽을 촬영함
2. 자기공명영상(MRI)	b. 초음파를 이용해 혈류를 관찰함
3. 도플러초음파검사(Doppler US)	c. 전자기 에너지를 이용해 영상을 얻음
4. 컴퓨터단층촬영(CT scan)	d. 투시기를 이용해 신체 부위나 장기 기능을 관찰함
5. 투시술(fluoroscopy)	e. 방사선을 이용해 다양한 각도의 횡단면 영상을 얻음
6. 조영제주입검사(contrast study)	f. 초음파를 이용해 내부 장기의 영상을 얻음

■ 왼쪽 열의 의미를 오른쪽 열에서 찾아 연결하시오.

1. forceps	a. 체액을 빨아들이는 기구
2. tenaculum	b. 얼굴을 위해 향한 채 반듯하게 누움
3. Trendelenberg	c. 조직을 탐색하는 기구
4. lithotomy	d. 조직을 긁어 제거하는 기구
5. curette	e. 조직을 잘라 분리하는 기구
6. aspirator	f. 조직을 집는 기구
7. supine	g. 긴 손잡이가 달린 클램프
8. probe	h. 얼굴을 위로 향해 누운 채 얼굴은 내리고 다리는 높임
9. scalpel	i. 얼굴을 위로 향해 누운 채 엉덩관절과 무릎관절을 90° 구부림

E. 약어 적기

■ 다음에 제시된 약어의 full term을 적으시오.

1. OTC
2. Rx
3. VO
4. prn
5. US
6. MRI
7. Ba
8. CT
9. RL
10. PA
11. LL
12. PET
13. UGI
14. KUB
15. D & C
16. EUA
17. I & D
18. OR
19. PARR
20. TAH
21. TURP
22. ROM
23. OT
24. ADLs
25. LE
26. EMG
27. TENS
28. PT
29. PROM
30. e-stim

정답은 QR 코드를 통해 학지사메디컬 홈페이지에서 확인할 수 있다.

찾아보기

ㅈ

A

D

E

F

G

H

M

N

O

P

T

U

V

W

Z

기호